Taschenatlas der Geburtshilfe

Kay Goerke

123 Farbtafeln von Jürgen Wirth

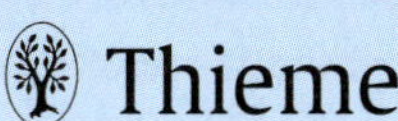

Anschriften
Dr. med. Kay Goerke
Universitätsklinikum
Medizinisches Zentrum
für Frauenheilkunde und Geburtshilfe
Pilgrimstein 3
35033 Marburg

ab 1. August 2002:
Kreiskrankenhaus Schwetzingen
Bodelschwinghstraße 11
68723 Schwetzingen

Prof. Jürgen Wirth
Fachhochschule Darmstadt
Fachbereich Gestaltung
Olbrichsweg 10
64287 Darmstadt

Die Deutsche Bibliothek – CIP-Einheitsaufnahme

Goerke, Kay:
Taschenatlas der Geburtshilfe / Kay Goerke. Ill.: Jürgen Wirth. - Stuttgart ; New York : Thieme, 2002

Wichtiger Hinweis: Wie jede Wissenschaft ist die Medizin ständigen Entwicklungen unterworfen. Forschung und klinische Erfahrung erweitern unsere Erkenntnisse, insbesondere was Behandlung und medikamentöse Therapie anbelangt. Soweit in diesem Werk eine Dosierung oder eine Applikation erwähnt wird, darf der Leser zwar darauf vertrauen, dass Autoren, Herausgeber und Verlag große Sorgfalt darauf verwandt haben, dass diese Angabe **dem Wissensstand bei Fertigstellung des Werkes** entspricht.
Für Angaben über Dosierungsanweisungen und Applikationsformen kann vom Verlag jedoch keine Gewähr übernommen werden. **Jeder Benutzer ist angehalten**, durch sorgfältige Prüfung der Beipackzettel der verwendeten Präparate und gegebenenfalls nach Konsultation eines Spezialisten festzustellen, ob die dort gegebene Empfehlung für Dosierungen oder die Beachtung von Kontraindikationen gegenüber der Angabe in diesem Buch abweicht. Eine solche Prüfung ist besonders wichtig bei selten verwendeten Präparaten oder solchen, die neu auf den Markt gebracht worden sind. **Jede Dosierung oder Applikation erfolgt auf eigene Gefahr des Benutzers.** Autoren und Verlag appellieren an jeden Benutzer, ihm etwa auffallende Ungenauigkeiten dem Verlag mitzuteilen.

Rüdigerstraße 14
D-70469 Stuttgart
Telefon: +49/07 11/89 31-0
Unsere Homepage: http://www.thieme.de
Printed in Germany

Lektorat/Projektmanagement: s|t|m Verlagsdienstleistungen GbR, Bad Waldsee

Grafiken: Prof. Jürgen Wirth, Dreieich

Umschlaggestaltung: Thieme Verlagsgruppe
Umschlagfoto: Zefa Bildagentur, Düsseldorf

Satz: primustype Hurler GmbH,
D-73274 Notzingen
gesetzt auf Textline mit HerculesPro
Druck: J. P. Himmer, D-86167 Augsburg

ISBN 3-13-131141-X 1 2 3 4 5 6

Vorwort

Vor Ihnen liegt ein Buch, das in dieser Form bislang nicht erhältlich war. Im Gegensatz zu den „klassischen" Lehrbüchern der Geburtshilfe wurde konsequent das „Taschenatlas-Prinzip" umgesetzt: die grafische Darstellung der Inhalte auf der einen und die korrespondierenden Texte auf der gegenüberliegenden Seite. Diese bewährte Struktur soll es Ärzten und Studenten, Hebammen und Hebammenschülerinnen, Pflegenden und nicht zuletzt dem Laien ermöglichen, die Geburtshilfe in einer klaren, übersichtlichen und dabei knappen Form zu erfassen.

Eine besondere Herausforderung bestand darin, die fachlichen Inhalte so auf die einzelnen Tafeln zu verteilen, dass für jede Doppelseite eine medizinisch sinnvolle Entität entstand. Neben diesen kleinen Tafel-Text-Einheiten wurde das Thema in große inhaltliche Blöcke gegliedert. Sie handeln nacheinander allgemeine Grundlagen der Geburtshilfe, diagnostische Methoden und dann in chronologischer Folge den Schwangerschaftsverlauf, die Geburt, das Neugeborene und die postpartale Phase des Wochenbetts ab. Im Anhang finden sich noch wichtige gesetzliche Bestimmungen wie z. B. das Mutterschutzgesetz und eine Medikamentenliste.

Auf den Grafiktafeln wurden nicht nur rein medizinisch/wissenschaftliche Themen visualisiert. Die Gestaltung sollte vielmehr auch ein ganze Reihe von psychologischen und soziologischen Aspekten berücksichtigen – eine besondere Aufgabe, die neuartige Lösungen bei der Umsetzung erforderte. So wurde versucht, mit reduzierten, aber illustrativen Darstellungen neben der Kernaussage eines Themas auch den jeweiligen Hintergrund schnell erkennbar werden zu lassen.

Vorgänge, Abläufe und Funktionen bilden die grafischen Schwerpunkte und machen die Inhalte ohne die Benutzung fotorealistischer Darstellungen und ohne Berücksichtigung realer Proportionen sichtbar. Die ästhetische Dimension des Themas erfordert den Einsatz von visuellen Modellen mit einer Reduktion auf die wesentlichen Aspekte und ermöglicht damit neue Sichtweisen und Gestaltungsansätze, wie z. B. im Umgang mit zusammengehörenden, aber auch einzeln zu betrachtenden Darstellungen durch betont unterschiedliche Proportionen, oder mit identischen Grundformen, die den Reihencharakter von Vorgängen betonen.

Wir hoffen, dass bei den Tafeln eine Anmutung entstanden ist, die durch „erkennbares" Weglassen von unwichtigen Informationen die Leserinnen und Leser mit funktionalen, lebendigen Grafiken in die wissenschaftlichen Zusammenhänge führt.

Für die vielen Anregungen von Kolleginnen und Kollegen, Hebammen und Krankenschwestern danken wir sehr und möchten

- Herrn PD Dr. Matthias Meyer-Wittkopf für die Unterstützung mit Bildmaterial aus dem Ultraschallbereich,
- Frau Dr. Gabriele Schmitz-Ziegler für die vielen kritischen Anmerkungen und Verbesserungsvorschläge

sowie insbesondere

- Frau Stephanie Engelhardt für die umfangreiche Unterstützung mit Rat und Tat, konkreten Vorschlägen für Texte und visuelle Gestaltung und nicht zuletzt für ihre unendliche Geduld bei der Begleitung des Werkes insgesamt

ganz besonderen Dank sagen.

Wir wünschen uns eine lebhafte Resonanz bei den Leserinnen und Lesern, die das Buch hoffentlich mit Freude und gutem Nutzen lesen, und freuen uns über jede Art von Kritik – nur so kann das Buch wachsen und ggf. verbessert werden.

im April 2002

Kay Goerke
Marburg/Schwetzingen

Jürgen Wirth
Darmstadt

Abkürzungen

AAP Abdomen-anterior-posterior-Durchmesser
Ag Antigen
AIDS Aquired Immuno Deficiency Syndrome
AIS Amnioninfektionssyndrom
Ak Antikörper
AQU Abdomen-Querdurchmesser
AU Abdomenumfang
AZT Zidovudin (Retrovir)
BB Beckenboden, Blutbild
BE Beckeneingang; Base Excess
BEL Beckenendlage
BH Büstenhalter
BM Beckenmitte
BPD biparietaler Durchmesser
bpm beats per minute, Schläge pro Minute
BSG Blutsenkungsgeschwindigkeit
BZ Blutzucker
ca. zirka
CMV Zytomegalie-Virus
CRP C-reaktives Protein
d dies (Tag)
DIC disseminierte intravasale Gerinnung (Coagulation)
dl Deziliter
EC Epirubicin, Cyclophosphamid
EDV elektronische Datenverarbeitung
EGT errechneter Geburtstermin
EUG Extrauteringravidität
evtl. eventuell
FAC 5-Fluorouracil, Adriamycin, Cyclophosphamid
FBA Fetalblutanalyse
Fe Femurdiaphysenlänge
FHF fetale Herzfrequenz
FOD frontooccipitaler Durchmesser
FSH Follikel stimulierendes Hormon
FTA-Abs Fluoreszenz-Treponema-Antikörper-Absorptions(-Test)
FW Fruchtwasser
g Gramm
ggf. gegebenenfalls
GOT = ASAT, Glutamat-Oxalacetat-Transferase
GPT = ALAT, Glutamat-Pyruvat-Transaminase
h hora (Stunde)
HAHT Hämagglutinationshemmtest
HCG humanes Choriongonadotropin Human Chorionic Gonadotropin
HCS humanes Chorionsomatomammotropin
HES hypertensive Erkrankungen in der Schwangerschaft; Hydroxyethylstärke
HIV humanes Immunschwächevirus
HPL humanes Plazentalaktogen
i.a. intraarteriell
i.c. intrakutan
i.d.R. in der Regel
i.m. intramuskulär
i. v. intravenös
IE internationale Einheiten
IKZ Inkubationszeit
IUFT intrauteriner Fruchttod
IUP Intrauterinpessar, Spirale
KBR Komplementbindungsreaktion
kg (KG) Kilogramm (Körpergewicht)
KSE Kopfschwartenelektrode
KU Kopfumfang
l Liter
LDH Laktatdehydrogenase
LH luteotropes Hormon
LJ Lebensjahr
Lk Lymphknoten
µg, -l Mikrogramm, -liter
m Meter
M. Musculus
MBU Mikroblutuntersuchung
mg Milligramm
min Minute(n)
Mio. Millionen
mm Millimeter
MM Muttermund
mmol Millimol
Mon Monat(e)
MRT Magnetresonanz-Tomographie (Kernspin-Tomographie)
MSH Melanozyten stimulierendes Hormon
NMR Nuclear Magnetic Resonance (Kernspin-Tomographie)
NNR Nebennierenrinde
oGTT oraler Glucosetoleranztest
OP Operationssaal
P Portio
p.c. post conceptionem
p.m. post menstruationem

p.o.	per os
p.p.	post partum
PCO	polyzystische Ovarien
PDB	Pudendusblock
QF	Querfinger
QL	Querlage
RAS	Renin-Angiotensin-System
RR	Blutdruck nach Riva-Rocci
s.	siehe
s.a.	siehe auch
s.c.	subkutan
SGA	Small for Gestational Age
sIgA	sekretorisches IgA
SIH	schwangerschaftsinduzierte Hypertonie
SL	Schädellage
SLE	systemischer Lupus erythematodes
sog.	so genannt
spm	Schläge pro Minute
SSL	Scheitel-Steiß-Länge
SSW	Schwangerschaftswoche
TMV	totaler Muttermundsverschluss
TPHA	Treponema-pallidum-Hämaggluti-nations(-Test)
typ.	typisch
u. a.	unter anderem
u.U.	unter Umständen
US	Ultraschall
v. a.	vor allem
V.a.	Verdacht auf
VDRL	Venereal Disease Research Laboratory (Test)
vHHL	vordere Hinterhauptslage
VZV	Varicella-Zoster-Virus
Wo	Woche(n)
z. B.	zum Beispiel
Z.n.	Zustand nach
z. T.	zum Teil
ZNS	Zentrales Nervensystem

Inhaltsverzeichnis

I

Grundlagen

A. Geburtszahlen weltweit

Die Bevölkerungsentwicklung der Welt stellt ein erhebliches Problem dieses Jahrtausends dar. Während in den meisten westlichen Industrienationen die Geburtenzahlen konstant gesunken sind und auch weiter sinken, ist in den so genannten Entwicklungsländern ein erheblicher Geburtenüberschuss zu verzeichnen. In den meisten dieser Länder steigt die Geburtenrate sogar weiter an. Trotz zum Teil recht drastischer politischer Maßnahmen zur Reduktion der Bevölkerung (zum Beispiel in China, wo die Ein-Kind-Ehe erheblich von der Regierung propagiert wird) ist hier eine echte Entspannung der Situation noch nicht zu bemerken. Die Weltbevölkerung verdoppelt sich derzeit innerhalb von ca. 30 Jahren, wobei sich dieser Verdopplungszeitraum immer weiter verkürzt.

In **1.** sind exemplarisch für einzelne Länder/Kontinente die Lebendgeburten je 100 000 Einwohner und Jahr aufgezeigt.

B. Geburtszahlen in Deutschland

Die Geburtenzahlen sind in den vergangenen Jahrzehnten in Deutschland rückläufig, in den letzten Jahren ist allerdings wieder ein geringer Anstieg zu verzeichnen **(1.)**. Mittlerweile übersteigt die Zahl der Gestorbenen allerdings die der Neugeborenen, sodass ein Nettorückgang der Gesamtbevölkerungszahl besteht, der auch durch Zuwanderung nicht ganz ausgeglichen wird **(2.)**. Als Ursache kommt einerseits der gehobene soziale Standard in Frage: Kinder werden nicht mehr als notwendige Absicherung für das Alter angesehen.

Andererseits ist es auch zu einer Verschiebung des mütterlichen Alters bei der Geburt des ersten Kindes in höhere Lebensabschnitte gekommen (zum Beispiel nach der Berufsausbildung), sodass damit die Gesamtzahl der Kinder je Paar deutlich gesunken ist. Dies hat bevölkerungspolitische Auswirkungen, zum Beispiel

- auf die Frage der Rentensicherheit,
- auf die „Überalterung" der Bevölkerung,
- auf die Zunahme bestimmter Erkrankungen in der Gesamtbevölkerung,

aber auch auf die Leitung der Geburten selbst.

C. Perinatale Mortalität

Nach der WHO (World Health Organisation) ist die *Perinatale Mortalität* definiert als die Anzahl aller vor oder während der Geburt oder bis zum 7. Lebenstag verstorbenen Kinder mit einem Gewicht von mehr als 500 g, bezogen auf 1000 Geburten (Lebend- und Totgeburten).

Die *Säuglingssterblichkeit* bezieht sich dagegen auf die Sterblichkeit aller Lebendgeborenen innerhalb des 1. Lebensjahres, bezogen auf 1000 Lebendgeborene.

In Deutschland konnte eine Reduktion der Perinatalen Mortalität innerhalb der letzten 20 Jahre von 19,3 pro 1000 (1975) auf international vergleichbare Werte von < 5 pro 1000 Geburten (1996) erreicht werden. Wahrscheinlich hat hierzu auch die Betreuung von Risikogeburten in Perinatalzentren erheblich beigetragen.

Etwa 60–70 % der perinatalen Todesfälle sind durch *Frühgeburtlichkeit*, ca. 20–25 % durch angeborene Fehlbildungen zu erklären. Je nach Geburtsgewicht ergibt sich ein unterschiedliches Mortalitätsrisiko:

Geburtsgewicht	Risiko
< 1000 g	40,0 %
1000–1500 g	18,0 %
1500–2000 g	2,5 %
2000–2500 g	1,1 %
> 2500 g	< 0,5 %

D. Müttersterblichkeit

Die Müttersterblichkeit ist laut WHO definiert als die Todesfälle von Frauen, die auf Komplikationen in Zusammenhang mit Schwangerschaft, Geburt oder Wochenbett (bis zu 6 Wochen nach der Geburt) ursächlich zurückzuführen sind.

Während vor Beginn der modernen Antisepsis die Geburt für eine Frau ein erhebliches Risiko darstellte (bis zu 25 000 Todesfälle je 100 000 Lebendgeburten), ist heute in Europa eine Müttersterblichkeit von 10–12 pro 100 000 erreicht. In Deutschland beträgt sie derzeit 8,9 pro 100 000 (1997).

Epidemiologie

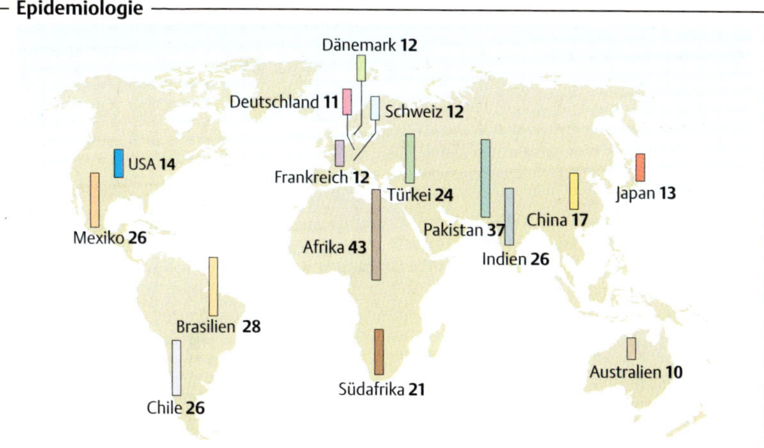

A. Geburtszahlen weltweit (Geburten je 100 000 Einwohner)

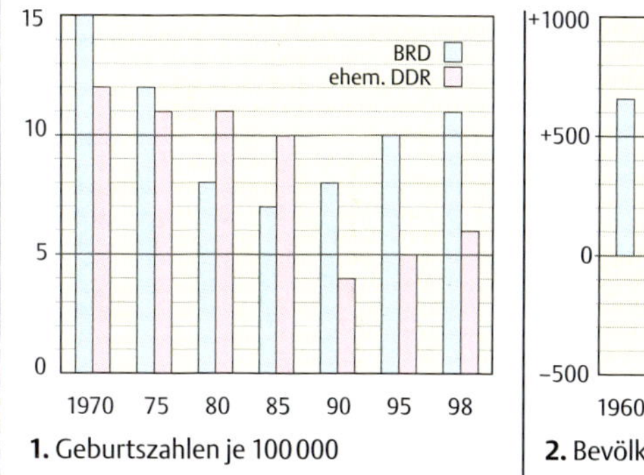

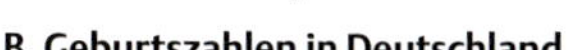
1. Geburtszahlen je 100 000

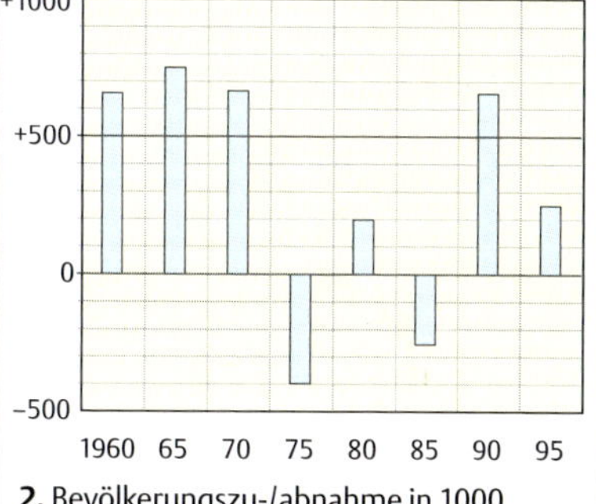

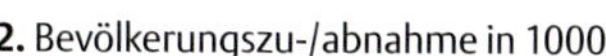
2. Bevölkerungszu-/abnahme in 1000

B. Geburtszahlen in Deutschland

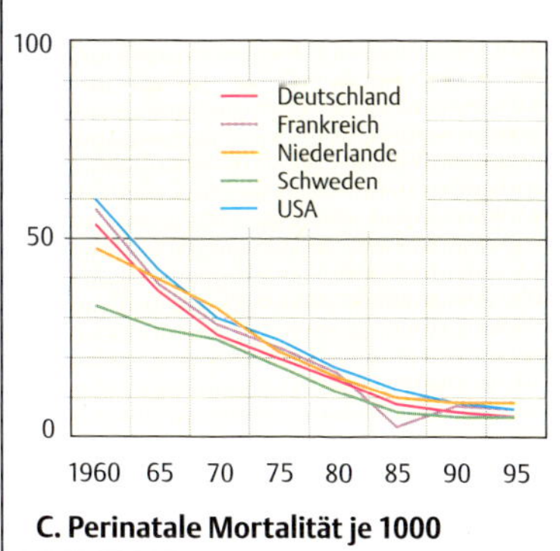

C. Perinatale Mortalität je 1000

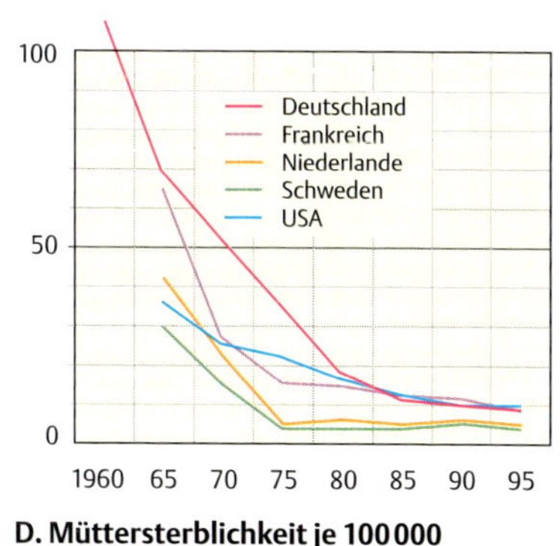

D. Müttersterblichkeit je 100 000

A. Mutterschutzgesetz, Arbeitsverbote

Das Mutterschutzgesetz – eigentlich „Gesetz zum Schutz der erwerbstätigen Mutter" – enthält verbindliche Vorschriften zur Berufstätigkeit Schwangerer. Es bestimmt unter anderem, welche Tätigkeiten in der Schwangerschaft *nicht* ausgeführt werden dürfen (s. Anhang).

Der Mutterschutz mit Beschäftigungsverbot umfasst 6 Wochen vor der Entbindung (wobei hier eine Beschäftigung auf ausdrücklichen Wunsch der werdenden Mutter möglich ist) und die ersten 8 Wochen nach der Geburt. Die zweite Frist verlängert sich bei Mehrlingen und Frühgeburten (Geburt vor der vollendeten 37. Schwangerschaftswoche) auf 12 Wochen. Frauen im Mutterschutz erhalten das *Mutterschaftsgeld* in Höhe des Nettogehalts. Ihnen darf durch die Bestimmungen des Gesetzes (z. B. Verbot der Überstunden oder der Nachtarbeit) kein finanzieller Nachteil entstehen.

Im Gesetz sind auch die zu gewährenden Stillpausen nach Wiederaufnahme der Berufstätigkeit definiert, ferner ein Kündigungsschutz: Ein generelles *Kündigungsverbot* besteht

- während der Schwangerschaft
- innerhalb der ersten 4 Monate nach der Geburt
- während des Erziehungsurlaubs und 2 Monate nach dessen Ende.

Je nach Arbeitsvertrag stehen den Eltern bis zu 3 Jahre *Erziehungsurlaub* nach der Geburt des Kindes zu (z. B. im öffentlichen Dienst). Er kann zwischen den Partnern aufgeteilt werden.

B. Mutterschaftsrichtlinien

Die Mutterschaftsrichtlinien sind Veröffentlichungen des Bundesausschusses der Krankenkassen und der Ärzte und sollen eine „ausreichende, zweckmäßige und wirtschaftliche Betreuung der Versicherten während der Schwangerschaft und nach der Geburt" sicherstellen.

Hierzu schreiben sie sowohl Maßnahmen vor, die routinemäßig bei *allen* Schwangeren durchzuführen sind, wie auch solche, die nur bei bestimmten definierten Risikokonstellationen angewandt werden sollten. Im Einzelnen beinhalten die Mutterschaftsrichtlinien folgende Vorgaben:

Anamnese. Sie umfasst die Familien-, Eigen-, Schwangerschafts- und Sozialanamnese.

Allgemeine Untersuchungen. Gynäkologische Untersuchung einschließlich Abstrichentnahme auf Chlamydien, Blutdruck, Körpergewicht, Urinuntersuchung, Hb-Wert, Kontrolle des Gebärmutterstandes, Kontrolle der kindlichen Herzaktion und der kindlichen Lage.

Serologische Untersuchungen. Blutgruppe, Rhesusfaktor, Antikörper-Suchtest (2-mal), Lues, Röteln, Hepatitis B, ggf. HIV.

Ultraschalluntersuchungen. 9.–12. SSW (S. 57), 19.–22. SSW (S. 107), 29.–32. SSW.

Sonderuntersuchungen. Für die Betreuung von Risikoschwangerschaften wurde ein eigener Katalog mit Risikofaktoren aufgestellt (S. 68 f), für die erweiterte Betreuung entsprechende Richtlinien erlassen (z. B. für die Doppler-Sonographie, CTG-Ableitung, serologische Untersuchungen).

Die Mutterschaftsrichtlinien haben zwar keinen Gesetzescharakter, werden aber als Richtschnur zur Beurteilung der Sorgfaltspflicht insbesondere bei haftungsrechtlichen Fragen grundsätzlich herangezogen.

Hebammen-Gesetz

Deutschland ist weltweit das einzige Land, in dem der Hebammenberuf als dem ärztlichen Berufsstand gleichwertiger Heilberuf gilt und nicht als Heil-*Hilfs*beruf, wie z. B. die Pflegeberufe.

Die Betreuung bei normal verlaufender Schwangerschaft, Geburt und Wochenbett kann damit auch durch eine Hebamme oder – sehr selten – einen Entbindungspfleger allein geleistet werden. Evtl. auftretende krankhafte Befunde muss die Hebamme jedoch erkennen und dann einen Arzt hinzuziehen.

Andererseits ist *jeder* Arzt, also auch ein Facharzt für Gynäkologie und Geburtshilfe verpflichtet, zu einer Geburt eine Hebamme hinzuzuziehen.

Rechtlich komplizierter ist die Stellung einer klinikangestellten Hebamme, da diese dem Arzt teilweise weisungsgebunden ist. Eine vertrauensvolle Kooperation beider Berufsgruppen kann jedoch eine optimale Betreuung der Schwangeren und Gebärenden gewährleisten.

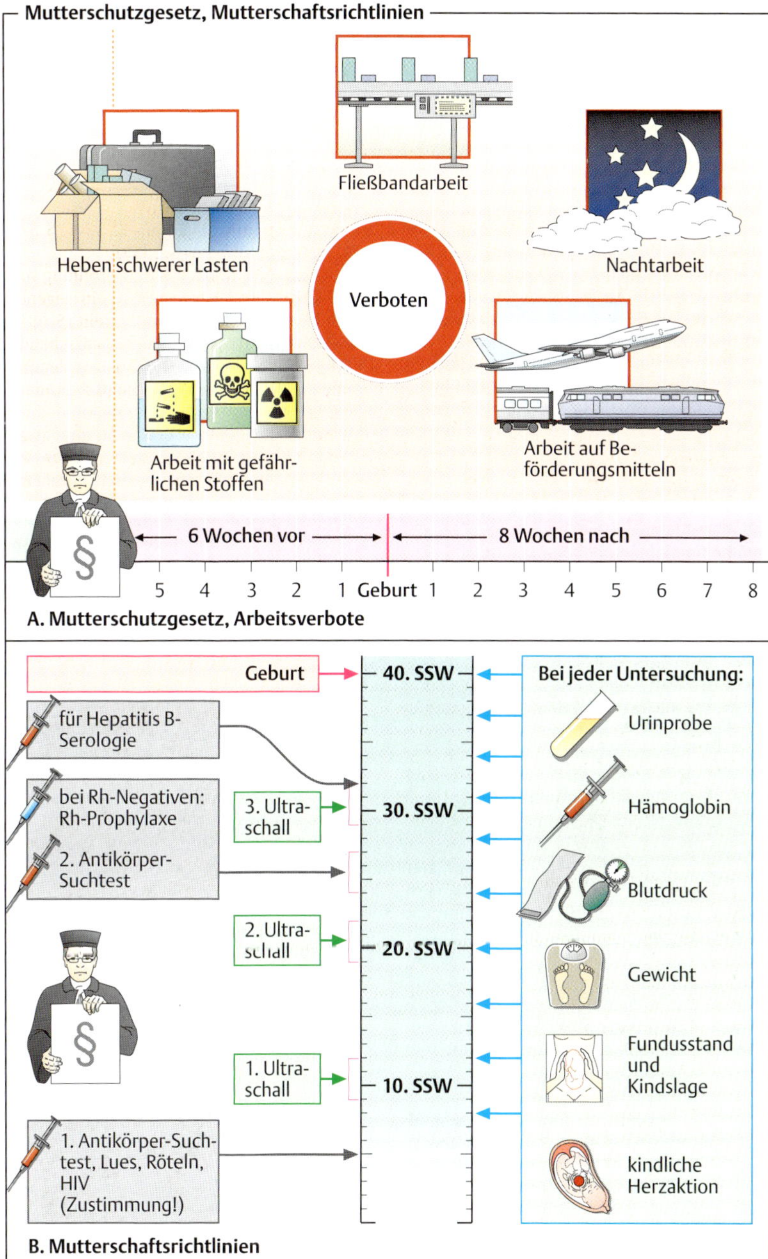

A. Mutterschutzgesetz, Arbeitsverbote

B. Mutterschaftsrichtlinien

Beim weiblichen Genitale unterscheidet man äußere von inneren primären Geschlechtsorganen; die Grenze zwischen beiden bildet das Jungfernhäutchen (Hymen). Des Weiteren findet man extragenital so genannte *sekundäre* Geschlechtsmerkmale.

A. Brust (Mamma)

Die weiblichen Brüste (Mammae) gelten neben dem Behaarungstyp und der typischen Fettverteilung des weiblichen Körpers als sekundäre Geschlechtsmerkmale. Sie bilden sich während der Pubertät unter dem Einfluss der ansteigenden Sexualhormonspiegel aus **(1.)**.

Der eigentliche Drüsenkörper **(2.)** besteht aus 15–20 Drüsenlappen (Lobi), die jeweils mit einem eigenen Ausführungsgang (Ductus) an der Brustwarze (Mamille) enden. Die Lappen untergliedern sich wiederum in kleinere Läppchen (Lobuli), die ihrerseits dann die Milchbläschen (Alveolen), den eigentlichen Ort der Milchproduktion, enthalten (S. 248 f). Die Mamille ist vom Warzenhof, der Areola umgeben.

Die einzelnen Drüsenlappen sind durch lockeres Bindegewebe voneinander getrennt, die Zwischenräume zwischen den Alveolen und den Lobuli werden hauptsächlich durch Fettgewebe ausgefüllt, welches für die Form und Größe der Brust verantwortlich ist. Die Form der Brüste ist interindividuell sehr verschieden, und auch bei derselben Frau sind sie selten genau symmetrisch.

Die Brust liegt auf dem M. pectoralis major, dieser wiederum auf den Rippen. Sie wird über die A. mammaria interna und arterielle Gefäßäste aus der Axilla mit Blut versorgt. Die Lymphe fließt hauptsächlich über die axillären Lymphknoten, zu einem geringen Teil aber auch über die retrosternalen und die infra- und supraklavikulären Lymphknoten ab.

B. Brustfehlbildung

Bei den Fehlbildungen der weiblichen Brust unterscheidet man überzählige Anlagen von den eigentlichen Fehlbildungen des Organs. Am häufigsten (bei bis zu 2 % aller Frauen) sind zusätzlich angelegte Brustdrüsen; diese befinden sich meist in der Achselhöhle (sog. akzessorische Mamma). Häufig werden sie erst nach einer Geburt beim Milcheinschuss entdeckt, da dann auch im zusätzlichen Drüsengewebe Milch gebildet wird und es deshalb anschwillt. Wegen der etwas erhöhten Entartungsgefahr empfiehlt sich, dieses Gewebe zu entfernen. Entlang der Milchleiste können weitere Drüsenkörper auftreten **(1.)**, und neben dem Drüsengewebe ist auch die komplette Anlage überzähliger Brustwarzen möglich. Auch diese finden sich im Bereich der Milchleiste.

Die Brust selbst kann andererseits

- überhaupt nicht angelegt (Amastie),
- zu klein (Mikromastie),
- übermäßig groß (Makromastie, **2.**)

sein. Außerdem kommen Fehlformen vor, z. B. die sog. Rüsselbrust oder tubuläre Mamma **(3.)**. Meist sind operative Korrekturen notwendig; ob die Betroffene nach der Operation ggf. noch stillen kann, hängt sehr von der Operationsmethode ab.

C. Äußere Geschlechtsorgane

1. Hierzu gehören:

- der Schamhügel (Mons pubis) mit den Schamhaaren, die nach kranial meist scharf begrenzt sind (Schamdreieck),
- die großen Schamlippen (Labia majora pudendi) mit den Ausführungsgängen der Bartholini-Drüsen, die bei sexueller Erregung ein Sekret absondern,
- die kleinen Schamlippen (Labia minora pudendi),
- der Kitzler (Klitoris), ein gut durchbluteter und sehr sensibler Schwellkörper,
- der Scheidenvorhof (Vestibulum vaginae), der die großen und kleinen Schamlippen sowie die Klitoris einschließt,
- der Scheideneingang (Introitus vaginae) mit dem Jungfernhäutchen (Hymen),
- der Damm (Perineum), der die Verbindung zwischen hinterem Anteil des Scheideneingangs und Anus darstellt.

2. Das äußere Genitale wird im Wesentlichen über die A. pudenda interna aus der A. iliaca interna mit Blut versorgt; für die Nervenversorgung ist der N. pudendus aus dem Plexus sacralis zuständig. Die Lymphe fließt hauptsächlich in die Leistenlymphknoten ab.

Äußere Geschlechtsorgane, Brust, Brustfehlbildungen

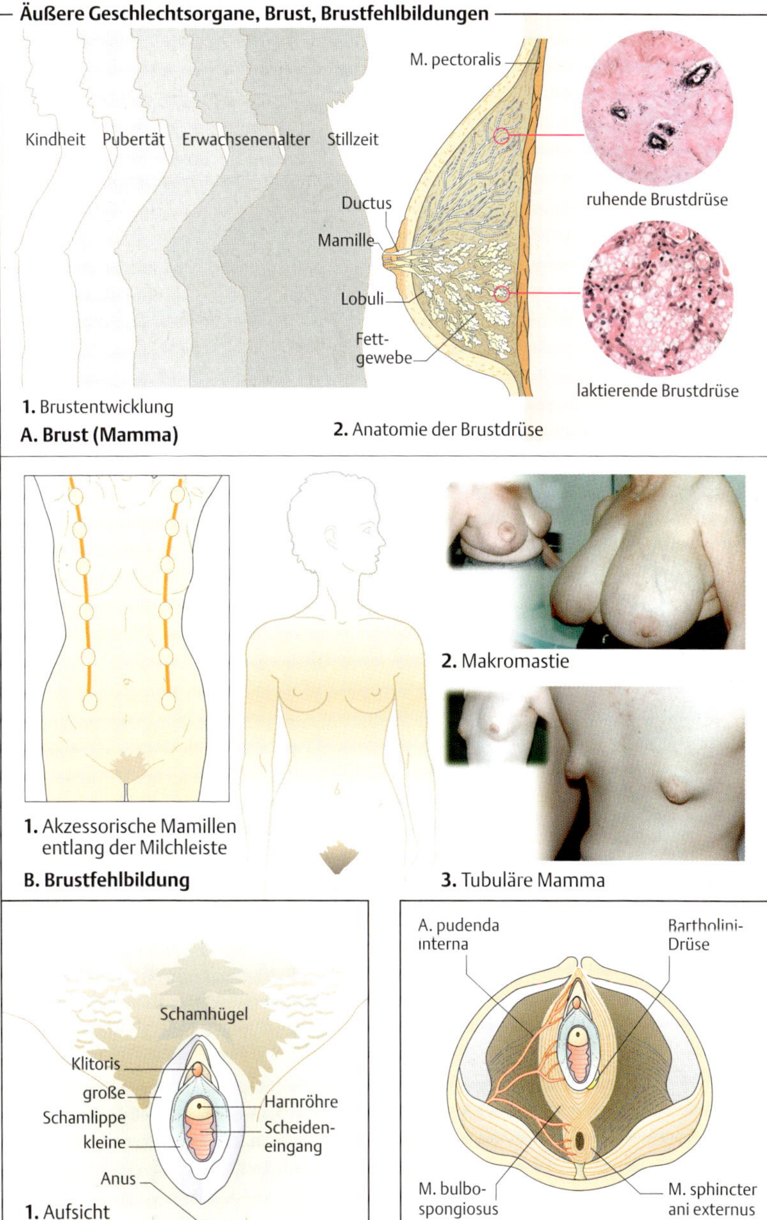

1. Brustentwicklung

2. Anatomie der Brustdrüse

A. Brust (Mamma)

1. Akzessorische Mamillen entlang der Milchleiste

2. Makromastie

3. Tubuläre Mamma

B. Brustfehlbildung

1. Aufsicht

2. Blutversorgung und Muskulatur

C. Äußere Geschlechtsorgane

A. Innere Geschlechtsorgane

Zu den inneren Geschlechtsorganen der Frau gehören

- Scheide (Vagina),
- Gebärmutter (Uterus),
- Eileiter (Tuben),
- Eierstöcke (Ovarien)

sowie der zugehörige Halteapparat.

Scheide. Die Scheide, ein mit einem mehrschichtigen unverhornten Plattenepithel ausgekleidetes Geweberohr, verläuft nach kranial innen. An ihrem Ende erreicht sie die Gebärmutter, wobei ein Teil des Uterus in die Scheide hineinragt (Portio vaginalis uteri, kurz: Portio). Dadurch bilden sich das vordere, hintere und die beiden seitlichen Scheidengewölbe (Fornices vaginales) aus.

Uterus. Der Uterus ist ein muskuläres Organ. Man unterscheidet Hals (Cervix oder Collum uteri) und Körper (Corpus uteri). Der Uterus ist gegenüber der Scheide nach vorne geneigt (Anteversio uteri) und in sich selbst zwischen Collum und Corpus nach vorne geknickt (Anteflexio uteri). Die Uteruswand besteht aus mehreren Schichten:

- dem äußeren Bauchfellüberzug (Peritoneum oder Perimetrium),
- der Muskelschicht (Myometrium),
- der inneren Schleimhautschicht (Endometrium), die auf hormonelle Stimulation reagiert (S. 12 f, 38 f).

Tuben. Am oberen Ende des Corpus uteri (Fundus) ziehen seitlich die Tuben zu den Ovarien, um mit ihren Fimbrientrichtern beim Eisprung die Eizelle aufzufangen. Diese wird dann mit Hilfe peristaltischer Tubenwandbewegungen und der uteruswärts gerichteten Schlagrichtung des tubaren Flimmerepithels zum Uterus transportiert **(3.)**.

Ovarien. Die Ovarien, zwei etwa pflaumengroße Organe liegen seitlich des Uterus an der Beckenwand. Bereits zum Zeitpunkt der Geburt eines Mädchens sind dort alle Eizellen vorhanden. Ein Teil davon reift im Laufe des Lebens weiter heran.

Haltestrukturen. Die inneren Geschlechtsorgane werden durch Bandverbindungen in ihrer Position gehalten. Die *Gebärmutter* ist durch

- das Lig. teres uteri (auch: Lig. rotundum),
- die Parametrien (bindegewebige Strukturen seitlich der Zervix),
- das Lig. sacrouterinum

fixiert.

Die *Tuben* sind über die Mesosalpinx, eine Duplikatur des Peritoneums, sehr viel beweglicher aufgehängt, da sie zum Auffangen des gesprungenen Eies flexibel sein müssen.

Die *Ovarien* sind mit dem Uterus über das Lig. ovarium proprium und mit der Beckenwand über das Lig. suspensorium ovarii (auch: Lig. infundibulopelvico) verbunden. Zusammen mit Letzterem erreichen auch die versorgenden Blutgefäße die Eierstöcke: die Aa. ovaricae aus der Aorta oder der A. renalis.

Lymphabfluss. Die Lymphe aus dem Uterusbereich fließt hauptsächlich über die Parametrien in die Leistenlymphknoten ab, Tuben und Ovarien drainieren in die lumbalen und paraaortalen Lymphknoten.

Lagebeziehungen zu anderen Organen. Der Vagina und dem Collum uteri liegen vorn die Harnblase und hinten das Rektum direkt an. Zwischen Blase und Uterus findet sich eine Falte des Peritoneums, die Plica vesicouterina und zwischen Uterus und Rektum eine weitere Aussackung, die Plica rectouterina oder auch Douglas-Raum genannt. Letzterer ist der tiefste Punkt des Bauchraums.

B. Becken

Knöchernes Becken. Der Beckengürtel besteht aus dem Kreuzbein (Os sacrum) und den paarigen Hüftbeinen (Os coxae). Letztere vereinigen sich vorn an der Symphyse und schließen so den Beckenring. Die Hüftbeine setzen sich bis zum Ende der Pubertät aus 3 getrennten Einzelknochen zusammen, die dann fest miteinander verwachsen: dem Darmbein (Os ilium), dem Sitzbein (Os ischii) und dem Schambein (Os pubis).

Das weibliche Becken zeigt bei der Aufsicht einen querovalen Beckeneingang und einen eher längsovalen Beckenausgang (S. 188 ff).

Beckenmaße. Für die Geburtsplanung sind die Beckenmaße wichtig, insbesondere die kürzeste Verbindungslinie vom Hinterrand der Symphyse zum Promontorium, die Conjugata vera oder obstetrica. Sie beträgt normalerweise 11 cm, der quere Durchmesser des Beckeneingangs (Diameter transversa) normal 13,5 cm **(1.)**. Der längsverlaufende Durchmesser des Beckenausgangs (Diameter mediana exitus pelvis) misst zwar nur 9 cm, kann sich aber durch das Verdrängen des Steißbeins beim kindlichen Kopfdurchtritt unter der Geburt um 2,5–3 cm erweitern **(2.)**.

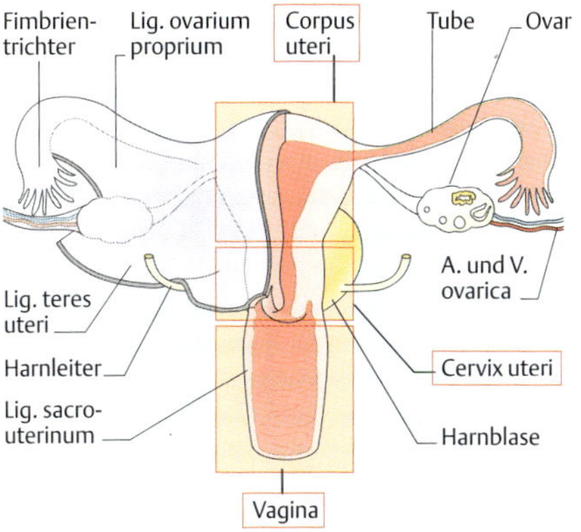

Fimbrien-
trichter
Lig. ovarium
proprium
Corpus
uteri
Tube
Ovar
A. und V.
ovarica
Lig. teres
uteri
Harnleiter
Lig. sacro-
uterinum
Cervix uteri
Harnblase
Vagina

1. Frontalansicht

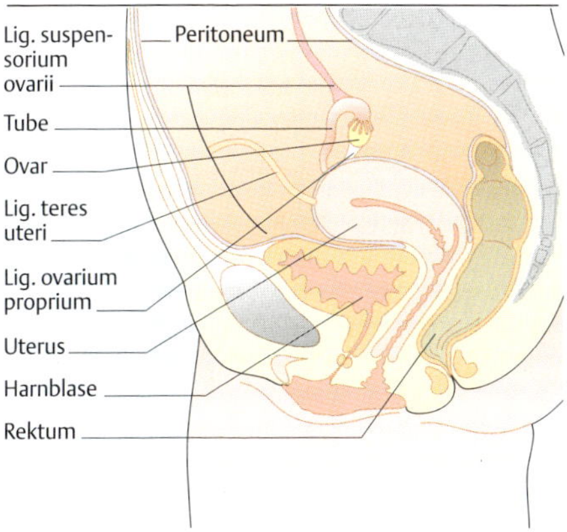

Lig. suspen-
sorium
ovarii
Peritoneum
Tube
Ovar
Lig. teres
uteri
Lig. ovarium
proprium
Uterus
Harnblase
Rektum

2. Sagittalansicht

A. Innere Geschlechtsorgane

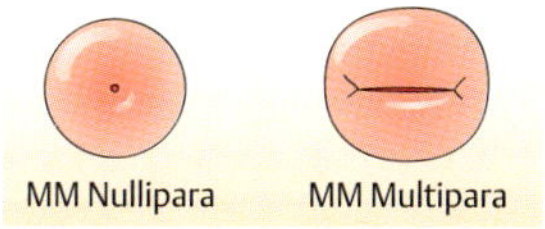

MM Nullipara
MM Multipara

a) Muttermund

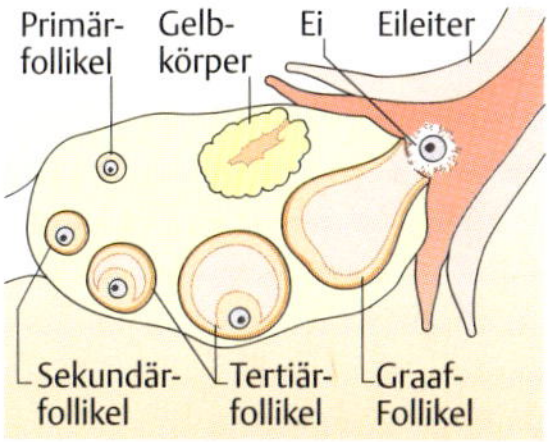

Primär-
follikel
Gelb-
körper
Ei
Eileiter
Sekundär-
follikel
Tertiär-
follikel
Graaf-
Follikel

b) Ovar mit Follikeln

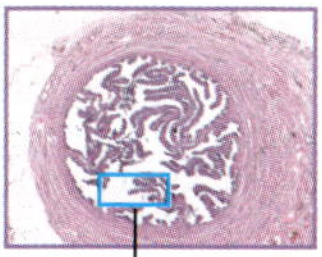

c) Eileiter

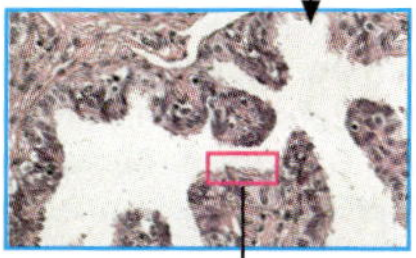

d) Schleimhaut

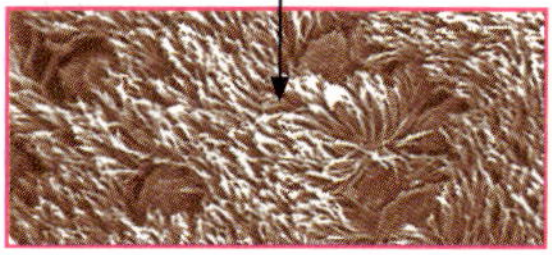

e) Flimmerepithel

3. Detailansicht der Organe

Os ilium
Os sacrum
Os pubis
Symphyse
Os ischii
Symphyse
Beckenausgang
Diameter
transversa
(~13 cm)
Conjugata
vera (~11 cm)
Diameter
mediana
(9,5–11,5 cm)

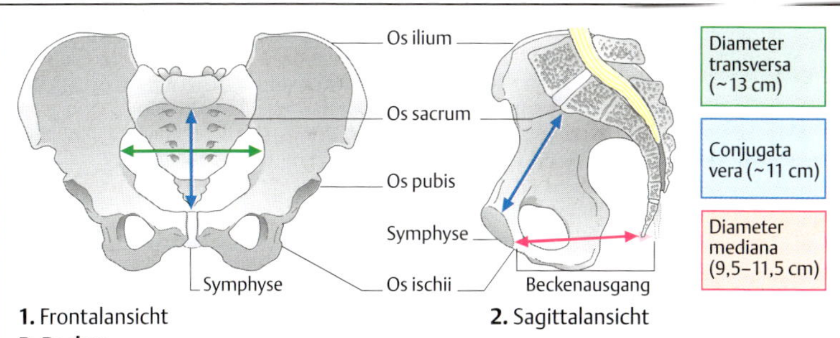

1. Frontalansicht

2. Sagittalansicht

B. Becken

A. Beckenboden

Der Beckenboden schließt das unten offene knöcherne Becken nach kaudal ab. Er besteht aus mehreren muskulären und bindegewebigen Schichten.

Die innerste Schicht (Diaphragma pelvis, **1.**, **2.**) wird im Wesentlichen vom M. levator ani gebildet, die mittlere Schicht (Diaphragma urogenitale, **3.**) vom M. transversus perinei profundus und einer Bindegewebsplatte. Die äußere Schicht besteht aus den Schließmuskeln, dem M. transversus perinei und dem M. ischiocavernosus.

Im Beckenboden finden sich Lücken für den Durchtritt von Urethra, Vagina und Rektum, auch Levatorschlitz genannt (**2.**).

B. Beckendeformitäten

Bei den geburtshilflich relevanten Beckenfehlbildungen unterscheidet man angeborene von erworbenen Deformitäten. Zu Letzteren zählen insbesondere Fehlbildungen nach Unfällen mit Beckenbeteiligung.

Da die inneren Beckenmaße nicht direkt gemessen werden können, behilft man sich mit der äußeren Beckenmessung unter Zuhilfenahme eines Beckenzirkels. Allerdings sind die so erhobenen Maße nur bedingt für die Prognose des Geburtsverlaufs verwendbar. So korreliert z. B. die Schuhgröße der Frau besser mit der Conjugata vera als die äußeren Beckenmaße.

Wichtige Beckendeformitäten sind

- *allgemein verengtes Becken:* proportionierte Verkleinerung des Beckens, z. B. beim Kleinwuchs oder Infantilismus,
- *plattes (rachitisches) Becken:* seit Einführung der Rachitis-Prophylaxe sehr selten; das Tiefertreten des Promontoriums und die Außendrehung der Hüftbeine führen zur Verkleinerung der Conjugata vera **(2.)**,
- *quer verengtes Becken (viriles Becken):* männlicher Beckentyp mit einem eher runden Beckeneingang; der quere Durchmesser im Beckeneingang ist verkleinert, da die Seitentwicklung des Beckens in der Pubertät ausgeblieben ist,
- *schräg verengtes Becken:* Beckenschiefstand durch den asymmetrischen Druck über die Lendenwirbelsäule bei ausgeprägter Skoliose; auch Beindeformitäten können durch die unterschiedliche Belastung der Hüftpfannen dazu führen (*Klaudikationsbecken,* **3.**),
- *langes Becken (Assimilationsbecken, Kanalbecken oder Kirchhoff-Becken):* Verschmelzung des 5. Lendenwirbelkörpers und des Kreuzbeines mit Steilstellung des Beckeneingangs und aufgehobener Kreuzbeinaushöhlung **(4.)**,
- *längs verengtes Trichterbecken:* Annäherung des Steißbeines an die Symphyse mit verengtem Beckenausgang; häufig mit einem engen Schambogenwinkel kombiniert,
- *quer verengtes Trichterbecken:* Einspringen der Spinae ischiadicae in den Geburtskanal mit Verengung des Beckenausgangs; oft bei Virilismus und Infantilismus.

Das Ausmaß der Beckendeformität kann immer nur individuell und im Zusammenhang mit der Kindsgröße und -lage beurteilt werden, um die Indikation zur primären Sectio zu überprüfen. Bei allen Beckendeformitäten ist jedoch mit einem protrahierten Geburtsverlauf und regelwidriger Geburtsmechanik (S. 200 ff) zu rechnen.

C. Uterusfehlbildungen

Angeborene Fehlbildungen. In der Embryonalphase entsteht die Gebärmutter aus den paarigen Müller-Gängen, die sich bei normaler Entwicklung zu einem Organ vereinigen. Ist die Vereinigung gestört, kann es je nach Zeitpunkt und Ausprägung zu verschieden schweren Formen der Uterusfehlbildung kommen. Die wichtigsten Formen zeigt die Tafel.

Je nach Schweregrad der Fehlbildung sind bei der erwachsenen Frau Probleme bei der Nidation, während der Schwangerschaft und/oder der Geburt zu erwarten. Die Diagnostik stützt sich vorwiegend auf die gynäkologische Untersuchung, den Ultraschall oder den laparoskopischen Befund. Fehlbildungen des Uterus gehen häufig mit Fehlentwicklungen im Harntrakt und mit Skelettanomalien einher.

Erworbene Fehlbildungen. Die wichtigsten erworbenen Fehlbildungen des Uterus sind Myome. Sie können ein Nidations- oder – je nach Größe und/oder Sitz – ein Geburtshindernis darstellen.

Beckenboden, Beckendeformitäten, Uterusfehlbildungen

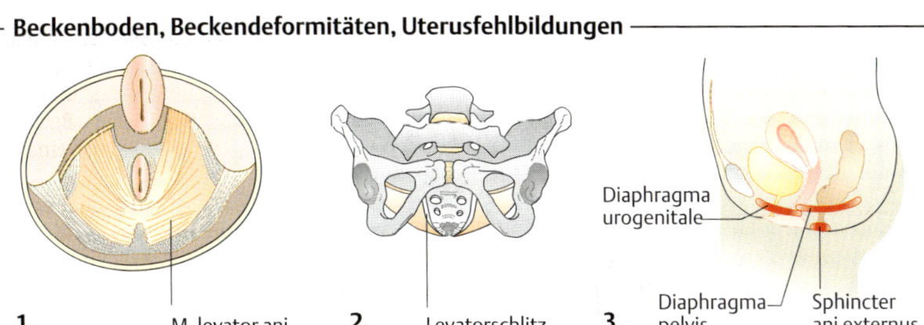

A. Beckenboden

Linea terminalis = Beckeneingang

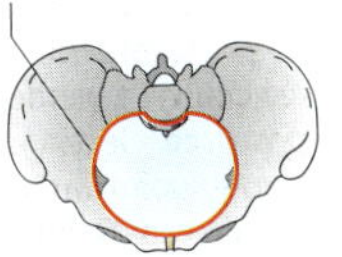

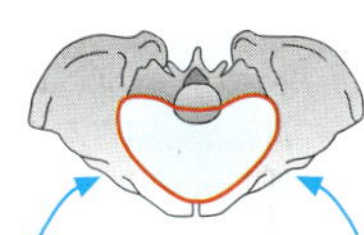

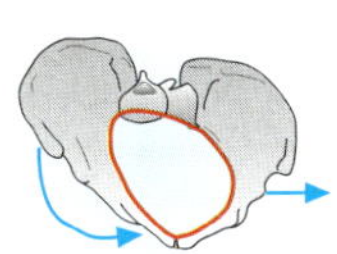

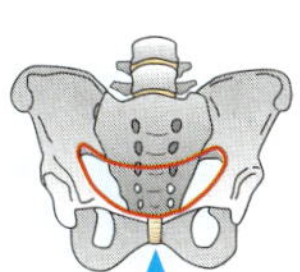

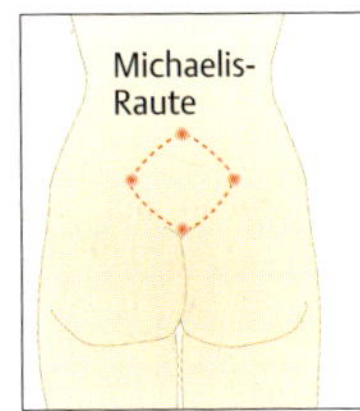

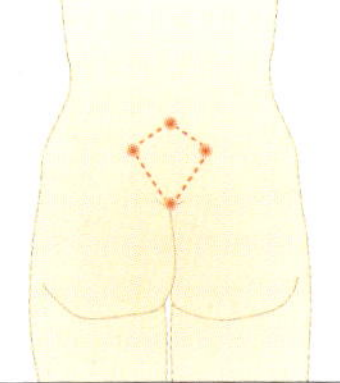

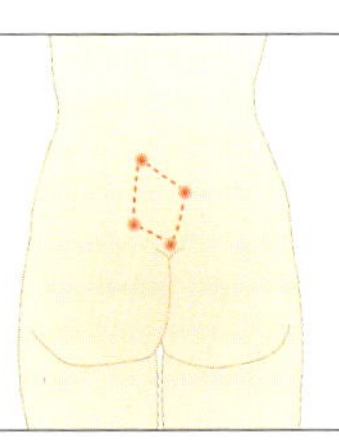

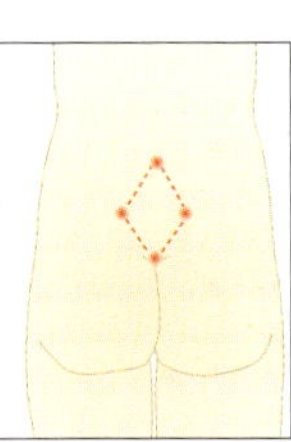

1. Normales Becken **2.** Plattes Becken **3.** Schräg verengtes Becken **4.** Assimilations-Becken

B. Beckendeformitäten

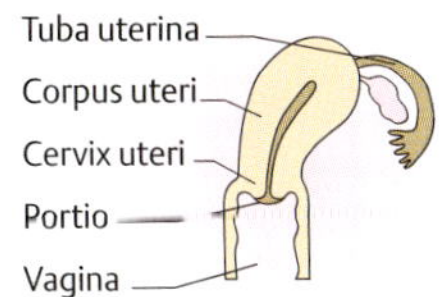

1. Uterus unicornis

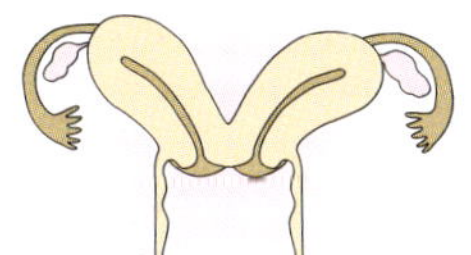

2. Uterus duplex bicollis

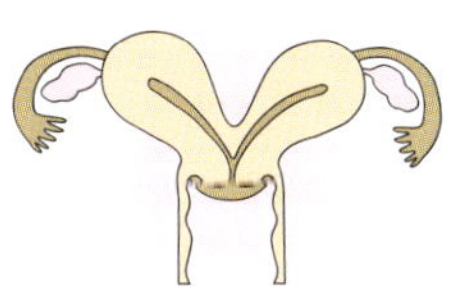

3. Uterus duplex unicollis

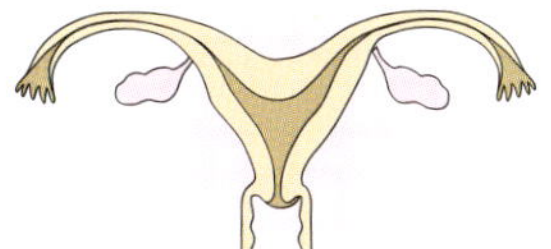

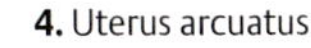

4. Uterus arcuatus

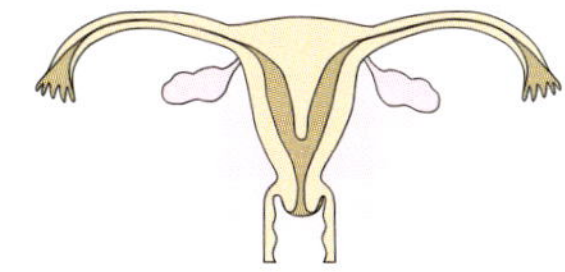

5. Uterus subseptus

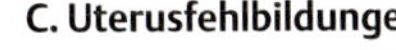

C. Uterusfehlbildungen

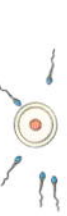

A. Menstruationszyklus

Der normalerweise 28 Tage dauernde Menstruationszyklus beginnt per definitionem mit dem ersten Tag der Regelblutung und wird in 3 Abschnitte unterteilt.

- *Menstruationsphase* **(1.)**: Abbluten der Zona functionalis der Gebärmutterschleimhaut (Endometrium),
- *Proliferationsphase* **(2.)**: Aufbau des Endometriums bis zum Eisprung,
- *Sekretionsphase* **(3.)**: Endometriumumbau nach dem Eisprung, der die Einnistung einer befruchteten Eizelle ermöglicht.

Nach den jeweils im Blut vorherrschenden Hormonen bzw. den phasentypischen Vorgängen im Ovar (Follikelreifung und Gelbkörperentwicklung) werden diese Phasen auch als *Östrogen- oder Follikelphase* bzw. nach dem Eisprung als *Progesteron-, Luteal- oder Gelbkörperphase* bezeichnet.

Proliferationsphase (Follikelphase; 2.). Der im Ovar heranwachsende Follikel bildet Progesteron (in den Granulosazellen), welches seine eigene Reifung fördert, sowie hauptsächlich Östradiol (E_2, in den Theca-interna-Zellen), welches über den Blutkreislauf an die Gebärmutter gelangt und dort den Aufbau der Schleimhaut (Proliferation) fördert. Hierbei kommt es zu einer erheblichen Proliferation der Schleimhaut, ein Vorgang der auch in einer Ultraschalluntersuchung dokumentiert werden kann. In Zyklusmitte sollte bei normalem Hormonspiegel die Endometriumdicke mindestens 12 mm betragen.

Darüber hinaus wird durch das Östrogen die Hormonausschüttung aus der Hypophyse zunächst gehemmt (negatives Feedback; **B.**). Es stellt sich ein gleichmäßiger Östrogenspiegel ein.

Ovulation. Nach ca. 10–11 Tagen beginnt im Follikel das Östradiol (E_2) der Theca-interna-Zellen, auch in den Granulosazellen eine Umwandlung von Androgenen zu Östrogenen zu stimulieren. Dadurch kommt es etwa am 12. Tag zum plötzlichen Östradiolanstieg im Blut (E_2-Peak). Dieser löst in der Hypophyse eine stoßartige Freisetzung von LH *(luteinisierendes Hormon)* aus, der 12 Stunden später die Ovulation folgt. Dabei platzt der Follikel und die darin enthaltene Eizelle wird mit einem Flüssigkeitsstrom aus dem Eierstock herausgespült, im Normalfall vom Eileiter aufgenommen und in Richtung Gebärmutter weitertransportiert. Während des Transports durch den Eileiter kann es zur Befruchtung kommen (S. 38 f).

Sekretionsphase (Lutealphase; 3.). Der im Ovar verbliebene gesprungene Follikel wandelt sich zum Gelbkörper (Corpus luteum) um, welcher große Mengen Östrogen und Progesteron produziert. Das Progesteron bewirkt den Umbau des Endometriums mit:

- vermehrter Drüsenbildung,
- weiterer Schlängelung der Spiralarterien.

Auf die Hypophyse wirken Östrogene und Progesteron im Sinne eines Feedback-Mechanismus, sodass sich ein konstanter Spiegel von LH und FSH *(Follikel stimulierendes Hormon)* einstellt, allerdings auf einem höheren Niveau als in der Follikelphase.

Wird die Eizelle auf ihrem Weg zum Uterus nicht befruchtet, so bildet der Gelbkörper nach 13 Tagen Oxytocin, durch das er selbst degeneriert. Durch seine Rückbildung kommt es zu einem Progesteronabfall im Blut, der die Menstruationsblutung (= Progesteronentzugsblutung) auslöst.

Die konstante Phase im weiblichen Zyklus ist die gestagenbetonte Sekretionsphase. Auch bei Zyklen die vom 28-Tage-Rhythmus abweichen, ist die zweite Zyklusphase mit 14 Tagen in der Regel die Konstante, während die Proliferationsphase dann entsprechend länger oder kürzer sein kann.

B. Feedback-Mechanismen

Die Ausschüttung der Hypophysenvorderlappenhormone (HVL-Hormone) wird vom Hypothalamus durch pulsatil ausgeschüttetes Gonadotropin Releasing Hormon (GnRH) gesteuert. Neben einer kurzen Rückkopplung über FSH und LH auf den Hypothalamus (sog. Short-Loop-Feedback) wird die Regulation auch durch die Östrogen- und Progesteronspiegel beeinflusst (sog. Long-Loop-Feedback). So wird beispielsweise die FSH-Ausschüttung durch steigende Östrogenspiegel in der ersten Zyklushälfte reduziert, in Zyklusmitte stimuliert der steigende Östrogenspiegel ab einem bestimmten Schwellenwert dann die LH-Ausschüttung.

Zyklus ohne Konzeption

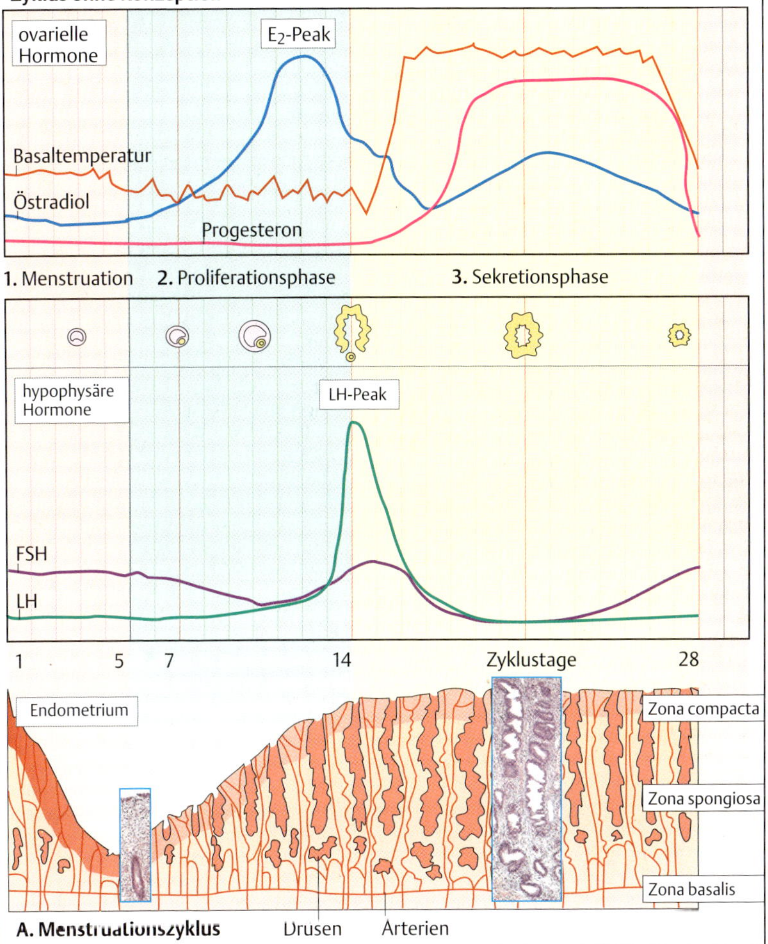

ovarielle Hormone

E_2-Peak

Basaltemperatur

Östradiol

Progesteron

1. Menstruation 2. Proliferationsphase 3. Sekretionsphase

hypophysäre Hormone

LH-Peak

FSH

LH

1 5 7 14 Zyklustage 28

Endometrium

Zona compacta

Zona spongiosa

Zona basalis

Drüsen Arterien

A. Menstruationszyklus

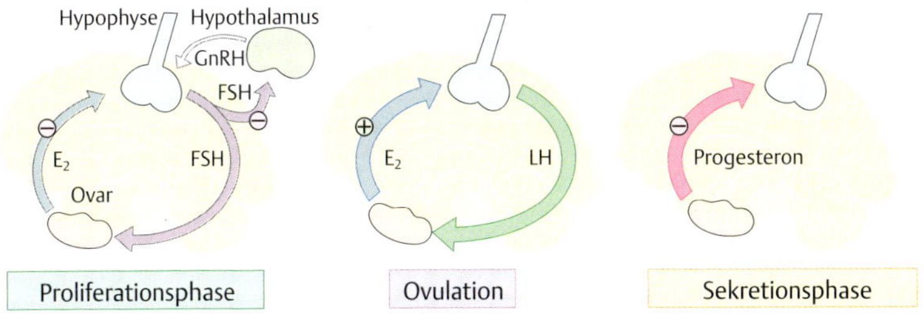

Hypophyse Hypothalamus

GnRH

FSH

⊖ E_2 FSH ⊖

Ovar

⊕ E_2 LH

⊖ Progesteron

Proliferationsphase Ovulation Sekretionsphase

B. Feedback-Mechanismen

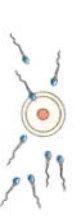

II

Untersuchungs-methoden

A. Körperliche Untersuchung

Bei der Erstvorstellung der Schwangeren in der gynäkologischen Praxis wird eine gründliche körperliche Untersuchung durchgeführt. Sie soll bestehende Erkrankungen und/oder Risikofaktoren aufdecken, die im weiteren Verlauf der Schwangerschaft zu Problemen führen könnten.

Folgende Organsysteme werden untersucht **(1.)**:

- *Herz-Kreislauf-System:* Auskultation des Herzens, Untersuchung der Beine auf eine Varikosis, Palpation der Bein- und Fußpulse, Puls- und Blutdruckmessung,
- *Atmungssystem:* Auskultation und Perkussion der Lunge,
- *Urogenitalsystem:* Klopfschmerz der Nierenlager, gründliche Untersuchung der Brust, Kontrolle des Gebärmutterstandes (s. u.),
- *Verdauungssystem:* Inspektion der Mundhöhle und der Zähne (auch eine zahnärztliche Untersuchung sollte der Schwangeren nahegelegt werden), Palpation des Abdomens auf pathologische Resistenzen oder Dolenzen,
- Bestimmung von Größe und Gewicht (zur Verlaufsbeobachtung),
- *Nervensystem:* orientierender neurologischer Status.

Zur äußerlichen Untersuchung der Gebärmutter und indirekt des Feten dienen die 4 Leopold-Handgriffe **(2.)**:

1. Leopold-Handgriff. Bestimmung des Fundusstandes (Obergrenze der Gebärmutter).

Hieran lässt sich die zeitgerechte Entwicklung des Kindes grob abschätzen. Die Oberkante des Uterus wird in Bezug auf Körpermerkmale (Symphyse, Nabel, Rippenbogen) angegeben; am gebräuchlichsten sind die Höhenangaben in Querfingern Abstand dazu. Alternativ kann auch der Symphysen-Fundus-Abstand in Zentimetern gemessen werden (s.a. S. 104 f).

2. Leopold-Handgriff. Bestimmung der mütterlichen Seite, zu der der kindliche Rücken zeigt.

Durch die Bauchdecken und die Uteruswand hindurch lassen sich Rücken (hart und groß, eher gerade bis leicht gekrümmt) und Arme und Beine (sog. kleine Teile) etwa ab der 24. SSW bei der Tastuntersuchung unterscheiden.

3. Leopold-Handgriff. Feststellung des vorangehenden Teils (Kopf oder Steiß).

Der Kopf ist gegenüber dem Rumpf besser beweglich als der Steiß, er ist härter und kugeliger.

4. Leopold-Handgriff. Überprüfung, ob der vorangehende Teil des Kindes bereits fest in das Becken eingetreten ist oder noch über dem Beckeneingang steht.

Hierzu versucht man, mit 2 Händen zwischen Becken und vorangehendem Teil zu tasten.

B. Vaginale Untersuchung

Bei der vaginalen Tastuntersuchung sind insbesondere der in die Scheide hineinragende Teil der Gebärmutter (Portio) und der Muttermund wichtig. Außerdem wird das knöcherne Becken abgetastet. Wichtig ist hier,

- ob das Promontorium erreichbar ist,
- ob die Symphysenhinterkante Auffälligkeiten aufweist,
- ob der Schambogenwinkel eher weit oder eher eng ist.

Dies kann auf eine Beckendeformität hinweisen.

1. Bei der ersten Untersuchung in der Schwangerschaft wird zusätzlich noch ein zytologischer Abstrich zur Krebsfrüherkennung abgenommen und bei makroskopisch auffälligen Befunden zusätzlich die Portio mit einer Lupenvergrößerung (Kolposkopie) betrachtet. Bei den weiteren Untersuchungen sollte jeweils auch der pH-Wert der Scheide mitbestimmt werden, da er wertvolle Angaben zum Scheidenmilieu liefert. Physiologischerweise herrscht dort ein saures Milieu mit einem pH-Wert von ca. 4,5. Er schützt vor bakteriellen oder Pilzinfektionen.

2. Die Portiolänge wird entweder in Zentimeter (3 cm bis 0 cm) angegeben oder die Portio als „erhalten", „verkürzt" und „verstrichen" bezeichnet.

3. Die Öffnung des Muttermundes kann ebenfalls in Zentimeter oder als „geschlossen", „Fingerkuppe einlegbar", „fingerdurchgängig" oder „für 2 Finger durchgängig" angegeben werden.

Körperliche Untersuchung, vaginale Untersuchung

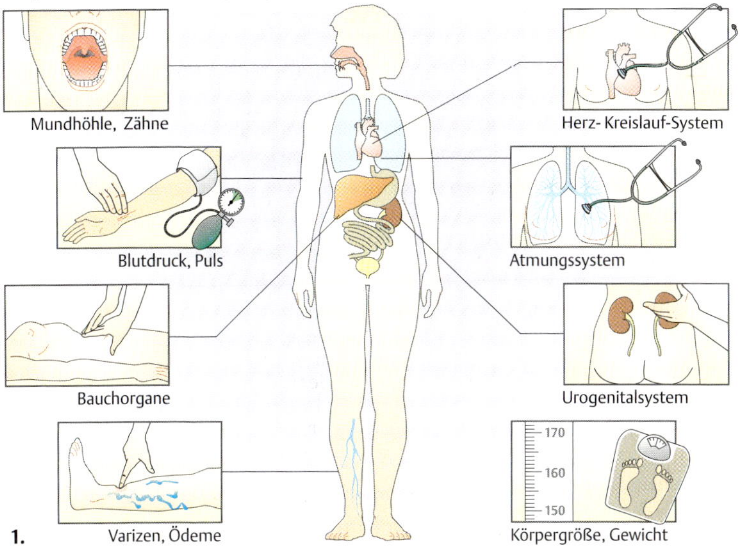

1.

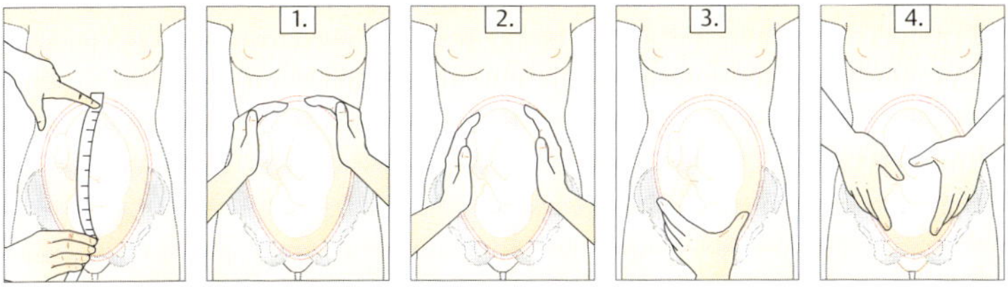

2. Leopold-Handgriffe 1 – 4

A. Körperliche Untersuchung

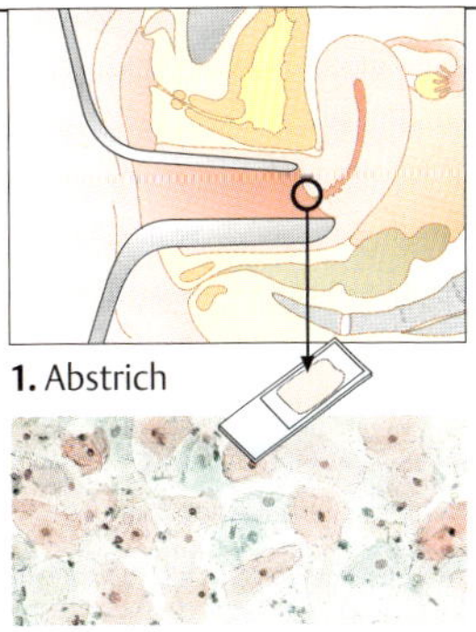

1. Abstrich

Zytologisches Präparat

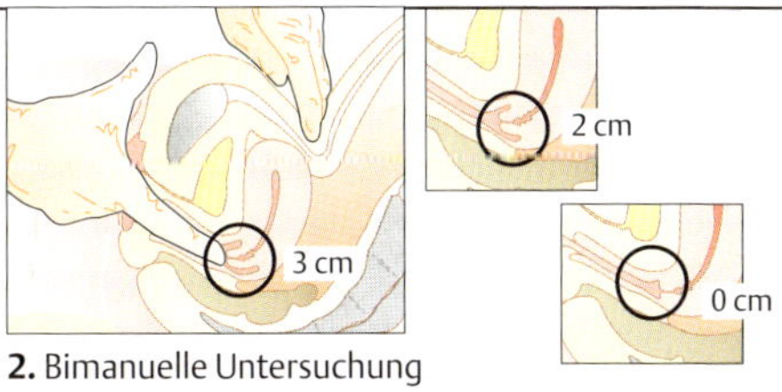

2. Bimanuelle Untersuchung

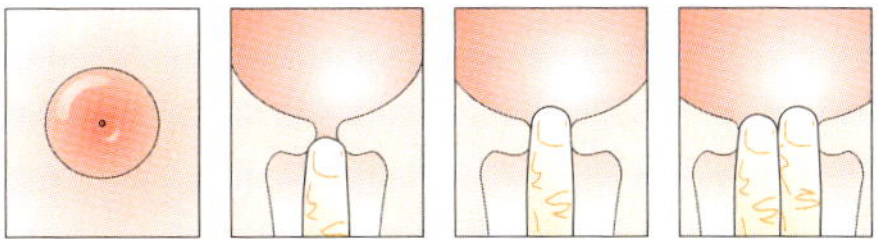

3. Beurteilung des Muttermundes

B. Vaginale Untersuchung

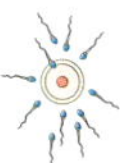

A. Blutuntersuchungen

Im Rahmen der Schwangerenbetreuung ist eine Reihe von Laboruntersuchungen sinnvoll und notwendig, um möglichst frühzeitig Erkrankungen der Mutter oder Störungen der fetoplazentaren Einheit zu erkennen und entsprechend behandeln zu können. Zu unterscheiden sind die *einmaligen* Untersuchungen, zum Beispiel bei der Erstuntersuchung, und die *regelmäßig stattfindenden* Untersuchungen.

Bei der Erstvorstellung werden folgende Kontrollen empfohlen:

- Blutgruppe mit Rhesus-Faktor,
- Antikörper-Suchtest,
- Röteln-Antikörper,
- Lues-Suchreaktion,
- HIV-Test (nur mit Einverständnis der Schwangeren),
- Hämoglobin-Bestimmung (meist wird in der Routine ein „kleines Blutbild" mit Hämatokrit sowie Leukozyten-, Erythrozyten- und Thrombozytenzählung durchgeführt),
- bei Verdacht auf Toxoplasmeninfektion: Toxoplasmose-Antikörper (wird teilweise auch allen Schwangeren empfohlen, zum Beispiel in Österreich).

Bei den während der Schwangerschaft regelmäßig stattfindenden Kontrolluntersuchungen (S. 52 ff) sollten jeweils das Hämoglobin und – bei einem Hb-Gehalt < 11,2 g/dl – nach den Mutterschaftsrichtlinien auch die Erythrozytenzahl bestimmt werden. Meist wird routinemäßig ein kleines Blutbild gemacht (s. o.).

In der 27.–30. Schwangerschaftswoche folgt für Rhesus-negative Frauen der zweite Antikörper-Suchtest, um eine Sensibilisierung der Mutter durch evtl. vom Kind übertragene Erythrozyten erkennen zu können (S. 160 f). Ab der 32. Schwangerschaftswoche, jedoch möglichst nahe am Geburtstermin, sollte eine Untersuchung auf Hepatitis-B-Antigen (HBs-Ag) durchgeführt werden, da im Falle einer bestehenden Infektion das Kind postpartal sofort simultan geimpft werden müsste (S. 134 f).

Diese Routineuntersuchungen müssen abhängig von

- den erhobenen Befunden
- der Anamnese der Schwangeren
- evtl. vorbestehenden Erkrankungen oder
- bei akut auftretenden Krankheiten oder Beschwerden

jeweils erweitert werden (z. B. β-HCG-Messungen bei V.a. gestörte Frühgravidität, Nierenwerte bei vorbestehenden Nierenerkrankungen).

B. Urinuntersuchungen

Da die Untersuchung des Urins eine einfache und für die Frau wenig belastende Maßnahme mit hoher Aussagekraft ist, wird sie bei jeder Vorstellung im Rahmen der Schwangerenbetreuung empfohlen. Erkrankungen wie Diabetes mellitus (S. 156 f), EPH-Gestose (s.a. S. 150 ff; HES, SIH) oder Harnwegsinfekte können so früh erkannt und entsprechend behandelt werden.

Teststreifen erfassen folgende Parameter: Erythrozyten, Leukozyten, Eiweiß, Zucker, Ketonkörper, Nitrit, spezifisches Gewicht.

C. Oraler Glucosetoleranztest (oGTT)

Zum Ausschluss bzw. Beweis einer Zuckerkrankheit (Diabetes mellitus) kann in der Schwangerschaft ein Belastungstest durchgeführt werden. Von vielen Ärzten wird dieser sogar als Routine in der 24.–28. SSW empfohlen, da ein Gestationsdiabetes so erkannt und frühzeitg behandelt werden kann. Der oGTT ist derzeit noch nicht Bestandteil der Mutterschaftsrichtlinien. Auf alle Fälle sollte er bei mehrmals auftretender Glukosurie veranlasst werden.

Durchführung.

- 3 Tage lang kohlenhydratreiche Kost, dann 12 h nüchtern bleiben,
- Bestimmung des Nüchternblutzuckers,
- die Schwangere trinkt 75 g Glucose in 5 min,
- Blutzuckerbestimmung nach 1 h,
- Blutzuckerbestimmung nach 2 h.

Auswertung.

	normal	pathologisch
nüchtern	< 90 mg/dl	> 100 mg/dl
1 h-Wert	< 155 mg/dl	> 190 mg/dl
2 h-Wert	< 140 mg/dl	> 160 mg/dl

Pathologische Werte sollten eine entsprechende Therapie (S. 156 f) veranlassen.

Laboruntersuchungen

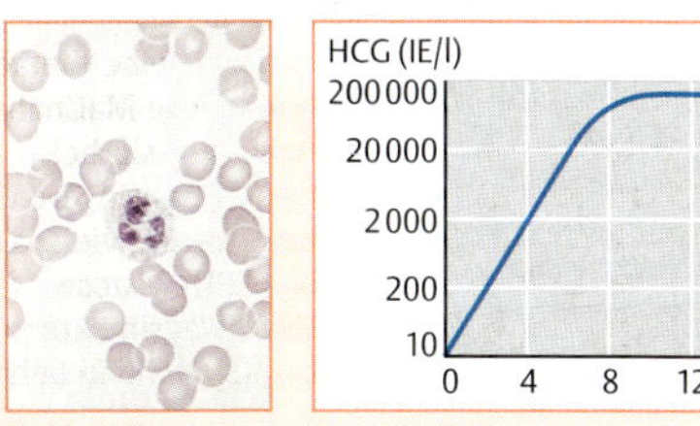

1. Blutbild

2. HCG-Werte

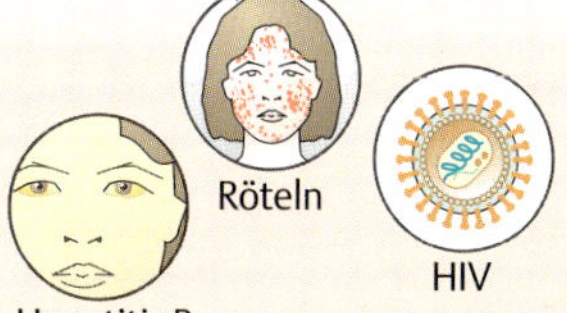

3. Infektionen

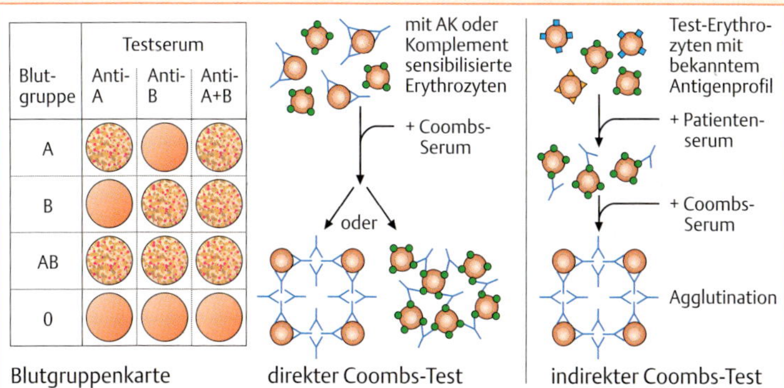

4. Blutgruppe

A. Blutuntersuchungen

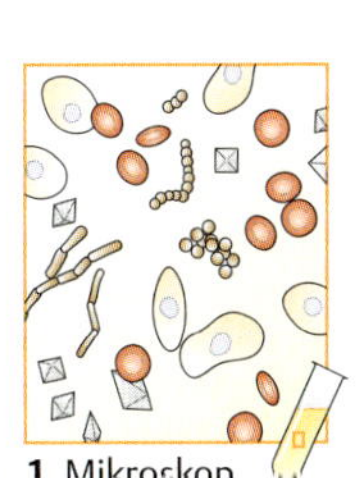

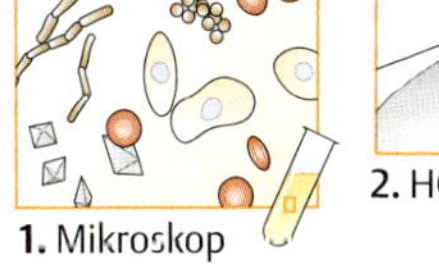

1. Mikroskop

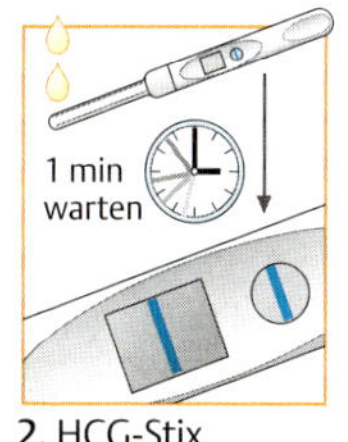

2. HCG-Stix

3. Urinstreifen-Schnelltest

B. Urinuntersuchungen

1. BZ-Bestimmung (12 Stunden nüchtern)

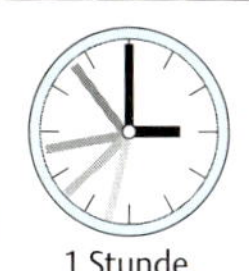

75 g Glukose trinken

1 Stunde warten

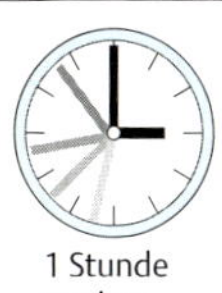

2. BZ-Bestimmung

1 Stunde warten

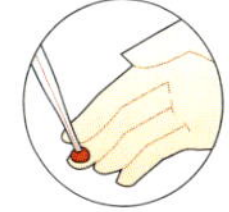

3. BZ-Bestimmung

C. Oraler Glukosetoleranztest

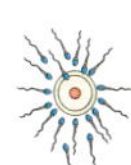

Die Ultraschalldiagnostik ist in der Geburtshilfe ein unverzichtbarer Bestandteil der Diagnostik geworden.

A. Technische Grundlagen

Schallwellen breiten sich in verschieden dichten Geweben unterschiedlich schnell aus – je dichter das Gewebe, desto schneller die Ausbreitung – und werden je nach Gewebeart bzw. den Grenzflächen zwischen Geweben mehr oder weniger stark reflektiert. Diesen Effekt macht man sich bei der Sonographie zunutze, indem in einem Schallkopf *(Transducer)* sowohl Sender als auch Empfänger (der reflektierten Schallwellen) untergebracht sind.

1. Die *Eindringtiefe* der Schallwellen ist frequenzabhängig: je höher die Frequenz, die ein Schallkopf aussenden kann, um so geringer die Eindringtiefe. Andererseits ist bei höherfrequenten Wellen die Auflösung (Unterscheidung zwischen 2 benachbarten Objekten) besser. Je nach klinischer Fragestellung wird deswegen mit unterschiedlichen Frequenzen gearbeitet; in der Geburtshilfe meist in Bereichen von 3,5–7 MHz.

2. Die zu untersuchenden Strukturen reflektieren die ausgesandten Schallwellen in unterschiedlichem Maße, der Transducer nimmt sie wieder auf, und das eigentliche Ultraschallgerät setzt sie dann in graue Bildpunkte um, welche schließlich auf einem Bildschirm dargestellt werden. Je nach Reflektionsverhalten variiert der Grauton des einzelnen Bildpunktes, sodass sich die Strukturen verschiedener Dichte heller oder dunkler darstellen und damit gut voneinander abheben. Da die Sonde die Schallimpulse in schneller Folge abgibt, entsteht so ein zweidimensionales Schnittbild, quasi eine „Scheibe" aus dem zu untersuchenden Objekt.

Die *Ausbreitungsgeschwindigkeit* der Ultraschallwellen in Luft und Körpergewebe ist sehr unterschiedlich. Deshalb kann sich störend auswirken, wenn der Transducer dem Körper nicht luftfrei anliegt. Um dies zu verhindern, appliziert man ein Gel als Kontaktmedium auf die Haut.

B. Schallköpfe

In der Geburtshilfe kommen sowohl Ultraschallsonden für die abdominale (durch die Bauchdecken) als auch für die vaginale Sonographie zum Einsatz. Bei Letzterer wird die Sonde in die Scheide eingeführt. Abdominale Sonden können einmal *Linear-Scanner* mit parallelem Zeilenaufbau und andererseits *Sektor-Scanner* mit fächerförmiger Abstrahlung der Impulse sein. Während die Linear-Scanner meist etwas unhandlicher sind, stellen sie doch oberflächennahe Strukturen besser dar. Bei den Sektor-Scannern finden sich häufig etwas stärkere Verzerrungen im Randbereich der Abbildung. *Vaginalsonden* sind immer Sektor-Scanner, da sie die Schallwellen grundsätzlich von einem Punkt aus fächerförmig ausstrahlen.

C. Fehlerquellen im Ultraschall

Bedingt durch Ausbreitung, Reflexion und Abschwächung der Schallwellen im Gewebe können technische Fehlerquellen entstehen, die evtl. zu Fehlinterpretationen des Ultraschallbildes führen..Am wichtigsten sind:

- *Schallschatten:* Bei starker Reflexion der Schallwellen (Luft, Knochen) sind Strukturen, die hinter diesen Objekten liegen, nicht mehr erkennbar **(1.)**.
- *Mehrfachreflexion:* Schallwellen werden zwischen verschiedenen Grenzflächen mehrfach hin und her reflektiert und im Bild die Strukturen dann auch mehrfach dargestellt (Wiederholungsecho). Es kann sogar zu kompletten Spiegelbildern kommen **(2.)**.
- *Schallverstärkung:* In Flüssigkeiten kommt es nicht zur Schallreflexion, sondern die Wellen können die Flüssigkeit ohne „Hindernis" durchdringen; dahinter liegende Strukturen werden deshalb intensiver dargestellt, zum Beispiel bei Zysten **(3.)**.
- *Bewegungsartefakte:* Schnell bewegliche Strukturen (z. B. Herz, fetale Bewegungen) können zu Verzerrungen des Bildes führen.
- Änderung der *Schallgeschwindigkeit:* Je nach Gewebeart ist die Ausbreitungsgeschwindigkeit der Schallwellen unterschiedlich. Ist die Geschwindigkeit in der darüberliegenden Schicht größer, scheinen die Objekte dahinter nach dem Ultraschallbefund tiefer zu liegen, als sie es tatsächlich tun.

Geburtshilflicher Ultraschall

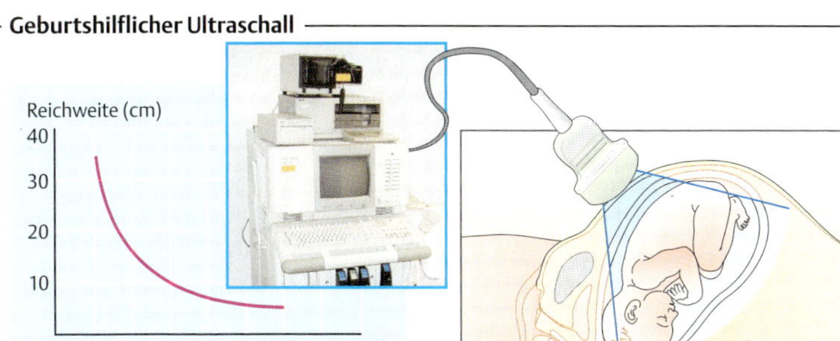

1. Eindringtiefe der Ultraschallwellen

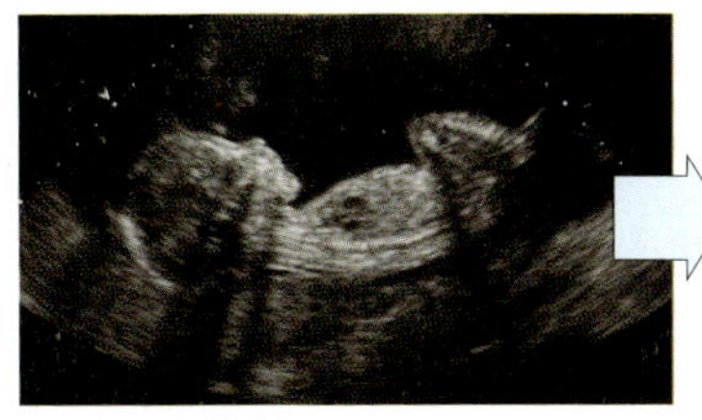

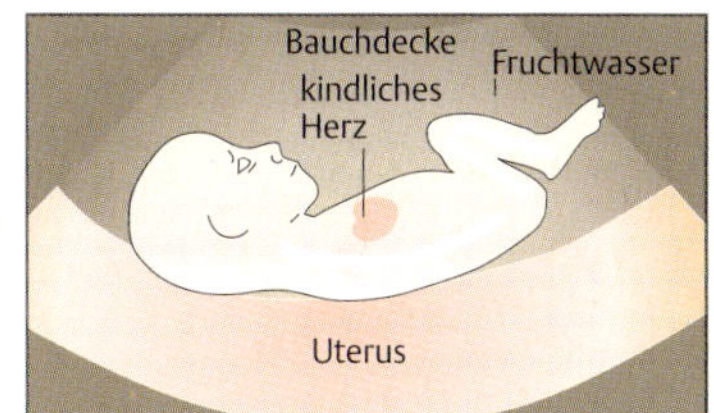

2. Ultraschallbild

A. Technische Grundlagen

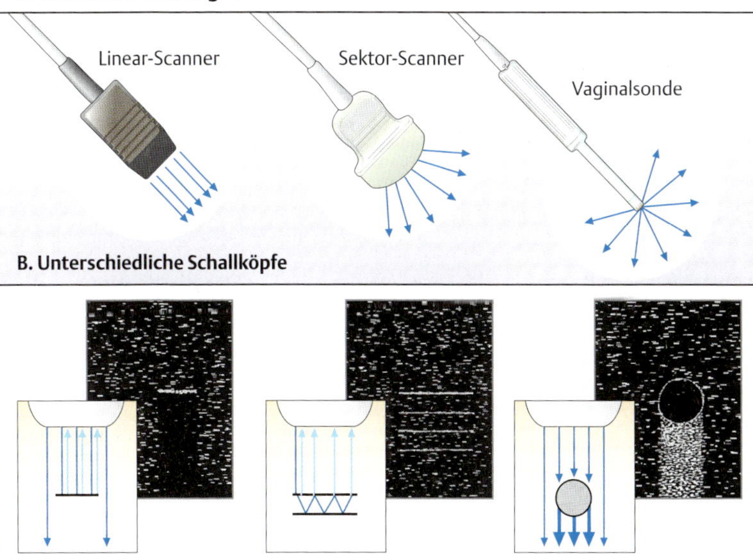

B. Unterschiedliche Schallköpfe

1. Schallschatten **2.** Mehrfachreflexion **3.** Schallverstärkung

C. Fehlerquellen im Ultraschall

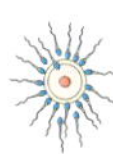

A. Doppler-Sonographie

Definition und Prinzip. Bei der Doppler-Sonographie macht man sich den 1842 von Christian Johann Doppler (1803–1853) erstmals beschriebenen Effekt zunutze, dass sich die Frequenz von Schallwellen ändert, wenn sie von einem bewegten Objekt ausgestrahlt oder reflektiert werden. Jeder kennt diesen Effekt, z. B. von einem vorbeifahrenden Krankenwagen mit Martinshorn: Die Frequenz des auf den Zuhörer zukommenden Fahrzeugs ist deutlich höher, als die des sich entfernenden Fahrzeugs **(1.)**.

In der Geburtshilfe nutzt man dieses Phänomen zur Messung der *Flussgeschwindigkeit* und zur Darstellung des *Strömungsprofils* in mütterlichen und fetalen Blutgefäßen.

Durchgesetzt hat sich hierbei die Duplextechnologie, bei der ein Blutgefäß im konventionellen Ultraschallbild lokalisiert und dann gleichzeitig der Bildausschnitt bestimmt wird, in dem die Doppler-Messung durchgeführt werden soll. Häufig ist diese Methode noch mit einer Farbdarstellung kombiniert („farbkodierte Duplexsonographie"), wobei die Gefäße sowie die unterschiedlichen Fließgeschwindigkeiten und -richtungen mit verschiedenen Farben sichtbar gemacht werden.

Indikation. Ziel der Doppler-Sonographie ist vor allem der Ausschluss bzw. Nachweis fetaler Gefahrensituationen, z. B. bei vermuteter Mangelversorgung, Fehlbildungen oder Mehrlingsschwangerschaften. Sie ist jedoch keine Routineuntersuchung für alle Schwangeren.

Folgende Blutgefäße können untersucht werden:

- A. uterina der Mutter,
- Nabelschnurarterien und -vene,
- Aorta des Fetus,
- A. carotis des Fetus,
- A. cerebri media des Fetus.

Auswertung. Die Messung wird zum einen nach der Kurvenform und deren Verlauf beurteilt. Da die Aussagekraft der Messungen sehr vom Einfallswinkel der Ultraschallwellen abhängt, werden außerdem rechnerische Indizes gebildet, die mit Normwerten entsprechend der Schwangerschaftsdauer verglichen werden können. Die wichtigsten Indizes sind:

- Pulsatilitätsindex (PI),
- Resistance-Index (RI),
- A/B-Ratio (AB- oder S/D-Ratio).

Dabei ist A die systolische und B die enddiastolische Maximalgeschwindigkeit des Blutflusses.

B. 3D-Ultraschall

Seit einigen Jahren ist die dreidimensionale Darstellung von Ultraschallbildern möglich und wird zunehmend durchgeführt. Durch die schnellere Rechenleistung von Computern und verbesserte Technologien können die Bilder bereits in „real-time", also direkt während der Untersuchung dreidimensional dargestellt werden.

Prinzip. Die Daten werden entweder mit speziellen Ultraschallköpfen erfasst, die in definierten Zeitintervallen mehrere zweidimensionale Schnittbilder aufnehmen **(1.)**, oder mit konventionellen Ultraschalltransducern, bei denen die Position des Schallkopfes in allen 3 Ebenen kontinuierlich registriert wird und das Gerät daraus die Volumendaten berechnet.

Die gewonnenen Daten erscheinen dann als simultane Darstellung aller 3 Schnittebenen und als dreidimensionale Rekonstruktion **(2.)**. Bei der 3D-Darstellung kann zwischen verschiedenen Formen der Datenaufbereitung gewählt werden. Entweder sie betonen die Oberfläche des Fetus oder der Organe, oder aber die inneren Strukturen.

Vorteilhaft ist auch, dass die Bilder später nachbearbeitet werden können, ohne die Patientin noch einmal mit einer Untersuchung belasten zu müssen, da alle aufgenommenen Daten gespeichert sind.

Indikation. Hauptsächliche Indikation für den 3D-Ultraschall ist die Fehlbildungsdiagnostik. Sowohl Störungen der Körperkontur als auch Fehlbildungen der inneren Organe sind mit dieser Technik erkennbar.

Ein besonderes Problem ist allerdings die Diagnostik von Herzvitien, da der 3D-Ultraschall einerseits wertvolle Zusatzinformationen liefern kann, aber andererseits die Aufzeichnung der Daten durch die schnelle Bewegung des fetalen Herzens extrem schwierig ist.

Doppler-Sonographie, 3D-Ultraschall

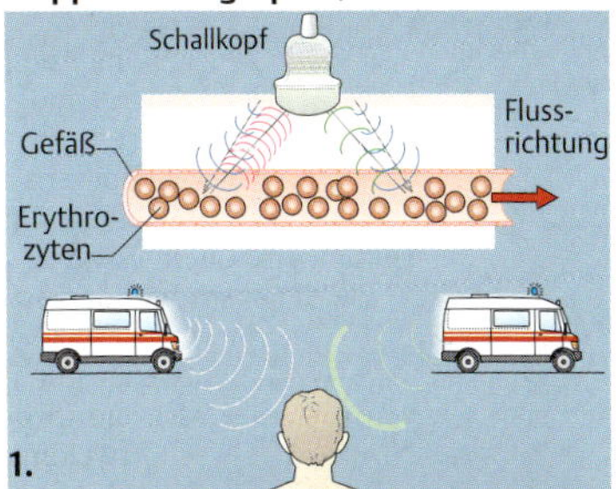

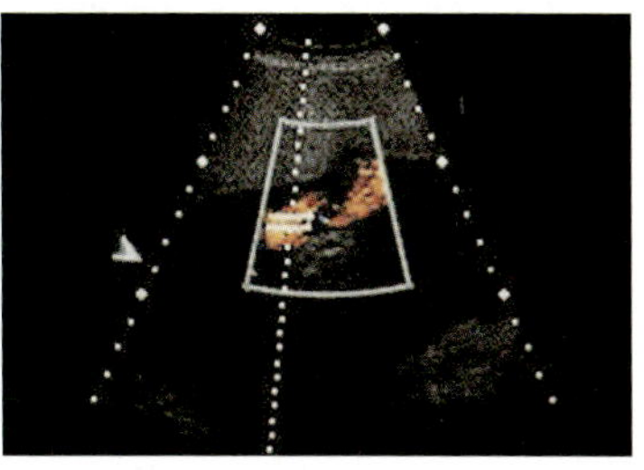

2. Gefäß-Ultraschall

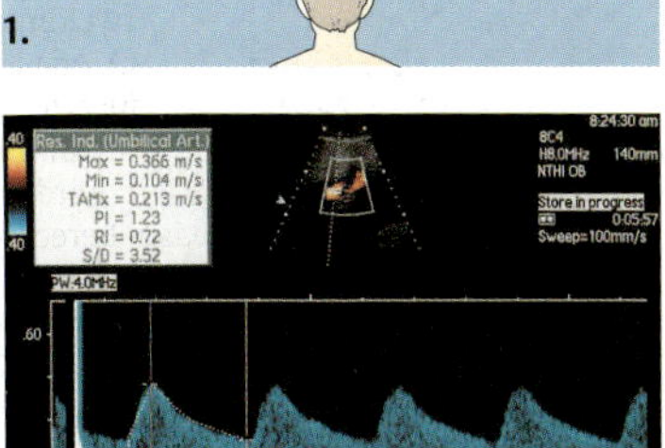

3. Normales Doppler-Profil

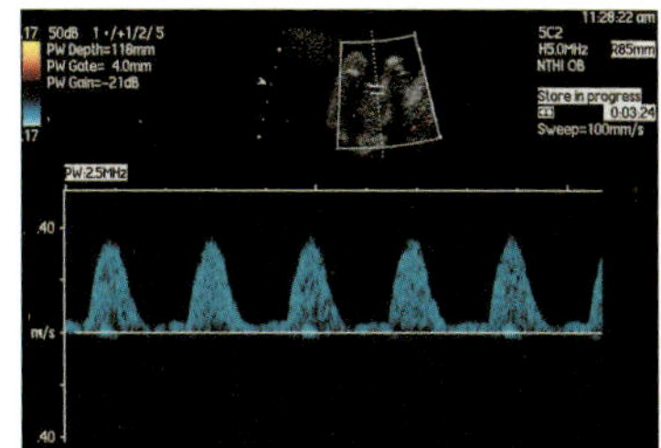

4. Pathologisches Doppler-Profil

A. Doppler-Sonographie

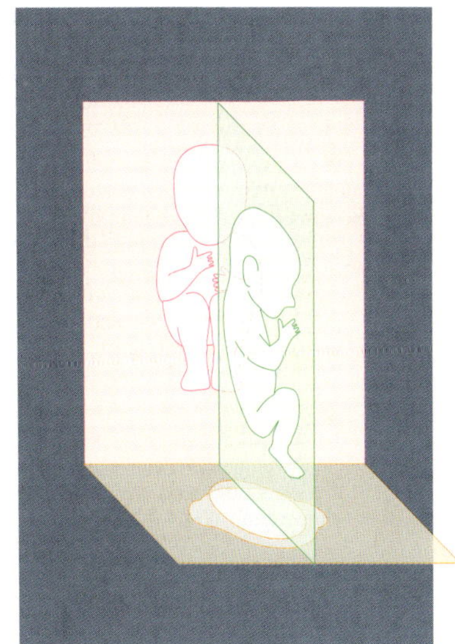

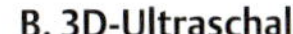

1. Prinzip

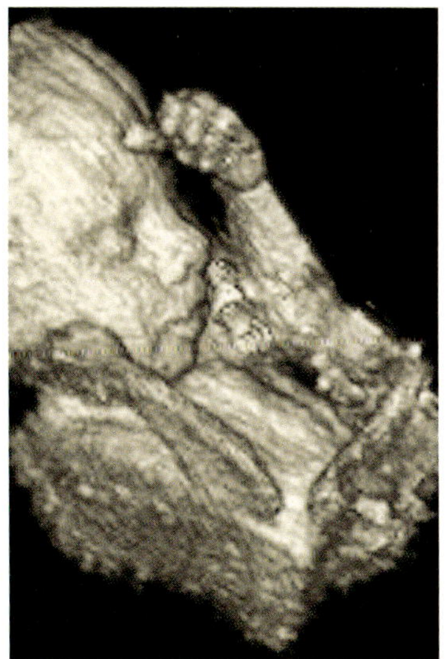

2. Bild

B. 3D-Ultraschall

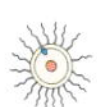

Zur vorgeburtlichen (pränatalen) Diagnostik von kindlichen Chromosomenstörungen oder Stoffwechselerkrankungen ist es sinnvoll, Gewebematerial des Embryos bzw. Fetus zu entnehmen. Allerdings können nur grobe chromosomale Auffälligkeiten, wie z. B. Trisomien, fehlende Chromosomen oder grobe Strukturdefekte, und auch nur einzelne Stoffwechselerkrankungen erkannt werden, keineswegs aber alle „Erbleiden". In den letzten Monaten ist die Diskussion um die Genanalyse auch zunehmend in der Öffentlichkeit geführt worden. Die Frage, bei welcher Art von zu erkennender Erkrankung welche Konsequenz (Abruptio?) gezogen werden sollte, ist nur sehr schwer zu beantworten.

Zur Gewinnung kindlicher Zellen stehen 2 Methoden zur Verfügung: Amniozentese und Chorionzottenbiopsie.

A. Indikationen

Indikationen zur Gewinnung fetaler Zellen:

- Alter der Mutter > 35 Jahre,
- Chromosomenaberrationen bei einem der Eltern oder einem Geschwisterkind,
- auffällige Ultraschallbefunde,
- familiäre Belastung durch Neuralrohrdefekte, Stoffwechselerkrankungen, Epilepsie der Mutter,
- mütterliche Infektion mit vermuteter Fruchtschädigung,
- mutagene Risiken wie Medikamenten-, Chemikalien-, Röntgenstrahleneinwirkung,
- ethnische Risiken (z. B. Thalassämie bei Mittelmeervölkern),
- auffälliger Triple-Test (S. 110).

B. Amniozentese

Zeitpunkt und Indikationen. Je nach Untersuchungszeitpunkt unterscheidet man

- Frühamniozentese (11.–14. SSW),
- Standardamniozentese (15.–16. SSW),
- Spätamniozentese (nach der 16. SSW).

Einerseits möchte man die Ergebnisse der Untersuchungen so früh in der Schwangerschaft wie möglich erhalten, andererseits geht die Frühamniozentese mit einer höheren Rate an Spontanaborten einher. Die Wahl der Methode hängt deshalb von der Fragestellung und auch dem Wunsch der Mutter ab. Während zur genetischen Diagnostik in der Regel eine *Früh-* oder *Standardamniozentese* durchgeführt wird, dient die *Spätamniozentese* meist der Fruchtwassergewinnung zur Bestimmung der Lungenreife (S. 120 f), zur Bestimmung der Insulinkonzentration bei Diabetes mellitus (S. 156 f) oder zur Keimsuche beim Verdacht auf intrauterine Infektionen (S. 130 ff).

Durchführung. Unter Ultraschallkontrolle werden mit einer dünnen Nadel etwa 10 ml Fruchtwasser durch die Bauchdecken der Mutter hindurch entnommen. Die ersten 2 ml verwirft man, um keine mütterlichen Zellen anzuzüchten. Mit einer neuen Spritze entnimmt man dann das die Amnionzellen (Fibroblasten) enthaltende Fruchtwasser. Aus diesen wird dann eine *Zellkultur* angelegt. Die Auswertung dauert meist 14–21 Tage.

C. Chorionzottenbiopsie (Chorionic Villous Sampling, CVS)

Als Alternative zur Fruchtwasserentnahme bietet sich an, durch transabdominale oder vaginale Punktion der *Chorionzotten* Trophoblastzellen zu gewinnen.

Zeitpunkt und Indikationen. Dieser Eingriff kann ab der 9. SSW durchgeführt werden; eine genetische Diagnostik ist wegen des hohen Anteils an Mitosen bereits nach 48 h möglich. Allerdings sind hier sowohl falsch positive als auch falsch negative Ergebnisse relativ häufig, sodass das Resultat immer durch eine Zellkultur (Dauer: 14–21 d) abgesichert werden muss. Ein Vorteil der CVS ist außerdem die Möglichkeit, weitere Stoffwechselerkrankungen durch die Anwendung molekulargenetischer Techniken zu diagnostizieren.

Eine CVS ist grundsätzlich auch vor der 9. SSW möglich. Hier ist jedoch noch nicht endgültig ausgeschlossen, ob dies mit einem erhöhten Risiko an Extremitätenfehlbildungen einhergeht.

Risiken

Wesentliches Risiko beider Methoden ist die Induktion von Aborten. Bei der Berechnung muss allerdings auch die Rate an Spontanaborten in den jeweiligen Schwangerschaftswochen mit berücksichtigt werden. Die Abortrate ist etwa um folgende Werte erhöht:

Frühamniozentese	3,2 %
Standardamniozentese	0,7 %
CVS vaginal	5,9 %
CVS abdominal	3,6 %

Weitere Risiken sind der vorzeitige Blasensprung, mütterliche oder fetale Infektionen.

Amniozentese, Chorionzottenbiopsie

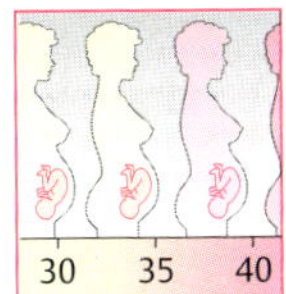

Alter über 35 Jahre

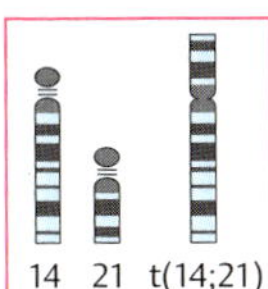

familiäre Chromosomenanomalie

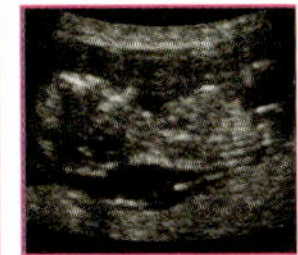

Auffälligkeiten im Ultraschall

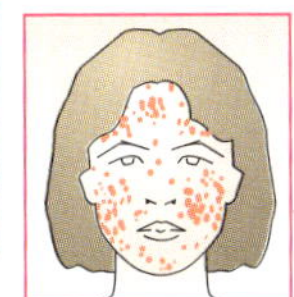

mütterliche Infektion

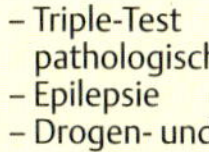

– Triple-Test pathologisch
– Epilepsie
– Drogen- und Medikamentenmissbrauch

weitere Indikationen

A. Indikationen

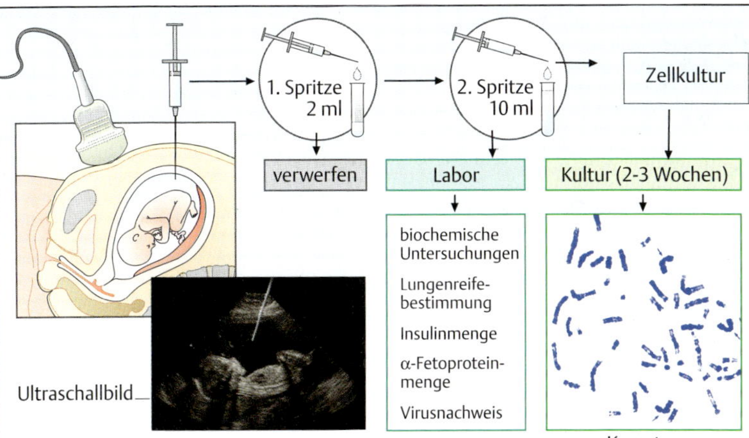

B. Amniozentese

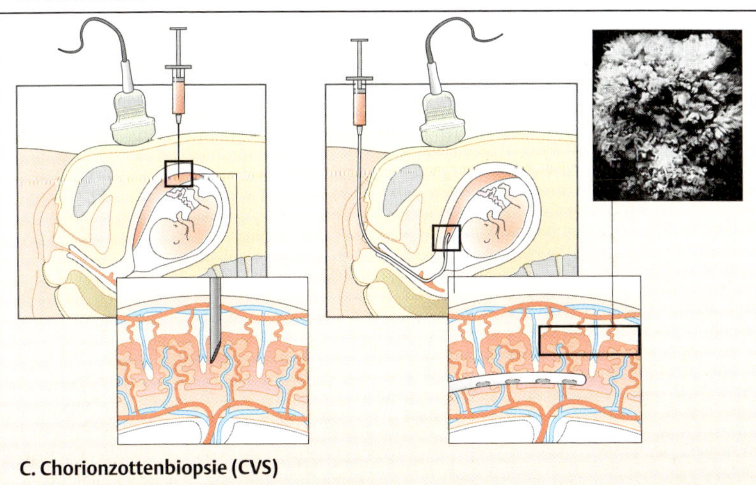

C. Chorionzottenbiopsie (CVS)

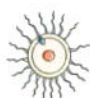

A. Chordozentese

Definition. Bei der Chordozentese punktiert man unter Ultraschallkontrolle durch die mütterlichen Bauchdecken hindurch mit einer dünnen Kanüle die *Nabelschnur* **(1.)**. Dieser Eingriff kann sinnvoll erst nach der 19. SSW durchgeführt werden, da vorher die Strukturen zu klein sind.

Durchführung. Als *Punktionsstelle* wählt man den Nabelschnuransatz, entweder an der Plazenta oder am Feten selbst, denn hier ist die Nabelschnur fixiert und kann der Kanüle weniger gut ausweichen.

Zum Ausschluss einer Kontamination mit mütterlichem Blut wird noch während der Punktion das Hämoglobin untersucht, z. B. mit dem *Kleihauer-Betke-Test* **(2.)**

Grundsätzlich ist es möglich, sowohl Nabelarterie als auch Nabelvene zu punktieren. Nach Punktion der Nabelarterie kommt es allerdings häufiger zu Komplikationen, wie z. B. fetalen Bradykardien. Außerdem hat die Nabelvene ein größeres Kaliber und ist damit besser punktierbar.

Abhängig vom Schwangerschaftsalter werden dann 0,5–3 ml fetales Blut entnommen: je kürzer die Schwangerschaft desto weniger, da das fetale Blutvolumen noch geringer ist.

Über die liegende Kanüle ist, falls notwendig, beim gleichen Eingriff eine intrauterine Transfusion möglich.

Indikation. Wichtige Indikationen zur Chordozentese sind:

- Bestimmung des fetalen Hämoglobins und Bilirubins bei Rh-Inkompatibilität (S. 160 f),
- intrauterine Transfusion des Feten bei Hämolyse,
- Überprüfung von unklaren genetischen Untersuchungsergebnissen nach Amniozentese oder Chorionzottenbiopsie (z. B. sog. Mosaikbildungen),
- Beweis oder Ausschluss der Übertragung einer mütterlichen Infektion auf den Feten (Bestimmung von spezifischen IgM-Antikörpern oder direkter Erregernachweis).

Risiken. Das Hauptrisiko einer Chordozentese liegt in der Induktion von Fehl- oder Frühgeburten. Je nach Schwangerschaftswoche liegt die Rate bei etwa 1–2,5 %, mit abnehmender Tendenz bei zunehmendem Schwangerschaftsalter. Da die Nabelschnurpunktion zu fetalen Bradykardien führen kann, sollten die kindlichen Herztöne bis zu 2 h nach dem Eingriff überwacht und der Fet gegebenenfalls behandelt werden.

B. Punktion/Lasertherapie

Bei der Fetoskopie handelt es sich um die *direkte* Betrachtung des Feten durch eine über die Bauchdecken der Mutter eingeführte Optik. Sie ist heute fast vollständig durch die Sonographie verdrängt worden. Auch die Entnahme von Gewebeproben aus der fetalen Muskulatur (zur Diagnostik erblicher Muskelerkrankungen) oder der Leber (bei Verdacht auf Stoffwechselerkrankungen) sind heute risikoärmer unter Ultraschallkontrolle durchführbar.

Indikation. Lediglich für die Entnahme von kindlichen Hautzellen bei Verdacht auf schwere erbliche *Hauterkrankungen*, die zum Tode des Kindes führen würden, ist die Fetoskopie aus diagnostischen Zwecken sinnvoll (z. B. verschiedene Formen der Epidermolysis bullosa, der Ichthyosis oder der Chondrodysplasie).

In den letzten Jahren hat sich auch zunehmend die Möglichkeit der *intrauterinen Therapie* entwickelt. So ist beispielsweise bei Zwillingsschwangerschaften mit fetofetalem Transfusionssyndrom (S. 114 f) eine verbesserte Blutversorgung beider Feten möglich, indem unter direkter Sicht mit einem Laser Plazentagefäße koaguliert werden.

Die Möglichkeit minimal invasiver chirurgischer Eingriffe beim Feten werden derzeit erprobt, z. B. bei Abflussstörungen im Harnsystem oder Zwerchfellhernien.

Durchführung. Der Eingriff kann in örtlicher Betäubung durchgeführt werden. Nach Desinfektion und Lokalanästhesie an den Bauchdecken wird ein dünnes Fetoskop durch die Uteruswand in die Fruchthöhle vorgeschoben. Hierdurch lässt sich das Kind beobachten, über den Arbeitskanal Gewebeproben entnehmen oder eine Lasertherapie durchführen.

Die Risiken bestehen insbesondere in der Provokation eines Blasensprungs oder der intrauterinen Infektion mit nachfolgender Fehl- oder Frühgeburt.

Chordozentese, Fetoskopie

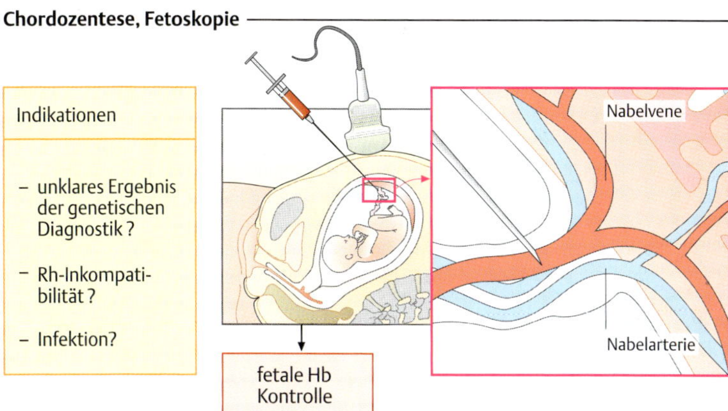

1. Indikation und Durchführung

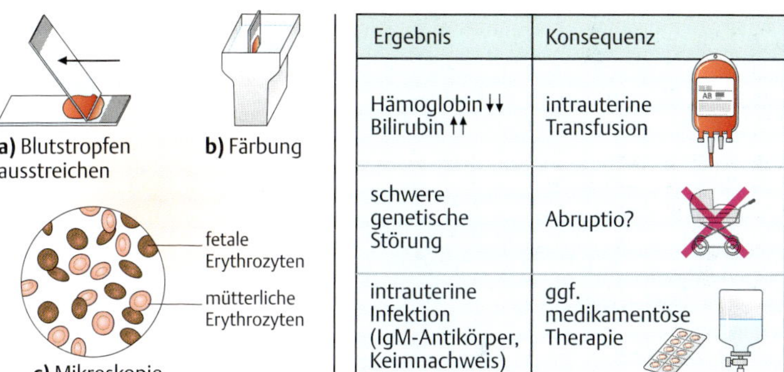

2. Kleihauer-Betke-Test

Ergebnis	Konsequenz
Hämoglobin ↓↓ Bilirubin ↑↑	intrauterine Transfusion
schwere genetische Störung	Abruptio?
intrauterine Infektion (IgM-Antikörper, Keimnachweis)	ggf. medikamentöse Therapie

3. Ergebnisse und Konsequenzen

A. Chordozentese

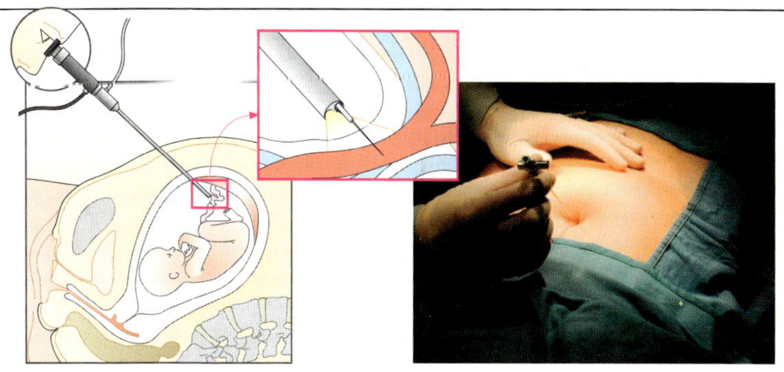

B. Punktion/Lasertherapie

Bei der Kardiotokographie (Cardiotocography, CTG) werden die kindliche Herzfrequenz und die Wehentätigkeit des Uterus mit spezifischen Elektroden abgeleitet und parallel im zeitlichen Verlauf aufgezeichnet.

A. Registrierung der fetalen Herzfrequenz

Die fetale Herzfrequenz *(FHF)* ist den Abständen zwischen 2 Herzschlägen umgekehrt proportional. Diese Abstände werden über das CTG-Gerät gemessen, sofort auf Schläge pro Minute *(spm)* umgerechnet und dann als Kurve der Herzfrequenz auf einem Papierstreifen dargestellt. Die FHF ist dabei abhängig

- vom Vagus- und Sympathikotonus,
- von der zu pumpenden Blutmenge,
- indirekt von der fetalen Sauerstoffversorgung

und ändert sich normalerweise ständig innerhalb bestimmter physiologischer Grenzen.

Durchführung. Zur Registrierung der Herztöne haben sich 2 Methoden bewährt: die externe Ultraschallkardiographie und die direkte (interne) Ableitung elektrischer Potenziale.

1. Bei der externen Registrierung wird ein von einem Transducer ausgesendetes Signal vom fetalen Herzen in seiner Frequenz verändert reflektiert (Doppler-Effekt; S. 22 f) und vom selben Transducer wieder aufgefangen. Man befestigt diesen dort auf der mütterlichen Bauchdecke, wo die kindlichen Herztöne am besten hörbar sind.

2. Bei der internen Ableitung werden die elektrischen Potenziale des fetalen kardialen Reizleitungssystems über eine Elektrode direkt erfasst. Meist wird die Elektrode am kindlichen Köpfchen befestigt. Die Fruchtblase muss dafür eröffnet sein.

Um Artefakte auszuschließen, erfolgt in beiden Fällen ein ständiger elektronischer Ähnlichkeitsvergleich der Signale (Autokorrelation). Nur bei weitgehender Übereinstimmung werden diese als sog. Trigger-Signale zur Berechnung der FHF herangezogen.

B. Registrierung der Wehentätigkeit

Durchführung. Auch für die Aufzeichnung der Wehentätigkeit existieren ein externes und ein internes System.

1. Bei der meist angewendeten externen Registrierung platziert man einen Wehenaufnehmer am Fundus uteri. Durch die Kontraktion der Uterusmuskulatur kommt es zu Hubänderungen eines Taststiftes, die in elektrische Potenziale umgesetzt und als Wehenkurve aufgezeichnet werden.

2. Für die interne Messung wird ein flüssigkeitsgefüllter Ballonkatheter in den Uterus eingeführt und bei Kompression des Ballons in der Wehe die Druckänderung gemessen. Nur die interne Messung erlaubt Aussagen über den absoluten intrauterinen Druck.

C. Auswertung des CTG

Bei der Beurteilung der FHF im CTG sind verschiedene Kriterien maßgebend:

- *Baseline:* Grundlinie der Herzfrequenz über 5–10 min. *Normwerte:* 110–150 spm.
- *Bandbreite (Oszillationsamplitude):* Differenz zwischen den höchsten und niedrigsten Punkten der Kurve. *Normwert:* 10–25 spm.
- *Oszillationsfrequenz (Makrofluktuation):* Schwingungen der FHF um einen Mittelwert pro Minute; gezählt werden die Schnittpunkte der FHF-Kurve mit einer Mittellinie *(Floatingline)* als sog. Nulldurchgänge. *Normwert:* 3–6/min.
- *Akzelerationen:* kurzfristige (< 10 min) Erhöhungen der Frequenz.
- *Dezelerationen:* kurzfristiger (< 3 min) Abfall der FHF unter 110 spm. Unterschieden werden die Dezelerationen in Abhängigkeit von der Wehentätigkeit in:
- *frühe Dezelerationen (Dip I):* zeitgleich mit der Wehe,
- *späte Dezelerationen (Dip II):* tiefster Punkt der Dezeleration nach dem Höhepunkt der Wehe,
- *variable Dezelerationen:* Kombination von Dip I und Dip II,
- *Spikes (Dip 0):* kurzfristiger Abfall der Herzfrequenz (< 30 s) unabhängig von der Wehentätigkeit,
- *prolongierte Dezeleration:* über Minuten anhaltende, wannen- oder schüsselförmige Dezeleration, meist verbunden mit einem auslösenden Ereignis (z. B. Blutdruckabfall bei der Mutter, Dauerkontraktion).

Kardiotokographie

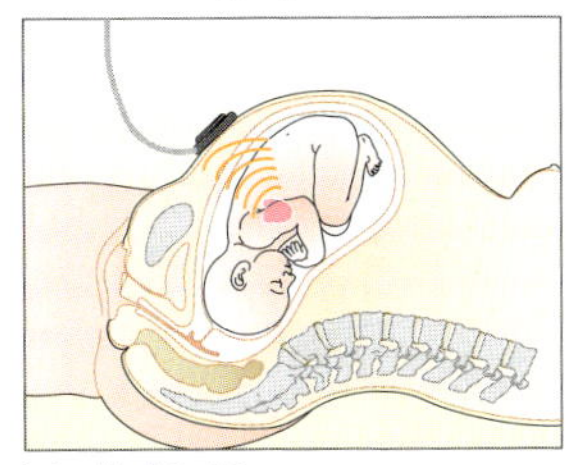
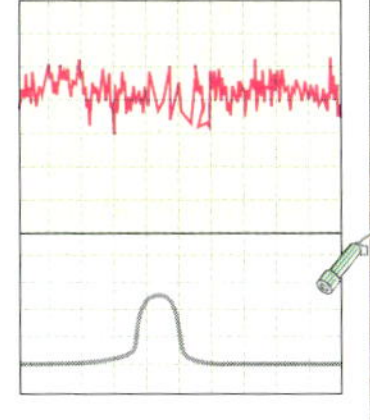
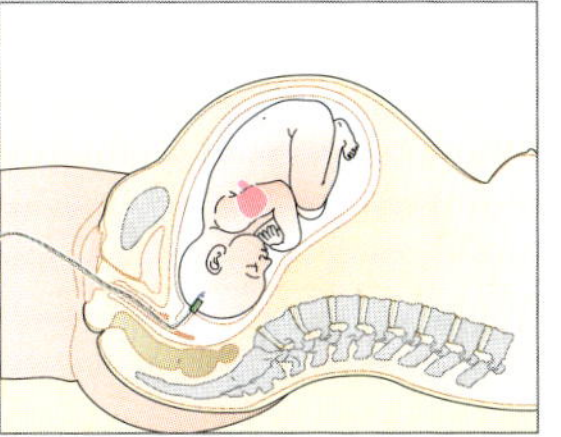

1. Indirekte Messung **2.** Direkte Messung

A. Registrierung der fetalen Herzfrequenz (FHF)

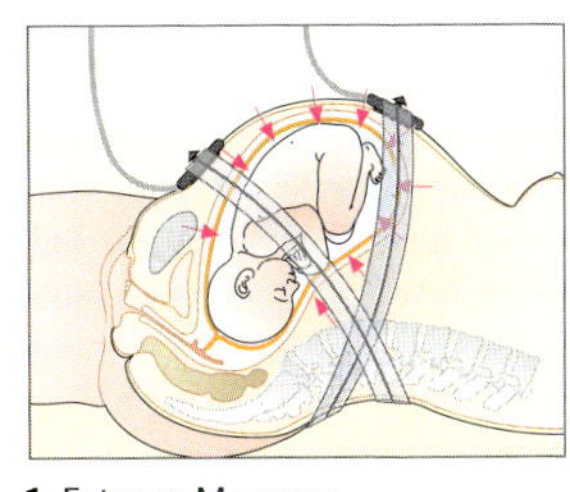
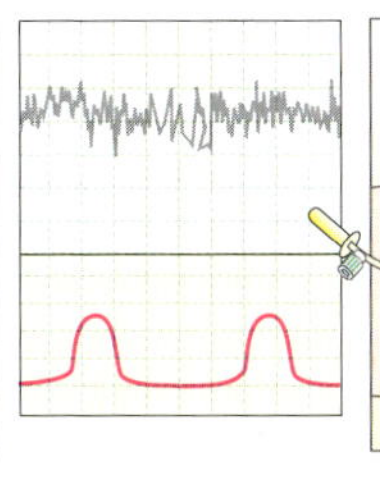
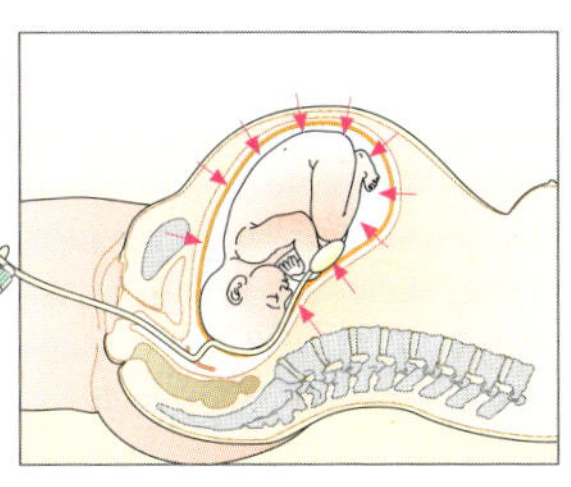

1. Externe Messung **2.** Interne Messung

B. Registrierung der Wehentätigkeit

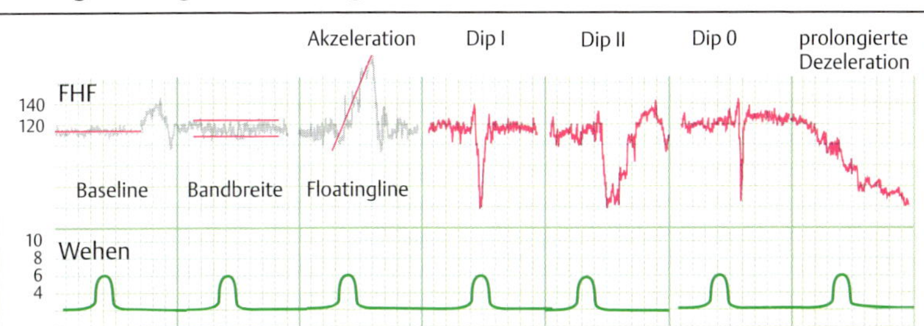

Punkte	0	1	2
Baseline (bpm)	< 100 oder >180	100 –110 oder 150 –180	110 –150
Bandbreite (bpm)	< 5	5 –10 oder > 25	10 – 25
Nulldurchgänge/min	< 2	2– 6	> 6
Akzelerationen	keine	periodisch	sporadisch
Dezelerationen	späte, variable mit ungünstigen Zusatzkriterien	variable	keine, sporadische Dip 0

Beurteilung
8 –10 Punkte: normaler fetaler Zustand
5 –7 Punkte: Warnsignal
≤ 4 Punkte: bedrohliche fetale Gefährdung

C. Auswertung des CTG

A. Pulsoxymetrie

Zu den klassischen Methoden zur Zustandsbeurteilung eines Feten (wie z. B. CTG, Amnioskopie und Ultraschall) ist in den letzten Jahren die unblutige Messung der fetalen Sauerstoffsättigung *(SpO_2, Pulsoxymetrie)* hinzugekommen.

Prinzip. Bei dieser Messung macht man sich die Tatsache zunutze, dass Licht einer spezifischen Wellenlänge je nach Sauerstoffgehalt des Gewebes mehr oder weniger stark reflektiert bzw. absorbiert wird **(3.)**.

Durch die Einstrahlung von monochromatischem Licht mit 2 definierten Wellenlängen (735 nm und 890 nm) und anschließende Messung der reflektierten Lichtanteile mit einem Sensor, der dicht neben dem Emitter platziert ist **(2.)**, lässt sich dann die Sauerstoffsättigung im fetalen Blut errechnen. Bei den heute gebräuchlichen Geräten wird zusätzlich durch aufwändige mathematische Analyseverfahren versucht, Störsignale zu eliminieren und nur die fetalen Pulskurven in die Messung einzubeziehen.

Durchführung. Für die Messung beim Feten müssen die Fruchtblase gesprungen und der Muttermund zumindest 2–3 cm weit offen sein. Deshalb wird die Messung nur unter der Geburt durchgeführt. Zur eigentlichen SpO_2-Messung bringt man einen flexiblen Katheter in den Uterus ein, der dann mit der Messsonde an der Schläfe oder Wange **(1.)** bzw. bei Kindern in Beckenendlage am Steiß zu liegen kommt. Nach wenigen Minuten erkennt das Gerät dann die fetalen Pulskurven und beginnt die Messung.

Die Sauerstoffsättigung wird einerseits in Prozent (Zahlenwert) auf dem Gerät angegeben. Zum anderen kann das Messergebnis aber auch als Kurve an das CTG-Gerät übergeben und dort mit der Wehentätigkeit und den fetalen Herztönen simultan aufgezeichnet werden **(4.)**.

Da diese Methode relativ neu ist, kann über die Genauigkeit und die Relevanz der gemessenen Werte noch keine definitive Aussage gemacht werden. Hier sind noch weitere Studien, insbesondere im Vergleich zum CTG notwendig, bevor die Pulsoxymetrie als Standardmethode angesehen werden kann.

B. Mikroblutuntersuchung

Die Untersuchung des fetalen Blutes *(Mikroblutuntersuchung = MBU, Fetalblutanalyse = FBA)* unter der Geburt dient der Zustandsbeurteilung des Fetus. Man stellt hierbei den fetalen pH-Wert (siehe unten) und ggf. den Base-Excess *(BE)* fest.

Indikation. Die wichtigste Indikation zur Durchführung der Mikroblutuntersuchung ist das pathologische CTG mit der Fragestellung, ob die Geburt zügig beendet werden muss (Sectio caesarea, vaginal operative Entbindung), oder ob der Zustand des Kindes ein weiteres Abwarten des Spontanverlaufs zulässt. Zur Messung müssen bestimmte Voraussetzungen gegeben sein:

- Muttermund mindestens 3 cm offen,
- Fruchtblase gesprungen,
- fetaler Kopf zumindest im Beckeneingang.

Durchführung.

- Desinfektion des äußeren Genitales,
- Entfaltung der Scheide mit Spekula oder Amnioskop,
- Haut an der vorgesehenen Entnahmestelle trockentupfen **(1.)**,
- Kopfhaut mit Speziallanzette einritzen **(2.)**,
- Blutstropfen in eine Kapillare saugen **(3.)**.

Auswertung. (nach Saling)

pH-Wert	Aussage/Vorgehen
> 7,30	normal
7,30–7,25	reduziert – Kontrolle nach 10 min
7,24–7,20	Präazidose – Kontrolle nach 5 min
7,19–7,15	leichte Azidose – Kontrolle nach 2 min
7,14–7,10	mittelgradige Azidose – zügige Entbindung anstreben
7,09–7,00	fortgeschrittene Azidose – sofortige Entbindung
< 7,00	schwere Azidose

Für die MBU wird die Frau bei vielen Geburtshelfern in Rückenlage gebracht. Hier kann es durch ein Vena-cava-Kompressionssyndrom zu CTG-Veränderungen (Dezelerationen) kommen. Sinnvoll ist in diesen Fällen die Durchführung der MBU in Seitenlage.

Infektionen der kindlichen Kopfhaut nach MBU sind extrem selten.

Fetale Pulsoxymetrie, Mikroblutuntersuchung

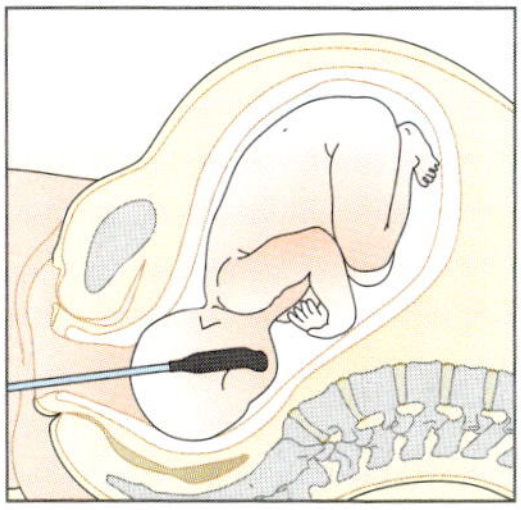

1. Sondenlage

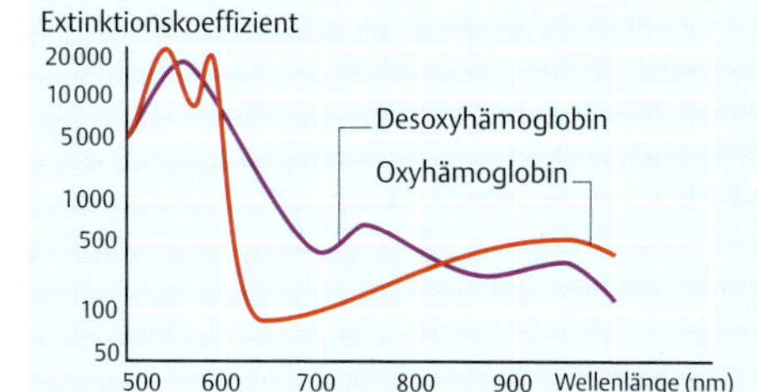

3. Absorptionsspektren

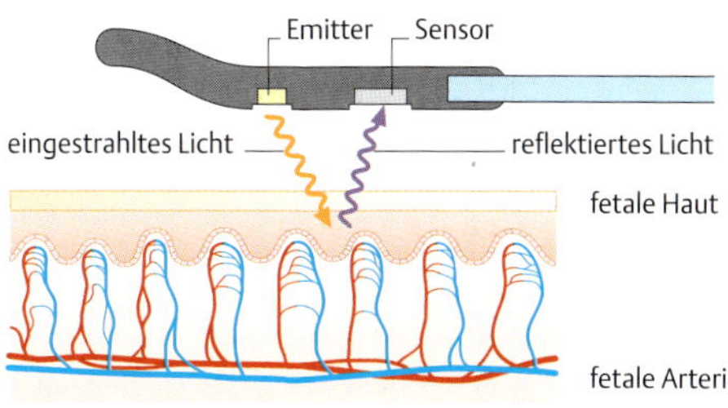

2. Funktionsweise

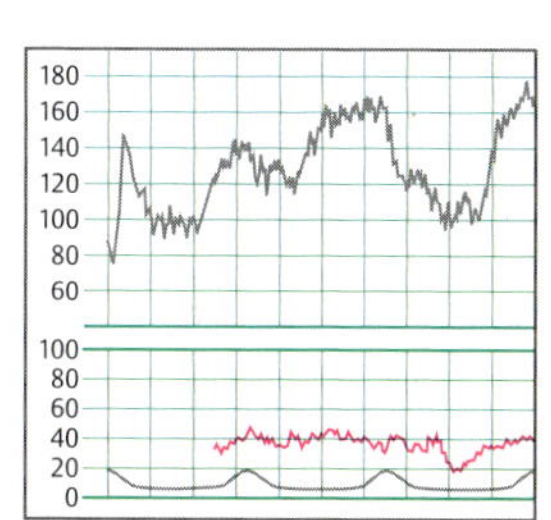

4. CTG-Kurve inkl. O_2-Messung

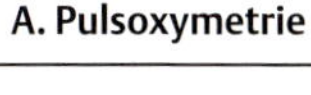

A. Pulsoxymetrie

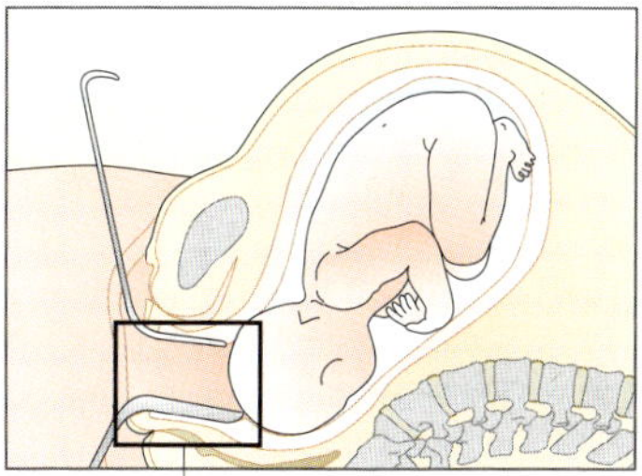

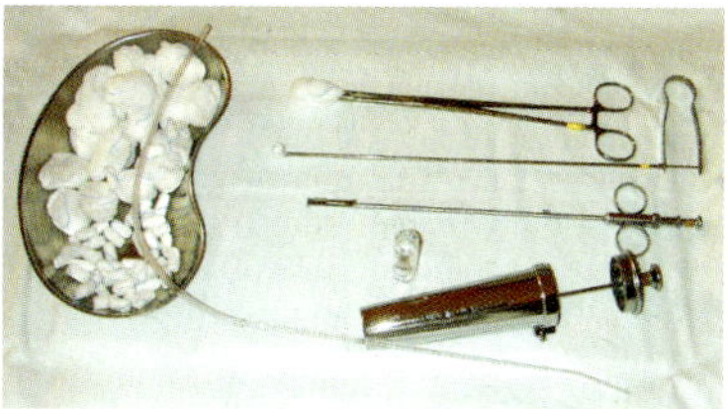

Instrumente

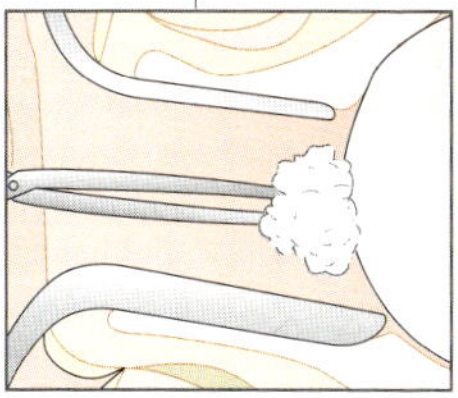

1. Tupfen

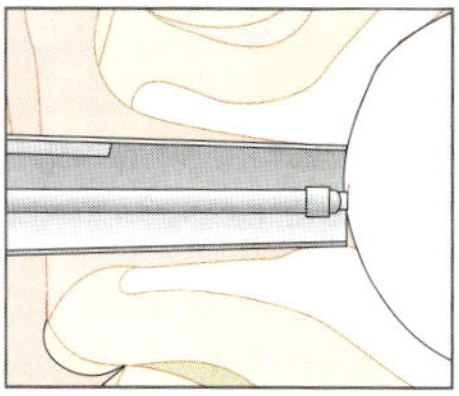

2. Haut anritzen

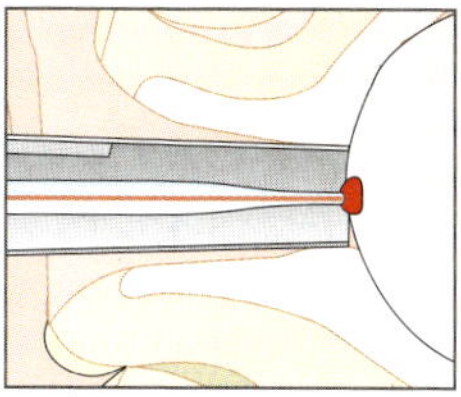

3. Blut ansaugen

B. Mikroblutuntersuchung (MBU)

A. Prinzip und Durchführung

Bei der Amnioskopie handelt es sich um eine direkte Betrachtung des Fruchtwassers durch ein starres Metallrohr (Amnioskop; **1.**). Dieses wird durch Scheide und Muttermund an die durchsichtigen intakten Eihäute herangebracht. Hierzu muss der Muttermund jedoch zumindest soweit offen sein, dass das dünnste Amnioskop (1 cm Durchmesser) eingeführt werden kann.

Indikation. Die Untersuchung ist vor allem beim Verdacht auf einen Sauerstoffmangel des Ungeborenen indiziert, z. B.

- bei unklaren CTG-Befunden,
- bei mütterlicher Erkrankung (Bluthochdruck, Nierenschädigung),
- bei Terminüberschreitung.

Eine *absolute Kontraindikation* ist die Placenta praevia (S. 118 f).

Durchführung. Man untersucht am einfachsten auf dem gynäkologischen Untersuchungsstuhl in Steinschnittlage. Nach der Desinfektion des Genitales wird zunächst mit dem Finger untersucht, dann neben dem tastenden Finger das sterile Amnioskop vorsichtig an die Fruchtblase herangeschoben. Nach Aufsetzen einer Lichtquelle kann das Fruchtwasser betrachtet werden **(2.)**.

Beurteilung. Es ist immer nur möglich, den Anteil des Fruchtwassers zu beurteilen, der sich vor dem kindlichen Kopf befindet. Bei tief im Beckeneingang oder noch tiefer stehendem Kopf kann dies unter Umständen lediglich die sog. *Vorblase* sein, die mit dem restlichen Fruchtwasser durch den abdichtenden Kopf nicht mehr in Verbindung steht. Dies muss bei der Beurteilung berücksichtigt werden.

B. Mögliche Befunde

1. Das Fruchtwasser (Amnionflüssigkeit) ist *normalerweise klar bis milchig* und enthält bis zum Geburtstermin Flöckchen der Käseschmiere (Vernix caseosa). Diese sind als weiße Stippchen zu sehen. Mit Erreichen des Geburtstermins nimmt die Menge an Käseschmiere zunehmend ab, sodass auch immer weniger davon im Fruchtwasser bei der Amnioskopie sichtbar wird.

2. Eine kindliche *Mangelversorgung* führt beim Kind durch die Hypoxie zu Kontraktionen des Enddarms, sodass Mekonium (Kindspech) ins Fruchtwasser abgesetzt wird. Bei der Amnioskopie erscheint das Fruchtwasser dann *grün*. Abhängig von Dauer und Zeitpunkt der Hypoxie ist das Fruchtwasser

- nur *leicht grün* (gerade zurückliegendes Ereignis, geringgradige Hypoxie),
- *dick grün* bis *erbsbreiartig* verändert (schwere Hypoxie, evtl. länger zurückliegend).

Auch dunkle, eng an der Fruchtblase anliegende Haare lassen das Fruchtwasser unter Umständen grünlich erscheinen. Im Zweifelsfall kann versucht werden, von außen am kindlichen Kopf zu „rütteln“, um die Differenzierung Haare – grünes Fruchtwasser zu erleichtern.

3. Beim Morbus haemolyticus (S. 160 f) kommt es durch die Hämolyse des kindlichen Blutes zur fetalen Hyperbilirubinämie. Da das Bilirubin über die fetalen Nieren auch ins Fruchtwasser ausgeschieden wird, färbt es dieses *gelb*.

4. Beim intrauterinen Kindstod (S. 128 f) führt die einsetzende Gewebslyse zur *Braun- oder Rotfärbung* des Fruchtwassers. Eine Rotfärbung kann auch durch *Blut* bei vorzeitiger Lösung der Plazenta oder einem Gefäßeinriss bedingt sein.

C. Komplikationen und Risiken

Die wichtigste Komplikation ist die *Eröffnung der Fruchtblase* mit Abgang des Fruchtwassers **(1.)** und damit zwangsläufig die Einleitung der Geburt. Aus diesem Grund wird eine Amnioskopie normalerweise nur durchgeführt, wenn dieses Risiko problemlos in Kauf genommen werden kann (reifes Kind, > 36. SSW).

Die Manipulation am Muttermund kann außerdem *Wehen* auslösen.

Bei schweren vaginalen Infektionen der Mutter können durch die Amnioskopie Keime zur Fruchtblase verschleppt werden, die dann evtl. zur Ausbildung eines *Amnioninfektionssyndroms* (*AIS*, S. 124 f) führen. Deshalb ist zum einen die sorgfältige Desinfektion notwendig, zum anderen ist es auch immer sinnvoll, vor der Amnioskopie einen Nativ-Abstrich **(2.)** anzufertigen, um ein etwaiges Infektionsrisiko erfassen zu können.

Amnioskopie

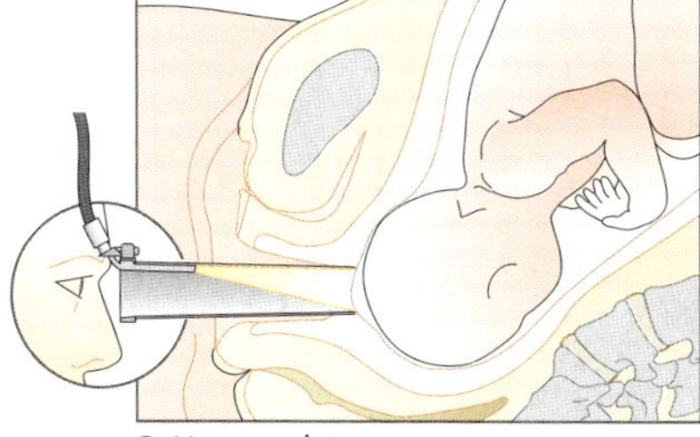

1. Amnioskop

2. Untersuchung

A. Prinzip und Durchführung

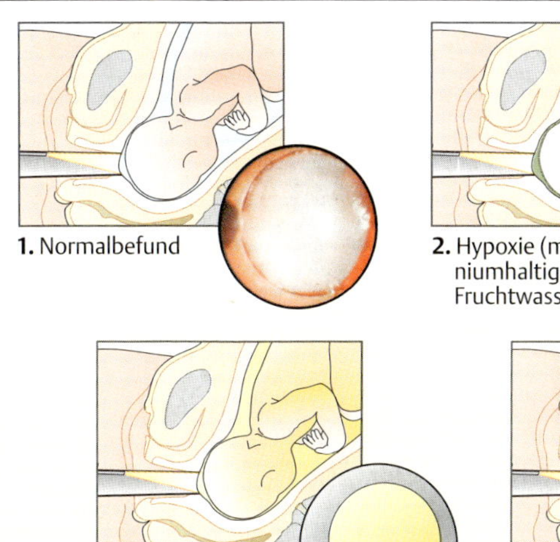

1. Normalbefund

2. Hypoxie (mekoniumhaltiges Fruchtwasser)

3. Hämolyse (Bilirubin ↑↑)

4. Intrauteriner Fruchttod

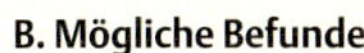

B. Mögliche Befunde

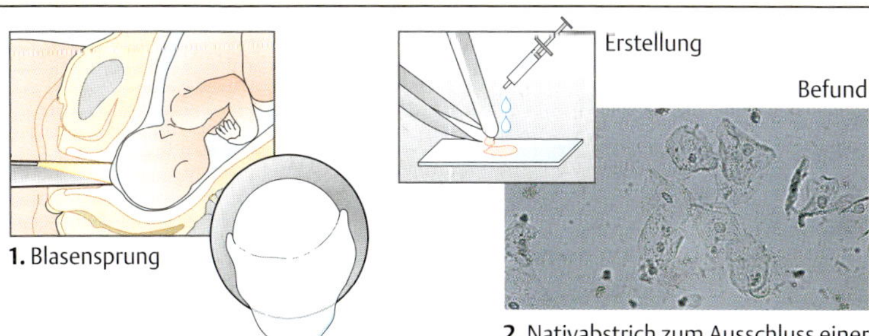

1. Blasensprung

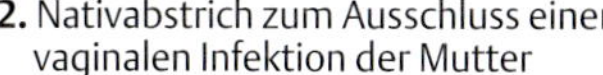

2. Nativabstrich zum Ausschluss einer vaginalen Infektion der Mutter

C. Komplikationen und Risiken

A. Röntgen

Röntgenuntersuchungen in der Schwangerschaft sollten wegen der Strahlenbelastung mit möglicherweise daraus folgenden fetalen Fehlbildungen nur bei dringenden Indikationen durchgeführt werden. Insbesondere in den ersten 12 Schwangerschaftswochen ist eine Röntgenuntersuchung wo immer möglich zu vermeiden. Allerdings führen die wenigsten konventionellen Röntgenuntersuchungen wirklich zu nennenswerten Strahlendosen für das Ungeborene. Lediglich bei Durchleuchtungen oder Angiographien werden höhere Strahlendosen erreicht.

Strahlendosen. Geschätzte Strahlendosen, die das Ungeborene bei Röntgenaufnahmen der Schwangeren „abbekommt", betragen bei Untersuchungen

- des Armes 0,01 mGy,
- der Halswirbel 0,20 mGy,
- des Thorax 0,08 mGy,

sowie bei einer/einem

- Abdomenübersicht 2,90 mGy,
- Ausscheidungsurogramm 4,00 mGy,
- Beckenübersicht 4,40 mGy.

Schädigungswahrscheinlichkeit. Eine definitive Schwellendosis für embryonale oder fetale Schäden gibt es nicht. Neben der eigentlichen Strahlendosis sind auch der Zeitpunkt des Einwirkens (S. 50f) und die Dosisverteilung über die Zeit entscheidend.

„Beginnende" Schäden sind in der Frühschwangerschaft ab etwa 0,03 Gy (= 30 mGy), *irreversible Schäden* ab ca. 0,05 Gy (= 50 mGy) zu erwarten; ab 0,1 Gy (= 100 mGy) ist ein Schwangerschaftsabbruch zu erwägen (S. 90 ff).

Indikation. Die Indikation zur Röntgenuntersuchung aus Gründen der Schwangerschaft sind dank der Sonographie sehr selten geworden. Zur *Beckendiagnostik* (S. 8 ff) ist sie lediglich bei schweren Beckendeformitäten der Schwangeren notwendig, z. B. nach Unfällen mit Beckenringfrakturen, um ein Geburtshindernis zu entdecken.

Eine *fetale Indikation* zur Röntgenuntersuchung ist die Diagnostik schwerer erblicher Knochenerkrankungen (z. B. Osteogenesis imperfecta; hier wäre beispielsweise eine Sectio caesarea als Entbindungsmodus zu planen).

B. Magnetresonanz-Tomographie

Prinzip. Bei der Magnetresonanz-Tomographie *(MRT, Kernspintomographie, Nuclear Magnetic Resonance, NMR)* werden die Atome des zu untersuchenden Körpergewebes durch ein Magnetfeld in Schwingungen gebracht, und die Atomkerne gewinnen hierbei ein höheres Energieniveau. Bei ihrer Rückkehr zum energetischen Ausgangsniveau geben sie diese Energie in Form von Hochfrequenzwellen wieder ab, die dabei aufgefangen und gemessen werden können. Je nach Gewebeart und -dichte ergeben sich andere Energiemuster, die dann mit Hilfe der EDV in Schichtbilder umgesetzt werden.

Vorteile. Eine Schädigung des mütterlichen oder fetalen Gewebes ist, anders als bei Röntgenstrahlen, nach den derzeitigen Erkenntnissen nicht anzunehmen. Ein weiterer Vorteil der Methode besteht darin, dass auch noch im III. Trimenon – anders als in der Sonographie – der Fet in einem Bild komplett abgebildet werden kann.

Nachteile. Die Untersuchung findet in einer verhältnismäßig engen Röhre statt, die für die Schwangere auch zu klein sein kann. Außerdem sind Patientin und Ungeborenes während der ca. 40-minütigen Untersuchung einer nicht unerheblichen Lärmbelästigung ausgesetzt. Ein weiterer Nachteil der Untersuchung sind auch die hohen Kosten.

Indikation. Typische Indikationen zur Magnetresonanz-Tomographie in der Geburtshilfe sind:

- Beckendiagnostik, insbesondere bei geplanter vaginaler Entbindung aus Beckenendlage,
- fetale Fehlbildungen, besonders vor geplanten chirurgischen Eingriffen (z. B. Omphalozele, Teratom, Herzfehler),
- mangelnde Beurteilbarkeit des Fetus in der Sonographie (z. B. bei Oligohydramnion),
- Beurteilung feiner fetaler Strukturen, die in der Sonographie nicht mehr erkennbar sind (z. B. Ureter, feine Gefäße).

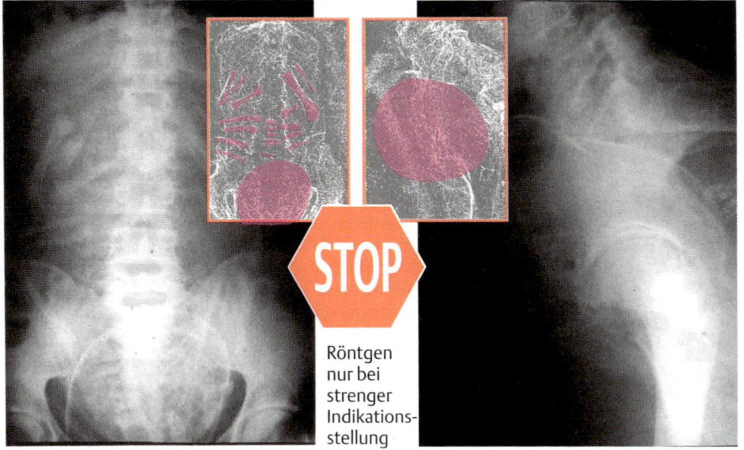

A. Röntgen

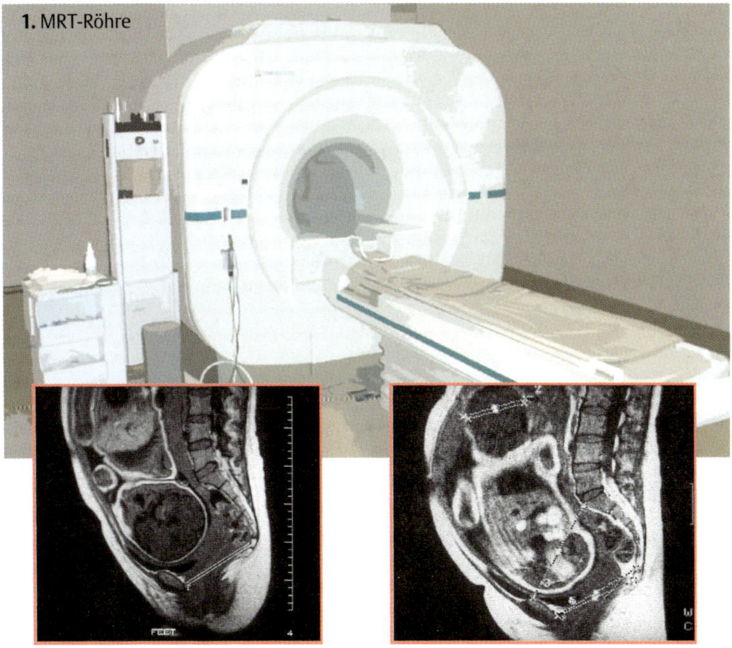

1. MRT-Röhre

2. Beckenmessung bei Schädellage

3. Messung bei Beckenendlage

B. Magnetresonanz-Tomographie

I. Trimenon

A. Entwicklung des Endometriums bei Konzeption

Im Gegensatz zum Zyklus ohne Konzeption (S. 12 f) darf keine Abbruchblutung eintreten, wenn die Eizelle befruchtet wurde. Hierzu bildet diese ab dem 8. Tag nach der Befruchtung HCG *(Human Chorionic Gonadotropin)*, um zu verhindern, dass der Gelbkörper degeneriert und das Endometrium abgestoßen wird (Menstruation). Durch das Bestehenbleiben des Gelbkörpers wird weiterhin Progesteron produziert.

B. Reifung der Eizelle

Im Gegensatz zur Spermatogenese (Reifung der Spermien; **C.**) sind bei Frauen bereits zum Zeitpunkt ihrer Geburt alle Eizellen (ca. 600 000–800 000) in den Eierstöcken vorhanden. Mit Eintritt in die Pubertät liegen noch etwa 400 000–500 000 Eizellen als sog. Primordialfollikel **(1.)** vor, von denen etwa 400–500 im Laufe der Geschlechtsreife heranreifen und ovulieren.

Unter dem Einfluss der Hypophysenhormone (S. 12 f) reifen die Follikel dabei in Kohorten von 10–12 zu *Primär-* **(2.)** und dann zu *Sekundärfollikeln* (mit mehreren umgebenden Lagen von Granulosazellen, **3.**) heran. Aus dieser Kohorte wiederum entwickelt sich eine Eizelle zum *Tertiärfollikel* **(4.)** und schließlich zum sprungreifen *Graaf-Follikel* **(5.)**. Letzterer hat einen Durchmesser von 20–25 mm und ist von 15–20 Granulosazellschichten ausgekleidet. Die Eizelle liegt in einem Granulosazellhaufen, dem Cumulus oophorus. Diese Zellen umgeben auch nach dem Eisprung die Eizelle weiterhin als Strahlenkranz (Corona radiata). Die Eizelle selbst ist neben ihrer eigentlichen Zellmembran noch von einer weiteren Membran, der Zona pellucida umgeben.

Zum Zeitpunkt der Ovulation hat die Eizelle bereits ihre erste Reifeteilung (Meiose) abgeschlossen (besitzt also mit 23 Chromosomen den halbierten Chromosomensatz), ist in die 2. Reifeteilung eingetreten und verharrt dort bis zu einer eventuellen Befruchtung. Die zweite Hälfte des Chromosomensatzes ist im 1. Polkörperchen **(D.)** eingeschlossen.

Nach dem Eisprung **(6.)** wird die Eizelle mit der umgebenden Corona radiata vom Fimbrientrichter des Eileiters (Tube) aufgefangen. Durch die uteruswärts gerichtete Tubenperistaltik und den ebenfalls dorthin gerichteten Flimmerschlag des Tubenepithels wird die Eizelle zum Uterus transportiert.

C. Spermienentwicklung

Die zum Zeitpunkt der Geburt im Hoden eines Jungen vorliegenden *Spermatogonien* **(1.)** werden nach ihrer Ruhephase während der Kindheit ab der Pubertät durch insgesamt 6 mitotische Teilungen zu *Spermatozyten* **(2.)**. Diese besitzen noch den kompletten Chromosomensatz aus 46 Chromosomen. Durch 2 Reifeteilungen (Meiose) entstehen pro Spermatozyt 4 *Spermatiden* **(3.)** mit haploidem Chromosomensatz, die sich dann weiter zu den *Spermien* **(4.)** differenzieren. Die Spermien haben

- einen Kopf (Akrosom), der die Chromosomen enthält,
- ein Mittelstück,
- einen Schwanz zur Fortbewegung.

Die Energie für die Bewegung wird von Mitochondrien geliefert, die sich am Mittelstück des Spermiums um den zentralen Teil des Schwanzes anlagern.

D. Befruchtung (Konzeption)

Die Befruchtung findet in aller Regel im Eileiter statt. Erreichen die Spermien – meist 20–50 – gleichzeitig die Eizelle, so durchdringt das „erste" die Corona radiata in wenigen Minuten **(1.)**; einerseits aufgrund seiner Eigenbeweglichkeit, andererseits weil am Spermienkopf hydrolysierende Enzyme freigesetzt werden (Akrosomreaktion), die die Corona radiata und die Zona pellucida andauen. Danach lagert es sich der Zona pellucida an. Dieser Vorgang erfolgt über einen rezeptorähnlichen Mechanismus speziesspezifisch.

Nach Durchdringen der Zona pellucida trifft das Spermium auf die Zellmembran **(2.)**. Die Berührung löst sofort ein elektrisches Potenzial aus, wodurch Enzyme frei werden, die die Zona pellucida für weitere Spermien undurchdringlich machen. Durch Membranverschmelzung sinkt der Kopf des Spermiums ganz in die Eizelle ein **(3.)**, und die Eizelle beendet nun die 2. Reifeteilung.

Aus beiden haploiden Chromosomensätzen formieren sich der weibliche und der männliche Vorkern **(4.)**, die dann zur *Zygote* verschmelzen (S. 42**A.**).

Zyklus mit Konzeption

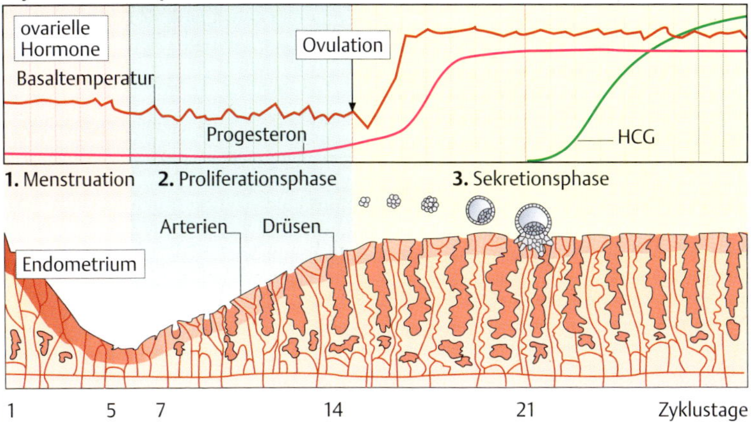

ovarielle Hormone
Basaltemperatur
Ovulation
Progesteron
HCG

1. Menstruation 2. Proliferationsphase 3. Sekretionsphase

Arterien
Drüsen
Endometrium

1 5 7 14 21 Zyklustage

A. Entwicklung des Endometriums bei Konzeption

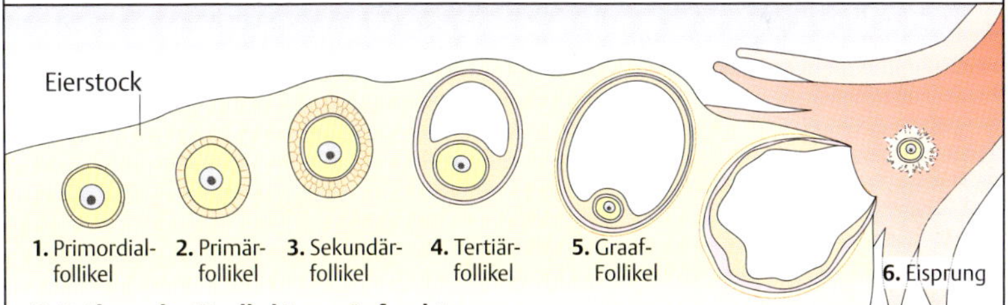

Eierstock

1. Primordialfollikel
2. Primärfollikel
3. Sekundärfollikel
4. Tertiärfollikel
5. Graaf-Follikel
6. Eisprung

B. Reifung der Eizelle bis zur Befruchtung

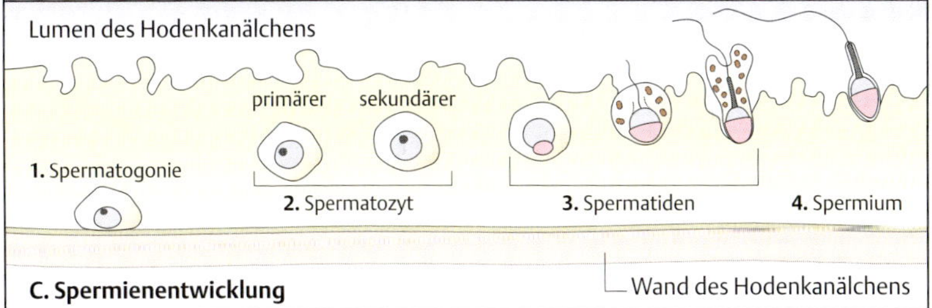

Lumen des Hodenkanälchens

primärer sekundärer

1. Spermatogonie
2. Spermatozyt
3. Spermatiden
4. Spermium

Wand des Hodenkanälchens

C. Spermienentwicklung

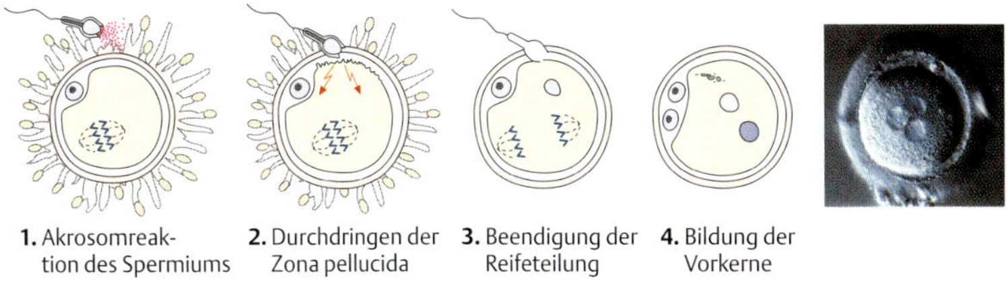

1. Akrosomreaktion des Spermiums
2. Durchdringen der Zona pellucida
3. Beendigung der Reifeteilung
4. Bildung der Vorkerne

D. Befruchtung

A. Von der Befruchtung zur Implantation

Nach der Vereinigung der beiden Kerne von Ei- und Samenzelle (Konjugation) beginnt die Zygote unmittelbar mit den weiteren Teilungen. Innerhalb der ersten 3–4 Tage wird so ein 8–16-Zellen-Stadium erreicht. Die Teilung verläuft aber asynchron, da auch Zygoten im 3-, 14- oder 20-Zellen-Stadium beobachtet werden können.

Während dieser Zellteilungen wird das befruchtete Ei vom Flimmerepithel des Eileiters und peristaltischen Kontraktionen zur Gebärmutterhöhle (Cavum uteri) transportiert, die sie am 4.–5. Tag nach der Befruchtung erreicht.

Ab etwa 16 Zellen spricht man, wegen der äußerlichen Ähnlichkeit zu dieser Frucht, vom sog. *Maulbeer- oder Morula-Stadium.* Zu diesem Zeitpunkt besitzt die Frucht einen Durchmesser von 0,1–0,2 mm.

Bei einer Zellzahl von 32–64 beginnt die weitere Differenzierung zur *Blastozyste*. Im Zentrum des „Zellballs" bildet sich ein Hohlraum, an dessen Innenwand sich an einer Stelle ein Zellhaufen ansammelt. Die äußeren Zellen (Blastomeren) nennt man *Trophoblast*, den inneren Anteil des Zellhaufens *Embryoblast*. Die Trophoblastzellen sezernieren eine Flüssigkeit, wodurch sich der Hohlraum (Blastozystenhöhle) immer mehr vergrößert.

Bis zu diesem Zeitpunkt ist die Blastozyste noch von den Resten der Zona pellucida umgeben, aus der sie erst kurz vor der Implantation – dem Eindringen in das Endometrium – schlüpft. Durch Flüssigkeitsaufnahme vergrößert sie sich nach dem Schlüpfen auf ca. 0,25 mm. Dies findet am 5.–6. Tag nach der Befruchtung statt, und erst danach ist eine Anheftung und Implantation möglich.

B. Implantation

Anheftung. Die freie Blastozyste schwimmt in den Sekreten der Gebärmutterschleimhaut fast wie ein Ballon und heftet sich dann an einer Stelle des Endometriums an. An dieser Stelle verschmelzen die Zellen des Trophoblasten mit der Schleimhautoberfläche zu einem Synzytium, dem *Synzytiotrophoblasten*. Dieses Zellgeflecht bildet Pseudopodien aus, die in die Interzellularspalten zwischen den Endometriumzellen eindringen (Penetration).

Die Zellen des Embryoblasten wandern an der Innenseite der Trophoblastenhöhle zu der Stelle, an der die Anheftung stattgefunden hat, sodass das Eindringen in die Gebärmutterschleimhaut (Implantation) gerichtet, also quasi „kopfüber" passiert.

Implantation. Bei der Implantation kollabiert die Blastozystenhöhle zunächst, um dann durch erneuten Flüssigkeitseinstrom und Sekretion der Trophoblastzellen wieder prall gefüllt zum primären Dottersack zu werden (S. 48 f).

Das Eindringen des Embryos bis zur Zona compacta des Endometriums wird durch das Andauen mütterlicher Deziduazellen (Differenzierung hier vorhandener Bindegewebszellen) mithilfe von Enzymen des Synzytiotrophoblasten ermöglicht. Die dabei frei werdenden Proteine, Zucker, Mineralien und Lipide werden resorbiert und sorgen für die Ernährung des Embryos während dieser Entwicklungsphase.

Die Trophoblastzellen bilden miteinander verbundene flüssigkeitsgefüllte Lakunen. Bei Erreichen der gut durchbluteten Zona spongiosa des Endometriums werden am 12.–13. Tag nach der Befruchtung mütterliche Arteriolen und Venolen arrodiert und eröffnet. Das mütterliche Blut strömt in die Lakunen. Dies ist der Beginn des uteroplazentaren Kreislaufs. Hierbei kann es zu einer uterinen Blutung (Implantationsblutung) kommen, die evtl. als Menstruation fehlgedeutet wird und dann zu einer fehlerhaften Berechnung des Schwangerschaftsalters und des Geburtstermins führen kann.

An der Implantationsstelle wird der Schleimhautdefekt durch ein Fibringerinnsel (sog. Verschlusskoagel) primär verschlossen. Danach wächst von den Rändern her wieder normales Endometrium über den Defekt. Es bildet sich dadurch eine kegelförmige Vorwölbung aus, an der die Implantationsstelle noch zu erkennen ist. Damit ist die Implantation abgeschlossen.

Von der Befruchtung bis zur Implantation

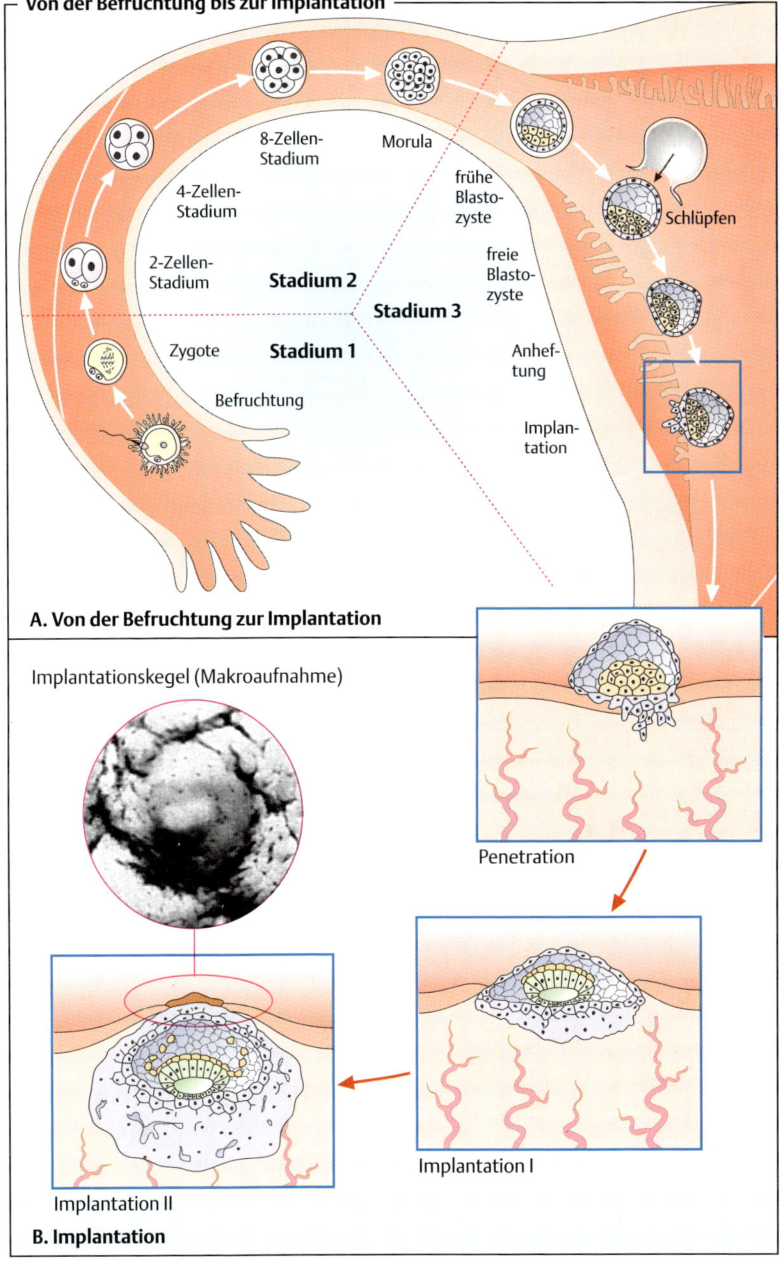

A. Von der Befruchtung zur Implantation

B. Implantation

In der Schwangerschaft macht der mütterliche Körper eine Reihe von Veränderungen und Anpassungen durch, die die Genitalorgane, andere Organsysteme und die hormonelle Umstellung (s.a. S. 46 f) betreffen.

A. Veränderungen der Genitalorgane

Die einschneidendsten Veränderungen im Bereich des weiblichen Genitales betreffen den Uterus. Seine Muskelmasse erhöht sich von 30–60 g im nichtschwangeren Zustand auf 1200–1500 g, also rund um den Faktor 30. Hierbei verlängert sich die einzelne Muskelzelle um das 10–40fache; die Breite nimmt um das 3fache zu.

Die Gebärmutterform wird in der Frühschwangerschaft (etwa bis zur 12. SSW) durch die Nidationsstelle geprägt: Durch die lokale Hormonwirkung kommt es zur vermehrten Auflockerung der Muskulatur im Bereich des Plazentasitzes und damit zum asymmetrischen Wachstum mit Ausbeulung an der Nidationsstelle **(1.)**.

Etwa ab der 16. SSW ist der Gebärmutterfundus oberhalb der Symphyse tastbar, in der 24. SSW am Nabel und in der 36. SSW am Rippenbogen (**2.**, s.a. S. 17). Das enorme Gebärmutterwachstum führt zur Kompression und Verdrängung der anderen intraabdominalen Organe **(4.)**; viele typische Schwangerschaftsbeschwerden lassen sich so erklären (Sodbrennen, Obstipation, Pollakisurie u. a.; S. 54 f).

Durch die vermehrte Durchblutung der Genitalorgane ist eine bläulich-livide Verfärbung des Introitus, der Vagina und der Portio zu beobachten. Außerdem kommt es zur vermehrten Transsudation von Sekret, was sich durch vaginalen Fluor bemerkbar macht.

Im zytologischen Abstrich finden sich in der Schwangerschaft Zellen der hypertrophierten Intermediärzellschicht als kahnartig geformte Navikularzellen.

B. Stoffwechselveränderungen

Grundumsatz. In der Gravidität steigt der Grundumsatz um ca. 20 % an. Zu erklären ist dies mit der erhöhten Stoffwechselleistung der Mutter und dem Energieumsatz des Fetus. Entsprechend steigt auch der Sauerstoffverbrauch um 20–30 %.

Zuckerstoffwechsel. Durch die vermehrte Produktion von Steroiden in der Nebenniere, die den Transport der Kohlenhydrate durch die Plazenta unterstützen, kommt es zu einer verminderten Glucoseausnutzung in der Peripherie und damit zu einer relativen Insulinresistenz. Es liegt also eine diabetogene Stoffwechsellage vor, die bei Frauen mit latentem Diabetes mellitus zur Krankheitsmanifestation der Erkrankung (S. 44 f).

Fettstoffwechsel. Ebenfalls durch hormonelle Einflüsse der Östrogene, des Cortisols und des humanen Plazentalaktogens *(HPL)* werden freie Fettsäuren als zusätzliche Energiereserve freigesetzt. Dies macht sich durch eine Hyperlipidämie aller Lipidfraktionen im Blut bemerkbar.

Eiweißstoffwechsel. Die Stickstoffbilanz ist in der Schwangerschaft positiv; das heißt, es werden Proteine und damit Stickstoff im Körper akkumuliert. Parallel dazu kommt es zur Kaliumretention.

Wasserhaushalt. Durch die zunehmende Wasserretention im mütterlichen Körper (insgesamt 6–7 Liter) sowohl im Gefäßsystem (ca. 1–1,5 Liter) als auch extravasal wird das Blut „verdünnt“, mit entsprechendem Hb- und Hk-Abfall. Dadurch verbessern sich aber auch die Fließeigenschaften, was die Perfusion der Plazenta erleichtert.

Der erhöhte Wasserbedarf erklärt sich außerdem durch die Tatsache, dass z. B. in der 30. SSW pro Stunde ca. 2500 ml von der Mutter zum Kind transportiert werden müssen, allein, um den Austausch des Fruchtwassers aufrecht zu erhalten.

Die extrazelluläre Wasserretention, häufig mit einem *physiologischen* Ödem verbunden, beruht einerseits auf

- dem verminderten intravasalen onkotischen Druck (**1.**, Hypalbuminämie),
- der veränderten Kapillarpermeabilität,
- der Steigerung des Venendruckes **(2.)**,

andererseits auch auf der hormonellen Wirkung

- der Progesterone mit Gewebsauflockerung,
- der Östrogene mit Natriumretention **(3.)** und konsekutiver Wasserretention.

Adaptation des mütterlichen Körpers I

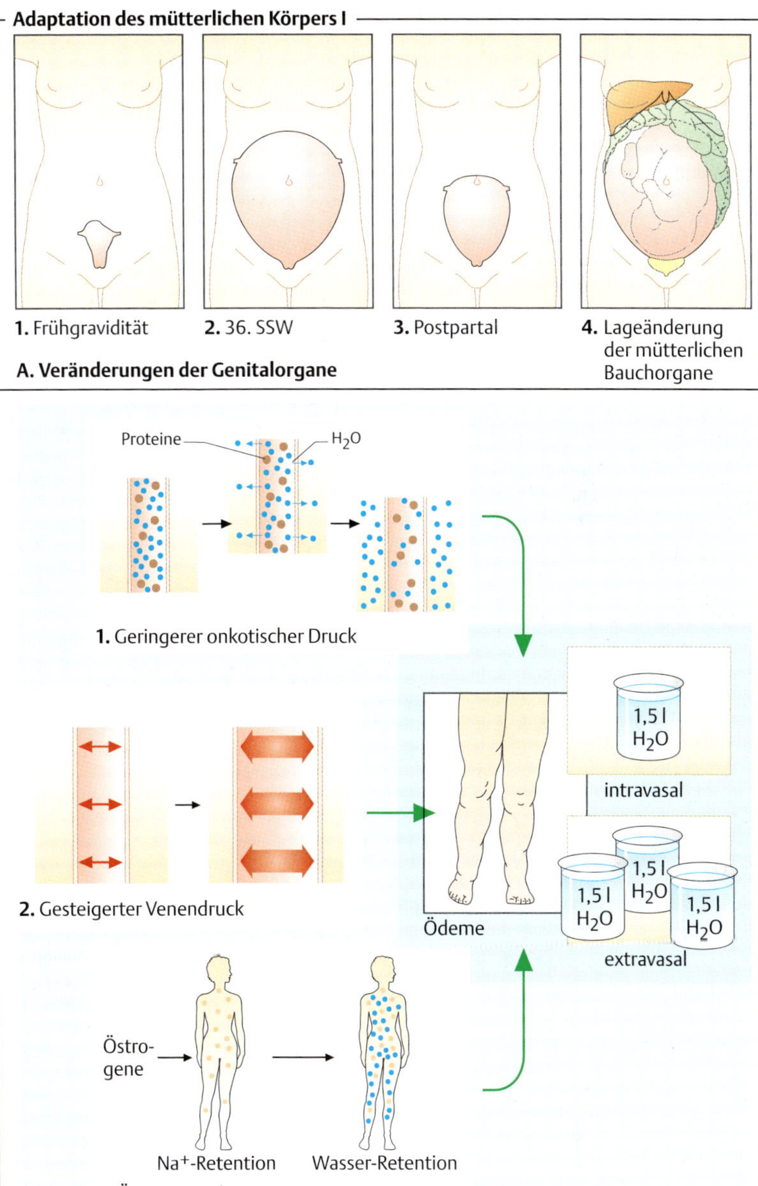

A. Hautveränderungen

Da sich die Produktion von Melanozyten stimulierendem Hormon *(MSH)* steigert, kommt es in der Schwangerschaft zur verstärkten Pigmentation der Haut. Diese tritt vor allem auf
- im Bereich der Mamillen und der Areola,
- an der Vulva und perianal,
- in der Mittellinie des Unterbauchs (Linea fusca),
- als schmetterlingsförmige Gesichtshyperpigmentation, dem Chloasma uterinum.

Nach der Entbindung bilden sich diese Veränderungen meist innerhalb mehrerer Wochen wieder vollständig zurück.

Bedingt durch die vermehrte Bindegewebsauflockerung und die zunehmende Hautspannung im Bauchdeckenbereich kann es durch Zerreißung des Unterhautgewebes zur Ausbildung der sog. Schwangerschaftsstreifen (Striae distensae) kommen. Diese sind nicht reversibel und lassen sich durch die Anwendung von Lotionen oder Cremes auch nur bedingt verhindern.

B. Veränderungen des Respirationstrakts

Dem um ca. 30% gesteigerten Grundumsatz entsprechend erhöht sich auch das Atemminutenvolumen. Die Anpassung wird einerseits durch ein gesteigertes Atemzugvolumen, andererseits durch eine erhöhte Atemfrequenz erreicht. Schwangere neigen außerdem vermehrt zur Hyperventilation und zur Dyspnoe, vor allem, wenn der Thoraxraum durch den größer werdenden Uterus immer stärker eingeengt wird.

C. Veränderungen des kardiovaskulären Systems

Die wichtigsten Veränderungen im Herz-Kreislauf-System:
- das Blutvolumen erhöht sich um ca. 30% oder 1,5 Liter,
- das Herzminutenvolumen steigt ebenfalls, indem Schlagvolumen und Frequenz zunehmen,
- der periphere Widerstand ist allgemein vermindert; zunächst fällt der Blutdruck im I. und II. Trimenon leicht ab und steigt im III. Trimenon wieder auf die Ausgangswerte an.

Das erhöhte Blutvolumen geht auch mit einer relativen Blutverdünnung einher (sog. Schwangerschaftshydrämie). Dies verbessert die Fließeigenschaften und damit auch die Perfusion von Uterus und Plazenta. Bei Absinken des Hb-Wertes unter 120 g/l ist jedoch eine Substitutionsbehandlung mit Eisenpräparaten indiziert.

Durch den gestagenbedingt verminderten Venendruck, die zunehmende Kompression der venösen Gefäße durch den Uterus und die hohen Östrogenspiegel mit Auswirkung auf das Gerinnungssystem ist in der Gravidität die Neigung zu Varizen (Krampfadern) und Thrombosen erhöht.

D. Veränderungen des Nieren-Harn-Trakts

Die vermehrte Nierendurchblutung lässt die glomeruläre Filtrationsrate *(GFR)* ansteigen. Wenn die Kapazität für die Zuckerrückresorption nicht mehr ausreicht, um alle Glucosemoleküle aus dem Harn zu eliminieren, kommt es zur Glukosurie. Dies ist bei 20% der Schwangeren der Fall. Da die ableitenden Harnwege v. a. durch die Progesteronwirkung zusätzlich weit gestellt sind, begünstigt dies aufsteigende Harnwegsinfektionen.

Mechanisch führt der Druck des Uterus auf die Harnblase zu einer verminderten Blasenkapazität und damit zur Pollakisurie.

E. Veränderungen des Gastrointestinaltrakts

Auch der Gastrointestinaltrakt ist von der gestagenbedingten Weitstellung der Hohlorgane betroffen:
- der Mageneingang schließt nicht optimal (→ Sodbrennen),
- die Darmperistaltik ist vermindert (→ Obstipation),
- die Speichelmenge nimmt zu (→ Ptyalismus gravidarum).

Außerdem ist in der Schwangerschaft wegen der verstärkten Calcium- und Fluoridmobilisation und der veränderten Speichelzusammensetzung (pH-Wert sinkt ab) die Kariesanfälligkeit erhöht. Möglichst schon vor der (geplanten) Gravidität sind deshalb ein Zahnarztbesuch und ggf. die Sanierung vorhandener Schäden anzuraten.

Adaptation des mütterlichen Körpers II

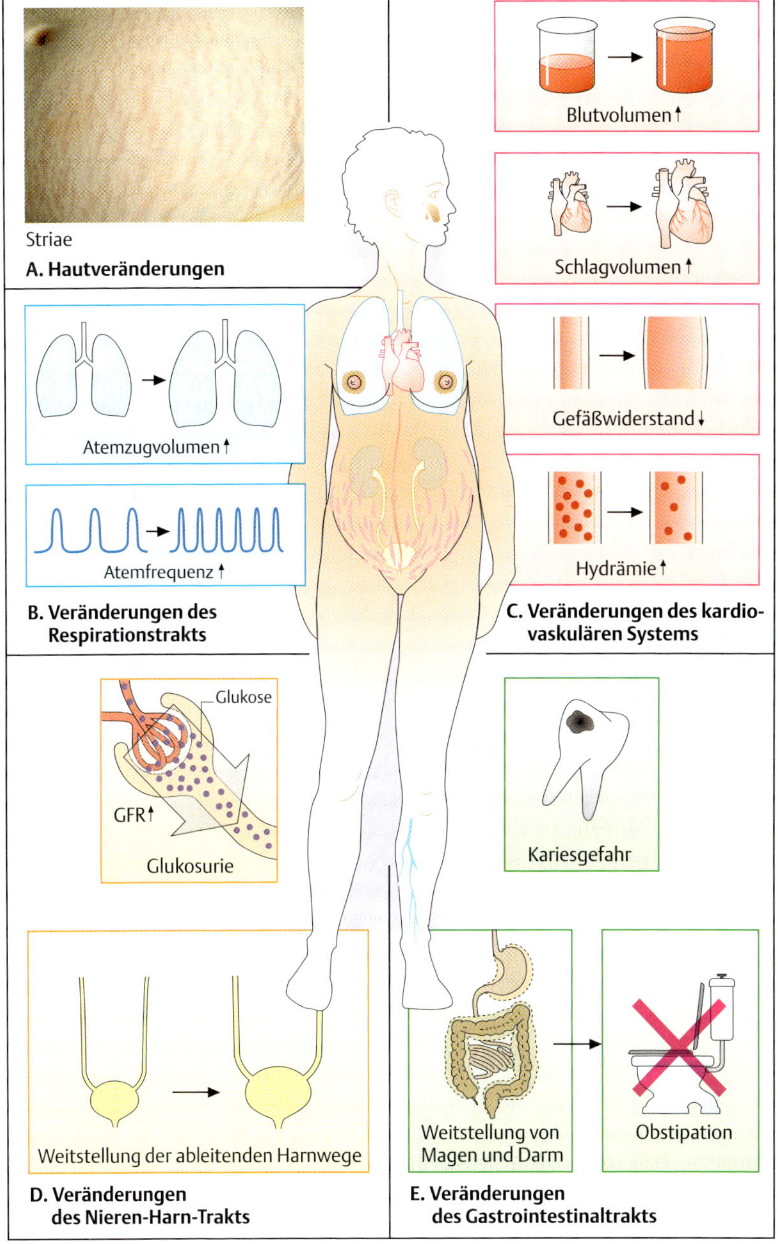

Striae

A. Hautveränderungen

Atemzugvolumen ↑

Atemfrequenz ↑

B. Veränderungen des Respirationstrakts

Blutvolumen ↑

Schlagvolumen ↑

Gefäßwiderstand ↓

Hydrämie ↑

C. Veränderungen des kardiovaskulären Systems

Glukose

GFR ↑

Glukosurie

Weitstellung der ableitenden Harnwege

D. Veränderungen des Nieren-Harn-Trakts

Kariesgefahr

Weitstellung von Magen und Darm

Obstipation

E. Veränderungen des Gastrointestinaltrakts

A. Wirkung von plazentaren und mütterlichen Hormonen

In der Schwangerschaft sind die plazentaren von den mütterlichen Hormonen zu unterscheiden, auch wenn für die Synthese der meisten Plazentahormone Vorstufen aus dem mütterlichen Körper benötigt werden. Beide Hormongruppen haben jeweils Auswirkungen sowohl auf den mütterlichen als auch auf den kindlichen Körper.

Plazentare Hormone

Humanes Choriongonadotropin (HCG). Das β-HCG ist ein Proteohormon aus Aminosäuren und Kohlenhydraten, das vom Trophoblasten ab dem 9. Tag nach der Befruchtung gebildet wird. Es verhindert die Atrophie des Gelbkörpers und wirkt damit schwangerschaftserhaltend. In der Frühschwangerschaft verdoppeln sich die Serumwerte ca. alle 2 Tage, der Maximalwert wird in der 12. SSW erreicht.

Humanes Plazentalaktogen (HPL). Auch: Humanes Chorionsomatomammotropin *(HCS)*. Es wird ebenfalls im Synzytiotrophoblasten gebildet. Im mütterlichen Serum ist es ab der 6. SSW nachweisbar, und die Werte steigen bis zur Geburt kontinuierlich an. Es wirkt

- lipolytisch,
- insulinantagonistisch,
- auf die Entwicklung der Mammae,
- auf die Milchbildung.

Außerdem unterdrückt HPL die Wirkung des mütterlichen Prolaktins auf die Brustdrüse, sodass es trotz hoher Prolaktinwerte in der Schwangerschaft nicht zur Milchbildung kommt.

Östrogene (Östradiol, Östriol, Östron). Vorstufen werden in der mütterlichen und mit Fortschreiten der Schwangerschaft zunehmend in der fetalen Nebenniere bzw. im Falle des Östriols in der fetalen Leber gebildet. Die Konzentration steigt kontinuierlich bis zur Geburt an, unterliegt aber erheblichen tageszeitlichen und interindividuellen Schwankungen. Hauptwirkungen der Östrogene sind

- die vermehrte Wassereinlagerung im mütterlichen Körper (S. 43),
- die Vorbereitung der Mammae auf die Milchproduktion.

Progesteron. In der Frühgravidität werden die Gestagene unter der Einwirkung des β-HCG vom Corpus luteum produziert, um die Schwangerschaft zu erhalten. Ab der 10. SSW reicht dann die von der Plazenta selbst produzierte Menge dafür aus. Die wichtigsten Wirkungen im mütterlichen Körper sind:

- vor allem die Ruhigstellung der Uterusmuskulatur,
- die Auflockerung des Bindegewebes,
- die Weitstellung der Hohlorgane.

Mütterliche Hormone

Prolaktin. Es wird im Hypophysenvorderlappen gebildet und zeigt bis zur Geburt steigende Konzentrationen. Als Hauptfunktion stimuliert Prolaktin das Brustdrüsengewebe und bereitet es damit auf die Milchbildung vor.

FSH, LH. Die Produktion von FSH und LH ist durch die hohen Östrogen- und Progesteronspiegel nahezu vollständig unterdrückt.

Oxytocin, Vasopressin. Die Konzentration der beiden Hormone aus dem Hypophysenhinterlappen sind in der Schwangerschaft weitgehend unverändert.

Schilddrüsenhormone. Die Thyroxinproduktion und damit der Iodbedarf nehmen in der Schwangerschaft deutlich zu, wahrscheinlich infolge der β-HCG-Bildung. Gleichzeitig wird das Thyroxin östrogenbedingt vermehrt an Plasmaproteine gebunden; das TBG *(Thyroxin binding Globulin)* ist daher ebenfalls erhöht. Es kommt also nicht zur Schilddrüsenüberfunktion, da sich das freie T_4 im Plasma nicht wesentlich erhöht (Verlauf der Schilddrüsenparameter s. **B.**)

Cortison, Cortisol. Sie werden vermehrt von der Nebenniere produziert, aber auch an Proteine gebunden, sodass keine erhöhten Spiegel freier Glucocorticoide resultieren.

Aldosteron. Das Natrium retinierende Hormon Aldosteron wird in der Schwangerschaft in mehrfach erhöhter Plasmakonzentration gemessen. Als Antagonist spielt hier das Progesteron eine erhebliche Rolle, da es eine übermäßige Natriumretention verhindert.

Parathormon. Im III. Trimenon und während der Stillzeit steigt der Plasmaspiegel des Parathormons an. Daraus resultiert ein erhöhter Calciumbedarf der Mutter, die das vermehrt resorbierte Element aktiv über die Plazenta an den Feten weitergibt. In ihrem Blut ist deshalb kein erhöhter Calciumspiegel nachweisbar.

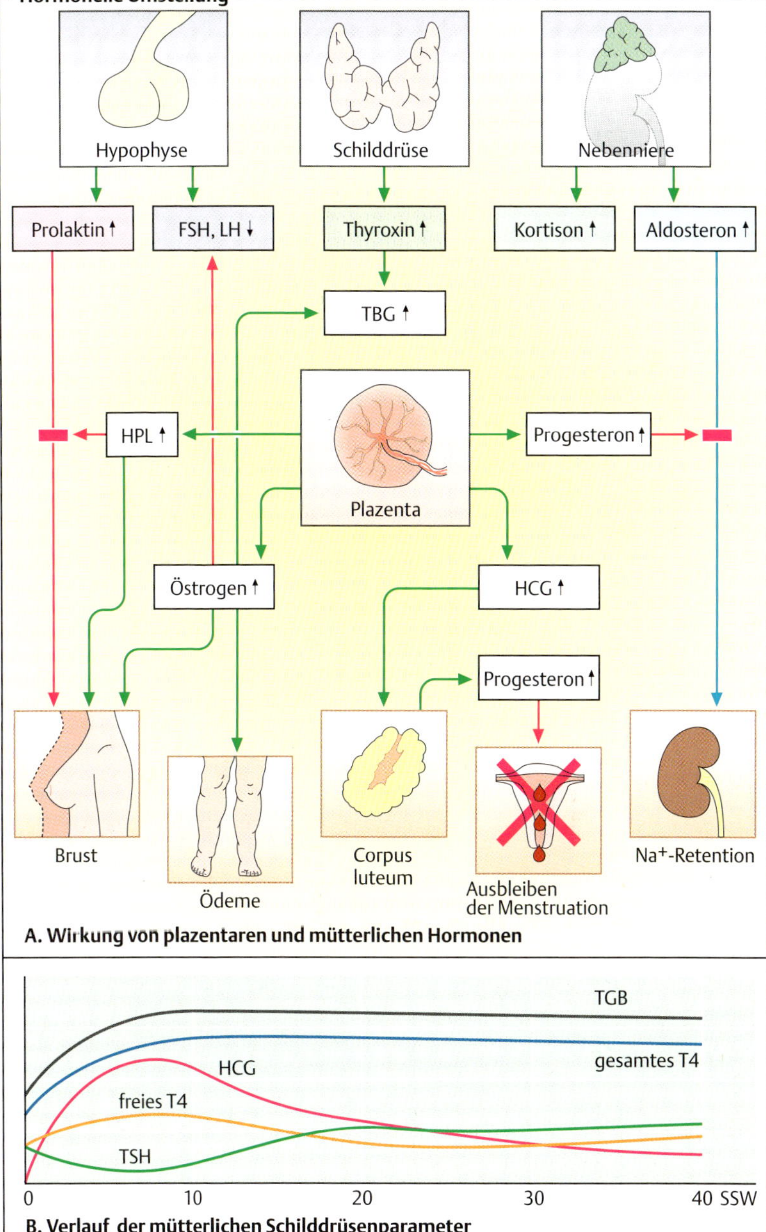

A. Wirkung von plazentaren und mütterlichen Hormonen

B. Verlauf der mütterlichen Schilddrüsenparameter

A. Entwicklung des Embryos bis zum Ende der 4. Woche

Die Embryonalphase umfasst den Zeitraum bis zur 8. Woche p.c. bzw. 10. Woche p.m. In dieser Zeit werden die Organsysteme angelegt (Organogenese).

Nach der Implantation (S. 40 f) bildet sich in der sog. zweiblättrigen Keimscheibe die Amnionhöhle aus **(1.)**. Durch Auswandern von Ektodermzellen entstehen Dottersack und Chorionhöhle **(2.)**.

Ab der 5. SSW findet man die 3 Keimblätter des Embryos:

- Ektoderm,
- Mesoderm,
- Entoderm;

außerdem entsteht aus der Neuralplatte durch Einfaltungen das Neuralrohr.

Die Amnionhöhle weitet sich aus und umgibt den Embryo ab der 6. Woche p.c. vollständig **(3., 4.)**. Der Dottersack bildet sich dagegen zurück, und aus dem Haftstiel und den Dottersackresten entsteht die Nabelschnur **(5.)**.

Ab der 5. SSW schlägt das Herz, und es besteht bereits ein Kreislauf zwischen Embryo und Plazenta.

Ektoderm. Aus dem Ektoderm (äußeres Keimblatt) entstehen:

- zentrales Nervensystem,
- peripheres Nervensystem,
- sensorisches Epithel (Ohr, Nase, Auge),
- Haut und Haaranlagen,
- Hypophyse,
- Schweißdrüsen,
- Milchdrüsen,
- Zahnschmelz.

Mesoderm. Das mittlere Keimblatt, Mesoderm, schiebt sich zwischen Ektoderm und Entoderm. Es gliedert sich in Einzelabschnitte, die Somiten. Sie sind für die segmentale Gliederung des Körpers verantwortlich. Im Einzelnen entstehen daraus:

- quergestreifte Muskulatur,
- Knorpel und Knochen,
- Bindegewebe,
- Blut- und Lymphgefäße,
- Urogenitalsystem.

Entoderm. Aus dem Entoderm, dem inneren Keimblatt entwickeln sich:

- Schilddrüse und Nebenschilddrüse,
- Leber und Pankreas,
- Tonsillen und Thymus,
- die innere Auskleidung des Gastrointestinal- und Respirationstrakts sowie der Harnblase.

Lediglich im Kopfbereich entstammt ein Großteil des Bindegewebes der Neuralleiste und nicht den 3 Keimblättern.

B. Entwicklung der Plazenta

Nach der Implantation differenziert sich der Trophoblast in 2 Anteile:

- den inneren Anteil *(Zytotrophoblast)*, der dem Uteruslumen zugewandt ist,
- die äußere Schicht *(Synzytiotrophoblast)*, die aktiv weiter in die Gebärmutterwand eindringt und aus Zellzusammenschlüssen besteht.

Im Synzytiotrophoblasten entstehen Lakunen **(1.)**, die nach und nach miteinander verschmelzen. Schließlich gewinnen sie Anschluss an das mütterliche Kreislaufsystem, und mit dem Einstrom des mütterlichen Blutes über die Spiralarterien beginnt der uteroplazentare Kreislauf.

In die Lakunen wachsen Zellen des Zytotrophoblasten ein, bilden Trabekel und später die sog. Primärzotten. Diese werden dann zunächst von Mesoderm (Sekundärzotten; **2.**) und später von Zottenkapillaren ausgefüllt (Tertiärzotten, **3.**). Diese Kapillaren wiederum haben Anschluss an den embryonalen Kreislauf (s.a. S. 102 f).

Im 4. und 5. Schwangerschaftsmonat dringen zunehmend Septen in die intervillösen Räume **(3.)** vor, die sich verdicken und die Plazenta schließlich in 15–20 sog. Kotyledonen einteilen. Da die Septen aber nicht bis zur kindlichen Seite hindurch reichen, findet immer auch ein Blutaustausch zwischen den intervillösen Räumen benachbarter Kotyledonen statt.

Die reife Plazenta wiegt am Geburtstermin 500–600 g, hat einen Durchmesser von 25–30 cm und ist 3–4 cm dick. Sie ist auf der kindlichen Seite (Chorionplatte) vom Amnion überzogen; auf der mütterlichen Seite bildet die Deziduaplatte (Basalplatte) den Abschluss. In dieser Verbindungszone sind sowohl fetale Zellen des Synzytiotrophoblasten als auch mütterliche Endometriumzellen der Decidua basalis zu finden.

Physiologische Entwicklung in der Embryonalphase

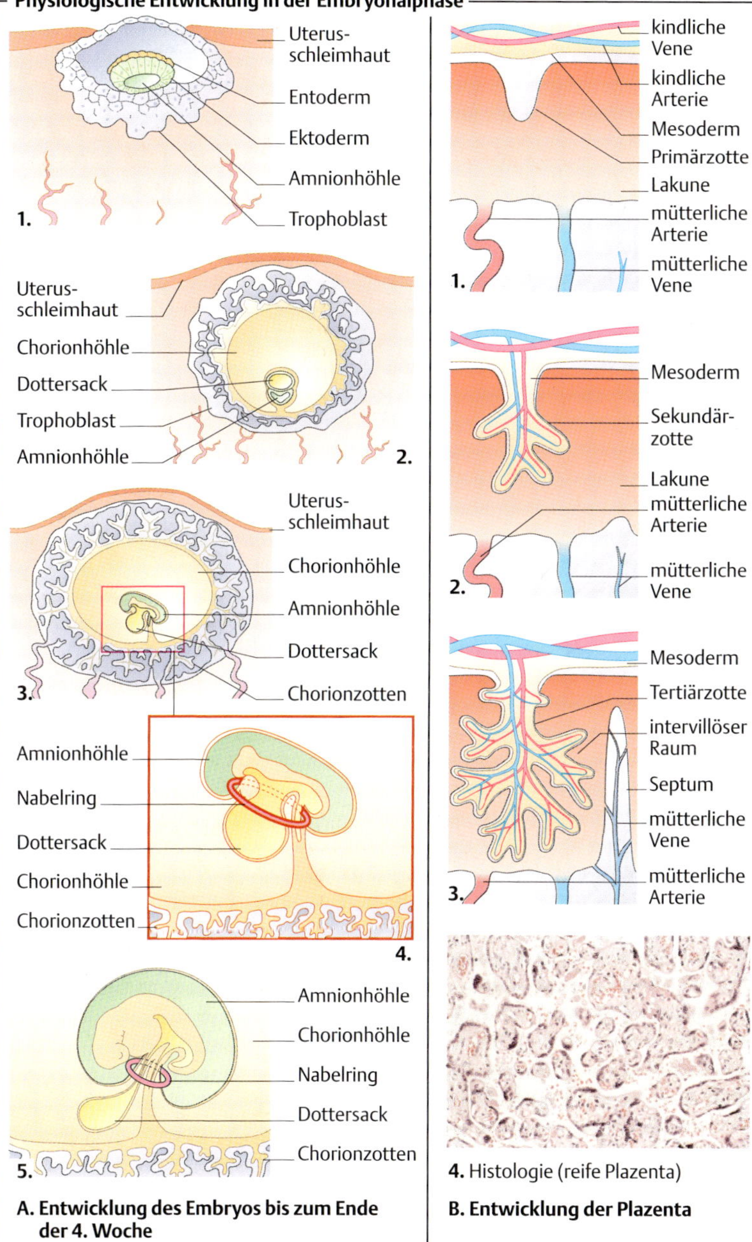

4. Histologie (reife Plazenta)

A. Entwicklung des Embryos bis zum Ende der 4. Woche

B. Entwicklung der Plazenta

Viele exogene und endogene Einflüsse können die Entwicklung des Embryos bzw. des Fetus beeinträchtigen.

A. Mögliche Noxen

Art und Ausmaß der Schädigung durch äußere Noxen hängen sehr viel weniger von der Art, als vielmehr von dem *Zeitpunkt* der teratogenen Einwirkung ab.

Schäden können hervorgerufen werden durch:

- Strahlen (Röntgenstrahlen, radioaktive Strahlen,
- Medikamente (z. B. Thalidomid = Contergan, Antimetabolite, Antiepileptika, Androgene, orale Antikoagulanzien),
- Nikotin (aktives und passives Rauchen),
- Alkohol,
- Drogen (z. B. Kokain),
- Gifte (z. B. Pflanzenschutzmittel, Lösungsmittel, Blei, organische Quecksilberverbindungen),
- Vitamin A in höherer Dosierung, Vitamin-A-Derivate,
- virale Infekte (z. B. Röteln, Varizellen, Ringelröteln, HIV-Infektion; s.a. S. 130 f),
- bakterielle Infektionen (z. B. Syphilis),
- Protozoen-Infektionen (z. B. Toxoplasmose; S. 128 f),
- mütterliche Stoffwechselerkrankungen (z. B. Hypothyreose, Diabetes mellitus, S. 156 f),
- Rhesus-Inkompatibilität (S. 160 f).

B. Sensible Phasen der Entwicklung

Blastopathie. In der Frühphase bis zur 5. SSW reagiert die Schwangerschaft meist nach dem „Alles oder Nichts"-Prinzip; das heißt, wenn die Schädigung schwerwiegend ist, kommt es zur Fehlgeburt (Abort), oder aber es sind keine Fehlbildungen zu erwarten. Allerdings können selten komplexe Fehlbildungen mit Fehlen ganzer Körperteile, Doppelfehlbildungen (sog. Siamesische Zwillinge) oder schwerste Organfehlbildungen auftreten. Man spricht dann von einer Blastopathie.

Embryopathie. Während der Embryonalphase bis zur 10. SSW kommt es durch schädigende Einflüsse zu schweren Anomalien, da in dieser Zeit die Organe angelegt werden. Je nachdem, zu welchem Zeitpunkt die Noxe einwirkt, sind dabei verschiedene Organe betroffen, da die jeweilige Empfänglichkeit für einen zur Embryopathie führenden Einfluss zeitlich variiert.

Fetopathie. In der Fetalzeit (ab der 11. SSW bis zur Geburt) stehen die Ausreifung und Ausdifferenzierung der Organe im Vordergrund, sodass durch exogene Schädigungen eher funktionelle Organdefekte oder kleinere morphologische Anomalien als Fetopathien auftreten. Sie können dennoch schwerwiegende und u.U. mit dem Leben nicht zu vereinbarende Erkrankungen hervorrufen.

C. Mögliche Fehlbildungen

Da die phänotypische Ausprägung der Fehlbildung sehr variieren kann, sollen an dieser Stelle lediglich einzelne Beispiele exemplarisch aufgeführt werden.

1. Single Ventricle des Herzens: Beide Herzkammern sind zu einem Ventrikel verschmolzen. Das Kind ist nicht lebensfähig.

2. Spina bifida: Diese Wirbelsäulen- und Rückenmarksfehlbildung kann sehr unterschiedlich ausgeprägt sein (S. 82 f).

3. Ösophagusatresie, häufig kombiniert mit ösophagotrachealer Fistel: Diese Fehlbildung entsteht bei mangelndem Zusammenschluss der von kranial kommenden Anteile des Pharynx und der von kaudal nach kranial wachsenden Anteile des Gastrointestinaltrakts. Da das Sekret eine Abflussmöglichkeit sucht, entsteht häufig eine ösophagotracheale Fistel. Direkt nach der Geburt ist das Kind durch Aspiration von Nahrung gefährdet und sollte schnellstmöglich operiert werden. Schon vor der Geburt zeigt sich die Störung im Ultraschall (evtl. bereits ab der 18. SSW) durch ein Polyhydramnion, da das Fruchtwasser nicht verschluckt werden kann (S. 158 f).

4. Lippen-Kiefer-Gaumenspalte: Sie entsteht durch den mangelnden Zusammenschluss der Knochen und Weichteile im Bereich des Oberkiefers. Es können nur der muskuläre (weiche) Gaumen, der knöcherne (harte) Gaumen oder zusätzlich auch die Oberlippe betroffen sein. Je nach Ausprägung ist eine operative Korrektur direkt nach der Geburt oder im Alter von bis zu 2 Jahren notwendig. Die Diagnose ist bei schweren Formen bereits intrauterin durch Ultraschall möglich.

Vulnerable Phasen der Entwicklung

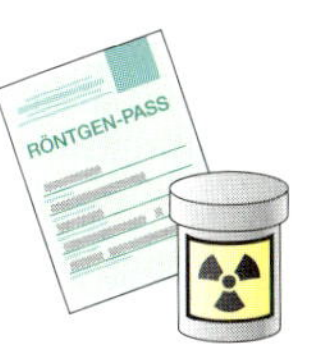

radioaktive und Röntgenstrahlen

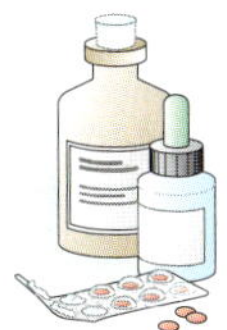

Medikamente

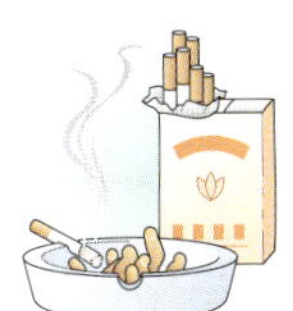

Nikotin

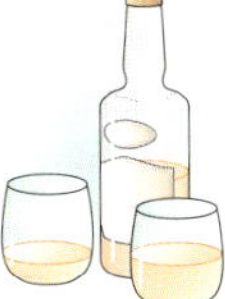

Alkohol

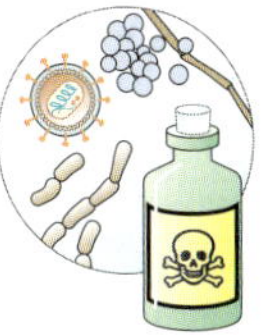

Gifte und Infektionen

A. Mögliche Noxen

Alter (p.c.) Wochen	1	2	3	4	5	6	7	8	12	16	20	24	28	32	36
SSW (p.m.)	3	4	5	6	7	8	9	10	14	18	22	26	30	34	38
	Blastozyste		Embryo (Organanlagen)						Fetus (Organreifung)						
	Abort		schwere Fehlbildungen						Funktionsstörungen						

ZNS

Herz

Ohren

Arme

Augen

Beine

Zähne

Gaumen

äußeres Genitale

B. Sensible Phasen der Entwicklung

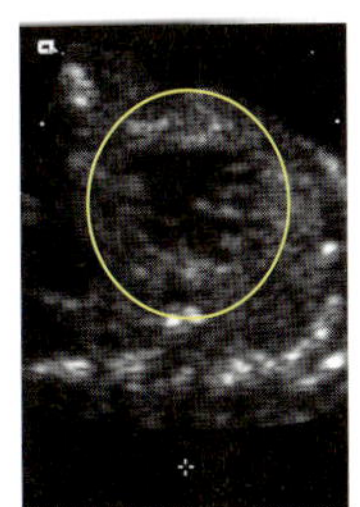

1. Single Ventricle

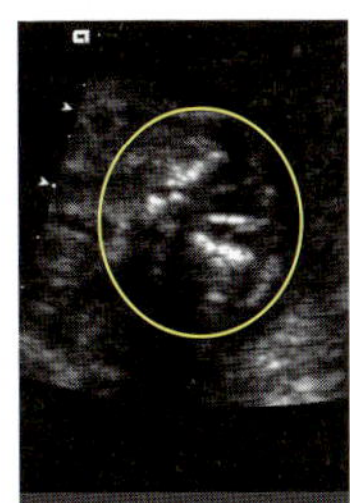

2. Spina bifida

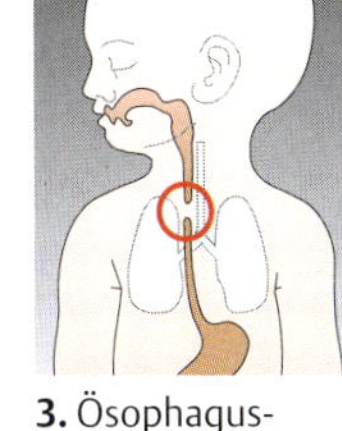

3. Ösophagus-atresie

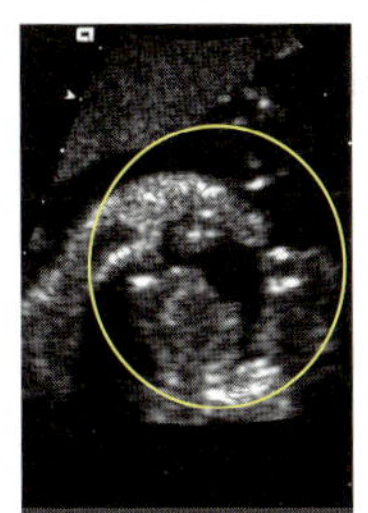

4. Lippen-Kiefer-Gaumen-Spalte

C. Mögliche Fehlbildungen

A. Ablauf der Untersuchung

Nach einem einleitenden Gespräch und der Anamneseerhebung folgen

- die körperliche und die gynäkologische Untersuchung (S. 16 f),
- die Entnahme von Urinprobe und Blut (S. 18 f),
- die Dokumentation der Befunde im Mutterpass (S. 60 ff).

Anschließend wird die Schwangere über die erhobenen Befunde informiert und bezüglich des weiteren Verhaltens in der Schwangerschaft beraten (S. 64 ff).

B. Anamneseerhebung

Das Erfragen der Krankenvorgeschichte (Anamnese) ist ein wichtiger Bestandteil der Schwangerenbetreuung. Durch eine sorgfältig erhobene Anamnese können Risikofaktoren ggf. frühzeitig erkannt, beobachtet und rechtzeitig therapiert werden. Die Anamnese gliedert sich in mehrere Bestandteile:

Akutanamnese. Sie umfasst Fragen nach

- Beschwerden in der jetzigen Schwangerschaft (v. a. Schmerzen, Blutungen, vaginaler Fluor),
- Gewichtszunahme (in den letzten Wochen und insgesamt),
- sozialen Problemen,
- ob es sich um eine gewollte oder ungewollte Schwangerschaft handelt.

Gynäkologische Anamnese. Wichtig sind Informationen zu

- Menarchealter und Zyklus (Regelmäßigkeit, letzte Periode; wichtig zur Berechnung des Entbindungstermins),
- Konzeptionstermin (soweit bekannt),
- Kontrazeptiva (welche, wie lange ggf. eingenommen, wie vertragen, ggf. noch in der Schwangerschaft eingenommen?),
- vorausgegangenen Schwangerschaften, (inkl. Aborte, Abruptiones, Schwangerschaftsprobleme) zur Abschätzung der bestehenden oder der Wiederholungsrisiken,
- vorausgegangenen Geburten (Tragzeit in SSW; Geburtsmodus, Kindsgewichte, mögliche Komplikationen),
- gynäkologischen Voroperationen (auch Abrasio nach Fehlgeburten, Konisation),
- der letzten Krebsfrüherkennungsuntersuchung (ggf. Wiederholung in der Frühschwangerschaft).

Eigenanamnese. Hier interessieren bestehende Erkrankungen (v. a. Hypertonie, Diabetes mellitus, Nierenerkrankungen, Asthma bronchiale), schwerwiegende Vorerkrankungen, Voroperationen, Unfälle (v. a. mit Beteiligung der Beckenknochen).

Familienanamnese. Hier wird erfragt, ob es in der Familie Schwangerschafts- und Geburtsprobleme, genetische Erkrankungen (Wiederholungsrisiko? ggf. Stammbaum anfertigen), Aborte und/oder bösartige Erkrankungen gibt/gab.

Medikamentenanamnese. Sie dient zur Abschätzung eventueller Fehlbildungsrisiken: Jetzige und frühere regelmäßige oder sporadische Medikamenteneinnahme, „Hausmittel"?

Vegetative Anamnese. Sie erfragt Stuhl- und Miktionsprobleme, Essgewohnheiten, Genussmittel-, Nikotin-, Alkoholkonsum, Schlafstörungen.

C. Schwangerschaftszeichen

Die Unterscheidung der sicheren von den unsicheren und wahrscheinlichen Schwangerschaftszeichen hat seit der flächendeckenden Einführung der Sonographie in Deutschland an Bedeutung verloren.

Sichere Schwangerschaftszeichen. Dies sind der sonographische Schwangerschaftsnachweis (ab 5.–6. SSW p.m. mit Registrierung der Herzaktion möglich), das Hören der Herztöne (ab 18. SSW), das Fühlen der Kindsteile (ab 20. SSW), das Fühlen der Kindsbewegung (ab 20. SSW).

Unsichere oder wahrscheinliche Schwangerschaftszeichen. Dazu gehören die sekundäre Amenorrhoe (auch durch hormonelle Störungen möglich), Übelkeit, Brechreiz und Appetitstörungen, vor allem am Morgen (ggf. Gastroenteritis?), Brustspannen, Vergrößerung des Uterus (ggf. Myome?), Auflockerung des Uterus, livide Verfärbung des Scheideneingangs und der Vagina (ggf. Infektion?), typische Pigmentierung (Chloasma uterinum, Linea fusca, S. 42 f).

Die β-HCG-Bestimmumg (*wahrscheinliches* Zeichen) im Urin oder Serum ist nur in sehr wenigen Fällen falsch positiv (z. B. bei einem Hormon produzierenden Ovarialtumor), erlaubt aber keine Aussage über die Intaktheit der Gravidität. Auch bei Missed Abortion (S. 86 ff), Extrauteringravidität (S. 76 f) oder Blasenmole (S. 80 f) ist der β-HCG-Nachweis positiv.

Erstuntersuchung, Schwangerschaftszeichen

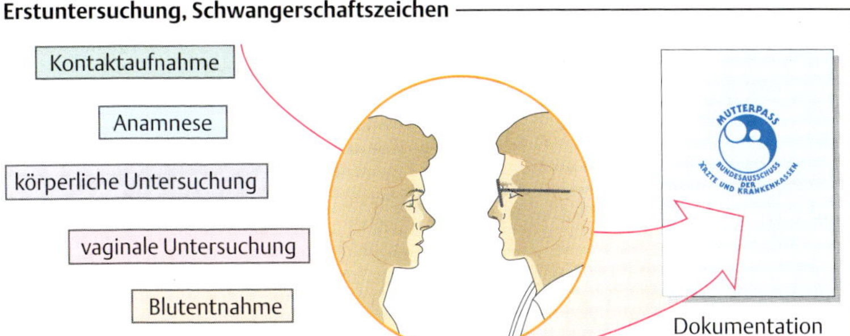

A. Ablauf der Untersuchung

Akutanamnese
- Schwangerschaftsbeschwerden
- Gewichtszunahme
- soziale Probleme
- Kinderwunsch oder ungewollte Schwangerschaft

Familienanamnese
- Schwangerschafts- und Geburtsprobleme
- genetische Erkrankungen, Aborte
- bösartige Erkrankungen

Gynäkologische Anamnese
- Menarche, Zyklusanamnese
- Konzeptionstermin
- vorausgegangene Schwangerschaften und Geburten
- gynäkologische Voroperationen
- letzte Krebsvorsorgeuntersuchung

Vegetative Anamnese
- Stuhl- und Miktionsprobleme
- Essgewohnheiten
- Genussmittelkonsum
- Alkohol- und Nikotinkonsum
- Schlafstörungen

Eigenanamnese
- bestehende Erkrankungen
- schwerwiegende Vorerkrankungen
- Voroperationen

Medikamentenanamnese
- jetzige und frühere regelmäßige Medikamenteneinnahme
- sporadische Medikamenteneinnahme
- „Hausmittel“

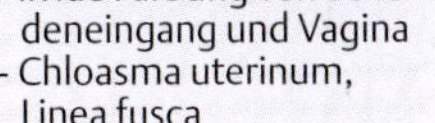

B. Anamneseerhebung

- Hören der Herztöne (ab 18. SSW)
- Fühlen der Kindsteile und der Kindsbewegung (ab 20. SSW)
- sonographischer Schwangerschaftsnachweis (ab 6.–7. SSW mit Registrierung der Herzaktion)

1. Sichere Anzeichen

- Amenorrhö
- Übelkeit, Erbrechen
- Brustspannen
- Vergrößerung und Auflockerung des Uterus
- livide Färbung von Scheideneingang und Vagina
- Chloasma uterinum, Linea fusca

2. Unsichere Anzeichen

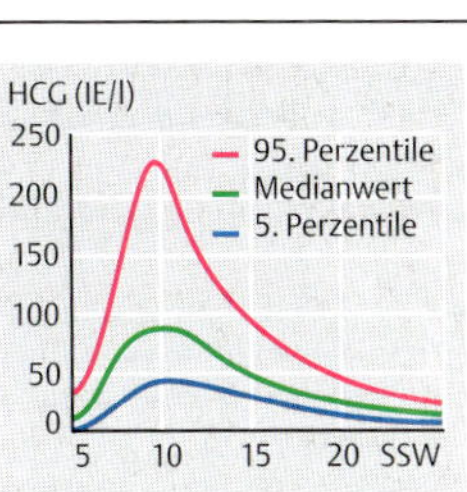

3. Wahrscheinliches Anzeichen (HCG-Verlauf)

C. Schwangerschaftszeichen

A. Fundusstände

Die Gebärmutter nimmt in der Schwangerschaft kontinuierlich an Größe zu. Ihre Oberkante (Fundus) ist in der 12. SSW gerade oberhalb der Symphyse tastbar. Zur klinischen Verlaufskontrolle während der Gravidität gehört die regelmäßige Bestimmung des Fundusstandes. Einem zu geringen Wachstum kann z. B. eine Terminunsicherheit (S. 58 f), oder aber eine fetale Wachstumsretardierung (S. 150 f) zugrunde liegen, bei relativ zu großem Uterus kommen z. B. infrage:

- eine Mehrlingsgravidität (S. 112 f),
- ein Polyhydramnion (S. 158 f),
- eine fetale Makrosomie.

Der Fundusstand wird zumeist in Relation zum mütterlichen Körper angegeben. Bezugspunkte sind hierbei:

- die Symphyse (S),
- der Bauchnabel (N),
- der Rippenbogen (RB).

Die jeweilige Entfernung von Fundus und Bezugspunkt wird in Querfingern ausgedrückt: So bedeuten z. B.

- 3/S = 3 Querfinger oberhalb der Symphyse,
- N/2 = 2 Querfinger unterhalb des Nabels.

Da diese Angaben unpräzise sind und die körperliche Konstitution der Mutter zu erheblichen Abweichungen von der Norm führen kann, sollte als objektiveres Maß für die Entwicklung des Uteruswachstums besser der Symphysen-Fundus-Abstand in Zentimeter (S. 17**A.**) herangezogen werden.

B. Typische Probleme durch die Gravidität

Die Verdrängung der Abdominalorgane durch den großen Uterus führt bei der Schwangeren zu körperlichen Beschwerden, die sich aus der Kompression der einzelnen Organsysteme erklären.

Magen. Typische Beschwerden sind Sodbrennen, häufiges Aufstoßen, Völlegefühl (nur kleine Mahlzeiten möglich) und Mundgeruch durch Reflux von Mageninhalt in den Ösophagus.

Lunge (Zwerchfellhochstand). Typisch sind Luftnot, Kurzatmigkeit, schnelle Erschöpfung, Verschlechterung eines Asthma bronchiale.

Gefäßsystem. Eine wichtige Schwangerschaftskomplikation vornehmlich im letzten Trimenon ist das Vena-cava-Kompressionssyndrom: In Rückenlage kann die schwere Gebärmutter die V. cava komprimieren und damit den venösen Rückstrom zum Herzen stark vermindern. Zeichen der Hypovolämie sind Schwindelgefühl, evtl. Schock und fetale Hypoxie. Auch die Neigung zu Varizen und Tachykardien ist durch den verminderten Rückstrom erhöht.

Niere und ableitende Harnwege. Typisch sind der Ureter- und Pyelonaufstau, vorwiegend rechts. Viele Schwangere beklagen auch die Pollakisurie durch eine verminderte Blasenkapazität.

C. Psychische und soziale Konflikte

Für viele Frauen bedeutet die Schwangerschaft nicht nur Positives, sondern sie bringt auch eine Reihe von sozialen und psychischen Problemen mit sich. Nicht immer ist das Kind erwünscht und/oder sind die finanziellen oder familiären Verhältnisse für eine Schwangerschaft und ein Kind optimal.

Hier sollten im Rahmen der Betreuung die Probleme angesprochen und in Zusammenarbeit mit den entsprechenden Anlaufstellen Hilfe angeboten werden (z. B. Arbeitgeber, Sozialamt, Jugendamt, Beratungsstellen).

Bei Verdacht auf eine schwerwiegende neurotische Störung, die sich beispielsweise in

- mangelnder Fürsorge um die Schwangerschaft,
- gehäuftes Nichtwahrnehmen der Untersuchungstermine,
- ablehnendem oder aggressivem Verhalten bei Ansprechen der Probleme

äußern kann, sollte die Patientin unbedingt motiviert werden, einen Psychotherapeuten oder Psychiater aufzusuchen.

Nicht selten kann auch durch das Aufzeigen weitere finanzieller Hilfen, z. B. durch Jugend- oder Sozialamt, die Situation der Frau deutlich verbessert und damit eine Lösung des Konflikts erreicht werden.

Partnerschaftsprobleme. Bei Problemen in der Partnerschaft ist es u.U. möglich, die Vater-Kind-Beziehung bereits durch die Anwesenheit des Partners bei der Ultraschalluntersuchung zu verbessern.

Folgeuntersuchungen in der Schwangerschaft

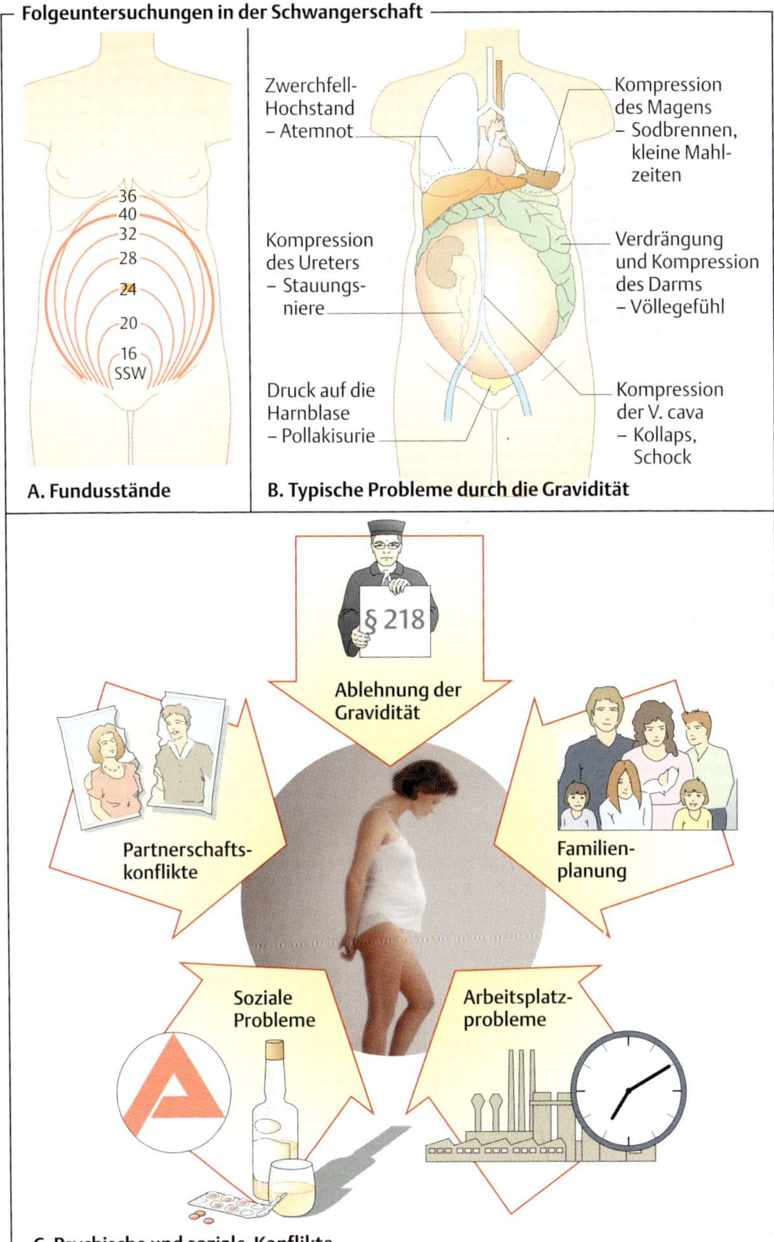

A. Fundusstände

B. Typische Probleme durch die Gravidität

C. Psychische und soziale Konflikte

Die Ultraschalluntersuchung im ersten Trimenon (in der 9.–12. SSW) dient vor allem der Feststellung,

- ob die Gravidität intrauterin liegt,
- ob die Schwangerschaft intakt ist (Nachweis der positiven Herzaktion).

Außerdem lässt sich durch einen frühen Ultraschall bei Terminunsicherheit das Schwangerschaftsalter und damit auch der voraussichtliche Entbindungstermin sehr exakt festlegen, da in den ersten Wochen der Gravidität das Wachstum von Chorionhöhle und Fet messbaren Differenzen von Tag zu Tag unterliegt (Messwerttabelle s. Anhang).

Die Unterscheidung zwischen Einlings- oder Mehrlingsgravidität sowie im letzteren Fall insbesondere die Einteilung in mono- oder bichoriale Zwillinge ist zu diesem Zeitpunkt ebenso möglich wie die Suche nach Hinweisen auf chromosomal bedingte Fehlbildungen (z. B. Nackenödem bei V.a. Trisomie 21).

Wegen des besseren Auflösungsvermögens und der besseren Darstellbarkeit fetaler Strukturen empfiehlt sich zu diesem Zeitpunkt der Schwangerschaft die vaginale Sonographie.

Normale sonographische Befunde

Frühestens ab dem 14. Tag nach der Konzeption, also dem Beginn der 5. SSW, lässt sich die *Chorionhöhle* mit einem Durchmesser von 2–3 mm sonographisch darstellen. Ihre Größe verdoppelt sich bis zur 8. SSW etwa wöchentlich. Ab β-HCG-Werten von 700–800 U/l sollte die Chorionhöhle im Ultraschall sichtbar sein, andernfalls besteht der Verdacht auf eine Extrauteringravidität (76 f).

Als zeitlich nächste darstellbare Struktur findet sich der *Dottersack*, der ab Mitte der 5. SSW als kleine Ringstruktur zu sehen ist.

Die *Herzaktion* des Embryos ist etwa ab der 6. SSW erkennbar. Zu diesem Zeitpunkt ist das Herz bereits soweit ausgebildet, dass 2 Vorhöfe und 2 Kammern zu unterscheiden sind (sog. Vierkammerblick).

Fetometrie. Zur Fetometrie wird bis zur 12. SSW die Scheitel-Steiß-Länge (SSL) des Embryos, danach der biparietale Durchmesser (BPD, BIP) des Kopfes herangezogen.

Die Extremitätenknospen sind ab der 7. SSW sichtbar **(A.)**; hierbei zeigen sich die Armknospen um einige Tage früher als die der Beine.

Physiologischerweise besteht beim Embryo in den frühen Entwicklungsstadien ein Nabelbruch: Die Bauchdecke ist im Bereich des Nabels noch nicht geschlossen, damit die im Vergleich zum Fet noch relativ großen Nabelgefäße nicht eingeklemmt werden. Dieser Nabelbruch wird ab der 9. SSW zurück verlagert und sollte bis zur 12. SSW nicht mehr erkennbar sein.

Gestörte Frühgravidität

Blutung. Die häufigste Störung in der Frühschwangerschaft ist die uterine Blutung (S. 86 ff). Trotz der für die Patientin meist besorgniserregenden Symptomatik findet sich in etwa der Hälfte der Fälle eine intakte Gravidität. Nicht selten lässt sich sonographisch ein intrauterines Hämatom nachweisen.

Extrauteringravidität. Bei einer Eileiterschwangerschaft (S. 76 f) findet sich ein hoch aufgebautes Endometrium, aber intrauterin keine Fruchtblase.

Chromosomenanomalie. Wichtigster Hinweis auf eine Chromosomen-Störung ist in der 11.–12. SSW das Nackenödem *(Hygroma colli)*. Bei einer Abhebung der Nackenhaut um mehr als 3 mm ist in etwa 30 % mit Chromosomenaberrationen zu rechen, davon in ca. 60 % mit einem Turner-Syndrom (Monosomie X). Die weiteren 40 % verteilen sich auf Trisomie 21, Trisomie 18, XXY-Konstellationen oder seltene Formen, einschließlich der Mosaikbildungen. Bei einem auffälligen Nackenödem sollte deswegen eine Chromosomenanalyse (S. 10 f) angeraten werden.

Neuralrohrdefekt. Als häufigster isolierter Neuralrohrdefekt lässt sich ab der 10. SSW im Ultraschall der Anenzephalus diagnostizieren. Hierbei fehlen knöcherner Schädel, Großhirn und Zwischenhirn. In der Sonographie gelingt die Darstellung des Schädels nicht, während beim unauffälligen Befund der Schädel selbst sowie das Tentorium und die Ventrikel als Binnenstrukturen nachweisbar sind **(C.)**.

Bauchwanddefekte. Auch die Omphalozele und die Gastroschisis als häufigste Bauchwanddefekte sind im ersten Trimenon erkennbar (S. 82 f). Differenzialdiagnostisch muss aber der normalerweise bis zur 12. SSW bestehende physiologische Nabelbruch berücksichtigt werden.

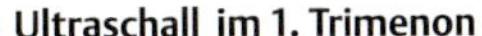

Ultraschall im 1. Trimenon

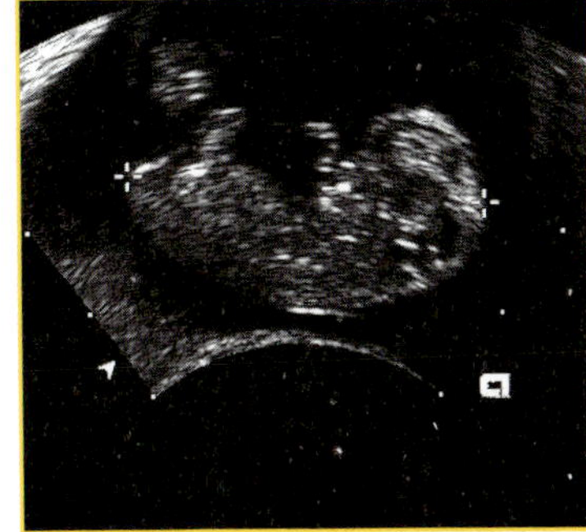

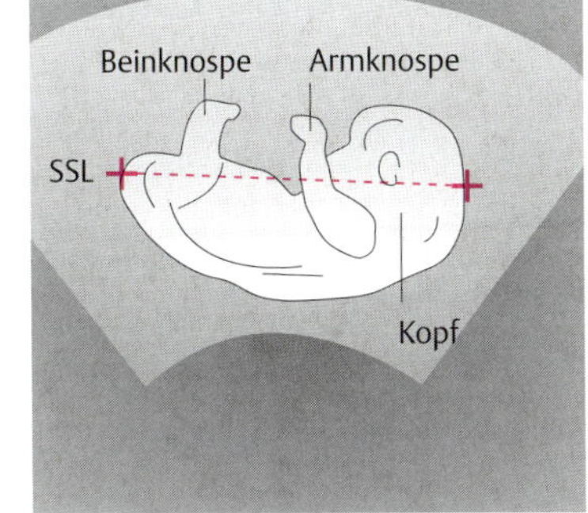

A. 6. SSW

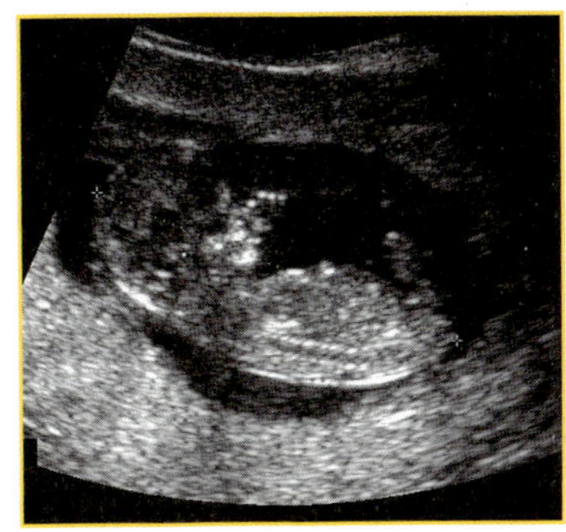

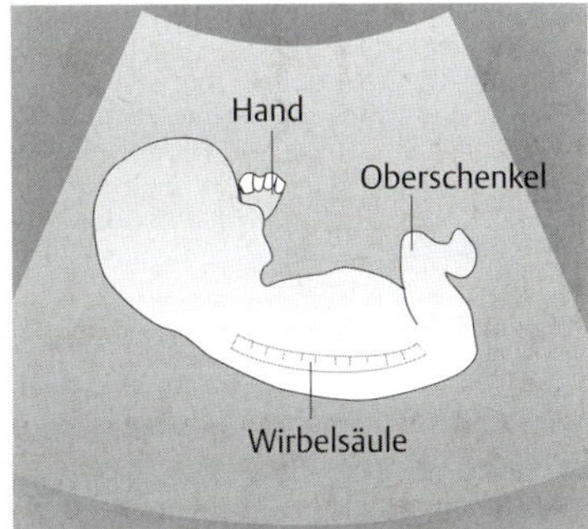

B. 8. – 9. SSW

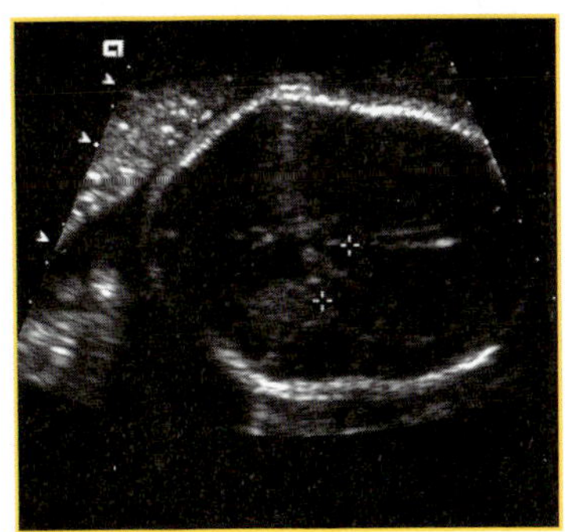

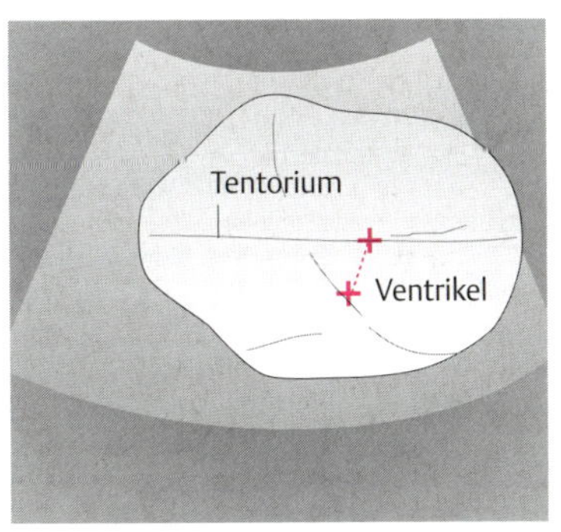

C. 12. SSW

Die Berechnung des erwarteten Geburtstermins (EGT, ET) ist für die spätere Überwachung der zeitgerechten Kindes- und Schwangerschaftsentwicklung, die Überwachung bei Terminüberschreitung (S. 172 f), aber auch für die Berechnung der gesetzlichen Mutterschutzfristen von Bedeutung.

A. Gravidarium

Da die Berechnung des Geburtstermins meist noch im Kopf gelingt **(B.)**, die Berechnung der Schwangerschaftswoche zu einem gegebenen Datum aber eher komplizierter ist, bedient man sich in der Geburtshilfe heute meist der Gravidarien. Dies sind runde Scheiben, auf denen außen die Tage des Jahres und innen, auf einer kleineren verstellbaren Scheibe, die Schwangerschaftswochen aufgetragen sind. Durch Einstellen des 1. Tages der letzten Regel oder – soweit bekannt – des Konzeptionstermins kann man unter dem aktuellen Datum die Schwangerschaftswoche bzw. den genauen Schwangerschaftstag ablesen.

Meist enthalten diese Scheiben weitere Informationen, beispielsweise

- den Beginn des Mutterschutzes,
- durchschnittliche Gewichte und Größen des Fetus,
- Daten zur sonographischen Anatomie.

B. Naegele-Regel

Von der Überlegung ausgehend, dass die Schwangerschaftsdauer beim Menschen 267 Tage nach der Konzeption (p.c.) und somit 281 Tage nach der Menstruation (p.m.) beträgt, kann folgende Formel zur Berechnung des Geburtstermins verwendet werden:

Geburtstermin = Datum der letzten Regel
+ 7 Tage
– 3 Monate
+ 1 Jahr.

zum **Beispiel:** 25. 3. 2001
+ 7 Tage = 1. 4. 2001
- 3 Monate = 1. 1. 2001
+ 1 Jahr
= 1. 1. 2002

Erweiterte Naegele-Regel. Die o.g. Berechnungsart berücksichtigt allerdings nicht die individuelle Zykluslänge der Frau. Deshalb findet heute die erweiterte Naegele-Regel Anwendung: Am Ende der Berechnung wird noch die Anzahl der Tage hinzugefügt bzw. abgezogen, um die der Zyklus vom 28-Tage-Rhythmus abgewichen ist.

Geburtstermin = Datum der letzten Regel
+ 7 Tage
- 3 Monate
+ 1 Jahr.
± **x**

Für einen 33 Tage dauernden Menstruationszyklus sähe die Berechnung wie folgt aus:

Geburtstermin = 12. 3. 2002
+ 7 Tage = 19. 3. 2002
- 3 Monate = 19. 12. 2001
+ 1 Jahr = 19. 12. 2002
+ 5 Tage = 24. 12. 2002

Berechnungsfehler. Abweichungen zwischen der Terminberechnung mit dem Gravidarium und nach der Naegele-Regel ergeben sich durch die fehlende Berücksichtigung

- der vom 28-Tage-Rhythmus abweichenden Zykluslängen und/oder
- unterschiedlicher Monatslängen (28, 30 oder 31 Tage)

auf manchen Scheiben.

C. EDV-Unterstützung

Die heute in der Geburtshilfe weit verbreiteten geburtshilflichen Dokumentationssysteme auf EDV-Basis können den Geburtstermin ebenfalls berechnen. Hierbei werden neben den unterschiedlichen Tagen pro Monat auch die Schaltjahre mit berücksichtigt. Auch eine Berechnung bei bekanntem Konzeptionstermin ist möglich, oder die Eingabe von Korrekturen nach Frühultraschall.

Auch die gängigen Ultraschallgeräte besitzen heute eine Software-Komponente, die die Schwangerschaftswoche oder den voraussichtlichen Entbindungstermin direkt aus den gewonnenen Messwerten errechnen. Bei Diskrepanzen zwischen verschiedenen Messwerten weisen die meisten Geräte den Benutzer sogar auf mögliche Messfehler hin.

Terminberechnungen

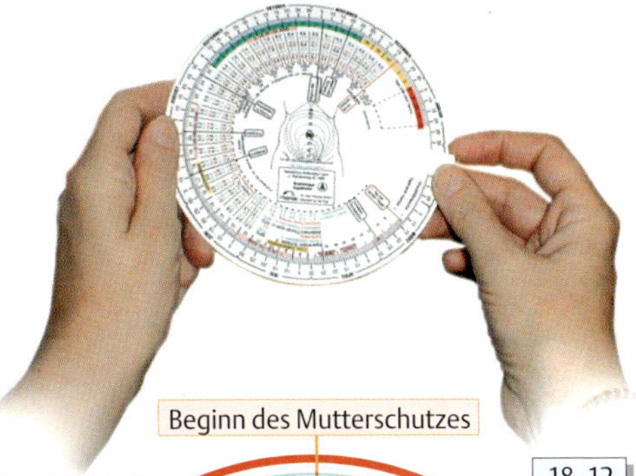

A. Gravidarium

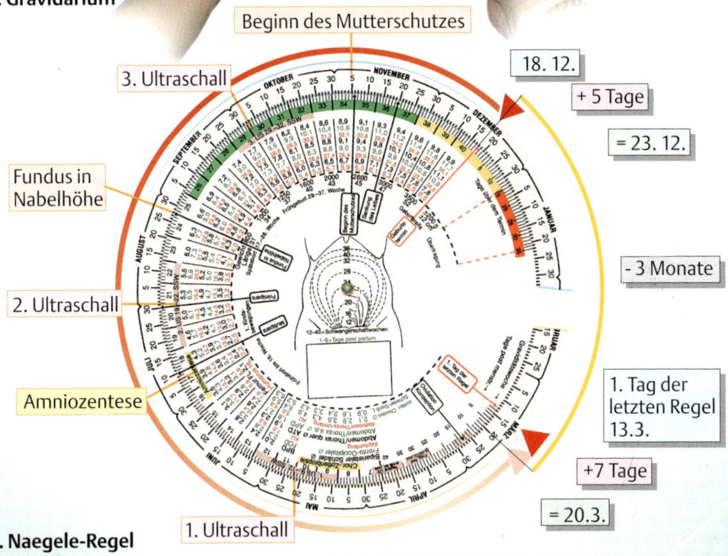

Beginn des Mutterschutzes
3. Ultraschall
18. 12.
+ 5 Tage
= 23. 12.
Fundus in Nabelhöhe
- 3 Monate
2. Ultraschall
Amniozentese
1. Tag der letzten Regel 13.3.
+7 Tage
= 20.3.
1. Ultraschall

B. Naegele-Regel

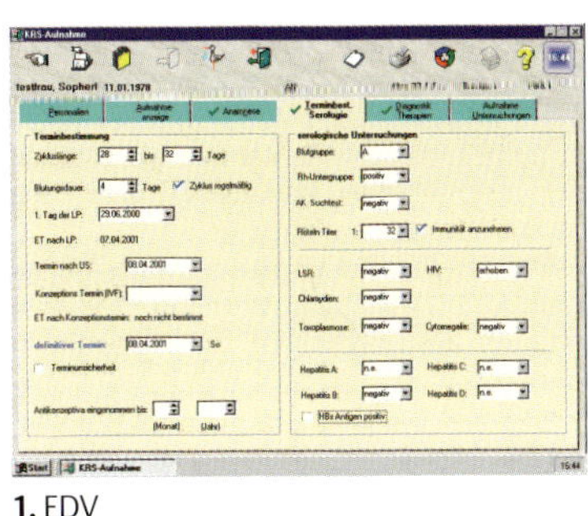

1. EDV

Geburten in %
berechneter Termin
4
3
2
1
SSW 38.
39.
Tage +7
+14

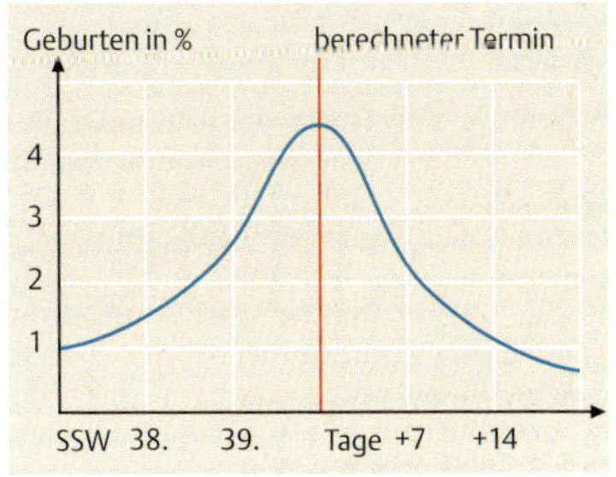

2. Treffsicherheit der Naegele-Regel

C. EDV-Unterstützung

Der Mutterpass dient der Dokumentation wichtiger Daten, deren Kenntnis für den Schwangerschafts- und Geburtsverlauf relevant sein können. Hierzu zählen:

- anamnestische Daten (Risikoschwangerschaft durch vorbestehende Erkrankungen? Komplikationen in früheren Schwangerschaften?),
- Laborbefunde,
- Befunde körperlicher Untersuchungen,
- Befunde der Ultraschalluntersuchungen.

Je 2 Schwangerschaften können in einem Mutterpass dokumentiert werden. Ist er sorgfältig ausgefüllt, so ermöglicht er dem Arzt/der Hebamme eine schnelle Orientierung und ist insbesondere in Notfallsituationen eine unverzichtbare Informationsquelle. Die werdende Mutter sollte ihn deshalb stets bei sich tragen.

Der Mutterpass ist folgendermaßen aufgebaut:

Seite 1

Hier ist Platz für den Stempel des Arztes und/oder der betreuenden Hebamme.

Außerdem gibt es die Möglichkeit, als Merkhilfe für die Schwangere die nächsten geplanten Untersuchungstermine einzutragen.

A. Seite 2

Auf der zweiten Seite sind die Personalien und die Ergebnisse serologischer Untersuchungen vorgesehen: Neben der Blutgruppe sollte hier der Rhesus-Faktor in Worten (positiv oder negativ, um Verwechslungen zu vermeiden) eingetragen werden. Ebenso werden der erste Antikörper-Suchtest und der Röteln-Titer vermerkt.

B. Seite 3

Die Befunde des Chlamydien-Suchtests und der Lues-Suchreaktion *(LSR)*, von weiteren Antikörper-Suchtests und gegebenenfalls Röteln-Titer-Kontrollen finden hier Platz; ebenso die Untersuchung auf Hepatitis-B-Antigen (HBs-Antigen). Letztere sollte möglichst erst ab der 32. SSW durchgeführt werden, da das Ergebnis vor allem für das Neugeborene wichtig ist, das u.U. postpartal geimpft werden muss. Bei einer früheren Bestimmung ist es möglich, eine Neuinfektion während der Schwangerschaft zu übersehen.

Seite 4

Hier werden vorausgegangene Schwangerschaften eingetragen, mit

- Jahreszahl,
- Komplikationen in Schwangerschaft und bei der Geburt,
- Kindsgewicht und -größe,
- Schwangerschaftswoche der Geburt oder der Fehlgeburt.

Gelegentlich werden dabei Abkürzungen verwendet, z. B.

- VE für Vakuumextraktion (Saugglockengeburt),
- F für Forceps (Zangengeburt),
- SP für Spontanpartus (Spontangeburt),
- S für Sectio caesarea (Kaiserschnitt).

C. Seite 5

Diese Seite bietet den Platz für die anamnestischen Daten. Hierbei sollten Besonderheiten ausführlich vermerkt werden; beispielsweise ist nicht nur „Allergie" anzukreuzen, sondern man sollte natürlich auch aufführen, wogegen die Allergie besteht bzw. beschreiben, worin die besondere familiäre Belastung besteht.

Das untere Viertel der Seite bietet die Möglichkeit, eine durchgeführte Schwangerenberatung (z. B. zu Ernährung, Beruf, Sport, Schwangerschaftsgymnastik) zu dokumentieren.

D. Seite 6

Befunde, die sich im Verlauf der Schwangerschaft ergeben haben, werden hier eingetragen.

Dabei können Besonderheiten angekreuzt und die Risikonummern dann in die entsprechende Spalte auf der Seite 8 übernommen werden. Sinnvoll ist aber auch, einen entsprechenden Kommentar oder nähere Erläuterungen zu den einzelnen auffälligen Befunden zu schreiben, da aus den Kreuzen allein z. B. der Schweregrad einer Erkrankung nicht hervorgeht.

Die Seitenmitte ist für die Terminberechnung (S. 58 f) bestimmt sowie für etwaige Korrekturen des errechneten Geburtstermins.

Mutterpass I

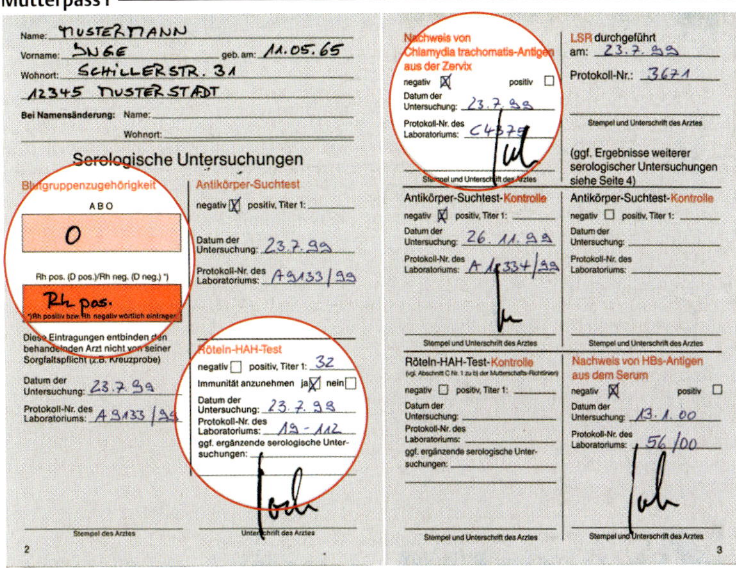

Name: MUSTERMANN
Vorname: INGE geb. am: 11.05.65
Wohnort: SCHILLERSTR. 31
12345 MUSTERSTADT
Bei Namensänderung: Name:
Wohnort:

Serologische Untersuchungen

Blutgruppenzugehörigkeit
ABO
0
Rh pos. (D pos.)/Rh neg. (D neg.) *)
Rh pos.
*)Rh positiv bzw. Rh negativ wörtlich eintragen

Diese Eintragungen entbinden den behandelnden Arzt nicht von seiner Sorgfaltspflicht (z.B. Kreuzprobe)
Datum der Untersuchung: 23.7.99
Protokoll-Nr. des Laboratoriums: A 9133/99

Antikörper-Suchtest
negativ ☒ positiv, Titer 1:
Datum der Untersuchung: 23.7.99
Protokoll-Nr. des Laboratoriums: A 9133/99

Röteln-HAH-Test
negativ ☐ positiv, Titer 1: 32
Immunität anzunehmen ja ☒ nein ☐
Datum der Untersuchung: 23.7.99
Protokoll-Nr. des Laboratoriums: 19-112
ggf. ergänzende serologische Untersuchungen:

Stempel des Arztes
Unterschrift des Arztes
2

Nachweis von Chlamydia trachomatis-Antigen aus der Zervix
negativ ☒ positiv ☐
Datum der Untersuchung: 23.7.99
Protokoll-Nr. des Laboratoriums: C 4375
Stempel und Unterschrift des Arztes

LSR durchgeführt
am: 23.7.99
Protokoll-Nr.: 3671
Stempel und Unterschrift des Arztes
(ggf. Ergebnisse weiterer serologischer Untersuchungen siehe Seite 4)

Antikörper-Suchtest-Kontrolle
negativ ☒ positiv, Titer 1:
Datum der Untersuchung: 26.11.99
Protokoll-Nr. des Laboratoriums: A 18334/99
Stempel und Unterschrift des Arztes

Antikörper-Suchtest-Kontrolle
negativ ☐ positiv, Titer 1:
Datum der Untersuchung:
Protokoll-Nr. des Laboratoriums:
Stempel und Unterschrift des Arztes

Röteln-HAH-Test-Kontrolle
(vgl. Abschnitt C Nr. 1 zu b) der Mutterschafts-Richtlinien)
negativ ☐ positiv, Titer 1:
Datum der Untersuchung:
Protokoll-Nr. des Laboratoriums:
ggf. ergänzende serologische Untersuchungen:
Stempel und Unterschrift des Arztes

Nachweis von HBs-Antigen aus dem Serum
negativ ☒ positiv ☐
Datum der Untersuchung: 13.1.00
Protokoll-Nr. des Laboratoriums: 56/00
Stempel und Unterschrift des Arztes
3

A. Blutgruppe, Röteln-Titer **B. Chlamydien**

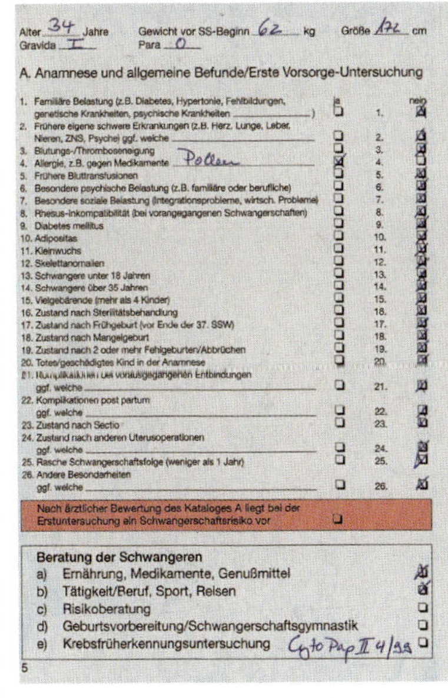

Alter 34 Jahre Gewicht vor SS-Beginn 62 kg Größe 172 cm
Gravida I Para 0

A. Anamnese und allgemeine Befunde/Erste Vorsorge-Untersuchung

	ja		nein
1. Familiäre Belastung (z.B. Diabetes, Hypertonie, Fehlbildungen, genetische Krankheiten, psychische Krankheiten, ggf. welche)	☐	1.	☒
2. Frühere eigene schwere Erkrankungen (z.B. Herz, Lunge, Leber, Nieren, ZNS, Psyche) ggf. welche	☐	2.	☒
3. Blutungs-/Thromboseneigung	☐	3.	☒
4. Allergie, z.B. gegen Medikamente Pollen	☒	4.	☐
5. Frühere Bluttransfusionen	☐	5.	☒
6. Besondere psychische Belastung (z.B. familiäre oder berufliche)	☐	6.	☒
7. Besondere soziale Belastung (Integrationsprobleme, wirtsch. Probleme)	☐	7.	☒
8. Rhesus-Inkompatibilität (bei vorangegangenen Schwangerschaften)	☐	8.	☒
9. Diabetes mellitus	☐	9.	☒
10. Adipositas	☐	10.	☒
11. Kleinwuchs	☐	11.	☒
12. Skelettanomalien	☐	12.	☒
13. Schwangere unter 18 Jahren	☐	13.	☒
14. Schwangere über 35 Jahren	☐	14.	☒
15. Vielgebärende (mehr als 4 Kinder)	☐	15.	☒
16. Zustand nach Sterilitätsbehandlung	☐	16.	☒
17. Zustand nach Frühgeburt (vor Ende der 37. SSW)	☐	17.	☒
18. Zustand nach Mangelgeburt	☐	18.	☒
19. Zustand nach 2 oder mehr Fehlgeburten/Abbrüchen	☐	19.	☒
20. Totes/geschädigtes Kind in der Anamnese	☐	20.	☒
21. Komplikationen bei vorausgegangenen Entbindungen ggf. welche	☐	21.	☒
22. Komplikationen post partum ggf. welche	☐	22.	☒
23. Zustand nach Sectio	☐	23.	☒
24. Zustand nach anderen Uterusoperationen ggf. welche	☐	24.	☒
25. Rasche Schwangerschaftsfolge (weniger als 1 Jahr)	☐	25.	☒
26. Andere Besonderheiten ggf. welche	☐	26.	☒

Nach ärztlicher Bewertung des Kataloges A liegt bei der Erstuntersuchung ein Schwangerschaftsrisiko vor ☐

Beratung der Schwangeren
a) Ernährung, Medikamente, Genußmittel ☒
b) Tätigkeit/Beruf, Sport, Reisen ☒
c) Risikoberatung ☐
d) Geburtsvorbereitung/Schwangerschaftsgymnastik ☐
e) Krebsfrüherkennungsuntersuchung Cyto Pap II 4/99 ☐
5

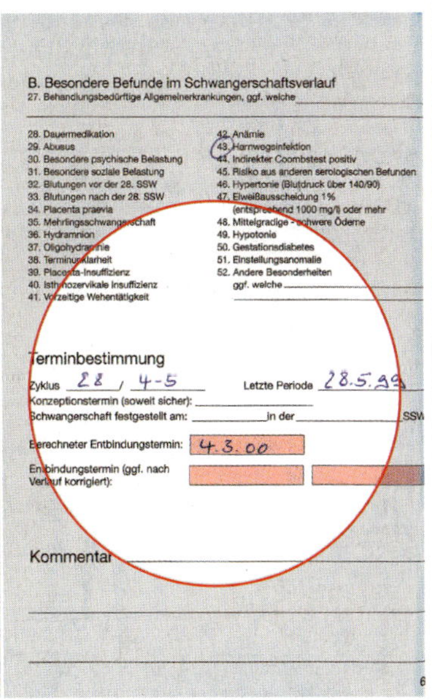

B. Besondere Befunde im Schwangerschaftsverlauf
27. Behandlungsbedürftige Allgemeinerkrankungen, ggf. welche

28. Dauermedikation
29. Abusus
30. Besondere psychische Belastung
31. Besondere soziale Belastung
32. Blutungen vor der 28. SSW
33. Blutungen nach der 28. SSW
34. Placenta praevia
35. Mehrlingsschwangerschaft
36. Hydramnion
37. Oligohydramnie
38. Terminunklarheit
39. Placenta-Insuffizienz
40. Isthmozervikale Insuffizienz
41. Vorzeitige Wehentätigkeit
42. Anämie
43. Harnwegsinfektion
44. Indirekter Coombstest positiv
45. Risiko aus anderen serologischen Befunden
46. Hypertonie (Blutdruck über 140/90)
47. Eiweißausscheidung 1‰ (entsprechend 1000 mg/l) oder mehr
48. Mittelgradige - schwere Ödeme
49. Hypotonie
50. Gestationsdiabetes
51. Einstellungsanomalie
52. Andere Besonderheiten ggf. welche

Terminbestimmung
Zyklus 28 / 4-5 Letzte Periode 28.5.99
Konzeptionstermin (soweit sicher):
Schwangerschaft festgestellt am: in der SSW
Berechneter Entbindungstermin: 4.3.00
Entbindungstermin (ggf. nach Verlauf korrigiert):

Kommentar
6

C. Anamnese und Vorsorgen **D. Terminbestimmung**

A. Seite 7 und 8

Gravidogramm. Zentraler Punkt des Mutterpasses sind die beiden Seiten mit dem Gravidogramm. Hier werden alle während der Schwangerschaft erhobenen Befunde eingetragen. Über der Tabelle ist Platz für die Dokumentation

- der in der Schwangerschaft notwendigen weiteren Blutuntersuchungen (Hepatitis B, zweiter Antikörper-Suchtest),
- der Anti-D-Prophylaxe,
- der Vorstellung der Patientin in der Geburtsklinik.

Schwangerschaftswoche. Beim Eintrag der Schwangerschaftswoche ist zu berücksichtigen, dass sich diese immer auf die letzte Menstruation (post menstruationem, p.m.) bezieht. Entweder werden die vollendeten Wochen und die Tage der angebrochenen Woche (z. B. 28+4 = 28 abgeschlossene Wochen plus 4 Tage) oder die Tage der laufenden Schwangerschaftswoche (29/4 = 4. Tag der 29. SSW) eingetragen.

Fundusstand. Der Fundusstand wird meist in Querfingern in Bezug zur Symphyse (S), zum Nabel (N) oder Rippenbogen (RB) angegeben. So bedeutet 2/N z. B. 2 Querfinger über dem Nabel, RB/3 z. B. 3 Querfinger unter dem Rippenbogen. In der Frühschwangerschaft ist der Fundus durch die Bauchdecken noch nicht zu tasten, sodass die Felder entsprechend leer bleiben.

Kindslage. Die Kindslage ist frühestens ab der 26. SSW von Bedeutung, vorher wird dieses Feld nicht ausgefüllt. Meist finden sich hier Einträge wie SL (Schädellage) oder BEL (Beckenendlage).

Herztöne. Die Herztöne des Kindes können mit Ultraschall, CTG oder ab der 30. SSW mit dem Holzstethoskop erfasst werden. Man trägt entweder die absolute fetale Herzfrequenz ein oder ein + für die positive Herzaktion.

Weitere Befunde. Kindsbewegungen, Ödeme und Varikosis werden mit + oder – markiert.

Vaginale Untersuchung. Bei der vaginalen Untersuchung sind in aller Regel 2 Befunde wichtig, die im Mutterpass vermerkt werden:

- Portiolänge (P),
- Muttermundsweite (MM).

P+ bedeutet beispielsweise, dass die Portio voll erhalten (= 3 cm), und MM ∅, dass der Muttermund geschlossen ist.

Auf der Seite 8 ist ferner Raum für die Eintragung besonderer Maßnahmen in der Schwangerschaft vorgesehen, z. B.:

- Amniozentese,
- stationäre Behandlungen,
- Befunde aus der Kardiotokographie.

Seite 10 und 11

Auf diesen Seiten werden die erhobenen Ultraschallbefunde (S. 57, 107) vermerkt. Platz ist für die 3 Screeninguntersuchungen in der Schwangerschaft vorgesehen; teils zur Dokumentation der Messwerte, teils zur strukturierten Angabe von Auffälligkeiten. Im Falle von weiteren durchgeführten Ultraschalluntersuchungen können diese entweder in das Gravidogramm (Seite 8) oder auf den Seiten 12 und 13 eingetragen werden.

Seite 12

Hier können in Freitext besondere weitere sonographische Befunde eingetragen werden, wie

- Doppler-Sonographie,
- invasive Diagnostik,
- Anmerkungen zur Ultraschalluntersuchung.

B. Seite 13

In ein Diagramm mit Normkurven trägt man bestimmte Sonographie-Messwerte ein (*SSL* = Scheitel-Steiß-Länge, *BPD* = biparietaler Durchmesser, *ATD* = abdominaler transversaler Durchmesser). So lässt sich beispielsweise eine kindliche Mangelentwicklung schneller erkennen.

C. Seite 15

Die letzte Seite ist für die Dokumentation der Geburt und der ersten Tage des Wochenbettes vorgesehen. Dies ermöglicht z. B. bei nachfolgenden Schwangerschaften und Geburten eine schnelle Übersicht.

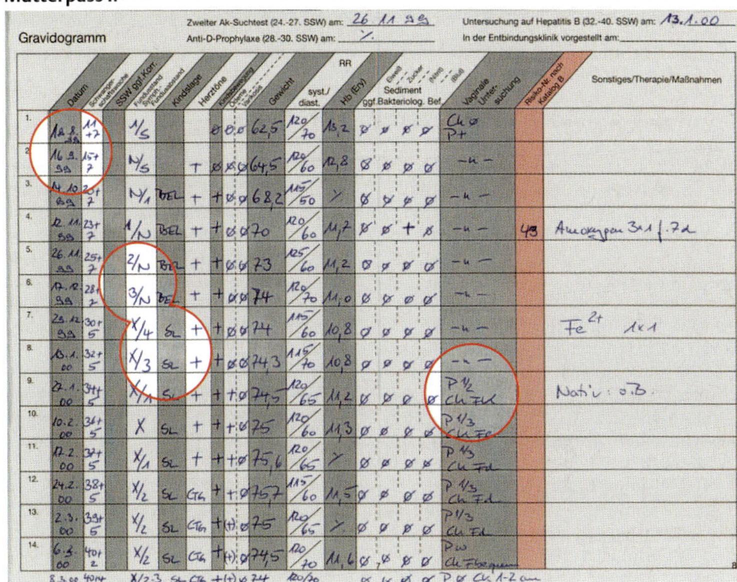

Gravidogramm

Zweiter Ak-Suchtest (24.-27. SSW) am: 26.11.99
Anti-D-Prophylaxe (28.-30. SSW) am: ./.
Untersuchung auf Hepatitis B (32.-40. SSW) am: 13.1.00
In der Entbindungsklinik vorgestellt am:

	Datum	Schwangerschaftswoche	SSW ggf. Korr.	Fundusstand Symph.-Fundusabstand	Kindslage	Herztöne	Kindsbewegung	Ödeme	Varikosis	Gewicht	RR syst./diast.	Hb (Ery)	Sediment ggf. Bakteriolog. Bef. (Eiweiß / Zucker / Nitrit / Blut)	Vaginale Untersuchung	Risiko-Nr. nach Katalog B	Sonstiges/Therapie/Maßnahmen
1.	12.8.99	11+7		1/S			ø	ø	ø	62,5	120/70	13,2	ø ø ø ø	Cx ø P+		
2.	16.9.99	15+7		N/S		+	ø	ø	ø	64,5	120/60	12,8	ø ø ø ø	–"–		
3.	14.10.99	20+7		N/1	BEL	+	+	ø	ø	68,2	115/50	✓	ø ø ø ø	–"–		
4.	12.11.99	23+7		1/N	BEL	+	+	ø	ø	70	120/60	11,7	ø ø + ø	–"–	43	Amoxypen 3×1 / 7d
5.	26.11.99	25+7		2/N	BEL	+	+	ø	ø	73	125/60	11,2	ø ø ø ø	–"–		
6.	17.12.99	28+2		3/N	BEL	+	+	ø	ø	74	120/70	11,0	ø ø ø ø	–"–		
7.	23.12.99	30+5		X/4	SL	+	+	ø	ø	74	115/60	10,8	ø ø ø ø	–"–		Fe^{2+} 1×1
8.	13.1.00	32+5		X/3	SL	+	+	ø	ø	74,3	115/70	10,8	ø ø ø ø	–"–		
9.	27.1.00	34+5		X/1	SL	+	+	+	ø	74,5	120/65	11,2	ø ø ø ø	P 1/2 Cx Fd		Nativ: o.B.
10.	10.2.00	36+5		X	SL	+	+	+	ø	75	120/60	11,3	ø ø ø ø	P 1/3 Cx Fe		
11.	17.2.00	37+5		X/1	SL	+	+	+	ø	75,6	120/65	✓	ø ø ø ø	P 1/3 Cx Fd		
12.	24.2.00	38+5		X/2	SL	CTG	+	+	ø	75,7	115/60	11,5	ø ø ø ø	P 1/3 Cx Fd		
13.	2.3.00	39+5		X/2	SL	CTG	+	(+)	ø	75	120/65	✓	ø ø ø ø	P 1/3 Cx Fd		
14.	6.3.00	40+2		X/2	SL	CTG	+	(+)	ø	74,5	120/70	11,6	ø ø ø ø	P w Cx [illegible]		
	8.3.00	40+4		X/2-3	SL	CTG	+	(+)	ø	74	120/70		ø ø ø ø	P ø Cx 1-2 cm		

A. Gravidogramm, Schwangerschaftswoche und Fundusstand

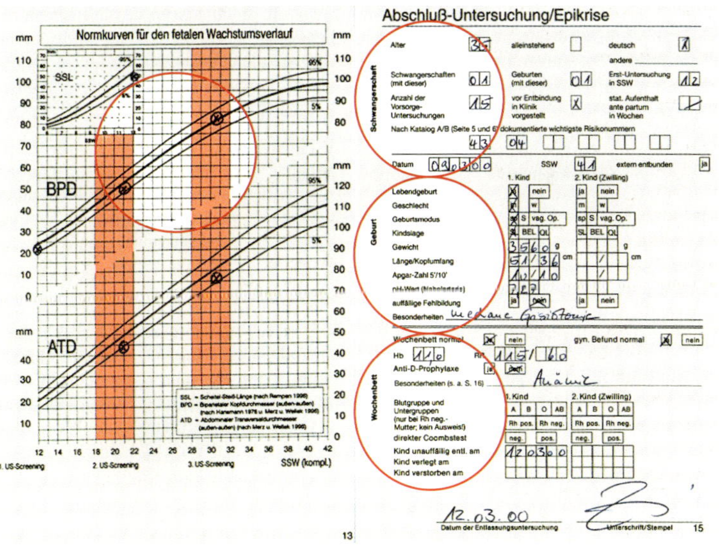

Abschluß-Untersuchung/Epikrise

Schwangerschaft

Alter: 35 | alleinstehend: ☐ | deutsch: ☒ | andere:

Schwangerschaften (mit dieser): 01 | Geburten (mit dieser): 01 | Erst-Untersuchung in SSW: 12

Anzahl der Vorsorge-Untersuchungen: 15 | vor Entbindung in Klinik vorgestellt: ☒ | stat. Aufenthalt ante partum in Wochen: /

Nach Katalog A/B (Seite 5 und 6) dokumentierte wichtigste Risikonummern: 43 | 04

Datum: 09.03.00 | SSW: 41 | extern entbunden: ja

Geburt

	1. Kind	2. Kind (Zwilling)
Lebendgeburt	☒ / nein	ja / nein
Geschlecht	m / w	m / w
Geburtsmodus	sp / S / vag. Op.	sp / S / vag. Op.
Kindslage	SL / BEL / QL	SL / BEL / QL
Gewicht	3560 g	g
Länge/Kopfumfang	51/36 cm	/ cm
Apgar-Zahl 5'/10'	10/10	/
pH-Wert (Nabelarterie)	7,27	
auffällige Fehlbildung	ja / nein	ja / nein

Besonderheiten: [illegible]

Wochenbett

Wochenbett normal: ☒ nein | gyn. Befund normal: ☒ nein

Hb: 11,0 | RR: 115/60

Anti-D-Prophylaxe: ja / nein

Besonderheiten (s. a. S. 16): Anämie

	1. Kind	2. Kind (Zwilling)
Blutgruppe und Untergruppen (nur bei Rh neg.-Mutter; kein Ausweis!)	A / B / O / AB; Rh pos. / Rh neg.	A / B / O / AB; Rh pos. / Rh neg.
direkter Coombstest	neg. / pos.	neg. / pos.
Kind unauffällig entl. am	12.03.00	
Kind verlegt am		
Kind verstorben am		

12.03.00
Datum der Entlassungsuntersuchung

Unterschrift/Stempel

15

B. Größenwachstumskurven

C. Abschlussuntersuchung

A. Ernährung

Eine Schwangerschaft bedeutet vor allem im ersten Trimenon kein „Essen für Zwei". Der Kalorienbedarf steigt erst ab dem II. Trimenon an, und auch dann nur moderat um etwa 1200 kJ pro Tag (= ca. 250 kcal). Grund ist die Steigerung des Grundumsatzes um etwa 20 %. Die Gewichtszunahme in der Schwangerschaft sollte 12–15 kg insgesamt nicht übersteigen.

Die Nahrung ist optimalerweise zusammengesetzt aus:

- 15–20 % Eiweiß,
- 25 % Fett,
- 55–60 % Kohlenhydraten.

Eiweiß. Da für das kindliche Wachstum Eiweiß notwendig ist, steigt der Bedarf in der Schwangerschaft. Die täglich benötigte Menge liegt bei 80–100 g, wobei etwa 2/3 davon tierischer Herkunft sein sollten. Als Eiweißlieferanten kommen Milch, Milchprodukte, fettarmes Fleisch, Fisch und Vollkornprodukte infrage.

Fett. Die Gesamtmenge von 70 g Fett pro Tag sollte möglichst nicht überschritten werden. Neben den sichtbaren Fetten (z. B. Öl, Butter, Margarine) sind hier auch besonders die versteckten Fette (Wurst, Schokolade, Kuchen u. a.) zu berücksichtigen. Eine extrem fettarme Ernährung kann andererseits aber auch zu einem Mangel an fettlöslichen Vitaminen führen.

Kohlenhydrate. Die Kohlenhydrate sollten bevorzugt in Form von Vollkornprodukten zugeführt werden. Diese sind auch für die Regulierung des Stuhlgangs vorteilhaft, da die Schwangere zur Obstipation neigt.

Mengen- und Spurenelemente. Der Calciumbedarf ist wegen der kindlichen Skelettentwicklung die gesamte Schwangerschaft über erhöht. Empfehlenswert ist eine tägliche Zufuhr von 1,5 g, z. B. über den Verzehr von Milch, Milchprodukten, Nüssen, grünem Gemüse und Vollkornprodukten. Der Eisenbedarf der Schwangeren ist ebenfalls deutlich erhöht. Ab dem II. Trimenon sollte die tägliche Zufuhr etwa 20 mg betragen. Eisenhaltig sind insbesondere

- Hülsenfrüchte (Erbsen, Linsen, Bohnen),
- verschiedene Kohlarten (Blumen-, Rosenkohl, Broccoli, Kohlrabi),
- grüne Blattgemüse,
- Milch, Milchprodukte,
- Hefe, Haferflocken, Weizenkeime,
- Steinobst.

Auch der Iodbedarf steigt in der Schwangerschaft deutlich. Sinnvoll ist eine Zufuhr von täglich mindestens 200 µg. Da die meisten Gegenden Deutschlands ausgesprochene Iodmangelgebiete sind, wird die Einnahme von Iodid 100 in Tablettenform in der Schwangerschaft generell empfohlen.

B. Sport

Körperliche Betätigung in der Schwangerschaft, z. B. Schwimmen, Rad fahren oder Wandern ist – neben der Schwangerschaftsgymnastik – vorteilhaft.

Problematisch sind dagegen Sportarten, die bei akuten Ereignissen nicht spontan unterbrochen werden können, wie zum Beispiel Segelfliegen, Segeln, Bergwandern etc.

Ebenfalls zu vermeiden sind alle Sportarten, die mit schnellen, ruckartigen Bewegungen und einer Belastung der Beckenbodenmuskulatur einhergehen wie Tennis, Squash, Trampolin springen.

Leistungssport sollte während der Schwangerschaft tabu sein, da dies den mütterlichen Körper zu sehr belastet und zu einer Minderversorgung des Ungeborenen führen kann.

C. Reisen

Generell ist für Reisen das II. Trimenon ideal. Bevorzugtes Verkehrsmittel sollte die Bahn sein, da die Schwangere dort recht viel Bewegungsfreiheit hat, aber auch gegen Autofahrten mit entsprechenden Pausen (mindestens alle 2 h) ist nichts einzuwenden. Im Auto muss sie darauf achten, dass der Sicherheitsgurt korrekt angelegt wird: Der Beckengurt darf nicht über dem Bauch, sondern muss über den Beckenknochen verlaufen.

Flugreisen bergen einerseits ein erhöhtes Strahlenrisiko (Höhenstrahlung), andererseits bei Fernreisen das Problem des langen Sitzens und der dabei erhöhten Thrombosegefahr in sich. Gegen Reisen innerhalb Europas ist nichts einzuwenden; vor Fernreisen sollte die Schwangere mit dem behandelnden Arzt abklären, ob irgendwelche Einwände bestehen.

Die meisten Fluggesellschaften verlangen ein ärztliches Attest, eine Mitnahme nach der 36. SSW wird häufig ausgeschlossen.

Beratung I

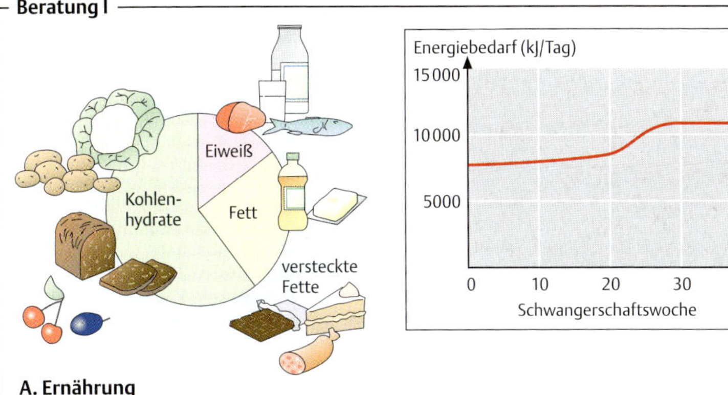

A. Ernährung

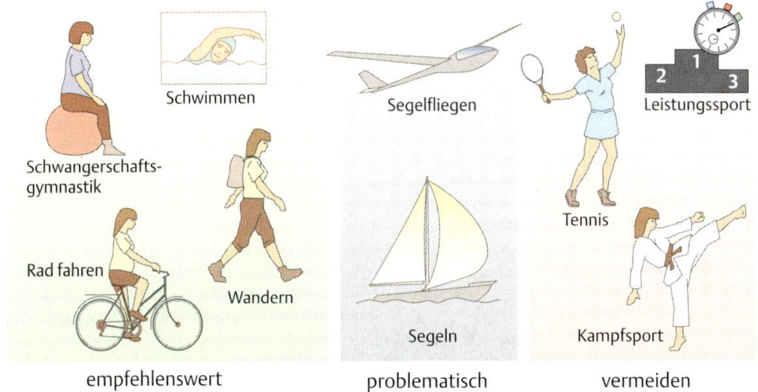

empfehlenswert | problematisch | vermeiden

B. Sport

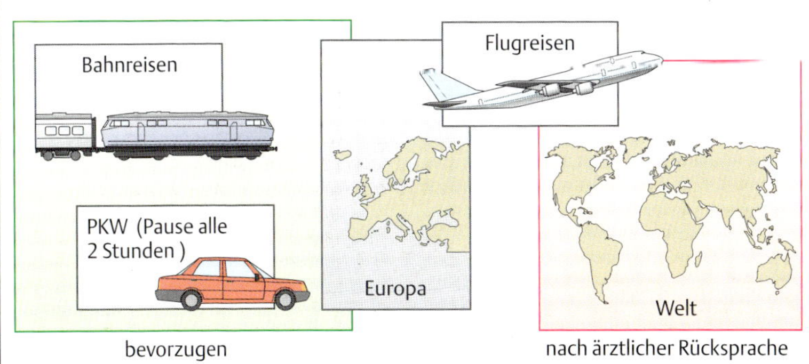

bevorzugen | nach ärztlicher Rücksprache

C. Reisen

A. Genussgifte und Schwangerschaft

Nikotin. Nikotin ist häufig Ursache für eine fetale Mangelentwicklung: Durch die Gefäßverengung

- ist die Gebärmutter immer weniger durchblutet,
- verkalkt die Plazenta vorzeitig, was zu einer Minderversorgung des Ungeborenen führt **(1.)**.

Hierbei ist das *passive* Rauchen ebenfalls als Risikofaktor anzusehen. Rauchende Personen in der Umgebung der werdenden Mutter müssen deshalb mit in die Verantwortung gezogen werden. Problematisch ist u.U. die Entwöhnung starker Raucherinnen in der Schwangerschaft. Hier ist in Einzelfällen eine drastische Reduktion des Zigarettenkonsums besser als der vergebliche Versuch, das Rauchen ganz aufzugeben.

Koffein. Der Genuss von Kaffee, Schwarztee und anderen koffeinhaltigen Getränken (Cola, meist auch zusätzlich mit zu hohem Zuckeranteil) sollte eingeschränkt werden, da die regelmäßige und übermäßige Zufuhr (mehr als 0,5 l/Tag) mit einer erhöhten Rate an Mangelgeborenen einhergeht. Auch Auffälligkeiten beim Neugeborenen (Zittern, Schreckhaftigkeit, Trinkprobleme) sind beschrieben worden **(2.)**.

Alkohol. Da Alkohol nahezu ungehindert durch die Plazenta in den kindlichen Körper gelangt, ist von jeglichem Alkoholkonsum in der Schwangerschaft abzuraten **(3.)**. Bereits ein regelmäßiger Genuss von 10 g Alkohol am Tag (ca. 250 ml Bier oder 140 ml Wein) kann beim Kind zu Verhaltensauffälligkeiten, Intelligenzminderung und Entwicklungsstörungen führen. Bei ausgeprägtem Alkoholkonsum treten die typischen Merkmale der Alkoholembryo- und -fetopathie auf: Gesichtsdysmorphien, Extremitätenfehlbildungen und geistige Retardierung.

Drogenkonsum. Sehr problematisch ist der Konsum von Drogen (Codein, Heroin, Cannabis, Ecstasy u. a.) in der Schwangerschaft. Neben den direkten Wirkungen auf den Embryo und Feten mit Fehlbildungen, Mangelentwicklung und Retardierung kommen häufig noch Probleme durch die mütterliche Mangelernährung und begleitende Infektionen (z. B. Hepatitis, HIV bei i. v. Drogenabusus) bzw. die kindliche Sedierung z. B. bei Cannabis dazu. Ein Drogenentzug in der Schwangerschaft ist aber trotz allem nicht ratsam, da hierdurch die Gefährdung des Ungeborenen noch zunimmt. Allerdings stellen Schwangerschaft und Stillzeit eine Indikation zur Gabe von Methadon als Drogenersatzstoff dar. Eine enge Kooperation mit den betreuenden Internisten oder den Drogenberatungsstellen der Gesundheitsämter ist dringend zu empfehlen. Nach der Geburt ist bei den Kindern mit einer Entzugssymptomatik zu rechen, weshalb die Geburt immer in einem Perinatalzentrum mit angeschlossener Kinderklinik geplant werden muss **(4.)**.

B. Körperpflege

Haut. Durch die vermehrte Hautdurchblutung nimmt in der Schwangerschaft die Schweißsekretion zu. Eine sorgfältige Körperpflege durch Duschbäder, Vollbäder oder tägliche Ganzkörperwaschungen ist zu empfehlen. Da die Haut meist trocken ist, sind ein Hautöl und – insbesondere im Bereich der Bauchhaut – eine tägliche Massage mit einem Massageöl sinnvoll. Zur Vorbereitung der Brustwarzen auf das Stillen wird eine gewisse „Abhärtung“ im Laufe der Schwangerschaft empfohlen. Dies kann durch kurze Luft- und Sonnenbäder oder das Weglassen des BH geschehen (S. 148 f).

Haare. Im letzten Drittel der Schwangerschaft klagen viele Frauen über vermehrten Haarausfall, der nach der Wochenbettphase in aller Regel komplett reversibel ist.

Kleidung. Insgesamt sollte eine leichte, keinesfalls aber einengende Bekleidung gewählt werden.

C. „Klinikkoffer“

Im Zuge der Vorbereitung auf den Klinikaufenthalt ist es gut, einen gepackten „Klinikkoffer“ bereitzuhalten, weil im Fall des Falles u.U. nur wenig Zeit zum Packen bleibt. Hierin sollten enthalten sein:

- wichtige Unterlagen (Mutterpass, Personalausweis, ggf. Familienstammbuch),
- Wäsche und Unterwäsche für 5–7 Tage,
- Nachthemden, Still-BH, Morgenmantel,
- Kosmetikartikel, Pflegemittel,
- Handtücher, Waschlappen,
- Neugeborenenkleidung für den Heimweg,
- ggf. Auto-Kindersitzschale für Neugeborene.

Beratung II

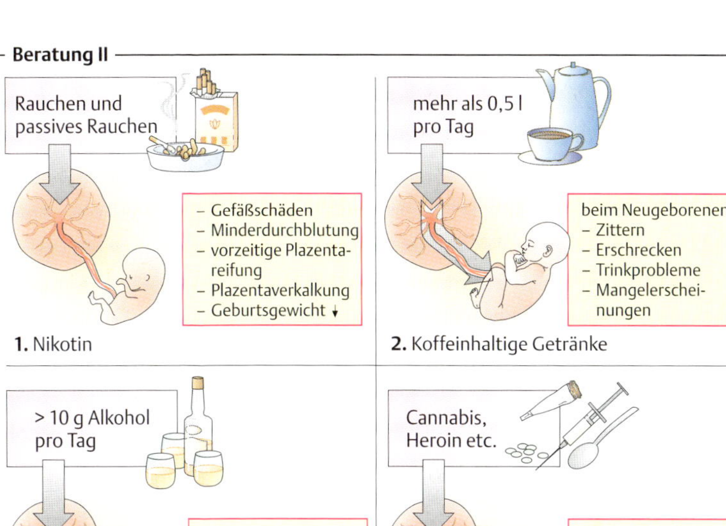

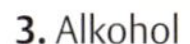

A. Genussgifte und Schwangerschaft

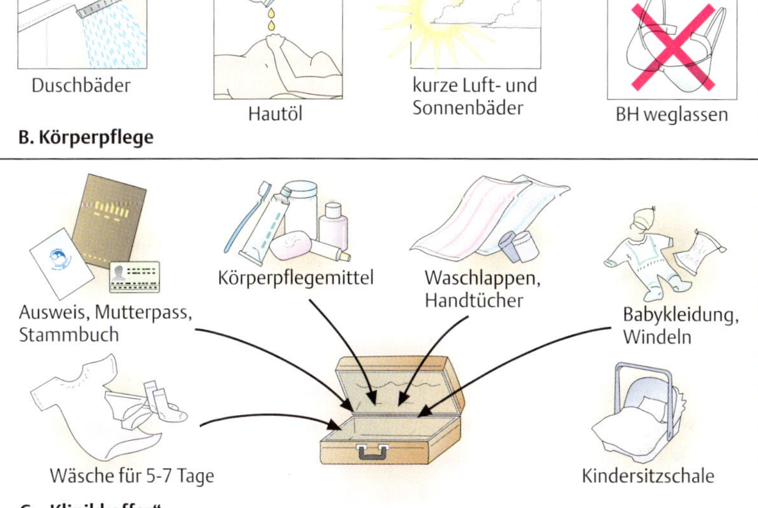

B. Körperpflege

C. „Klinikkoffer“

Schwangerschaftsspezifische Risiken für Mutter und Kind ergeben sich aus

- Vorerkrankungen der Schwangeren,
- Komplikationen vorausgegangener Schwangerschaften und Geburten,
- Problemen der bestehenden Gravidität.

A. Anamnestische Risiken

Die korrekte Anamneseerhebung erlaubt es häufig, wichtige Risikofaktoren zu erkennen.

Zustand nach Operationen am Uterus. Eine vorausgegangene Sectio caesarea, Myomenukleation oder Operation einer Uterusfehlbildung birgt ein höheres Risiko für Fehl- und Frühgeburten; außerdem besteht im III. Trimenon und insbesondere bei Wehen oder unter der Geburt die Gefahr der Uterusruptur (S. 162 f) → Konsequenz ist neben der häufigeren sonographischen Kontrolle der Uteruswand u.U. die primäre Re-Sectio.

Zustand nach mehreren Abrasiones. Gefahr der Endometriumschädigung mit Plazentationsproblemen (Abort, Placenta praevia, Placenta accreta; S. 226 f) → häufigere US-Kontrollen, ggf. stationäre Aufnahme.

Zustand nach abdominalen Operationen. Gefahr von intraabdominalen Verwachsungen, bei Größenzunahme des Uterus Schmerzen, Briden-Ileus → engmaschige klinische Überwachung, bei Problemen ggf. stationäre Aufnahme.

Chronische Grunderkrankungen. Ein Diabetes mellitus, Hypertonus oder (andere) Organschäden können sich in der Schwangerschaft verschlimmern und zu einer Mangelversorgung des Fetus führen → Kooperation mit anderen Fachdisziplinen (Internisten, Nephrologen, Neurologen u. a.).

Auffällige Familienanamnese. Diabetes mellitus, Thrombosen, Fehlbildungen und Totgeburten in der Familie müssen sorgfältig beachtet werden; u.U. besteht für die Schwangere die Gefahr, dass sich z. B. ein latenter Diabetes mellitus manifestiert, oder ein erhöhtes Abortrisiko → engmaschigere Überwachung, häufige US-Kontrollen.

B. Problemschwangerschaft in der Anamnese

Zustand nach 2 oder mehr Aborten. Gefahr des erneuten Aborts → häufigere US-Kontrollen, ggf. bei Blutungen im ersten Trimenon Krankenhausaufnahme.

Zustand nach Frühgeburt. Erhöhtes Wiederholungsrisiko → Überwachung des Scheiden-pH, Infektionsdiagnostik, ggf. Tokolyse.

Vorausgegangene Entbindung eines toten/geschädigten Kindes. Erhöhtes Wiederholungsrisiko → Ursachenforschung, ggf. mithilfe von Amniozentese, Chorionzottenbiopsie (S. 24 f) oder Nabelschnurpunktion (S. 26 f).

Zustand nach Rhesus-Inkompatibilität. Erhöhtes Wiederholungsrisiko für ein weiteres Rhesus-positives Kind → Kontrolle des Antikörper-Titers, häufige US-Kontrollen, ggf. Amniozentese zur Bestimmung des Bilirubins im Fruchtwasser.

C. Risiken in der jetzigen Gravidität

Adipositas. Hypertonieneigung, Gefahr der Schulterdystokie unter der Geburt, vorzeitige Wehen → engmaschige Überwachung.

Rezidivierende Harnwegsinfekte. Aufsteigende Infektion mit Nierenbeckenentzündungen, Urosepsis → ggf. frühzeitige Antibiotikagabe.

Hypertonie. Gefahr hypertensiver Erkrankungen in der Schwangerschaft (S. 150 ff).

Hypotonie. Intrauterine Mangelentwicklung → häufige Ultraschallkontrollen, ggf. Medikamente (S. 72 f).

Anämie. Fetale Mangelversorgung →Eisensubstitution.

Blutungen in der Gravidität. Fehl-, Frühgeburten, Placenta praevia, vorzeitige Plazentalösung (S. 116 f).

Infektionen. S. 124 f, 130 ff.

Vorzeitiger Blasensprung. Aufsteigende Infektion, Frühgeburt (S. 164 f).

Übertragung. Plazentainsuffizienz (S. 172 f).

Vorzeitige Wehen, Zervixinsuffizienz. S. 120 ff.

D. Konsequenzen

Die Konsequenzen richten sich nach dem jeweiligen Risiko; eine engmaschige Überwachung ist aber häufig erste und wichtigste Maßnahme. Die Schwangere muss u.U. auch stationär überwacht werden. Wichtig ist, die Patientin genau über die erhobenen Befunde und Konsequenzen bzw. notwendige Verhaltensweisen aufzuklären, v. a. darf bei der werdenden Mutter keine unbewusste, unnötige Angst z. B. vor kindlichen Fehlbildungen ausgelöst werden.

Risikoschwangerschaft

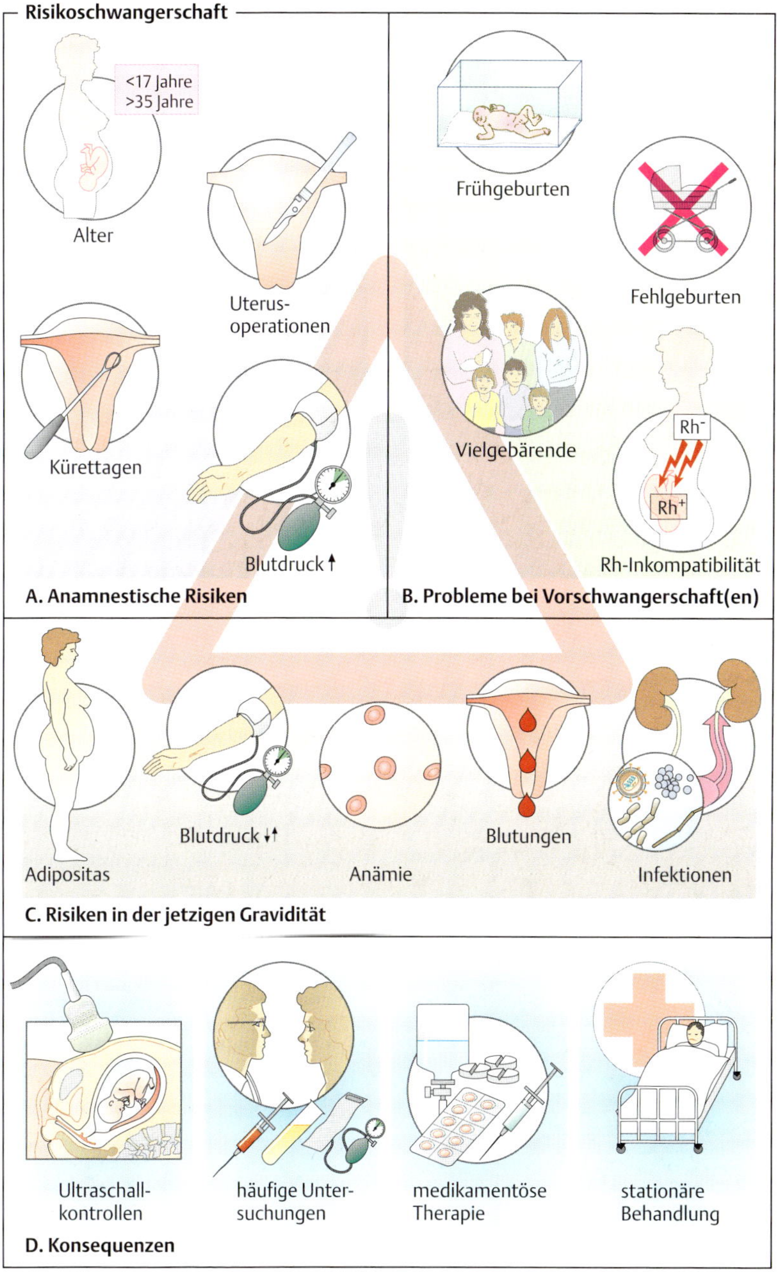

<17 Jahre
>35 Jahre
Alter

Uterus-
operationen

Kürettagen

Blutdruck ↑

A. Anamnestische Risiken

Frühgeburten

Fehlgeburten

Vielgebärende

Rh^-
Rh^+
Rh-Inkompatibilität

B. Probleme bei Vorschwangerschaft(en)

Adipositas

Blutdruck ↓↑

Anämie

Blutungen

Infektionen

C. Risiken in der jetzigen Gravidität

Ultraschall-
kontrollen

häufige Unter-
suchungen

medikamentöse
Therapie

stationäre
Behandlung

D. Konsequenzen

Die genetische Beratung eines Paares vor oder in der Schwangerschaft dient dazu, das individuelle Risiko abzuschätzen, möglicherweise ein Kind mit geschädigten Erbanlagen zu bekommen. Zu beachten ist, dass nicht alle angeborenen Erkrankungen genetisch bedingt sind und damit naturgemäß auch keine Garantie für ein gesundes Kind gegeben werden kann, auch wenn die Untersuchungsergebnisse unauffällig sind. Die wichtigsten genetisch bedingten Erkrankungen sind:

Chromosomenaberrationen	0,6–0,7 %
monogen bedingte Erkrankungen	
➤ autosomal rezessiv	0,2 %
➤ autosomal dominant	0,2–1,0 %
➤ X-chromosomal	0,1–0,2 %
multifaktorielle Fehlbildungen	2,7–3,0 %
insgesamt	3,6–5,1 %

Neben der Risikoabschätzung werden auch
- weitere diagnostische Möglichkeiten,
- therapeutische Konsequenzen,
- Wiederholungswahrscheinlichkeiten,
- eventuelle Maßnahmen zur Prävention

besprochen. Die Information soll das Paar/die Mutter in die Lage versetzen, verantwortungsbewusst entscheiden zu können: z. B. für oder gegen das Austragen eines geschädigten Kindes oder u.U. auch ganz auf Nachkommen zu verzichten.

A. Stammbaum

Wichtiger Bestandteil der genetischen Beratung ist die Anamnese, v. a. die Familienanamnese. Meist ist es sinnvoll, einen Stammbaum aufzustellen, um familiäre Erkrankungskonstellationen besser überblicken zu können.

B. Indikationen

Die wichtigsten Indikationen für eine genetische Beratung sind:
- mütterliches/väterliches Alter über 35/45 Jahre,
- 2 oder mehr Fehlgeburten in Folge,
- Erbkrankheiten in der Familie,
- Verwandtenehen,
- genetische Schäden beim Geschwisterkind,
- erhebliche psychische Belastungen des Paares, z. B. bei Berufstätigkeit in einer Behinderteneinrichtung, bei Kontakt mit einem behinderten Kind im Bekanntenkreis),
- Infektion der Mutter in der Schwangerschaft (z. B. Rötelninfektion),
- Mumps-Orchitis oder andere Infektionen des Vaters vor der Gravidität,
- Medikamenteneinnahme in (z. B. Antidiabetika, Zytostatika) bzw. vor der Schwangerschaft (z. B. Vitamin-A-Säurederivate),
- Drogenkonsum, Alkoholabusus,
- Strahlenexposition in der Schwangerschaft oder davor (Röntgenuntersuchungen, berufliche Strahlenexposition),
- berufsbedingte Belastungen (erhöhte Infektionsgefahr, Umgang mit chemischen, toxischen oder radioaktiven Stoffen),
- Auffälligkeiten in der Ultraschall-Untersuchung (S. 56 f),
- auffälliger Triple-Test.

C. Ablauf der genetischen Beratung

Eine genetische Beratung kann entweder vor einer geplanten oder während einer bereits bestehenden Schwangerschaft indiziert sein, je nachdem, welche Fragen sich stellen. Sind schwere erbliche Erkrankungen in der Familie bekannt, z. B. die Muskeldystrophie vom Typ Duchenne, so sollte sich das Paar über sein individuelles Risiko, ebenfalls ein erkranktes Kind zu bekommen, schon vor der Schwangerschaft informieren.

Die Beratung wird durch den behandelnden Frauenarzt, eine humangenetische Beratungsstelle oder den Arzt durchgeführt, der die invasive Diagnostik vornimmt. Dabei ist folgender Ablauf typisch:
- Erheben der Anamnese, insbesondere der Familienanamnese,
- Stammbaumerstellung bis zur Verwandtschaft dritten Grades,
- Berechnung/Abschätzung des Risikos für eine (genetisch bedingte) Schädigung,
- ggf. Karyotypisierung der Eltern,
- Beratung über Möglichkeiten und Risiken der pränatalen Diagnostik (nichtinvasive und invasive Methoden).

Inhalt des Beratungsgesprächs müssen auch die möglichen Konsequenzen positiver Untersuchungsergebnisse sein, also z. B. die Frage, ob bei einem erhöhten Fehlbildungsrisiko eine weitere invasive Abklärung gewünscht wird, und ggf., ob bei schweren Fehlbildungen ein Abbruch der Schwangerschaft aus medizinischer Indikation infrage kommt.

Genetische Beratung

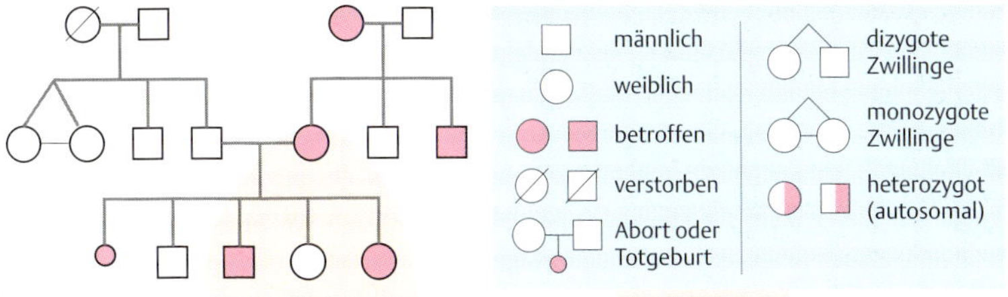

männlich
weiblich
betroffen
verstorben
Abort oder
Totgeburt
dizygote
Zwillinge
monozygote
Zwillinge
heterozygot
(autosomal)

A. Stammbaum

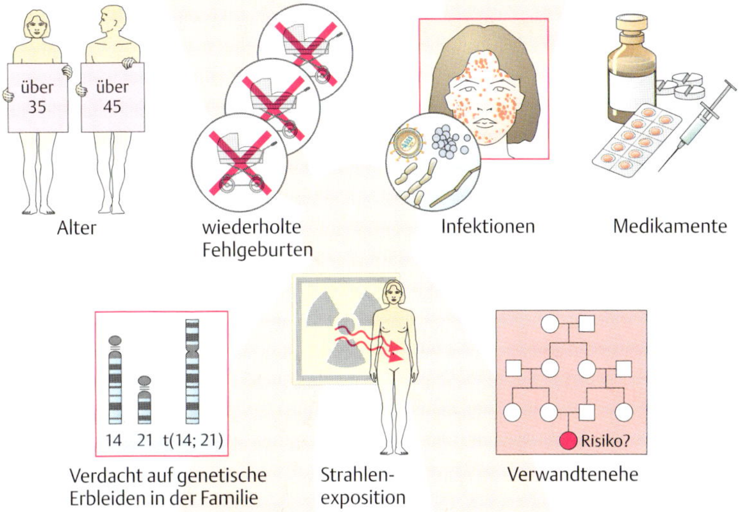

über
35
über
45
Alter
wiederholte
Fehlgeburten
Infektionen
Medikamente
14
21
t(14; 21)
Verdacht auf genetische
Erbleiden in der Familie
Strahlen-
exposition
Risiko?
Verwandtenehe

B. Indikationen zur genetischen Beratung

Stammbaumerstellung
Ratsuchende
pränatale Diagnostik;
invasive und nichtinvasive
Methoden
Anamnese und
Familienanamnese
über 3 Generationen
körperliche Untersuchung;
Blutuntersuchung
Beratung über
Möglichkeiten
und Risiken

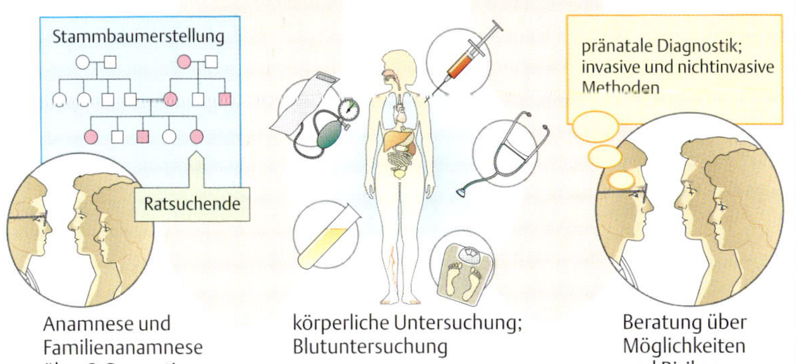

C. Ablauf der genetischen Beratung

A. Asthma bronchiale

In den meisten Fällen hat die Schwangerschaft keine drastischen Auswirkungen auf ein vorbestehendes Asthma bronchiale. Allerdings ist im III. Trimenon durch den zunehmenden Zwerchfellhochstand die Vitalkapazität reduziert, mit entsprechender Minderbelüftung der Lungen und einem Absinken des Sauerstoff-Partialdrucks im Blut. Dies kann zu einer Minderversorgung des Fetus mit Sauerstoff führen.
Therapie. Die Therapie des Asthmas mit Glucocorticoiden und β-Sympathomimetika wird auch in der Schwangerschaft beibehalten. Diese Medikamente wirken auf den Uterus relaxierend (wehenhemmend) und fördern darüber hinaus die Lungenreife des Kindes (S. 120 f).

B. Blutdruckveränderungen

1. Hypertonus. Ein Bluthochdruck kann sich in der Schwangerschaft deutlich verschlechtern, in diesen Fällen spricht man auch von der sog. „Pfropfgestose" (S. 150 ff). Durch die Engstellung der Gefäße wird der Uterus unzureichend mit Blut versorgt, und die Plazenta reift und verkalkt vorzeitig. Dies wiederum versucht der Körper durch eine weitere Erhöhung des Blutdrucks zu kompensieren, sodass ein Teufelskreis von Regulation und Gegenregulation mit immer weiter ansteigendem Blutdruck resultieren kann.

Um diesen Teufelskreis zu durchbrechen, ist eine medikamentöse Behandlung notwendig. Dabei kommen vor allem Dihydralazin und α-Methyldopa zum Einsatz. Der Blutdruck sollte unbedingt auf Werte unter 140/90 mm Hg gesenkt werden.
2. Hypotonus. Der zu niedrige Blutdruck (unter 100/60 mm Hg) führt in der Gravidität ebenfalls zu einer Minderversorgung von Plazenta und Fet. Es kommt zur fetalen Wachstumsretardierung und infolge dessen gehäuft zur Frühgeburt.

Die Therapie umfasst

- mechanische Maßnahmen (z. B. Kompressionsstrümpfe, Kreislauftraining, Wechselbäder, Extremitätenmassage),
- die Einnahme blutdrucksteigernder Medikamente (z. B. Etilefrin, ab dem II. Trimenon auch Dihydroergotamin; Nebenwirkung sind gelegentlich Kopfschmerzen.

C. Herzerkrankungen

Bei schweren Herzvitien (am häufigsten Mitralstenose) kann sich durch die zusätzliche Belastung des Herz-Kreislauf-Systems in der Schwangerschaft (S. 44 f) eine evtl. bestehende Herzinsuffizienz verschlechtern. Eine betroffene Frau sollte sich deshalb möglichst schon *vor* einer geplanten Schwangerschaft von ihrem behandelnden Kardiologen beraten lassen. Ist sie schon schwanger, muss u.U. zum Schwangerschaftsabbruch aus medizinischer Indikation (S. 30 f) geraten werden, sofern ihre Gesundheit oder ihr Leben gefährdet ist.

Sind Herzklappen geschädigt, nimmt ggf. die häufig in der Schwangerschaft ohnehin bestehende Anämie durch eine zusätzliche mechanische Zerstörung der Erythrozyten zu. Der Fet ist dann nicht ausreichend mit Sauerstoff versorgt.

Im Falle schwerer Herzerkrankungen mit ausgeprägter Herzinsuffizienz (Grad III und IV der NYHA, New York Heart Association) wird meist eine Sectio caesarea als Entbindungsmodus empfohlen. Dies sollte in Abstimmung mit dem Kardiologen und dem Anästhesisten geschehen.
Therapie. Die spezifische Therapie richtet sich nach der Art der Erkrankung. Eventuell notwendige Operationen am Herzen bedeuten in der Schwangerschaft für die Mutter wie für das Ungeborene ein erhebliches Risiko und sind deshalb nur in Ausnahmefällen indiziert.

Patientinnen mit Z.n. Endokarditis erhalten in aller Regel zum Geburtszeitpunkt bzw. unter der Geburt eine Antibiotika-Prophylaxe (z. B. mit Ampicillin), um ein Rezidiv zu verhindern.

In Absprache mit den behandelnden Internisten sollte bei bestehendem Herzfehler auch an eine Aspirin-Gabe zur Verhinderung von Mikrothromben gedacht werden, sofern die Schwangere es nicht bereits aufgrund der Grunderkrankung dauerhaft einnimmt.

Cumarine (Marcumar) werden wegen des erhöhten Fehlbildungsrisikos vor einer geplanten Schwangerschaft bzw. sofort nach Feststellen derselben abgesetzt. Die Patientin erhält statt dessen Heparin.

Vorbestehende mütterliche Erkrankungen I

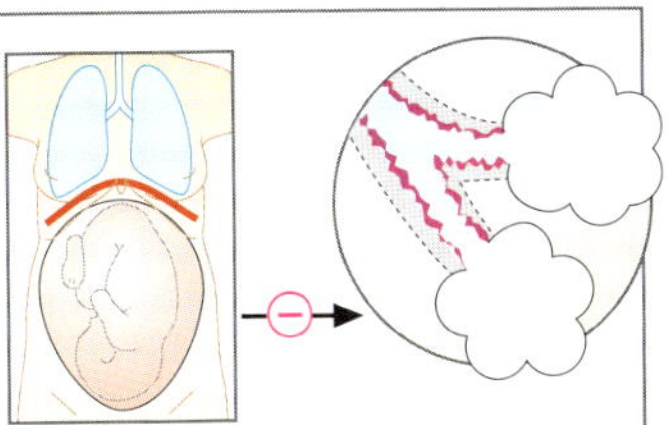

Zwerchfellhochstand

Asthma bronchiale

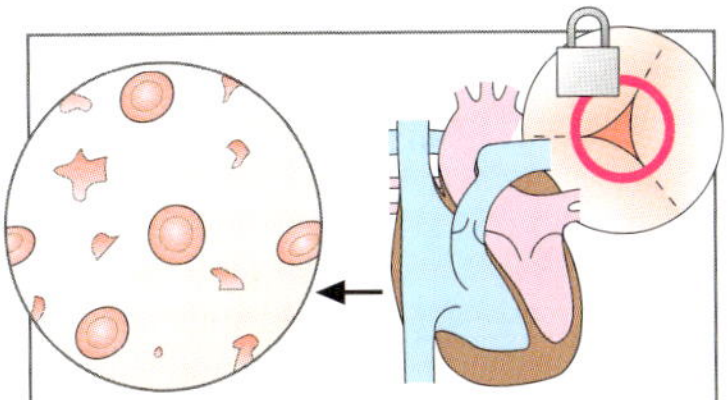

Zerstörung der Erythrozyten (Anämie)

Herzinsuffizienz Klappenfehler

O_2-Minderversorgung des Fetus

Therapie

- Kortikosteroide → Förderung der Lungenreife
- β-Mimetika → Tokolyse

A. Asthma bronchiale

Therapie

hohes Operationsrisiko für Mutter und Kind; spezifische Therapie richtet sich nach der Art der Erkrankung

C. Herzerkrankungen

Minderperfusion der Plazenta

Engstellung der Gefäße

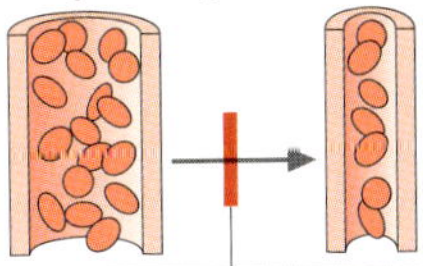

Erhöhung des Blutdrucks

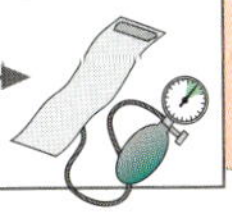

RR↓

Therapie

Dihydralazin

α-Methyldopa

1. Hypertonus

Minderversorgung des Fetus

Blutdruck <100/60 mmHg

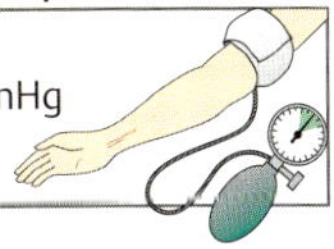

Therapie

- Kompressionsstrümpfe
- Kreislauftraining
- Wechselbäder
- Massagen

2. Hypotonus

B. Blutdruckveränderungen

A. Diabetes mellitus

Neben dem Gestationsdiabetes (S. 156 f) muss auch ein schon vorbestehender Diabetes mellitus (Typ I) in der Schwangerschaft so gut wie irgend möglich eingestellt werden. Embryonale Fehlbildungen infolge stark schwankender oder ständig erhöhter Blutzucker-(BZ)-Werte der Mutter sind nicht selten. Daher ist im Falle einer geplanten Schwangerschaft eine extrem strenge Einstellung des BZ mit Werten zwischen 90 und 100 mg/dl bereits vor der Konzeption empfehlenswert.

Problematik. Während der Schwangerschaft steigt der Insulinbedarf bis zur Geburt an. Der Fet produziert ebenfalls Insulin und kann somit mütterliche Blutzuckerspitzen kompensieren. Dies führt bei der Mutter zu scheinbar normalen BZ-Werten, auf der fetalen Seite allerdings zu einer sog. „Zuckermast", da er das Überangebot an Kohlenhydraten durch eine entsprechende Insulinproduktion zu kompensieren versucht. Hieraus entwickelt sich eine fetale *Makrosomie (Fetopathia diabetica)* mit stark verdicktem Hautmantel, Geburtsgewichten über 4000 g, Polyhydramnion und einer unzureichenden Ausreifung der Organe, v. a. der Lungen.

Therapie. Neben der diätetischen Einstellung des mütterlichen Blutzuckers ist vor allem die Insulingabe wesentliches Standbein der Therapie. Da orale Antidiabetika teratogen wirken, müssen sie vor oder spätestens mit Bekanntwerden der Schwangerschaft abgesetzt werden. Die Patientin sollte in enger Kooperation mit dem Internisten betreut werden. Schwangere Diabetikerinnen entwickeln darüber hinaus häufiger hypertensive Erkrankungen in der Gravidität (S. 150 ff). Auch aus diesem Grund ist eine engmaschige Überwachung von Mutter und Kind angezeigt.

Geburt. Der Entbindungstermin richtet sich nach den Möglichkeiten der Zuckereinstellung. Sind die BZ-Tagesprofile gut und bleiben kindliche Auffälligkeiten aus, ist gegen ein Austragen der Schwangerschaft bis zum errechneten Geburtstermin nichts einzuwenden. Allerdings sollte die Indikation zur vorzeitigen Beendigung im Falle von Komplikationen großzügig gestellt werden (schlecht einstellbarer BZ, Makrosomie, Angio- und/oder Nephropathie).

B. Nierenerkrankungen

Vorbestehende Erkrankungen der Nieren, insbesondere chronische Glomerulonephritiden, führen in über 30 % zur Entwicklung eines schwangerschaftsbedingten Hypertonus **(1.)** mit entsprechenden Risiken für den Feten (S. 72 f). Ebenso kann es durch die Schwangerschaft zu einer Verschlechterung der Erkrankung selbst kommen.

Bei massiver Proteinurie ist die Eiweißbilanz durch eine entsprechende Substitution auszugleichen. Dies kann bedeuten, dass die Schwangere stationär behandelt werden muss.

Bei Fällen mit manifester Proteinurie und vor der Schwangerschaft bereits bestehendem Hypertonus ist in bis zu 70 % mit der weiteren Verschlechterung der Blutdrucksituation und mit entsprechenden kindlichen Risiken zu rechnen. Wenn es bereits am Ende des ersten Trimenons zum Fortschreiten der Hypertonie kommt, ist dies mit einer deutlich erhöhten perinatalen Mortalität verbunden. Bei zusätzlich bestehender Niereninsuffizienz mit Stickstoffretention ist – ggf. nach Beratung mit einem Nephrologen – die Indikation zum Schwangerschaftsabbruch aus mütterlichen und kindlichen Gründen gegeben.

Harnwegsinfekte. Die hormonbedingte Gefäßerweiterung und ggf. eine zusätzliche Glukosurie in der Schwangerschaft begünstigen das Auftreten von Harnwegsinfekten. Häufig findet sich eine symptomlose Bakteriurie, die in der Gravidität grundsätzlich behandelt werden muss. Bei Fortschreiten des Befundes kann es zur Zystitis, Pyelitis und sogar Pyelonephritis mit Urosepsis kommen. Hierbei ist aufgrund der unterschiedlichen Harnleiterweite die rechte Seite häufiger betroffen als die linke.

Neben der fieberhaften Verlaufsform, die mit typischen Flankenschmerzen, hohem Fieber und entsprechenden Blut- (Leukozytose, CRP ↑) und Urinveränderungen einhergeht, gibt es auch eine atypische afebrile Form der Pyelonephritis. Letztere wird meist erst spät erkannt und führt deshalb häufiger zu bleibenden Nierenparenchymschäden. Therapiert wird mit Antibiotika, im Falle der Pyelonephritis unter stationären Bedingungen.

Vorbestehende mütterliche Erkrankungen II

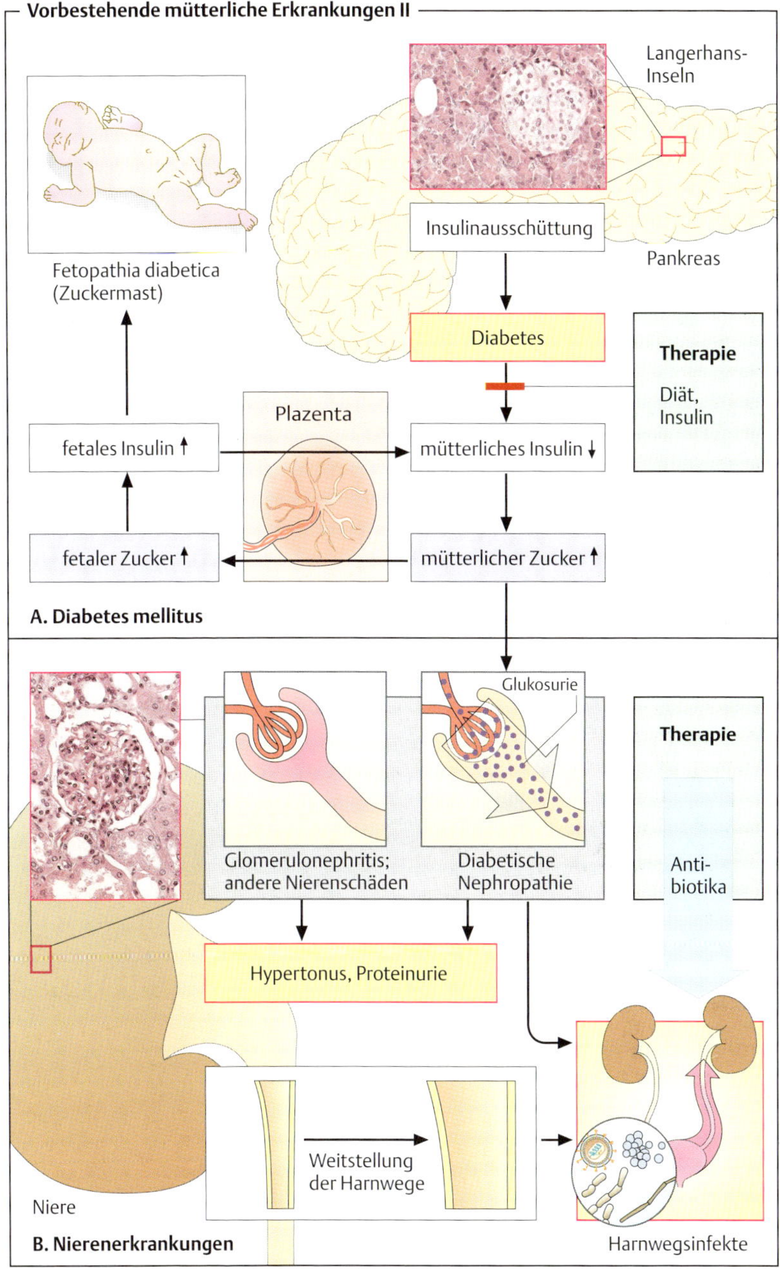

A. Diabetes mellitus

B. Nierenerkrankungen

Die Extrauteringravidität (EUG oder EU) tritt mit einer Häufigkeit von ca. 1:100 Schwangerschaften auf. Hierbei kommt es zwar zu einer normalen Befruchtung der Eizelle, die Nidation findet aber nicht im Uterus sondern außerhalb davon statt. Dies ist durch die Tatsache begründet, dass die Einnistung der befruchteten Eizelle am 6.–7. Tag stattfindet, unabhängig davon, ob die Wanderung in den Uterus vollendet ist oder nicht.

A. Lokalisation

Die mit Abstand häufigste Lokalisation (95–98%) ist in der Tube. Die Durchwanderung des Eileiters kann aus folgenden Gründen gestört sein:

- Z.n. Salpingitis,
- Endometriose,
- Z.n. Operationen am Eileiter (z. B. bei vorangegangener EUG),
- Intrauterinpessar (veränderte Tubenmotilität),
- verlängerte Tuben,
- mangelnde Tubenmobilität und -peristaltik.

B. Klinik und Diagnostik

Die EUG macht sich meist durch Unterbauchschmerzen in der 5.–6. SSW bemerkbar, da sich die Tube durch das Wachstum der Frucht zunehmend aufweitet und dabei das Peritoneum entsprechend schmerzhaft dehnt. Bei Zerreißungen des Eileiters (Tubarruptur) tritt zusätzlich ein plötzlicher, extremer, meist einseitig lokalisierter Schmerz auf **(1.)**. Blutet es in den Bauchraum, kommen Zeichen des Schocks hinzu (Blutdruckabfall, Tachykardie, Kaltschweißigkeit; **2.**).

Wegen der Platzprobleme im Eileiter sistiert das Wachstum der Frucht meist in der 6.–7. SSW. Da damit auch die β-HCG-Produktion abnimmt, sinkt der Progesteron-Spiegel, was zu einer Schmierblutung führt **(3.)**.

Neben den oben genannten klinischen Zeichen und der gynäkologischen Tastuntersuchung (druckschmerzhafte, vergrößerte Tube; weicher, aufgelockerter Uterus) spielt die Sonographie bei der Diagnostik die entscheidende Rolle. Neben dem leeren Uteruskavum mit hoch aufgebauter Schleimhaut ist im Douglas-Raum freie Flüssigkeit zu sehen, und in manchen Fällen sogar die EUG selbst. Die Labordiagnostik sollte neben der β-HCG-Bestimmung auch die Voruntersuchungen für die notwendige Operation umfassen: Blutbild, Elektrolyte, Gerinnung, Blutgruppe.

C. Therapie

Eine EUG wird in aller Regel operativ behandelt. Heute lässt sich der Eingriff in fast 90% der Fälle laparoskopisch durchführen (sog. „minimal invasive Chirurgie, *MIC*"). Infrage kommen

- ein tubenerhaltendes Vorgehen (Rezidivrisiko ca. 30%),
- die Entfernung des Eileiters (Salpingektomie).

Soll die Tube erhalten bleiben, wird sie gespalten und die Frucht samt Trophoblast aus dem Tubenbett entfernt.

In Deutschland wenig verbreitet, aber ebenso möglich ist die medikamentöse Behandlung mit einem Zytostatikum (Methothrexat). Nach dem Absterben des Trophoblasten geht die Schwangerschaft zugrunde und wird vom mütterlichen Körper resorbiert. Die Methothrexat-Gabe stellt auch eine Therapieoption bei unvollständiger Operation mit Trophoblastpersistenz dar. In diesem Fall sinkt trotz des operativen Eingriffs der β-HCG-Spiegel nicht bis auf null, und man muss davon ausgehen, dass Anteile des Trophoblasten im Eileiter verblieben sind. Durch Methothrexat lässt sich eine erneute Operation vermeiden, sofern danach die β-HCG-Spiegel im mütterlichen Serum komplett auf null zurückgehen.

D. Komplikationen

Bei der Eileiterruptur kann es plötzlich zu massiven, lebensbedrohlichen intraperitonealen Blutungen kommen **(1.)**. Diese erfordern die sofortige Operation.

Im Falle eines tubenerhaltenden Eingriffs ist postoperativ in etwa 30% mit einem EUG-Rezidiv zu rechnen. Ebenso möglich ist ein kompletter Tubenverschluss mit anschließender Sterilität **(2.)**.

Extrauteringravidität

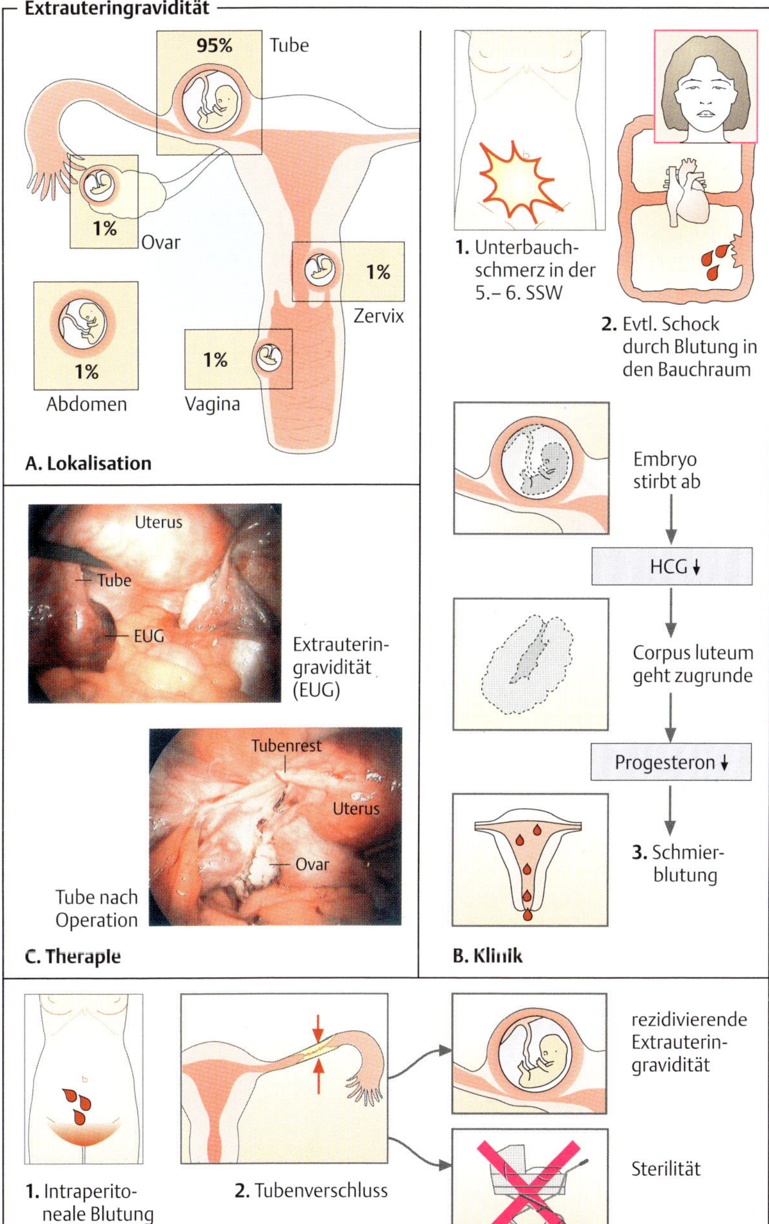

Als Gestosen bezeichnet man Erkrankungen, die durch die Schwangerschaft selbst hervorgerufen werden. Entsprechend ihres zeitlichen Auftretens innerhalb der Schwangerschaft sind hierbei

- die Frühgestosen (I. Trimenon) und
- die Spätgestosen (II. und III. Trimenon)

zu unterscheiden.

Als wichtigste Erkrankungen aus dem Formenkreis der Frühgestosen sind die übermäßige Speichelproduktion (Hypersalivation oder Ptyalismus gravidarum) und die vorwiegend morgendlich auftretende Übelkeit mit Erbrechen (Emesis gravidarum) zu nennen. Erst wenn das Erbrechen so stark wird, dass die werdende Mutter keine Nahrung mehr bei sich behalten kann und es zu Stoffwechselstörungen oder Elektrolytverschiebungen kommt, spricht man vom übermäßigen Erbrechen, der Hyperemesis gravidarum.

Ptyalismus gravidarum

Der übermäßige Speichelfluss, der in Extremfällen bis zu 1000 ml pro Tag betragen kann, stellt für die werdende Mutter eine zwar lästige, aber nicht wirklich krankhafte Situation dar. Meist ist mit Ende der 14. SSW. die Hypersalivation auch beendet.

Verursacher sind der erhöhte Parasympathikotonus, emotionale und nervöse Faktoren.

Therapie. Eine Therapie ist meist nicht notwendig. Bei sehr starker Ausprägung können lokale Mundspülungen mit Adstringenzien die Beschwerden erleichtern.

A. Hyperemesis gravidarum

Bei fast allen Schwangeren kommt es in der Frühschwangerschaft (bis zur 12. SSW) zur morgendlichen Übelkeit, die allerdings mehr oder weniger stark ausgeprägt sein kann. Bei etwa der Hälfte der Frauen ist dies mit einem nur gelegentlich auftretenden Erbrechen verbunden. Nur wenn die Symptome den ganzen Tag anhalten und durch das Erbrechen keine Nahrungs- oder Flüssigkeitsaufnahme mehr möglich ist, spricht man von der Hyperemesis. Diese tritt in ca. 0,5 % der Schwangerschaften auf.

Ätiologie. Als Ursache sind einerseits die Veränderungen des mütterlichen Stoffwechsels durch die plazentaren Hormone anzusehen, insbesondere durch das β-HCG. Bei hohen β-HCG-Spiegeln (z. B. Mehrlingsschwangerschaft S. 112 ff, Blasenmole S. 80 f) tritt eine Hyperemesis sehr viel häufiger auf als unter „normalen“ Umständen.

Aber auch psychosomatische Faktoren, wie

- eine unbewusste Ablehnung der Schwangerschaft,
- Angst vor Überforderung durch die neue Situation,
- Ablehnung des Kindesvaters,
- Ablehnung des sozialen Umfeldes,

spielen bei Entstehung und Ausprägung der Erkrankung eine erhebliche Rolle.

Symptome. Durch das Unvermögen, Nahrung und Flüssigkeit bei sich zu behalten, kommt es bei der Patientin

- zum Gewichtsverlust,
- zur Dehydratation,
- zur Hypoglykämie,
- zu Elektrolytverschiebungen (Hypokaliämie, hypochlorämische Alkalose),
- in Extremfällen auch zum Nieren- und Leberversagen.

Therapie. Die Behandlung richtet sich nach dem Schweregrad der Erkrankung. In leichten Fällen genügt meist eine Umstellung der Ernährungsgewohnheiten, z. B. die erste Mahlzeit im Bett vor dem Aufstehen zu sich zu nehmen, ein Glas kalte Milch auf nüchternen Magen zu trinken, häufige und kleine, fett- und eiweißarme Mahlzeiten zu sich zu nehmen oder auch dem Appetit entsprechend zu essen. Auch mit der Akupunktur lassen sich gute Erfolge erzielen.

Bei schweren Formen der Hyperemesis ist eine Krankenhausaufnahme notwendig. Neben der initialen Nahrungskarenz und einem Ausgleich von Dehydratation und Elektrolytverschiebungen durch Infusionen, ist meist auch eine medikamentöse antiemetische Behandlung notwendig (z. B. Peremesin, Vomex A). Nach einigen Tagen beginnt der vorsichtige orale Nahrungsaufbau.

Neben der rein somatischen Behandlung ist für die Patientin oft auch die Entfernung aus dem sozialen Milieu durch die stationäre Behandlung wichtig. Nach vorsichtiger Exploration der persönlichen Situation der Frau kann es ggf. auch hilfreich sein, ein Besuchsverbot auszusprechen.

Frühgestosen

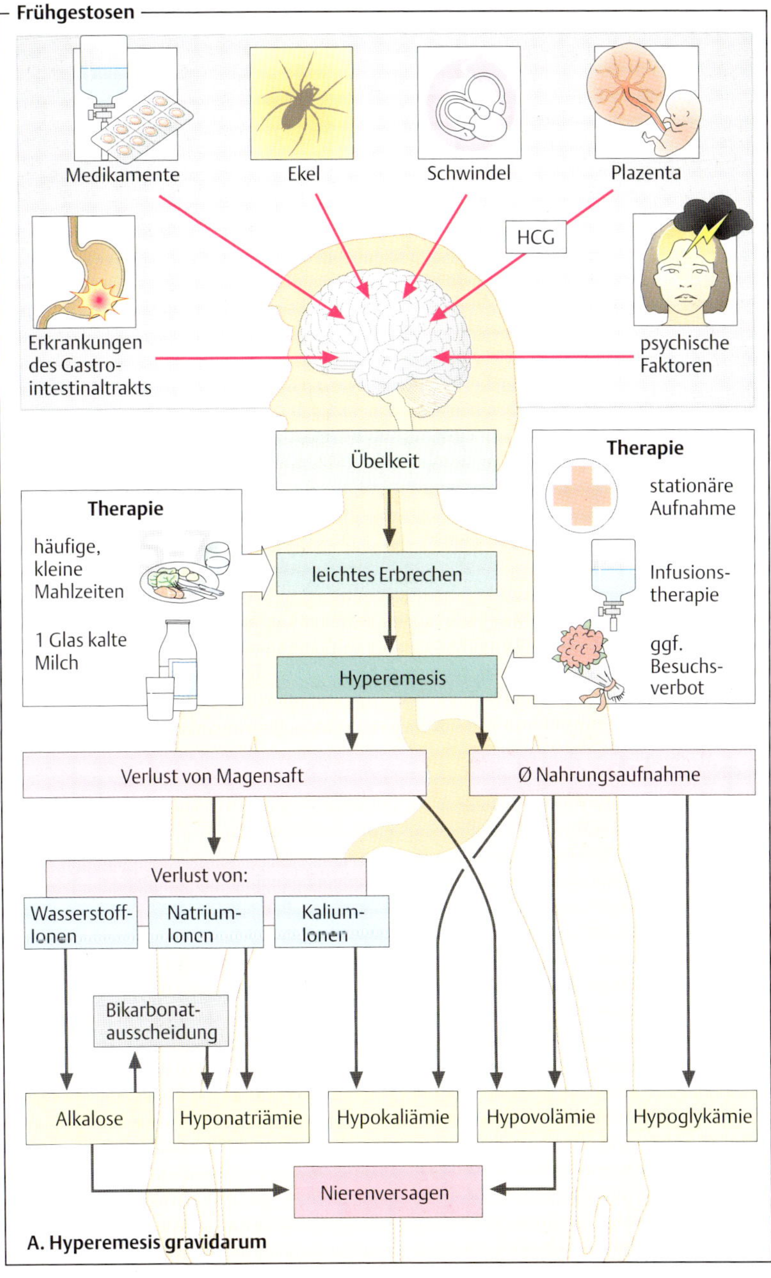

A. Hyperemesis gravidarum

A. Blasenmole

Bei etwa einer von 3000 Schwangerschaften kommt es zu einer Fehlentwicklung des Zottenstromas, meist aufgrund chromosomaler Störungen. Hierbei entstehen aus den Chorionzotten Bläschen, die einen Durchmesser von bis zu 2 mm erreichen können; daher der Name Blasenmole. Die Embryonalentwicklung ist dabei meistens derart gestört, dass sich der eigentliche Embryo gar nicht mehr finden lässt. Nur bei partiellen Molen mit Beschränkung der Zottendegeneration auf wenige Trophoblastanteile ist u.U. eine normale Embryonalentwicklung möglich.

Diagnostik. Der Trophoblast produziert extreme Mengen β-HCG, sodass u.U. Werte bis zu 1 Million Einheiten im Serum der Schwangeren gemessen werden. Dieser Nachweis ist wesentlicher Bestandteil der Diagnostik. Im Ultraschall ist durch die multiplen Bläschen ein typisches Bild zu sehen, das die Verdachtsdiagnose bestätigt: das sog. „Schneegestöber".

Die hohen β-HCG-Werte führen darüber hinaus meist zu einer Hyperemesis gravidarum (S. 36 f) und zur Ausbildung von Luteinzysten an den Ovarien, die ebenfalls sonographisch diagnostiziert werden.

Therapie. Die Therapie besteht in der instrumentellen Ausräumung der Mole in Narkose. Durch die extrem hohen β-HCG-Werte ist das Myometrium derart aufgelockert, dass die Gefahr einer Uterusperforation sehr groß ist. Aus diesem Grund wird der Eingriff unter Gabe von Kontraktionsmitteln (z. B. Oxytocin, Prostaglandine) durchgeführt. Bei massiven Blutungen kann in Einzelfällen auch eine Hysterektomie notwendig werden.

Wichtig ist, in der postoperativen Phase den Verlauf der β-HCG-Werte solange regelmäßig zu kontrollieren, bis der Spiegel wieder auf null gefallen ist.

B. Chorionepitheliom/-karzinom

Mit einer Häufigkeit von 1:20 000 Geburten muss in Europa mit einer bösartigen Entartung des Choriongewebes gerechnet werden, dem Chorionepitheliom oder Chorionkarzinom. Unter den Genitaltumoren findet sich das Chorionepitheliom mit einer Häufigkeit von 0,5 %. Die Inzidenz unterliegt allerdings starken sozio-ökonomischen Schwankungen; so beträgt die Krankheitshäufigkeit z. B. in Ostasien ca. 1:1400 Geburten.

Meist tritt das Chorionepitheliom nach Blasenmolen auf (etwa 50 % der Fälle), es kann aber auch nach Aborten (25 %), normalen Geburten (20 %) oder selten nach Extrauteringraviditäten vorkommen.

Formen. Beim Chorionepitheliom werden nach zunehmender Aggressivität folgende Formen unterschieden:

- destruierende Blasenmole mit oder ohne Metastasierung,
- nichtmetastasierendes Chorionkarzinom,
- metastasierendes Chorionkarzinom vom Low-Risk-Typ,
- metastasierendes Chorionkarzinom vom High-Risk-Typ.

Neben der lokal destruierenden Komponente mit Einwachsen in die Uteruswand finden sich im Falle einer Metastasierung vorwiegend Lungenmetastasen bzw. im Falle des High-Risk-Typs Gehirn-, Nieren- und Lebermetastasen **(3.)**.

Diagnostik. Die Diagnose ergibt sich aus den hohen Serum-HCG-Spiegeln bzw. dem fehlenden Abfall der β-HCG-Werte nach Abort, Geburt oder EUG. Klinisch steht meist die unregelmäßige Blutung im Vordergrund; bei der gynäkologischen Tastuntersuchung fällt der sehr weiche, vergrößerte Uterus auf. Die Diagnose wird durch die histologische Aufarbeitung des Abortes oder der Blasenmole gesichert.

Therapie. Neben der instrumentellen Ausräumung des Uterus wird das Chorionepitheliom/-karzinom mit Zytostatika behandelt. Je nach Schweregrad des Befundes sind dabei unterschiedliche Medikamentenkombinationen und -dosierungen möglich; in allen Schemata sind aber Methotrexat (MTX) und meist auch Actinomycin D enthalten. Die Therapie wird grundsätzlich durchgeführt, bis kein β-HCG mehr im Serum nachweisbar ist.

Prognose. Die Prognose ist auch bei Metastasen gut, da in über 90 % der Fälle durch die Chemotherapie eine Komplettremission eintritt.

Ist die Patientin bereits 2 Jahre rezidivfrei, kann auch eine weitere Schwangerschaft diskutiert werden.

Blasenmole, Chorionepitheliom

Mikroskopie

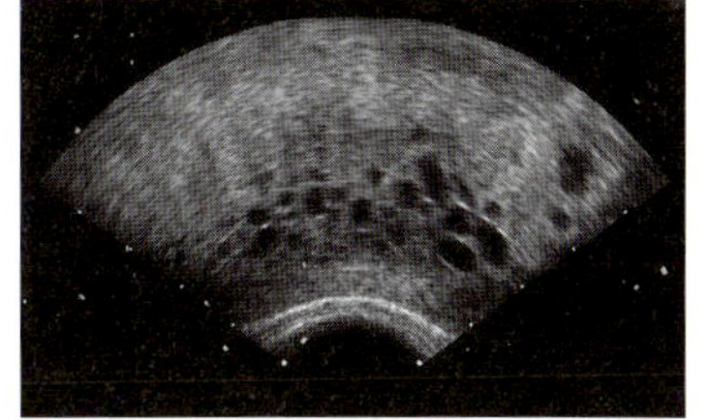

Ultraschall

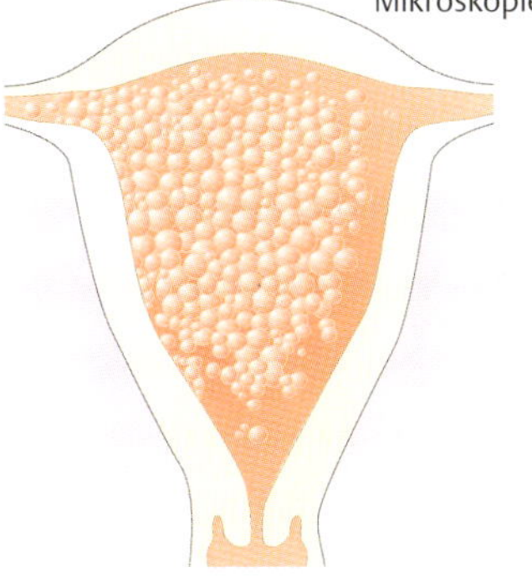

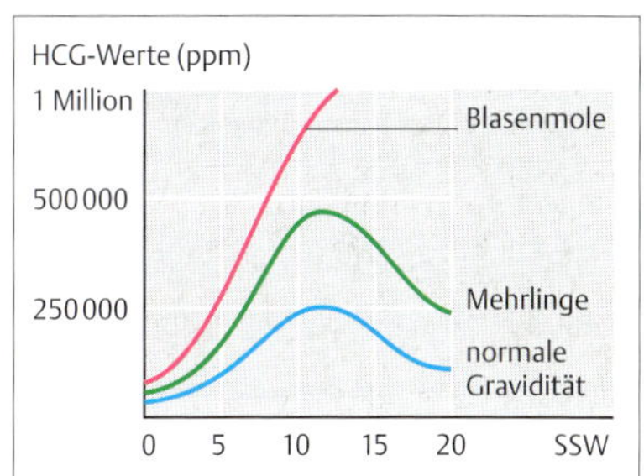

A. Blasenmole

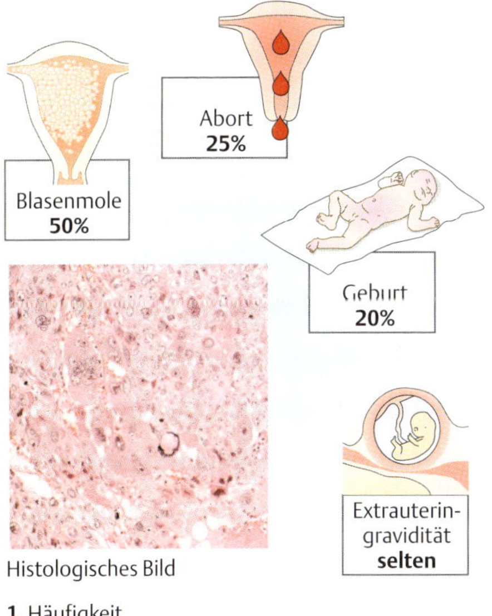

Histologisches Bild

1. Häufigkeit

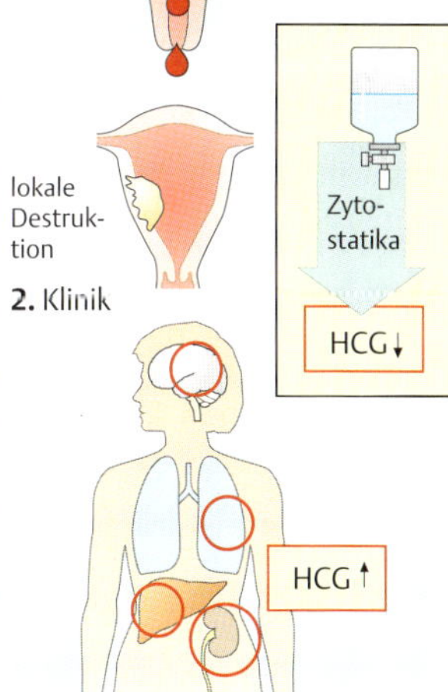

2. Klinik

3. Metastasen

B. Chorionepitheliom/-karzinom

A. Spina bifida, Rachischisis

Der Begriff *Spina bifida* umfasst verschieden ausgeprägte Fehlbildungen des Neuralrohres.

Im Bereich der unteren Lendenwirbelsäule kann es zu Verschlussstörungen des Neuralrohres und der normalerweise darüber liegenden Wirbelbögen kommen. Diese Form der Fehlbildung findet sich mit einer Häufigkeit von ca. 1:2000–1:3000 Lebendgeburten. Je nach Schweregrad unterscheidet man folgende Formen:

Spina bifida occulta (2.). Hierbei handelt es sich um die leichteste Form der Verschlussfehlbildung: Lediglich der Verschluss des Wirbelbogens bleibt aus, und Nervengewebe liegt nicht frei. Diese Befunde werden meist nur zufällig anlässlich einer Röntgenaufnahme im Lumbalbereich entdeckt. Gelegentlich findet sich über dem Defekt

- ein kleines Hautgrübchen,
- eine Pigmentanomalie (Hyperpigmentation)
- oder eine vermehrte Behaarung (Hypertrichose).

Meningozele (3.): Sind mehrere Wirbelkörper vom fehlenden Verschluss betroffen, so können sich die weichen Hirnhäute (Meningen) vorwölben und eine Zyste bilden. Die Zyste selber enthält aber kein Nervengewebe.

Meningomyelozele (4.). Sind in der Erweiterung des Arachnoidalraumes Anteile des Rückenmarks mit enthalten, so spricht man von einer Meningomyelozele. In diesen Fällen ist häufig auch der Neuralkanal selbst zystisch erweitert (Syringozele). Der Defekt ist meist von Haut gedeckt.

Rachischisis (5.). Bei der schwersten Form dieser Verschlussfehlbildung ist das Neuralrohr überhaupt nicht verschlossen, und das Nervengewebe liegt als Neuralplatte unmittelbar an der Körperoberfläche bloß („offener Rücken").

Assoziierte Fehlbildungen und Prognose. Die Prognose der betroffenen Kinder hängt naturgemäß von der Befundausprägung und evtl. damit kombinierten weiteren Veränderungen ab. Eine Operation wird in den ersten 24–48 h nach der Geburt angestrebt. Die größten bleibenden Probleme ergeben sich aus der möglichen Lähmung der unteren Extremitäten, der Harnblase und des Darmes.

Fehlbildungen im Neuralbereich sind häufig mit zerebralen Fehlbildungen (meist Hydrozephalus internus) kombiniert.

B. Omphalozele, Gastroschisis

Bei Defekten der vorderen Bauchwand sind zu unterscheiden:

- echte Fehlbildungen durch mangelnden Bauchdeckenverschluss,
- Persistenz des physiologischen Nabelbruchs (Omphalozele).

Omphalozele (1.). Bis zur 14. SSW ist im Bereich des Nabels die Eintrittsstelle der Nabelschnur in den kindlichen Körper so groß, dass sich hierin evtl. Darmschlingen finden. Wenn sich diese nicht in die Bauchhöhle des Kindes zurückverlagern, entsteht ein von Amnion (Eihaut) überzogener Bruchsack. Diese Fehlbildung tritt bei etwa einem von 4000 Lebendgeborenen auf; Kinder mit Trisomie 21 und Trisomie 18 sind häufiger betroffen.

Gastroschisis (2.). Bei der Gastroschisis liegt ein echter Defekt, eine Hemmungsfehlbildung der Bauchwand vor, da sich die lateralen Blätter der Bauchdecke im Rahmen der Embryonalentwicklung nicht in der Mitte vereinigt haben. Je nach Höhe der Läsion kann es sich um ein vor dem Körper liegendes Herz (Ectopia cordis), einen Austritt der Oberbauchorgane (Leber, Magen), des Darmes oder der Harnblase handeln.

Diagnostik und Vorgehen. Meist lassen sich sowohl die (schweren) Fehlbildungen des Neuralrohres als auch die der Bauchwand vor der Geburt im Ultraschall feststellen. Das Kind sollte dann per Kaiserschnitt in einem Perinatalzentrum zur Welt kommen, wo die sofortige kinderchirurgische Versorgung des Neugeborenen möglich ist.

Sinnvoll ist dabei, bereits unmittelbar nach Diagnosestellung mit dem Perinatalzentrum Kontakt aufzunehmen, damit sich die Schwangere rechtzeitig vor dem Geburtstermin dort vorstellen kann.

Spina bifida, Bauchwanddefekte

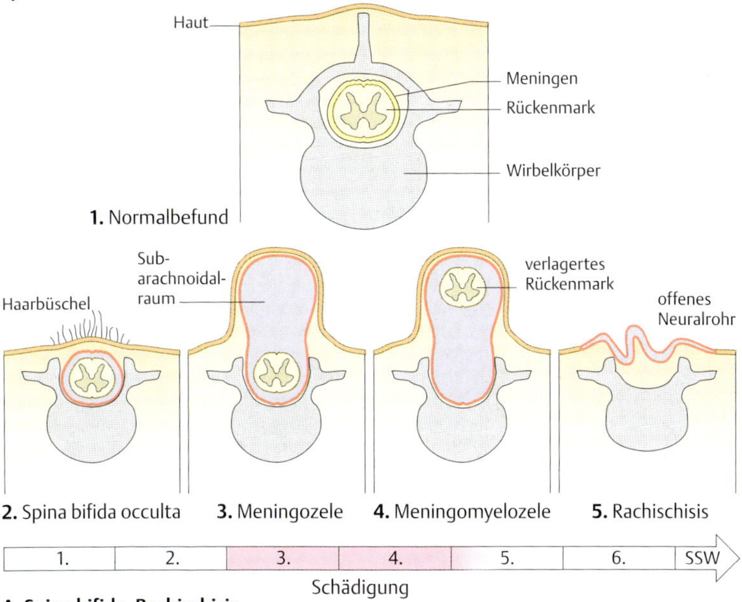

Haut
Meningen
Rückenmark
Wirbelkörper

1. Normalbefund

Haarbüschel
Sub-
arachnoidal-
raum
verlagertes
Rückenmark
offenes
Neuralrohr

2. Spina bifida occulta **3.** Meningozele **4.** Meningomyelozele **5.** Rachischisis

1.	2.	3.	4.	5.	6.	SSW

Schädigung

A. Spina bifida, Rachischisis

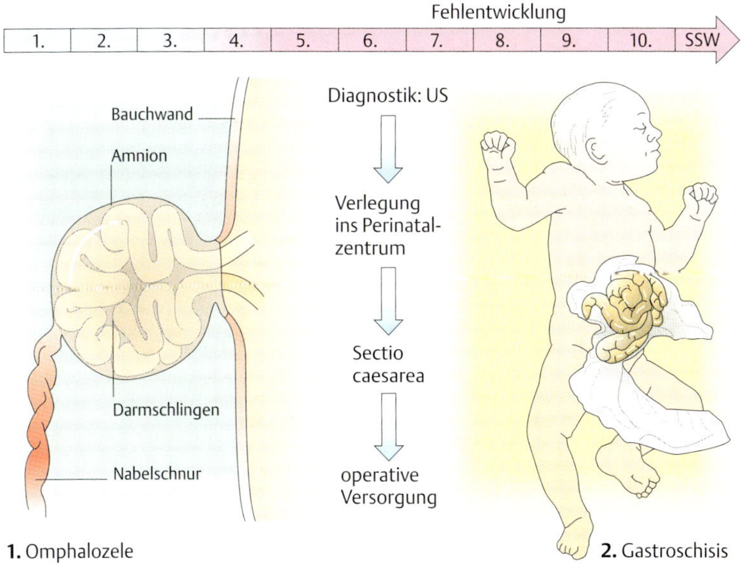

Fehlentwicklung

1.	2.	3.	4.	5.	6.	7.	8.	9.	10.	SSW

Bauchwand
Amnion
Darmschlingen
Nabelschnur

Diagnostik: US
↓
Verlegung ins Perinatalzentrum
↓
Sectio caesarea
↓
operative Versorgung

1. Omphalozele

2. Gastroschisis

B. Omphalozele, Gastroschisis

A. Nierenfehlbildungen

Fehlbildungen im Bereich der Niere und der ableitenden Harnwege kommen insgesamt mit einer Frequenz von 1:400 Lebendgeburten vor. Hierbei sind zu unterscheiden:

- schwerwiegende Fehlbildungen, z. B. Aplasie beider Nieren (extrem selten),
- weniger schwerwiegende Fehlbildungen: z. B. einseitige Nierenaplasie (1:1500 Geburten), überzählige Ureteren oder Urethralklappen.

Bei den kongenitalen Nierenzysten treten folgende Formen auf:

Autosomal rezessive polyzystische Nephropathie; Potter I (1a). Allgemeine Form der Fehlbildung von Gangsystemen mit Beteiligung auch des Gallenganges sowie mit Zysten und periportaler Fibrose der Leber. Beide Nieren sind vergrößert und die Sammelrohre tubulär erweitert.

Autosomal dominante Form; Potter III, (1b). Überall im Bereich der Sammelrohre und Nephrone bilden sich Zysten aus. Diese Erkrankung manifestiert sich meist erst zwischen dem 30. und 50. Lebensjahr. Es kommt zum Untergang des gesamten Nierenparenchyms.

Multizystische Nephropathie; Potter II (1c). Durch eine gestörte Entwicklung der Ureterknospe bilden sich Zysten, die von den Kelchen des Nierenbeckens ausgehen und morphologisch einer Stauungsniere ähneln. Diese Form ist nicht erblich bedingt.

Weitere Fehlbildungen. Häufig kommen auch überzählige Ureteren vor **(2.)**, die aber meist keinen Krankheitswert haben. Lediglich bei ektoper Mündung (Blasenhals, Urethra oder Vestibulum) können Probleme durch unwillkürlichen Harnabgang oder Refluxsymptomatik auftreten.

Im Laufe der Embryonalentwicklung wandern die Nieren von ihrem ursprünglichen Platz im kleinen Becken in die Flanken. Werden sie dabei aufgehalten, z. B. im Bereich der A. iliaca communis, so bleibt die Niere an Ort und Stelle; es kommt zur Beckenniere. Beide Nieren können aber auch so dicht aneinandergedrückt werden, dass eine Hufeisenniere entsteht **(3.)**. Beide Fehlbildungen werden meist gar nicht klinisch relevant.

B. Fehlbildungen des Herzens

Durch die unterschiedlichen Kreislaufverhältnisse vor und nach der Geburt ist es bei vielen Fehlbildungen des Herzens möglich, dass sich das Kind normal im Mutterleib entwickelt, und der Herzfehler erst mit der Geburt hämodynamisch wirksam wird. Mit Entfaltung und Durchblutung der Lunge kommt es nach dem ersten Atemzug des Neugeborenen zu einem Blutdruckabfall im rechten und einem Blutdruckanstieg im linken Herzen. Dadurch schließt sich das Foramen ovale, und der Ductus arteriosus (Botalli) obliteriert (S. 100 f).

Vorhofseptumdefekt. Hier ist der kranial lokalisierte, operativ meist relativ einfach zu behebende Septum-secundum-Defekt **(1.)**, vom weiter kaudal liegenden Septum-primum-Defekt **(2.)** zu unterscheiden. Letzterer bezieht meist den Atrioventrikularkanal mit ein und ist operativ schwieriger zu versorgen.

Ventrikelseptumdefekt. der Defekt liegt in aller Regel im membranösen, oberen Teil des Ventrikelseptums.

Hämodynamik. Bei einfachen Vorhof- oder Ventrikelseptumdefekten fließt das Blut vom linken Herzen über das rechte Herz als Mischblut in den Lungenkreislauf. Es liegt primär ein azyanotischer Herzfehler vor. Erst durch die zunehmende Belastung des Lungenkreislaufs und die stärker werdende Lungengefäßsklerose kommt es zu einem erhöhten Gefäßwiderstand und zu einer Shunt-Umkehr. Nun zirkuliert venöses Blut im großen Kreislauf, der Betroffene wird zyanotisch.

Transposition der großen Gefäße (3.). Die Aorta entspringt bei diesem Krankheitsbild aus dem rechten, die Pulmonalarterie aus dem linken Herzen. Ein Überleben des Kindes ist nur möglich, wenn der Ductus arteriosus offen bleibt.

Fallot-Tetralogie (4.). Hierbei handelt es sich um eine Fehlbildung mit 4 Symptomen: Pulmonalstenose, Ventrikelseptumdefekt, reitende Aorta (die Aorta entspringt direkt über dem Septumdefekt aus beiden Kammern), Rechtsherzhypertrophie. Es handelt sich um einen primär zyanotischen Herzfehler, der aber mit dem Leben vereinbar ist.

Nieren- und Herzfehlbildungen

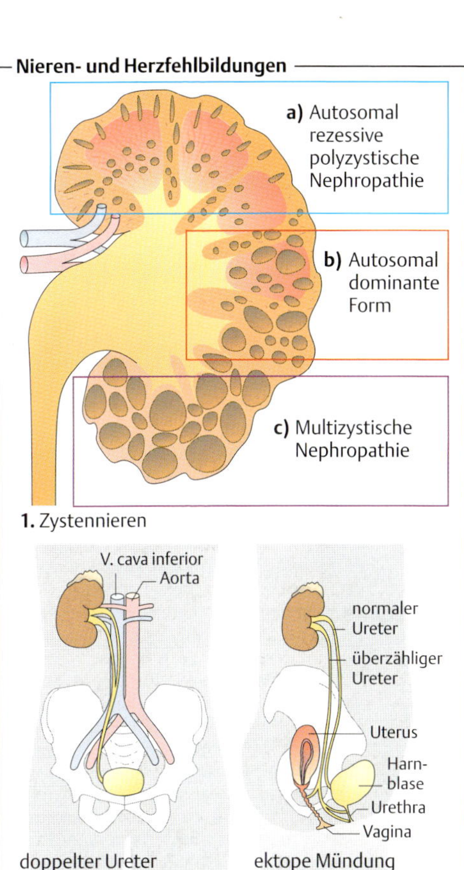

1. Zystennieren

doppelter Ureter

ektope Mündung

2. Ureterfehlbildungen

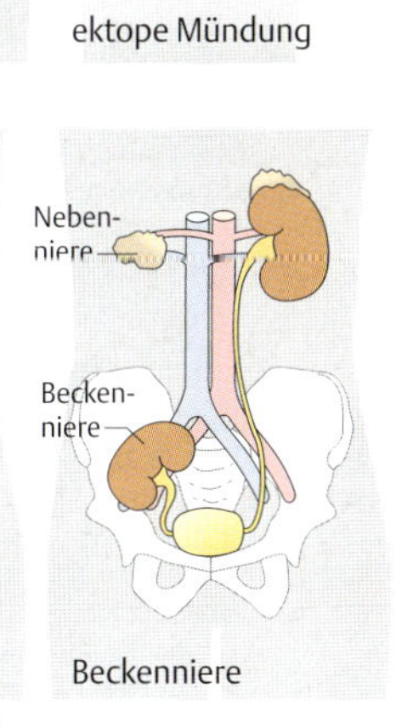

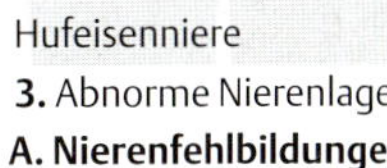

Hufeisenniere

Beckenniere

3. Abnorme Nierenlage

A. Nierenfehlbildungen

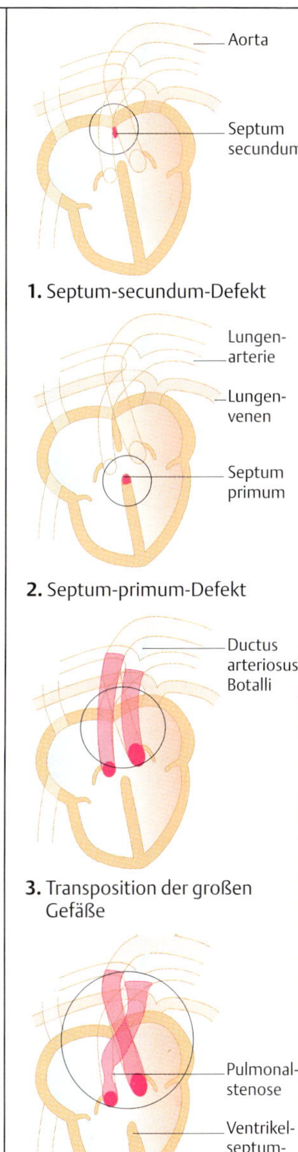

1. Septum-secundum-Defekt

2. Septum-primum-Defekt

3. Transposition der großen Gefäße

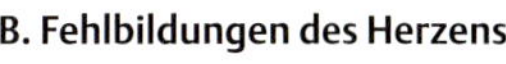

4. Fallot-Tetralogie

B. Fehlbildungen des Herzens

A. Definition und Ätiologie

Definition. Für die Einteilung der Spontanaborte (Fehlgeburten) ist zunächst der Zeitpunkt des Auftretens in der Schwangerschaft entscheidend. Unterschieden werden

- der Frühabort bis zur einschließlich 16. SSW,
- der Spätabort bis einschließlich 23. SSW,
- die Totgeburt (Infans mortuus) ab der 24. SSW bzw. ab 500 g Körpergewicht des Fetus (nach dem Personenstandsgesetz).

Ätiologie. Die häufigsten Ursachen, insbesondere für Frühaborte, sind Chromosomenanomalien. Man weiß heute, dass etwa 60% aller angelegten Schwangerschaften aus diesem Grund nicht zur Entwicklung eines gesunden Kindes führen. Meist kommt es bereits nach den ersten Zellteilungen zu einem Entwicklungsstopp. Die Frau bemerkt dabei gar nicht, dass sie überhaupt schwanger war, da sich die zu erwartende Regelblutung nicht oder nur unwesentlich verschiebt.

Weitere Gründe für eine Fehlgeburt sind:

- immunologische Ursachen; meist verhindert eine Abstoßungsreaktion des mütterlichen Körpers gegen die befruchtete Eizelle, dass diese sich korrekt einnisten kann,
- Uterusfehlbildungen, z. B. Uterus-Septum, Synechien nach Abrasio,
- Myome,
- endokrine Ursachen, z. B. ein Progesteronmangel bei Gelbkörperinsuffizienz, Hyper- und Hypothyreose,
- Infektionen, insbesondere im Frühstadium der Schwangerschaft; zu einen späteren Zeitpunkt kommt es möglicherweise zu fetalen Fehlbildungen (z. B. Röteln, Toxoplasmose, Ringelröteln),
- Medikamente (z. B. Cumarine, orale Antidiabetika),
- Genussgifte (eher selten).

Bei etwa 25% aller Aborte bleibt die Suche nach der Ursache erfolglos. Sie werden deshalb als *idiopathische Fehlgeburten* bezeichnet.

Eine Fehlgeburt stellt für die betroffene Frau und oft auch für den Partner in aller Regel eine erhebliche psychische Belastung dar. Dem sollte man durch einen einfühlsamen Umgang mit den Betroffenen unbedingt Rechnung tragen.

B. Formen und Klinik des Frühaborts

Frühaborte treten in folgenden Formen auf:

Abortus imminens. (= drohender Abort) Es kommt zu einer leichten vaginalen Blutung. In der Sonographie ist die Schwangerschaft intakt, evtl. treten leichte Wehen auf, die sich durch ziehende Unterleibsschmerzen bemerkbar machen. Viele Frauen sind durch die Blutung beunruhigt; allerdings ist eine leichte Schmierblutung in der Frühschwangerschaft häufig (in bis zu 25% der Schwangerschaften), ohne dass dies für das Ungeborene problematisch ist.

Abortus incipiens. (= einsetzender Abort) Die Blutung ist überperiodenstark, die Schwangerschaft nicht mehr intakt; die Frau spürt zunehmende, krampfartige oder wehenartige Schmerzen.

Abortus incompletus. (= unvollständiger Abort) Er zeichnet sich durch eine stärkere Blutung mit Gewebeabgang und starke Unterbauchschmerzen aus. Die Frucht oder Anteile davon sind bereits von der Gebärmutter ausgestossen worden. Bei der Untersuchung finden sich u.U. Gewebeanteile (ähnlich aussehend wie Kalbsleber) in der Scheide oder in der Vorlage.

Abortus completus. (= kompletter oder vollständiger Abort) Der Uterus hat die Schwangerschaft vollständig ausgestoßen, die Blutung sistiert wieder, im Ultraschall ist das Uteruskavum leer.

Missed abortion. (= verhaltener Abort) Die Schwangerschaft hat sich nicht weiterentwickelt, die Frucht ist abgestorben. Eine Blutung besteht nicht, auch keine Wehentätigkeit. Im Ultraschall ist der Embryo für die errechnete SSW zu klein, Herztöne sind nicht mehr nachweisbar. Diese Diagnose wird meist für die Frau überraschend aus völligem Wohlbefinden heraus bei einer routinemäßigen Schwangerenuntersuchung gestellt.

Septischer Abort. Eine Sonderform der Fehlgeburt stellt der febrile oder septische Abort dar. Er kann bei allen oben geschilderten Formen der Fehlgeburt auftreten und ist durch eine intrauterine Infektion gekennzeichnet. Er beginnt in aller Regel mit Fieber, evtl. in Kombination mit Schüttelfrost. Durch die Einschwemmung von Bakterientoxinen in die mütterliche Blutbahn kann es zum septischen Schock kommen. Die Frau verspürt ein ausgeprägtes Krankheitsgefühl mit Abgeschlagenheit, hohem Fieber und heftigen Unterbauchschmerzen.

Aborte I

40. SSW
Tot-
geburt
30. SSW
Spät-
abort
20. SSW
Früh-
abort
10. SSW
Konzeption
1. Zeitachse
14
21
t(14;21)
Chromosomen-
anomalien
Uterusanomalien
immunologische
Ursachen
endokrine
Ursachen
Medikamente
Myome
Infektionen
Genussgifte
Trauma
2. Abortursachen

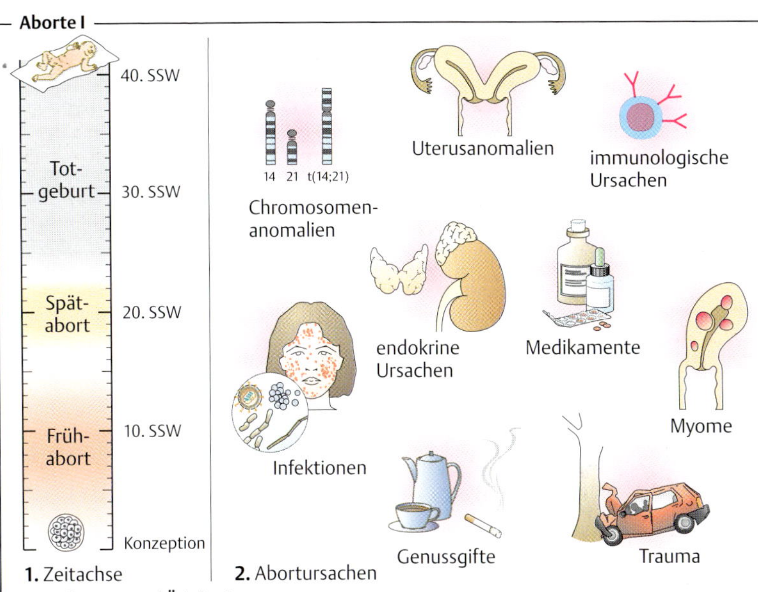

A. Definition und Ätiologie

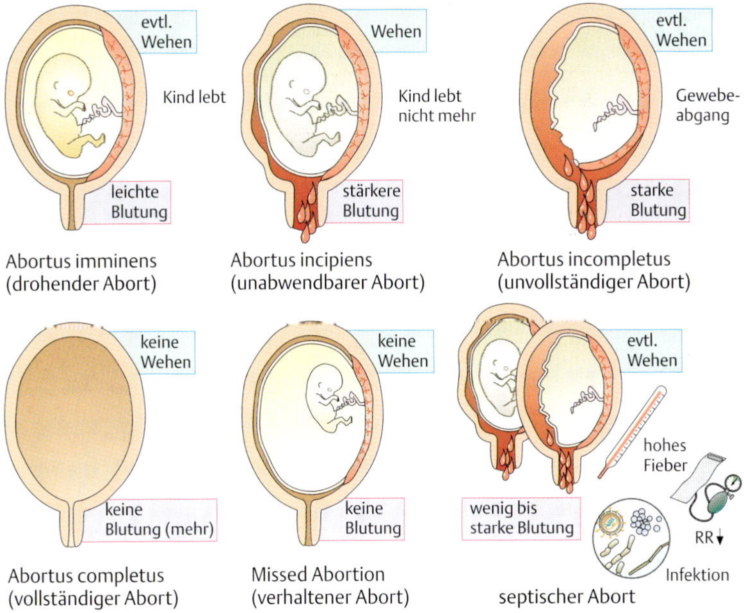

evtl.
Wehen
Kind lebt
leichte
Blutung
Abortus imminens
(drohender Abort)
Wehen
Kind lebt
nicht mehr
stärkere
Blutung
Abortus incipiens
(unabwendbarer Abort)
evtl.
Wehen
Gewebe-
abgang
starke
Blutung
Abortus incompletus
(unvollständiger Abort)
keine
Wehen
keine
Blutung (mehr)
Abortus completus
(vollständiger Abort)
keine
Wehen
keine
Blutung
Missed Abortion
(verhaltener Abort)
evtl.
Wehen
hohes
Fieber
wenig bis
starke Blutung
RR↓
Infektion
septischer Abort

B. Formen und Klinik des Frühaborts

A. Diagnostik

Bei der Abortdiagnostik stehen die klinische Untersuchung, die Sonographie (Ultraschall) und die Bestimmung des β-HCG-Wertes im mütterlichen Serum im Vordergrund.

Klinische Untersuchung. Folgende Befunde werden erhoben:

- *Konsistenz der Gebärmutter:* Der wehenlose Uterus ist weich, in einer Wehe dagegen eher fest. Bei starken Wehen oder septischem Abort kommen Schmerzen hinzu.
- *Gebärmuttergröße:* Korreliert die Größe mit dem rechnerischen Schwangerschaftsalter?
- *Muttermund:* Ist er geschlossen, leicht oder aber weit geöffnet?
- *Blutungsstärke:* Besteht eine Schmierblutung oder eine Blutung in Periodenstärke bzw. darüber/darunter? Sind Gewebsstückchen abgegangen?

Sonographie. Die Sonographie erlaubt die Unterscheidung zwischen der verschiedenen Abortformen am sichersten. Zu achten ist insbesondere auf

- Gebärmuttergröße (entspricht sie dem rechnerischen Schwangerschaftsalter?),
- Größe von Fruchthöhle und Embryo,
- Herzaktion des Embryos (vorhanden?),
- Plazentasitz,
- Zusatzbefunde (finden sich intrauterin evtl. Hämatome?).

β-HCG. Die Bestimmung des β-HCG-Wertes im mütterlichen Serum ist eher in der Verlaufsbeobachtung denn als Einzelwert entscheidend, da es große interindividuelle Schwankungen gibt.

B. Therapie

Abortus imminens. Stationäre Aufnahme, zunächst strenge, später – wenn keine Blutung mehr besteht – eingeschränkte Bettruhe. Wehen hemmende Medikamente sind in der Frühschwangerschaft wenig wirksam.

Abortus incipiens/incompletus. Hier ist ein operativer Eingriff im Sinne eine Kürettage (instrumentelle Nachräumung) notwendig, um noch im Uterus befindliche Schwangerschaftsanteile vollständig zu entfernen.

Abortus completus. Bis zur 8. SSW kann bei sonographisch leerem Kavum und guter Mitarbeit der Patientin unter regelmäßigen β-HCG-Kontrollen auf die Kürettage verzichtet werden. In allen andern Fällen oder beim geringsten Verdacht auf intrauterine Plazentareste sollte eine Kürettage folgen.

Missed abortion vor der 12. SSW. Einzeitiges Vorgehen mit Kürettage, evtl. nach Reifeinduktion der Zervix/des Muttermundes mit Prostaglandinen (S. 92 f).

Missed abortion nach der 12. SSW. Abortinduktion mit Medikamenten (Prostaglandinen); nach Ausstoßung der Schwangerschaft folgt die Kürettage.

Febriler bzw. septischer Abort. Nach Stabilisierung des mütterlichen Kreislaufs werden zunächst hochdosiert Antibiotika und Kontraktionsmittel gegeben. Erst nach Abklingen der akut entzündlichen Phase folgt die Kürettage, da bei einer sofortigen Operation Sepsisgefahr durch Einschleppung von Bakterien in die Blutbahn besteht.

C. Habitueller Abort

Von habitueller Abortneigung spricht man, wenn eine Frau 3 oder mehr Fehlgeburten in Folge hatte. Verschiedene Ursachen sind möglich:

- Chromosomenanomalien; deshalb sind die genetische Untersuchung des 3. fehlgeborenen Kindes sowie eine genetische Beratung des Paares zu empfehlen.
- Uterusfehlbildungen; zum Nachweis dienen die Sonographie, ggf. eine Gebärmutter- (Hystero-) oder Bauchspiegelung (Laparoskopie). Die meisten Fehlbildungsformen lassen sich operativ korrigieren, außer z. B. der reine Uterus duplex (S. 10 f).
- Zervixinsuffizienz (S. 120 ff); bei vorzeitiger Eröffnung des Muttermundes kann ggf. eine Cerclage (operativer Eingriff mit Umschlingung der Cervix) oder ein kompletter operativer Muttermundsverschluss helfen.
- Gelbkörperinsuffizienz; das Progesteron im mütterlichen Serum ist erniedrigt und wird ggf. medikamentös substituiert. Bei frühzeitigem Therapiebeginn (5.–6. SSW) sind die Erfolgsaussichten gut.
- Antikörperbildung der Schwangeren gegen Antigene des Kindsvaters; hier ist bislang keine effektive Therapie möglich. Versuche, die Frau mit Leukozyten des Mannes zu impfen, um ihre Immunantwort mit der Abstoßungsreaktion auf die Frucht zu unterdrücken, haben nicht den erwarteten Erfolg gebracht.

Aborte II

	Abortus imminens	Abortus incipiens	Abortus incompletus	Abortus completus	Missed Abortion
Blutung	leicht	stärker	stark	keine	keine
Muttermund	geschlossen	leicht geöffnet	offen/wieder geschlossen	wieder geschlossen	geschlossen
Uterusgröße	altersgerecht	altersgerecht	altersgerecht/ evtl. kleiner als normal	altersgerecht/ evtl. kleiner als normal	zu klein für die SSW
vaginale Sonographie	intakte Schwangerschaft, Herzaktion positiv	keine Herzaktion	kein intakter Embryo	Uterus ist „leer"	Embryo ist viel zu klein für die SSW
β-HCG im Serum	entspricht SSW ↑	entspricht SSW, fällt ab ↕	fällt ab ↓	fällt ab ↓	abgefallen ↓

A. Diagnostik

Abortus imminens	Abortus incipiens	Abortus incompletus	Abortus completus	Missed Abortion
Bettruhe Zuwendung	Saugkürettage, ggf. Uterotonika OP	Saugkürettage OP	Saugkürettage OP	< 12. SSW einzeitig: Saugkürettage > 12. SSW zweizeitig: Ausstoßung induzieren, Nachkürettage OP

B. Therapie

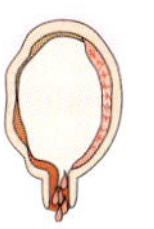
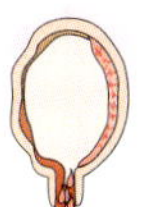
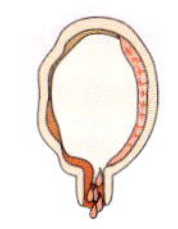
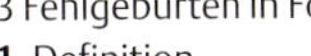

3 Fehlgeburten in Folge

1. Definition

C. Habitueller Abort

Antikörperbildung

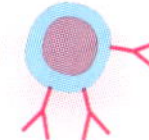

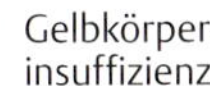

Gelbkörperinsuffizienz

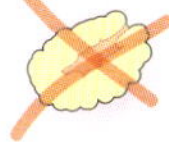

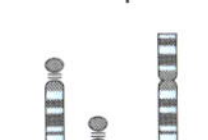
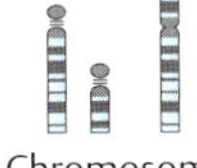
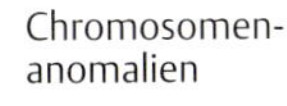

Chromosomenanomalien

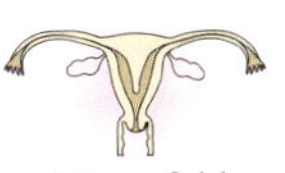
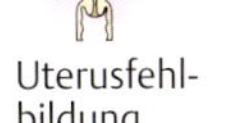

Uterusfehlbildung

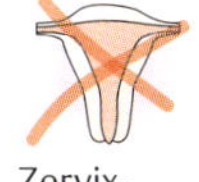

Zervixinsuffizienz

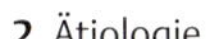

2. Ätiologie

A. Gesetzliche Grundlagen

Die gesetzlichen Bestimmungen zum Schwangerschaftsabbruch finden sich im Wesentlichen im Strafgesetzbuch unter dem – durch die Diskussionen in den letzten Jahren und die Novelle von 1995 viel diskutierten – § 218.

Nach der derzeit gültigen Fassung ist zunächst zu unterscheiden zwischen

- den *rechtmäßigen* Schwangerschaftsabbrüchen (medizinische und kriminologische Indikation),
- dem Schwangerschaftsabbruch auf Wunsch der Schwangeren, der zwar *rechtswidrig*, aber unter bestimmten Voraussetzungen straffrei ist.

Bei den rechtmäßigen Abbrüchen werden die Kosten von den Krankenkassen getragen, beim Abbruch auf Wunsch muss die Schwangere die Kosten (ca. € 330,–) selbst übernehmen. Bedürftige können über das Sozialamt ggf. einen Antrag zur Kostenübernahme an das Land stellen.

Medizinische Indikation. Sie liegt vor, wenn durch die Schwangerschaft das Leben bzw. die körperliche und/oder seelische Gesundheit der Mutter ernsthaft gefährdet sind und diese Gefahr anders als durch die Schwangerschaftsbeendigung nicht abgewendet werden kann. Eine zeitliche Begrenzung auf ein bestimmtes Schwangerschaftsalter, das zum Abbruchzeitpunkt nicht überschritten sein darf, gibt es hierbei nicht.

Unter die medizinische Indikation fallen seit der Neufassung des § 218 auch die Abbrüche bei fetalen Fehlbildungen oder chromosomalen Störungen des Ungeborenen, wobei hier mit der Bedrohung der seelischen Gesundheit der Mutter argumentiert wird. Das Austragen der Schwangerschaft könne bei kindlichen Störungen von der Mutter nicht verlangt werden, da erhebliche psychische Probleme zu befürchten seien. Obwohl vom Gesetzgeber nicht ausdrücklich vorgesehen, wird ein Abbruch der Schwangerschaft bei kindlichen Störungen praktisch nur bis zur maximal 22. SSW durchgeführt.

Kriminologische Indikation. Ein Abbruch der Schwangerschaft ist bis zur 12. Woche nach der Konzeption (also bis zur 14. SSW p.m.) auf Wunsch der Mutter möglich, wenn die Schwangerschaft Folge einer Vergewaltigung ist.

B. Formaler Ablauf

Abbruch auf Wunsch der Schwangeren. Diese Form des Schwangerschaftsabbruchs ist nur dann straffrei, wenn folgende Voraussetzungen gegeben sind:

- Feststellung der Schwangerschaft durch einen approbierten Arzt; dies geschieht meist durch Sonographie, damit auch das Schwangerschaftsalter genau festgelegt werden kann,
- Wunsch der Schwangeren nach Abbruch der Schwangerschaft,
- Beratung bei einer staatlich anerkannten Beratungsstelle (z. B. kirchliche Organisationen, ProFamilia) und Ausstellung eines Beratungsscheines,
- Wartefrist von mindestens 3 Tagen, beginnend mit dem Tag nach der Beratung,
- Durchführung des Abbruchs bis zur 12. Woche nach der Konzeption (= 14. SSW p.m.) durch einen approbierten Arzt,
- der Arzt, der den Eingriff vornimmt, darf mit der beratenden Stelle nicht in einem wirtschaftlichen Zusammenhang stehen,
- Kostenübernahme durch die Patientin, bei Bedürftigen auf Antrag auch durch das Land.

Abbruchstatistik. Obwohl eine Pflicht besteht, alle Schwangerschaftsabbrüche quartalsmäßig anonym an das Statistische Bundesamt in Wiesbaden zu melden, besteht in Deutschland doch eine erhebliche Dunkelziffer (z. T. bis zu 60 %). Neben den gemeldeten Abbrüchen (ca. 130 000 pro Jahr) ist somit eher von etwa 300 000 Abbrüchen insgesamt auszugehen. Dabei entfallen von den gemeldeten Schwangerschaftsabbrüchen etwa 4000 auf die medizinische Indikationen, 30–40 auf die kriminologische Indikation und der große Rest auf die Beratungsregelung.

Die Abbrüche werden in Arztpraxen (ca. 71 000) oder in Krankanhäusern (ca. 59 000) und meist ambulant durchgeführt.

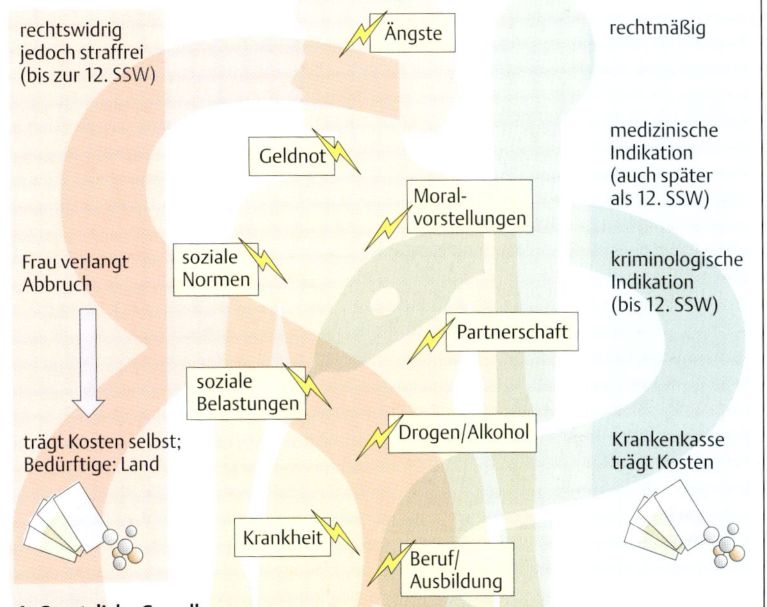

A. Gesetzliche Grundlagen

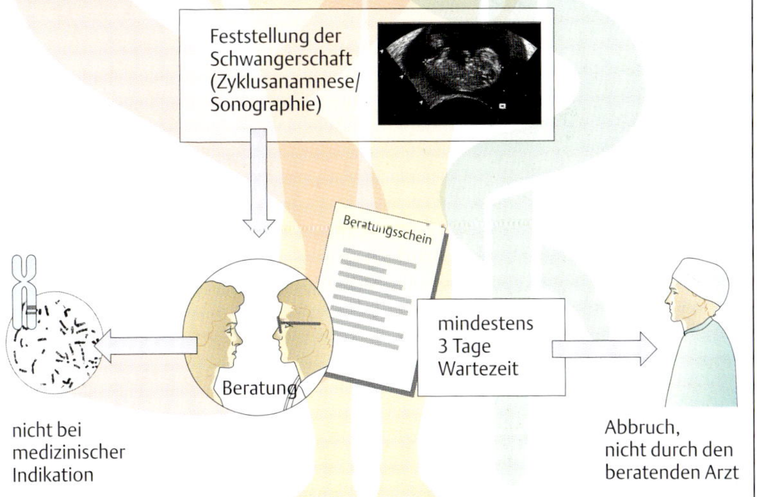

B. Formaler Ablauf

A. Durchführung in Abhängigkeit vom Schwangerschaftsalter

Für einen Schwangerschaftsabbruch gibt es unterschiedliche operative Methoden. Diese hängen vorwiegend vom Zeitpunkt des Eingriffs ab.

Vorgehen bis zur 12. SSW (p.m.).

- Einlage eines prostaglandinhaltigen Vaginalzäpfchens (z. B. Gemeprost) zur Eröffnung des Muttermundes,
- Abwarten der Wirkung über etwa 4–6 h,
- Narkoseeinleitung: entweder Vollnarkose oder Spinalanästhesie (rückenmarksnahe Narkose),
- mechanische Dilatation des Zervikalkanals mit Hegar-Stiften,
- Saugkürettage,
- evtl. instrumentelle Nachräumung mit einer stumpfen Kürette, um sicher zu gehen, dass keine Reste im Uterus geblieben sind.

Vorgehen nach der 12. SSW (p.m.).

- Einlage eines prostaglandinhaltigen Vaginalzäpfchens (z. B. Gemeprost) zur Eröffnung des Muttermundes,
- zusätzlich intravenöse Gabe von Kontraktionsmitteln (Oxytocin oder Prostaglandine),
- Abwarten, bis die Frucht spontan ausgestoßen wird,
- Einleiten einer Narkose: entweder Vollnarkose oder Spinalanästhesie,
- instrumentelle Nachräumung mit einer stumpfen Kürette.

B. Schwangerschaftsabbruch mit Mifegyne

Neben den mechanischen Möglichkeiten des Schwangerschaftsabbruchs gibt es eine medikamentöse Form, die im Jahr 2000 auch in Deutschland zugelassen wurde. Hierbei erhält die Schwangere ein Antigestagen in Tablettenform, welches den Progesteron-Rezeptor blockiert und damit den Gelbkörper untergehen lässt. Der Embryo stirbt ab und wird ausgestoßen. Unterstützt wird dieser Vorgang durch Prostaglandine, die Wehen induzieren und die Eröffnung des Muttermundes fördern.

Die Applikation ist in Deutschland nur nach eindeutiger Feststellung der intrauterinen Schwangerschaft (i.d.R. durch Sonographie mit Nachweis der Herzaktion, sicher erst ab der 7./8. SSW) und dann aber nur bis zum 49. Tag nach der Konzeption (= 9. SSW) erlaubt. Somit ergibt sich angesichts der notwendigen Beratung und der danach einzuhaltenden Wartefrist von 3 Tagen für die Frau ein sehr enges Zeitfenster, in dem diese Form des Abbruchs überhaupt möglich ist. Darüber hinaus ist das Medikament nicht in Apotheken, sondern nur direkt von der Vertriebsfirma auf Einzelanforderung eines Arztes erhältlich.

C. Komplikationen des Schwangerschaftsabbruchs

Während des Eingriffs können verschiedene Komplikationen auftreten:

- Perforation des Uterus mit der Kürette; bei starker Blutung muss der Defekt entweder laparoskopisch oder über einen Bauchschnitt übernäht werden; in Extremfällen kann zur Blutstillung eine Hysterektomie (Entfernung des Uterus) notwendig sein,
- Verletzung von Nachbarorganen (Blase, Darm); dem folgt eine Operation, um die verletzten Organe zu rekonstruieren,
- Blutungen; sie werden in den meisten Fällen erfolgreich medikamentös behandelt, z. B. mit Oxytocin, Syntometrin,
- Zervixriss; er wird während des Eingriffs genäht,
- Narkosezwischenfälle (Aspiration, Beatmungsprobleme),
- Rückenmarkverletzungen bei Spinalanästhesie,
- Kopfschmerzen.

Als *frühe postoperative Komplikationen* gelten:

- Nachblutungen,
- Infektion des Uterus mit Endomyometritis, Peritonitis, Sepsis, septischem Schock

Spätkomplikationen sind:

- Zyklusstörungen,
- Verklebungen der Eileiter, insbesondere nach Infektionen (s. o.),
- eine höhere Rate an Eileiterschwangerschaften,
- Sterilität,
- psychische Probleme, insbesondere Schuldgefühle dem Ungeborenen gegenüber; diese können sich auch noch viele Jahre nach dem Abbruch einstellen.

Schwangerschaftsabbruch II

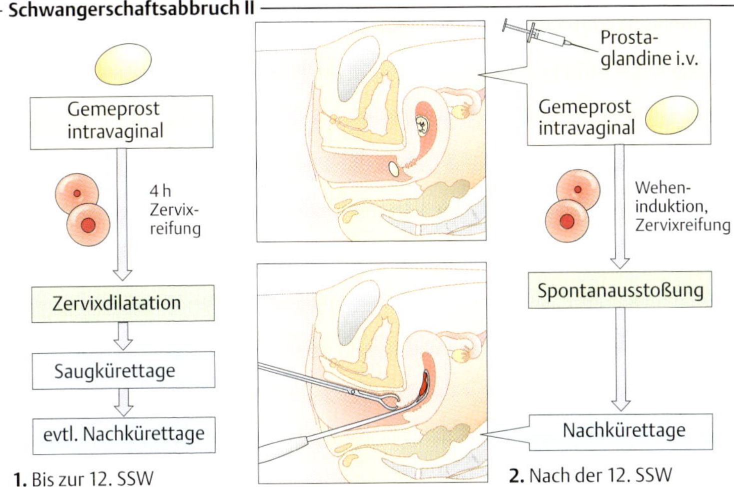

A. Durchführung in Abhängigkeit vom Schwangerschaftsalter

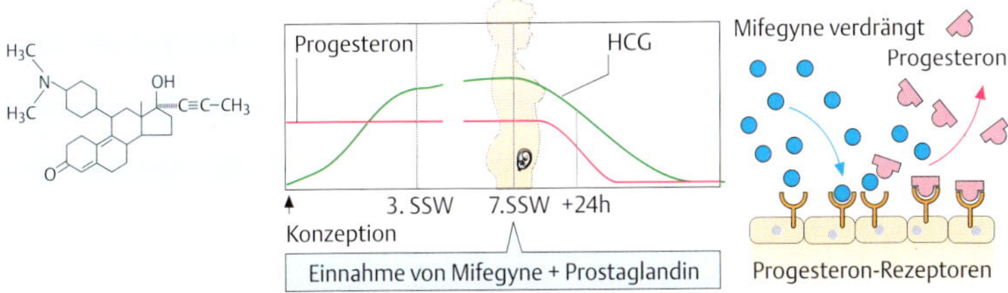

B. Schwangerschaftsabbruch mit Mifegyne

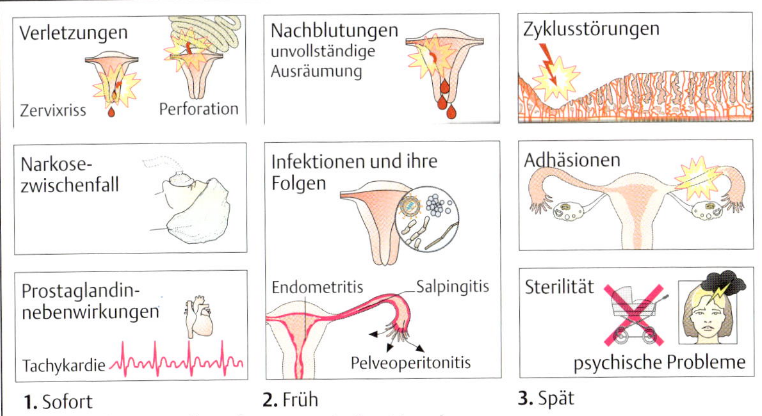

C. Komplikationen des Schwangerschaftsabbruchs

IV

II. Trimenon

A. Veränderungen im II. Trimenon

1. Die hauptsächliche *äußerliche* Veränderung, die auch die Umwelt nun bewusster wahrnimmt, ist sicherlich die Zunahme des Bauchumfangs. Mit zunehmendem Wachstum der Gebärmutter wird der typische „Schwangerenbauch" sichtbar. Zusätzlich kommt es zu einer Schwerpunktverlagerung der Schwangeren nach vorn. Dies bewirkt eine veränderte Haltung mit weiter nach hinten gebeugtem Oberkörper, was sich u.U. durch Rückenbeschwerden bemerkbar machen kann.

2. Dadurch, dass der Uterus nun über das kleine Becken hinaus gewachsen ist, vermindert sich häufig der Druck auf die Harnblase; die in den ersten Wochen oft vorhandene Pollakisurie verschwindet meist wieder. Ebenso verringert sich durch die abnehmenden β-HCG-Werte die morgendliche Übelkeit; stärkerer Druck auf den Magen, wie er im III. Trimenon auftritt, besteht noch nicht. Die Gewichtszunahme ist verhältnismäßig gering, und eine vermehrte Wassereinlagerung meist noch nicht zu beobachten. Insgesamt wird das II. Trimenon auch als die „Phase des Wohlbefindens" bezeichnet.

3. Dazu tragen in aller Regel auch die ersten Kindsbewegungen bei. Auf der psychischen Ebene nimmt die Schwangere nun Kontakt mit ihrem Kind auf. Durch das „Hineinhorchen" in den eigenen Körper, das Spüren des Ungeborenen und seiner Bewegungen und die Gespräche mit dem Kind wird das Fundament für die Mutter-Kind-Beziehung gelegt und gefestigt.

4. In Hinblick auf die Umgebung ist diese Phase der Schwangerschaft durch eine positive Grundeinstellung geprägt. Die werdende Mutter sucht oft vermehrt Kontakte nach Außen, sorgt für ausreichende Bewegung und die Möglichkeit zur körperlichen Aktivität, ggf. auch für leichte sportliche Betätigung. Außerdem ist diese Phase ideal, um eine Reise zu planen und durchzuführen.

B. Risiken im II. Trimenon

Im zweiten Schwangerschaftsdrittel besteht das Risiko der späten Fehlgeburt. Folgende Ursachen kommen in Frage:

Vorzeitige Wehentätigkeit (1.). Durch Kontraktionen der Gebärmutter, die über das für diesen Schwangerschaftsabschnitt normale Maß hinausgehen (bis zu maximal 3 Kontraktionen pro Stunde), kann sich der Muttermund öffnen. Am häufigsten sind dafür verantwortlich:

- Mehrlingsschwangerschaften,
- Scheideninfektionen,
- generalisierte Infektionen, wie z.B. Harnwegsinfekte,
- Uterusfehlbildungen,
- Polyhydramnion,
- Myome,
- körperlicher oder psychischer Stress.

Zervixinsuffizienz (2.). Von der wehenbedingten Öffnung des Muttermundes ist die *echte* Zervixinsuffizienz zu unterscheiden (S. 120 ff): Der Muttermund öffnet sich, ohne dass eine relevante Wehentätigkeit festzustellen ist. Auch hier liegen in aller Regel spontan aufgetretene oder aber schon bekannte Risiken zugrunde:

- Scheideninfektionen,
- Z.n. Operationen am Muttermund (z.B. Konisation),
- allgemeine Bindegewebsschwäche,
- Übergewicht,
- Polyhydramnion,
- Mehrlingsschwangerschaft.

Selten kommt es über den offenen Muttermund sogar zu einem Vorfall (Prolaps) der *noch geschlossenen* Fruchtblase in die Scheide **(3.)**. In diesen Fällen kann man nur durch eine vorsichtige Reposition der Fruchtblase in Narkose und mithilfe einer sog. Notfallcerclage versuchen, die Schwangerschaft zu erhalten. Allerdings sind die Erfolgsaussichten wegen der meist gleichzeitig bestehenden Infektion sehr gering.

4. Bei offenem Muttermund (s.o.) ist grundsätzlich die Gefahr gegeben, dass Keime aus der Vagina aufsteigen und die Eihäute bzw. das Endometrium infizieren. Tritt infolge dessen ein schweres Amnioninfektionssyndrom auf, ist nicht nur das Kind, sondern auch die Mutter extrem gefährdet.

Typische Veränderungen des mütterlichen Körpers

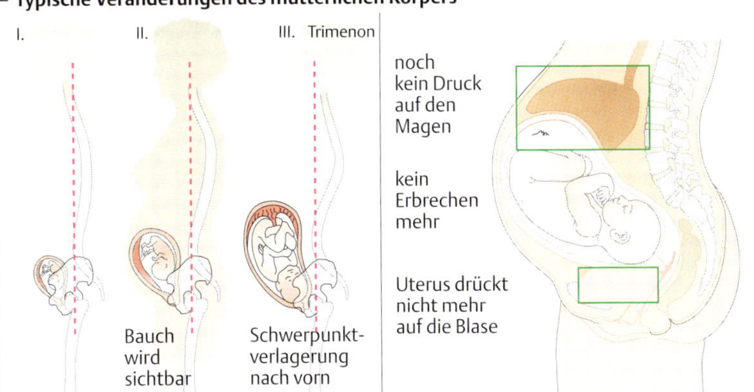

1. Äußerlich

2. Innerlich

„Phase des Wohlbefindens"

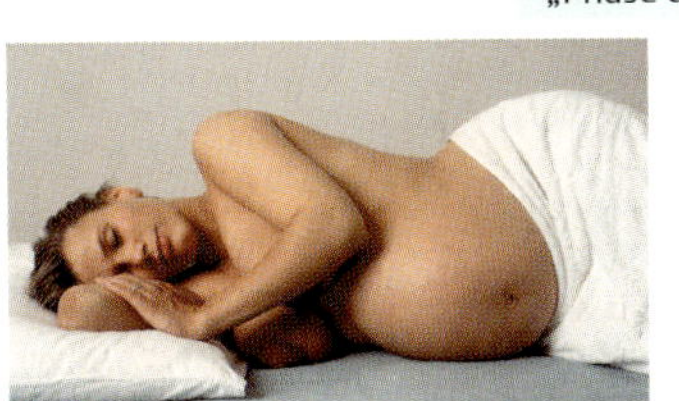

3. Psychisch

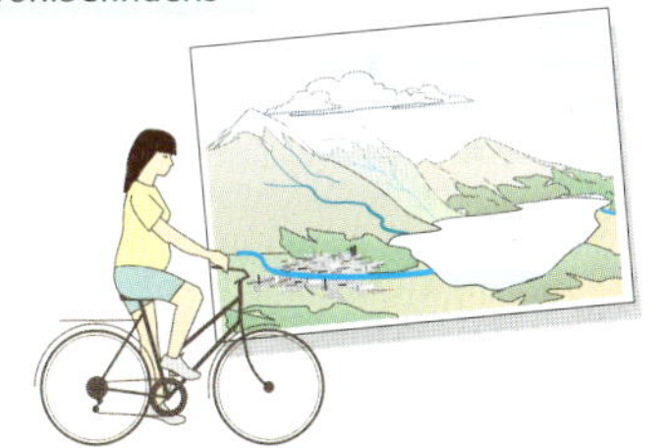

4. Im Hinblick auf die Umgebung

A. Veränderungen im II. Trimenon

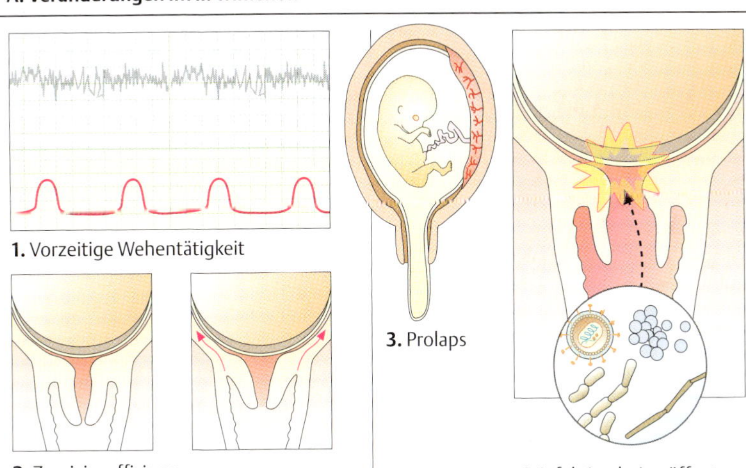

1. Vorzeitige Wehentätigkeit

3. Prolaps

4. Infektion bei geöffnetem Muttermund

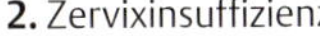

2. Zervixinsuffizienz

B. Risiken im II. Trimenon

A. 15.–18. Schwangerschaftswoche

Das II. Trimenon ist vorwiegend durch das Wachstum der bereits komplett angelegten Organsysteme gekennzeichnet. Das Kind hat relativ viel Platz in der Fruchthöhle und kann sich gut bewegen.

In diese Phase der Entwicklung fällt auch der Zeitpunkt, der für die pränatale Diagnostik durch Amniozentese günstig ist: Es ist reichlich Fruchtwasser vorhanden und die Punktion der Fruchthöhle relativ gefahrlos möglich.

Die sonographisch zu erhebenden Messwerte (Fetometrie) sind auch in diesem Schwangerschaftsdrittel wichtig, um rechtzeitig etwaige Abweichungen im fetalen Wachstum festzustellen. Hierbei bedeuten:

- *BPD:* biparietaler Durchmesser, also querer Durchmesser des Kopfes, der an den Scheitelbeinen (Ossa parietalia) gemessen wird,
- *FOD:* frontooccipitaler Durchmesser, Kopfdurchmesser von „vorne nach hinten", also zwischen Stirn und Hinterhauptsbein gemessen,
- *KU:* Kopfumfang (wird rechnerisch ermittelt),
- *AQU:* Abdomen-Querdurchmesser, Querschnitt durch das kindliche Bäuchlein auf Höhe der Lebervene,
- *AAP:* Abdomen anterior-posterior; Durchmesser des Abdomens von vorne nach hinten,
- *AU:* Abdomenumfang (wird rechnerisch ermittelt),
- *Fe:* Femurlänge (Länge des Oberschenkelknochens).

B. 19.–22. Schwangerschaftswoche

In dieser Schwangerschaftsphase wird typischerweise das in den Mutterschaftsrichtlinien vorgesehene zweite Ultraschallscreening durchgeführt. Hier ist insbesondere auf fetale Fehlbildungen zu achten, um im Falle schwerer Störungen auch noch über einen Abbruch der Schwangerschaft nachdenken zu können.

Darüber hinaus werden das kindliche Wachstum, die Fruchtwassermenge sowie Sitz und Struktur der Plazenta kontrolliert.

Meist spürt die Schwangere zu diesem Zeitpunkt auch die ersten Kindsbewegungen, i.d.R. als Tritte gegen die Bauchwand. Von Erstgebärenden werden sie aber zunächst häufig mit Blähungen verwechselt. Auch der Partner kann in die Wahrnehmung des Ungeborenen aktiv einbezogen werden, z. B. durch das Fühlen der Bewegungen oder das Hören der kindlichen Herztöne.

C. 23.–26. Schwangerschaftswoche

Mit Erreichen der 26. SSW ist auch der Zeitpunkt in der Schwangerschaft erreicht, in dem das Kind potenziell extrauterin lebensfähig wäre. Eine jetzt einsetzende Geburt würde nicht mehr als Fehlgeburt, sondern als extreme Frühgeburt bezeichnet.

Wenn auch die meisten Kinder aus dieser SSW je nach Entwicklungszustand und Wachstum kaum eine Chance auf Überleben haben (gesamte Überlebensrate etwa 25 %), und die überlebenden Kinder häufig schwere Schäden durch die Frühgeburtlichkeit davontragen (z. B. verzögerte geistige und körperliche Entwicklung, Retinopathie durch Sauerstoffbeatmung), so ist doch die Grenze von der nicht lebensfähigen zur möglicherweise lebensfähigen Leibesfrucht überschritten.

D. Wachstum und Wachstumsfaktoren

Für das intrauterine Wachstum des Fetus ist die ungestörte Funktion der Plazenta unabdingbare Voraussetzung. Als Lieferant von z. B. Aminosäuren, Glucose, Vitaminen und Mineralstoffen ist die Plazenta Filter und Austauschorgan zwischen mütterlichem und kindlichem Kreislauf.

Das fetale Wachstum selbst wird durch einen komplexen Regelkreis kindlicher und mütterlicher Hormone gesteuert. Am wichtigsten sind hierbei:

Insulin. Es fördert die Verstoffwechselung von Glucose. Durch die Insulinproduktion im kindlichen Pankreas kann das mütterliche Angebot an Glucose ausgenutzt werden.

STH. (Somatotropes Hormon oder Wachstumshormon) Wichtigstes Hormon aus dem Hypophysenvorderlappen für die allgemeine Stimulation des fetalen Wachstums. STH fördert die Aufnahme von Aminosäuren in die Zelle.

TSH. (Thyreotropin) bewirkt die Synthese und Sekretion der Schilddrüsenhormone.

Veränderung des Fetus

SSW	BPD (mm)	FOD (mm)	KU (mm)	AQU (mm)	AAP (mm)	AU (mm)	Fe (mm)
15	31	38	117	29	28	89	18
16	35	43	131	32	31	99	21
17	39	48	144	36	34	110	24
18	43	52	157	39	37	120	27

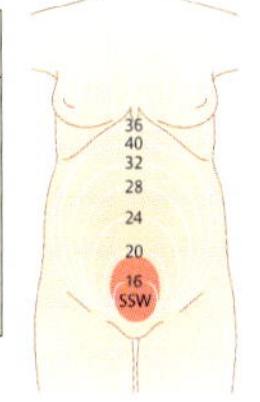

A. 15. – 18. Schwangerschaftswoche

SSW	BPD (mm)	FOD (mm)	KU (mm)	AQU (mm)	AAP (mm)	AU (mm)	Fe (mm)
19	46	57	169	42	41	130	30
20	50	61	182	45	44	140	32
21	53	65	194	49	47	151	35
22	56	69	205	52	50	161	38

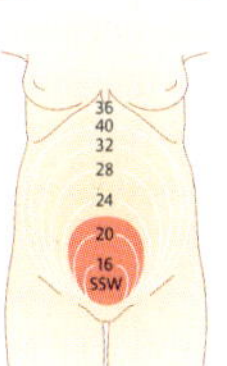

B. 19. – 22. Schwangerschaftswoche

SSW	BPD (mm)	FOD (mm)	KU (mm)	AQU (mm)	AAP (mm)	AU (mm)	Fe (mm)
23	60	73	217	55	54	171	41
24	63	77	228	58	57	182	43
25	66	80	239	62	60	192	46
26	69	84	249	65	64	202	49

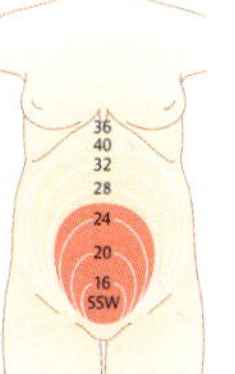

C. 23. – 26. Schwangerschaftswoche

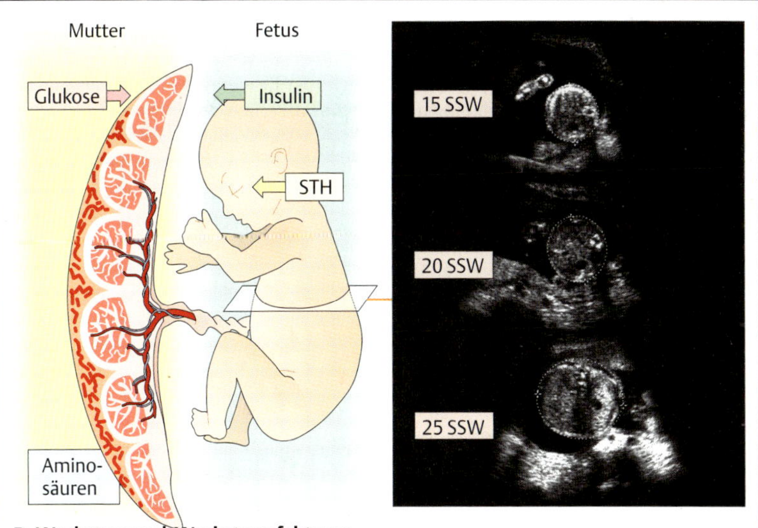

D. Wachstum und Wachstumsfaktoren

Bedingt durch die Tatsache, dass intrauterin die fetalen Lungen nicht belüftet sind und das Kind die gesamte Sauerstoff- und Nährstoffversorgung über die Plazenta erhält, ergeben sich erhebliche Unterschiede vom präpartalen Kreislauf zur Kreislaufsituation nach der Geburt.

Wenn im Folgenden von Arterie und Vene die Rede ist, so beziehen sich diese Begriffe immer auf die Fließrichtung des Blutes und nicht auf die Sauerstoffsättigung:

- zum kindlichen Herzen hin = Venen,
- vom kindlichen Herzen weg = Arterien.

A. Präpartaler Kreislauf

Das Blut, das aus der Plazenta kommt, ist sauerstoff- und nährstoffreich und gelangt über die Nabelvene (V. umbilicalis) zum Kind. Nach Eintritt in den kindlichen Körper am Bauchnabel fließt das Blut über den Ductus venosus an der Leber vorbei in die untere Hohlvene (V. cava inferior). Von dort kommt es in den rechten Herzvorhof (Atrium) und dann, ohne sich wesentlich mit dem Blut der oberen Hohlvene zu vermischen, durch das Foramen ovale (Verbindungsloch zwischen rechtem und linkem Vorhof) in den linken Vorhof. Anschließend wird das sauerstoffreiche Blut über die linke Herzkammer (Ventrikel) in die Aorta und dann zum Kopf und den oberen Extremitäten gepumpt. So ist sichergestellt, dass das Gehirn das sauerstoffreichste Blut erhält.

Das vom Kopf zurück kommende Blut fließt über die obere Hohlvene (V. cava superior) in den rechten Vorhof und über die rechte Kammer in die A. pulmonalis, die Lungenschlagader. Da die Lunge aber nicht entfaltet ist, werden etwa 70 % dieser Blutmenge an ihr vorbei über ein Verbindungsstück (Ductus arteriosus Botalli) direkt in die Aorta geleitet, und zwar an einer Stelle, an der die Gefäße für den Kopf bereits aus der Schlagader abgegangen sind. So wird vermieden, dass das nun sauerstoff- und nährstoffarme Blut erneut zum Gehirn gelangt.

Der Anteil von 30 %, der durch die Lunge geleitet wurde, gelangt dann über die Lungenvenen zum linken Vorhof und wird über die linke Kammer in die Aorta gepumpt.

Das Blut der Aorta wiederum gelangt nach den Abgängen

- der Leber- und Oberbauchgefäße (Truncus coeliacus),
- der Nierenartereien (Aa. renales),
- der den Darm versorgenden Arterien (Aa. mesentericae)

über die beiden Nabelarterien (Aa. umbilicales) aus den Aa. iliacae internae wieder zur Plazenta zurück.

B. Umstellung nach der Geburt

Mit dem ersten Atemzug des Kindes entfalten sich seine Lungen. Dadurch sinkt der bisher vorherrschende Widerstand in den Blutgefäßen der Lunge schlagartig ab, und sie werden nun vollständig durchblutet. Lediglich ein geringer Teil des Blutes fließt jetzt noch durch den Ductus arteriosus Botalli.

Durch den nun gestiegenen Blutrückfluss aus den Lungen in den linken Vorhof wird das Foramen ovale verschlossen, denn der Druck im linken übersteigt nun den im rechten Vorhof. Dabei legt sich das vorhandene Häutchen über die ovale Öffnung und verschließt sie.

Postpartaler Kreislauf

Da in denjenigen Gefäßen, die für die Aufrechterhaltung des fetalen Kreislaufs notwendig waren, ab Geburt kaum oder gar kein Blut mehr fließt, thrombosieren sie innerhalb weniger Stunden. Betroffen sind davon:

- der Ductus venosus,
- der Ductus arteriosus Botalli,
- die Aa. umbilicales,
- die V. umbilicalis.

Einige Tage nach der Geburt sind sie komplett verschlossen und werden dann bindegewebig umgebaut (z. B. wird der Ductus arteriosus Botalli zum Lig. Arteriosum).

Das Häutchen, das über dem Foramen ovale liegt, verklebt meist mit der Vorhofscheidewand. Bei etwa 30 % der Erwachsenen bleibt es allerdings beim rein funktionellen Verschluss, da die Membran nicht verklebt und die Öffnung prinzipiell für eine Sonde durchgängig bleibt.

Fetaler Kreislauf

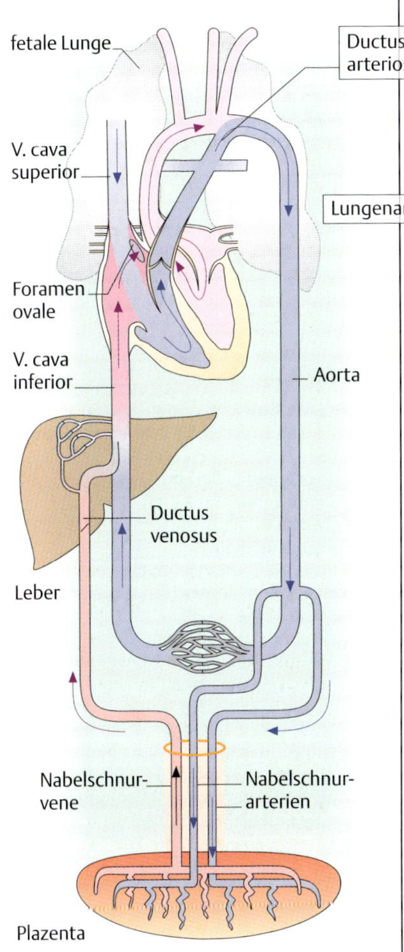

fetale Lunge
V. cava superior
Foramen ovale
V. cava inferior
Ductus arteriosus
Lungenarterie
Aorta
Ductus venosus
Leber
Nabelschnur-vene
Nabelschnur-arterien
Plazenta

A. Präpartaler Kreislauf

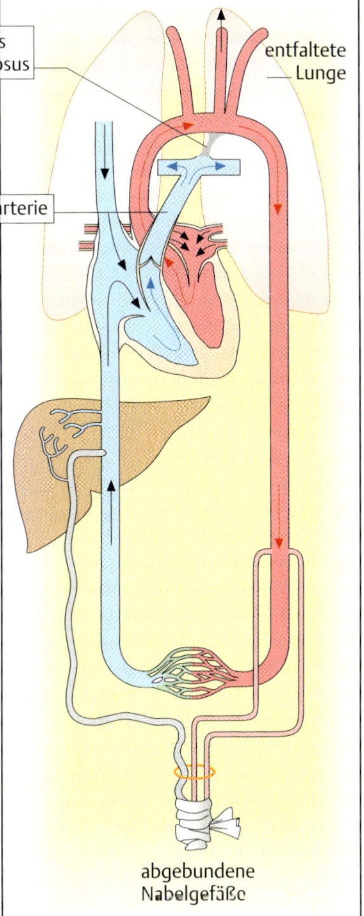

entfaltete Lunge
abgebundene Nabelgefäße

B. Umstellung nach der Geburt

40%		hoch
37%		hoch bis mittel
30%		mittel bis niedrig
16%		niedrig

O_2-Sättigung in Prozent

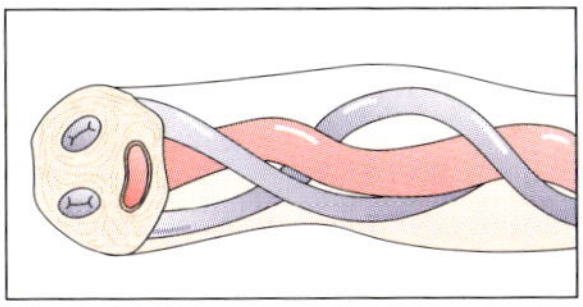

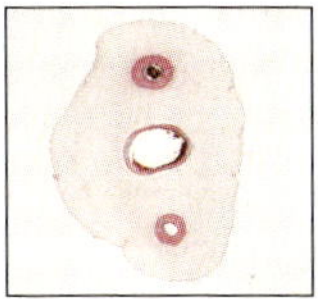

Schema
Nabelschnurquerschnitt

A. Entwicklung des Zottenbaums

Der Mutterkuchen oder Plazenta (lateinisch: Kuchen) entwickelt sich

- einerseits aus dem Trophoblasten (S. 48 f), also dem Teil der embryonalen Anlage, der sich auf die spätere Versorgung und Ernährung des Embryos spezialisiert,
- andererseits aus der Umwandlung von Zellen der mütterlichen Gebärmutterschleimhaut (Endometrium), der Dezidua.

In der Plazenta haben mütterliches und kindliches Blut keinen direkten Kontakt miteinander **(B.)**. Andernfalls könnte die Mutter mit einer Abstoßungsreaktion auf die fetalen und für sie „fremden" Zellen reagieren. Die Plazenta ermöglicht es also einerseits, die beiden Individuen auf zellulärer Ebene strikt voneinander zu trennen, bringt sie andererseits jedoch in größtmögliche Nähe zueinander, um den für das Kind lebenswichtigen Austausch der Nährstoffe zwischen mütterlichem und kindlichem Blut zu gewährleisten.

Das mütterliche Blut fließt dazu in größere Hohlräume (Lakunen) in die sich die kindlichen Anteile der Plazenta als Zotten hineinstülpen.

Dieser Zottenbaum entwickelt sich in 3 Stufen:

Primärzotten. Ab dem 12.–13. Tag nach der Konzeption bilden sich Trabekel, balkenartige Septen aus, die in die Lakunen des mütterlichen Blutes einwachsen. In das Trabekelinnere wiederum wachsen dann Zellen des Zytotrophoblasten vor und höhlen sie aus. Dieses noch gefäßlose Stadium (13.–15. Tag p.c.) wird als *Primärzottenstadium* bezeichnet.

Sekundärzotten. Indem vom 15.–18. Tag p.c. Kapillaren in die Primärzotten einsprossen, entstehen die Sekundärzotten *(Sekundärzottenstadium).*

Tertiärzotten. Durch weitere Verzweigungen und die Ausbreitung des Zottenbaums erhöht sich die Zahl der Zotten auf über 400. Die Blutgefäße im Zotteninneren verzweigen sich ebenfalls weiter; dabei finden sich im Zottenstamm fetale Blutgefäße; die kleinen Zottenknospen enthalten dagegen Kapillarschlingen.

B. Aufbau

Die reife Plazenta ist um den Geburtstermin herum etwa 500–600 g schwer (inkl. Eihäute und Nabelschnur) und etwa 3–4 cm dick. Sie hat meist eine kreisrunde Scheibenform und einen Durchmesser von ca. 25 cm. Makroskopisch ist zunächst die fetale Seite mit dem transparenten, spiegelnden Amnionüberzug und dem Nabelschnuransatz von der mütterlichen Seite, mit den durch Furchen unterteilten 20–30 Kotyledonen zu unterscheiden (S. 48 f). Die *Chorionplatte* auf der kindlichen Seite und die *Dezidua-* oder *Basalplatte* auf der mütterlichen Seite schließen dabei das eigentliche Plazentaparenchym ein.

Aus der Chorionplatte kommend, stülpt sich je Kotyledon ein kindlicher Gefäßbaum in die mit mütterlichem Blut gefüllte Lakune ein. Im Kapillarbereich an den Enden dieses Gefäßbaums findet der Stoffaustausch zwischen Mutter und Kind statt **(C.)**.

C. Plazentaschranke

Die Austauschvorgänge an der Plazenta finden über eine Strecke von 2–4 µm und durch folgende Schichten statt (von Mutter zu Kind):

- Synzytiotrophoblast
- Zytotrophoblast
- Zottenstroma
- Kapillarendothel

Für den Austausch der Substanzen stehen im Wesentlichen 2 verschiedene Mechanismen zur Verfügung:

Passiver Austausch. Dazu gehören die

- *einfache Diffusion:* z. B. Gase, Wasser, Harnstoff, lipophile Medikamente mit Molekulargewichten < 600 Dalton,
- *erleichterte Diffusion:* z. B. für Glucose, Lactat, Elektrolyte,
- *Diapedese* (Filtration): Blutzellen, Makromoleküle, hydrophile Medikamente.

Aktiver Stofftransport. Dazu gehören

- *enzymatische Prozesse:* z. B. für Aminosäuren, Vitamine, anorganische Ionen,
- *Pinozytose, Phagozytose:* z. B. für Proteine, Lipoide, Makromoleküle.

D. Pathologische Befunde

Durch Fehlanlagen kann es zu einer Reihe verschiedener Formvarianten der Plazenta kommen. Je nach Ausprägungsgrad haben diese aber für die Entwicklung des Kindes meist keine negative Bedeutung.

Plazenta, fetoplazentarer Kreislauf

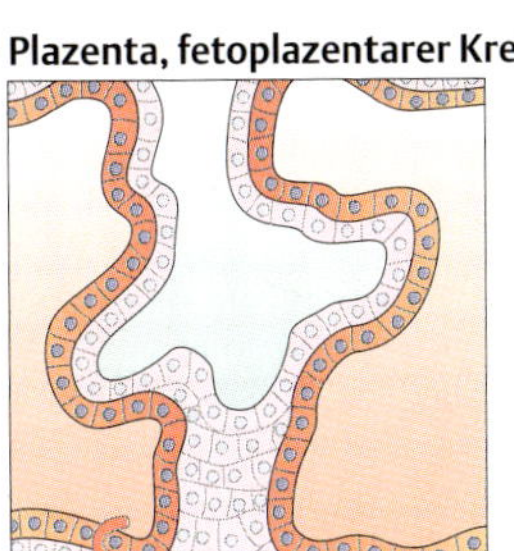

Primärzotte

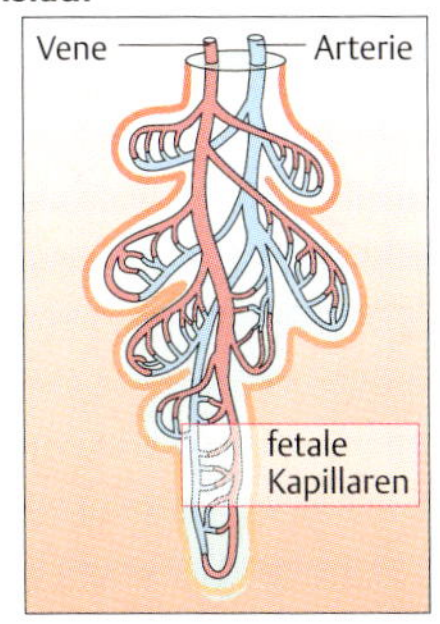

Sekundärzotte

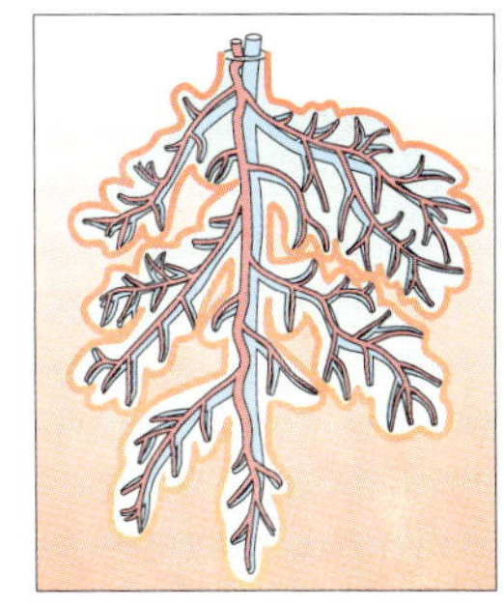

Tertiärzotte

A. Entwicklung des Zottenbaums

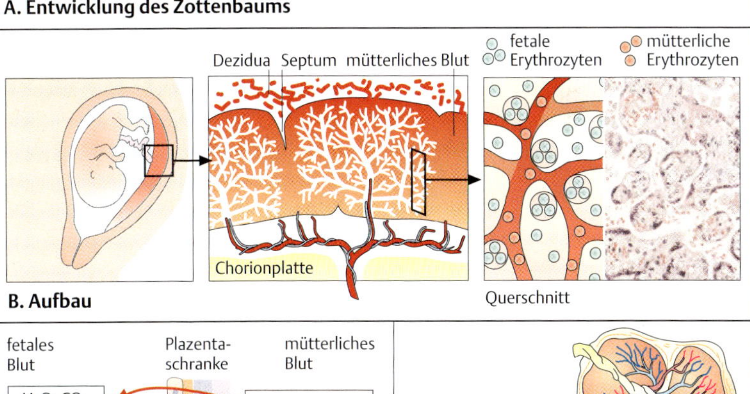

B. Aufbau

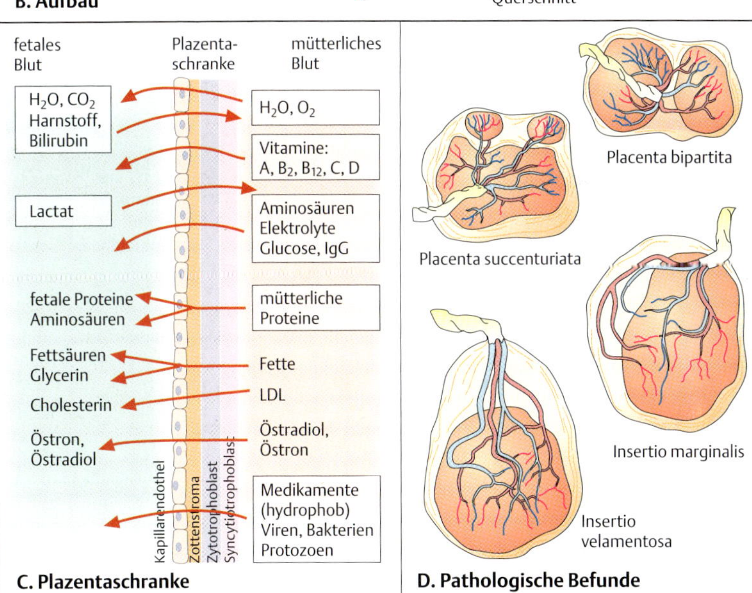

C. Plazentaschranke

D. Pathologische Befunde

A. Körperliche Untersuchung

Zu den schwangerschaftsspezifischen Untersuchungen im II. Trimenon gehören:

Leopold-Handgriffe. (S. 16 f) Mit ihrer Hilfe bestimmt man

- die *Lage* – Beziehung der kindlichen Längsachse zur Längsachse der Mutter; z. B. Längslage oder Querlage,
- die *Stellung* – Position des kindlichen Rückens; z. B. Rücken rechts = 2. Stellung,
- die *Einstellung* – Bezeichnung des führenden Kindsteiles; z. B. Kopf oder Steiß.

In der Tafel ist eine Querlage abgebildet.

Symphysen-Fundus-Abstand. Er wird gemessen, um das Uteruswachstum abzuschätzen. Die absolute Messung erlaubt hier eine bessere Aussage als die Bestimmung des Fundusstandes in Relation zum mütterlichen Körper (Symphyse, Nabel, Rippenbogen).

Vaginale Untersuchung. Hier wird insbesondere geprüft, ob sich die Portio verkürzt oder der Muttermund geöffnet hat. Normal sind eine Portiolänge von 3 cm und ein geschlossener bzw. für eine Fingerkuppe eingängiger Muttermund.

Die vaginale pH-Wert-Bestimmung dient dazu, Scheideninfektionen frühzeitig zu erkennen: Im Falle einer bakteriellen Infektion werden die normalerweise in der Scheide vorhandenen Milchsäurebakterien (Döderlein-Bakterien) verdrängt. Dadurch verschiebt sich der physiologisch saure pH-Wert zum Alkalischen. In vielen Fällen genügt es dann, Döderlein-Bakterien in Form von Vaginaltabletten zuzuführen, um die Scheidenflora zu normalisieren.

B. Labor- und andere Parameter

Die Anamnese ist wichtiger Bestandteil jeder Schwangerenuntersuchung. Insbesondere sind zu erfragen:

- neu aufgetretene Beschwerden,
- übermäßige Gewichtszunahme,
- vermehrte Wassereinlagerung (Ringe passen nicht mehr, geschwollene Füße),
- Probleme beim Wasserlasssen (Pollakisurie, Dysurie),
- vaginaler Ausfluss, vaginale Blutungen.

Weitere Untersuchungen umfassen:

- Gewichtskontrolle (durchschnittliche Zunahme ca. 370 g/Woche),
- Durchführung des 2. Antikörper-Suchtests,
- Blutdruckkontrolle zur Früherkennung einer schwangerschaftsinduzierten Hypertonie (SIH),
- Hämoglobin-Bestimmung zum Ausschluss einer Anämie,
- Urin-Stix auf Zucker, Eiweiß, Leukozyten, Nitrit,
- Blutzuckerbestimmung zum Ausschluss eines Gestationsdiabetes; ggf. Durchführung eines oralen Glucosetoleranztests (Gestationsdiabetes?).

C. Ultraschall und CTG

Die für das II. Trimenon empfohlene Ultraschalluntersuchung ist zwischen der 19. und der 22. SSW vorgesehen. Hierbei steht neben der Fehlbildungsdiagnostik die Wachstumskontrolle im Vordergrund (S. 106 f). Außerdem wird auf Fruchtwassermenge, Plazentalokalisation und Plazentareife geachtet.

Im Normalfall wird im II. Trimenon noch kein CTG abgeleitet, sondern routinemäßig erst ab der 32. SSW. Besteht jedoch ein Verdacht auf vorzeitige Wehentätigkeit oder wurden sonographische Auffälligkeiten gesehen, sind auch frühere CTG-Aufzeichnungen sinnvoll. Zu achten ist dabei insbesondere auf

- eine anormale Wehentätigkeit (bis zu 3 Wehen pro Stunde sind normal),
- die fetale Herzfrequenz (S. 28 f).

D. Empfehlungen

Typische Empfehlungen im II. Trimenon bei entsprechenden Untersuchungsbefunden sind:

Hypotonie. (Blutdruck < 100/60 mm Hg) Wechselwarmes Duschen, Abfrottieren des Körpers oder Bürsten, ggf. medikamentöse Therapie mit Dihydroergotamin.

Rhesus-negative Schwangere. Anti-D-Prophylaxe in der 28. SSW nach Abnahme des zweiten Antikörper-Suchtests.

Anämie. Bei Hb-Werten < 120 mg/dl medikamentöse Eisensubstitution (z. B. 2×1 Kendural-Fol/d); Nebenwirkung: Obstipation.

Strumaprophylaxe. Da Deutschland ein endemisches Iodmangelgebiet ist, wird allen Schwangeren zur Iodsubstitution mit 100 μg Iodid pro Tag geraten.

Typische Untersuchungsbefunde

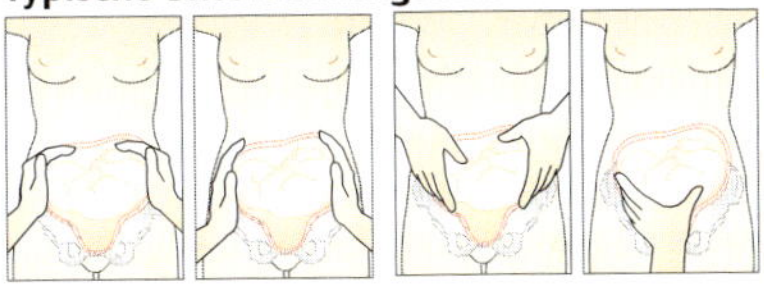

Leopold-Handgriffe:
Lage, Stellung, Einstellung

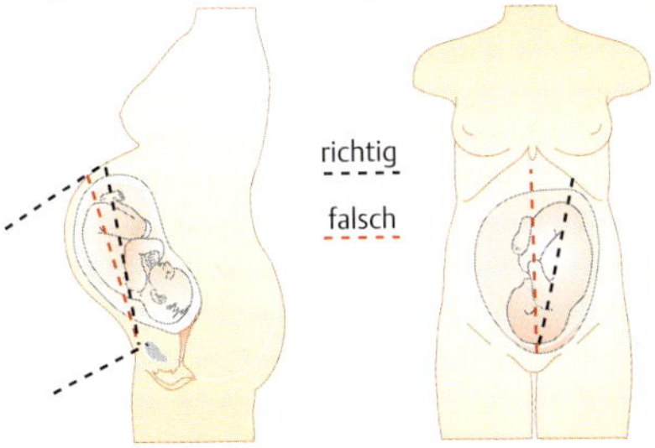

richtig

falsch

Symphysen-Fundus-Abstand

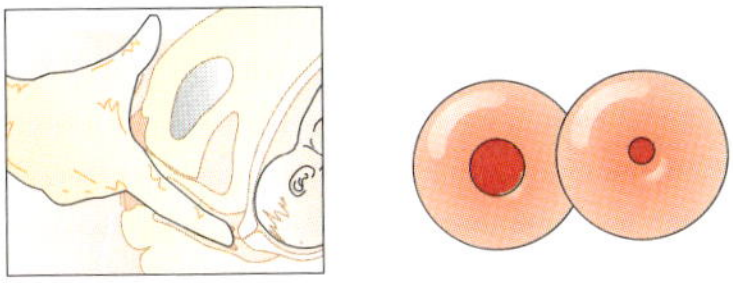

Vaginale Untersuchung:
Portiolänge, Muttermund offen/geschlossen

A. Körperliche Untersuchung

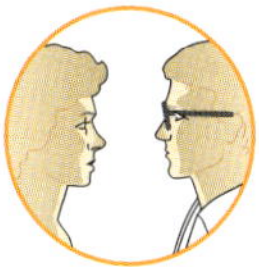

Anamnese:
- Befinden?
- neu aufgetretene Beschwerden?

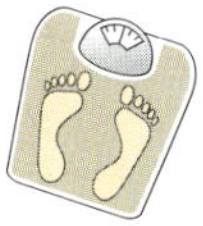

Gewichtszunahme:
- normal ca. 370 g/Woche

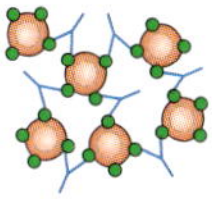

- 2. Antikörper-Suchtest
- Hb-Bestimmung: Anämie?

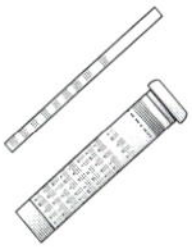

Urin-Stix:
- Infekt? Zucker?

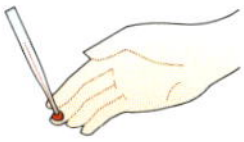

Blutzuckerbestimmung:
- Gestationsdiabetes?

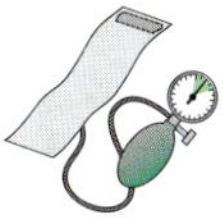

RR:
- Hypo-, Hypertonie?

B. Labor- und andere Parameter

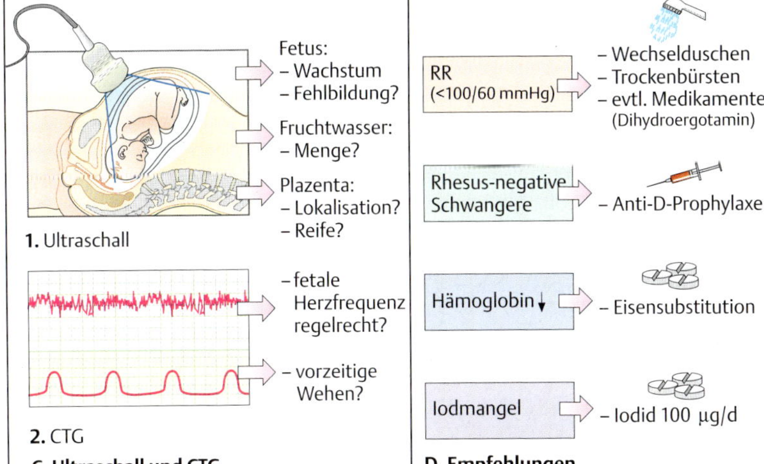

A. Fetometrie

Die Ultraschalluntersuchung im II. Trimenon, laut Mutterschaftsrichtlinien in der 19.–22. SSW vorgesehen, dient v.a. der Fehlbildungsdiagnostik und der Wachstumskontrolle.

Folgende Parameter müssen dabei beachtet werden:

- Vitalitätszeichen des Fetus (Herzschlag, fetale Bewegung),
- Herzaktion (Frequenz, Rhythmus),
- Anzahl der Feten,
- Kindslage,
- Nabelschnur (3 Gefäße? Verlauf?),
- Fruchtwassermenge (Polyhydramnion, Oligohydramnion?).

Zur eigentlichen Fetometrie werden folgende Parameter herangezogen und mit den entsprechenden Normalwertekurven (z.T. im Mutterpass dokumentiert) verglichen, um auch ein asymmetrisches bzw. unproportioniertes Wachstum im Schwangerschaftsverlauf erkennen bzw. ausschließen zu können:

- biparietaler Kopfdurchmesser (BPD),
- frontooccipitaler Kopfdurchmesser (FOD),
- Kopfumfang (KU),
- Abdomen-Transversaldurchmesser (ATD; entspricht Thorax-/Abdomen-Querdurchmesser, AQU),
- Abdomen-anterior-posteriorer Durchmesser (APD),
- Abdomenumfang (AU),
- Femurlänge (Fe),
- Humeruslänge (HL).

Um die Parameter am Kopf standardisiert zu messen, muss der Schädel als Ovoid eingestellt werden. Das Cavum septi pellucidi muss dabei obligatorisch zu sehen sein, die Falx cerebri stellt sich dagegen diskontinuierlich dar.

Für die Abdomenmessung ist der rundlich eingestellte Querschnitt Standard, bei dem der Lebervenensinus und auch die Rippen (beidseits symmetrisch!) zu sehen sein müssen.

B. Typische Befunde

Folgende Organe/Organsysteme sollten genau betrachtet werden:

- *Wirbelsäule:* Einstellung im Quer- und Längsschnitt → Spaltfehlbildungen, Meningozelen?
- *Schädel:* Ventrikel, Ventrikelweite, Gesichtsschädel im Profil → Hinweis auf einen Hydrozephalus oder eine Gaumenspalte?
- *Abdomen:* Darstellung von Magen **(2., 3.)**, Harnblase und Nieren → Zysten? Auffällige Füllung des Darmes? Omphalozele?
- *Extremitäten:* Darstellung aller vier Extremitäten, Kontrolle beider Hände und Füße,
- *Herz:* Kontrolle der rhythmischen Herzaktion; 4-Kammer-Blick, bei dem beide Vorhöfe und beide Kammern eingesehen werden, Darstellung der Ausflussbahnen,
- *Körperkontur:* Hinweis auf Spaltbildungen, insbesondere über der Wirbelsäule und dem Bauch?
- Geschlechtsbestimmung (die Eltern vorher fragen, ob sie das Ergebnis wissen möchten),
- *Hautmantel:* verdickt bei Diabetes mellitus oder Morbus haemolyticus.

Bei jeder festgestellten Auffälligkeit darf nicht vergessen werden, auch die weitere sonographische Untersuchung sehr sorgfältig durchzuführen, um komplexere Fehlbildungen nicht zu übersehen.

Bei unklaren Befunden wird die Untersuchung an einem DEGUM-2- oder DEGUM-3-Zentrum wiederholt, um die Diagnose zu sichern (DEGUM = Deutsche Gesellschaft für Ultraschall in der Medizin).

C. Plazentastruktur

Neben der Beurteilung von Fet, Fruchtwassermenge und Nabelschnur ist auch eine sonographische Untersuchung der Plazenta möglich und sinnvoll. Hierbei sind folgende Parameter wichtig:

- *Plazentasitz:* normal (Vorder-, Seiten-, Hinterwand, Fundus) oder atypisch (Placenta praevia, tiefer Sitz)?
- Anhalt für retroplazentare Hämatome?
- *Plazentareife:* Dazu betrachtet man typische Binnenveränderungen im Schwangerschaftsverlauf und teilt sie nach Grannum in 4 Reifegrade ein. Normalwerte:

Grannum 0	im I. Trimenon
Grannum 1	bis zur 32. SSW
Grannum 2	bis zur 36. SSW
Grannum 3	ab der 36. SSW

Die vorzeitige Ausreifung der Plazenta (Grannum 3 vor der 36. SSW) kann auf eine Plazentainsuffizienz hinweisen.

Ultraschall im II. Trimenon

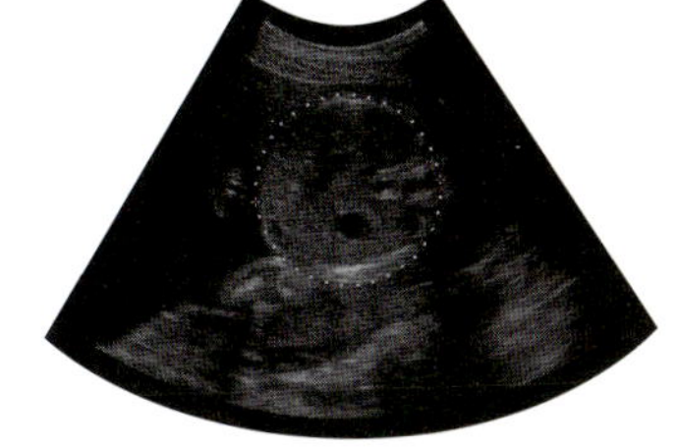

1. Biparietaler Kopfdurchmesser

2. Thoraxquerdurchmesser

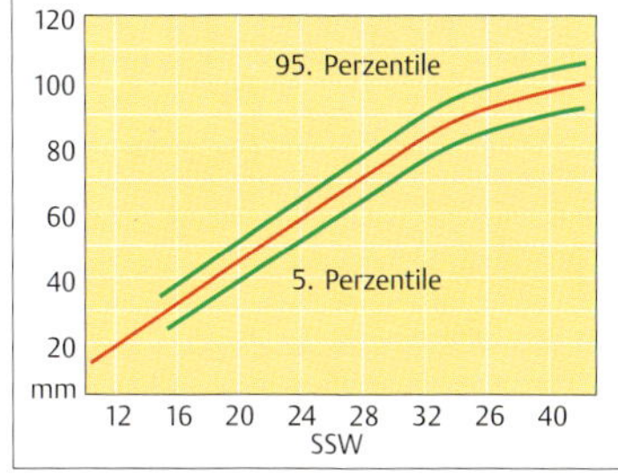

Biparietaler Durchmesser

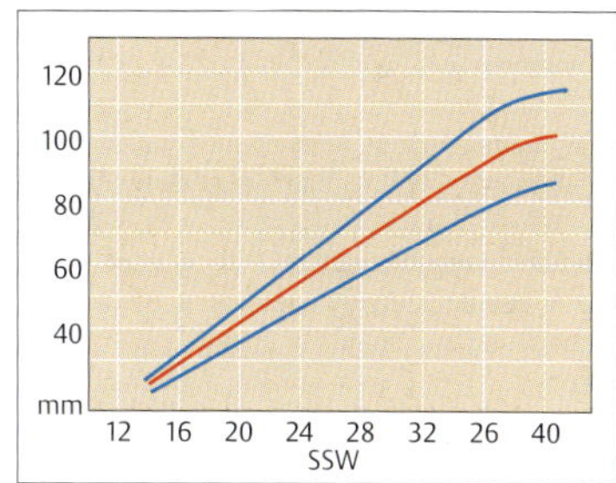

Thoraxquerdurchmesser

A. Fetometrie – Normalwerte

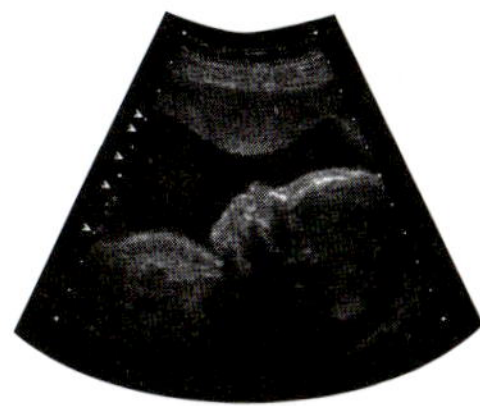

1. Profil

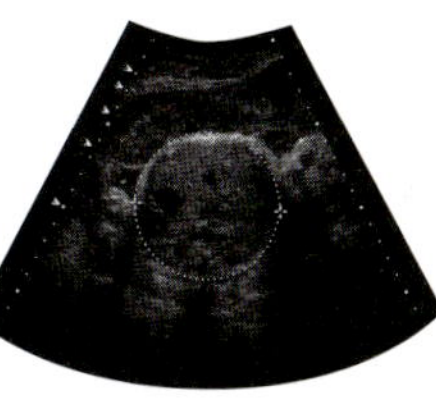

2. Magen leer

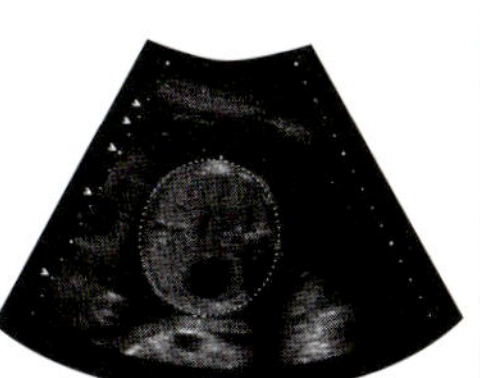

3. Magen gefüllt

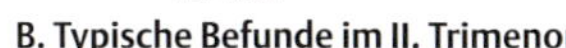

B. Typische Befunde im II. Trimenon

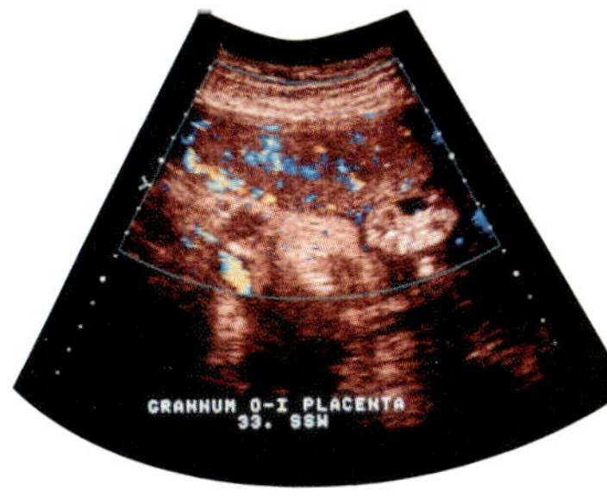

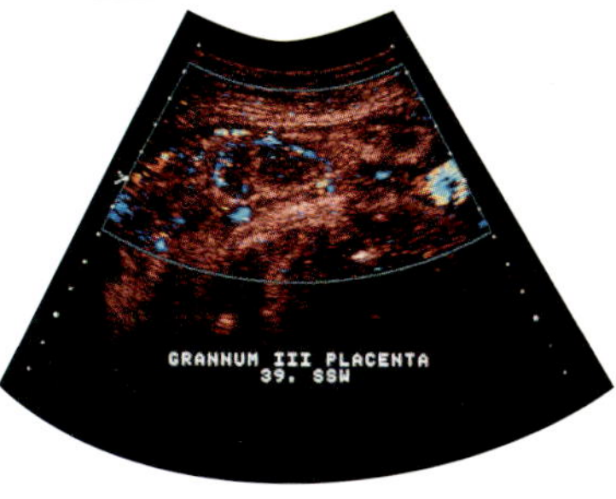

C. Plazenta – Struktur (nach Grannum)

Ziel der pränatalen Diagnostik ist es, Fehlbildungen, Anlagestörungen und/oder schwere kindliche Erkrankungen möglichst frühzeitig zu erkennen. Als Konsequenzen ergeben sich daraus ggf.

- eine intrauterine Behandlung (z. B. medikamentös oder – in Einzelfällen – operativ),
- die Vorbereitung für besondere Maßnahmen unter oder nach der Geburt (z. B. die intrauterine Verlegung in ein Perinatalzentrum mit angeschlossener Kinderchirurgie),
- im Einzelfall auch der Entschluss zu einem Schwangerschaftsabbruch.

Die Beratung vor den invasiven pränatal-diagnostischen Maßnahmen ist dabei sehr wichtig, da sich das Paar bzw. die betroffene Frau über die möglichen Konsequenzen im Klaren sein muss. Auch die diagnostischen Maßnahmen selbst haben gewisse Risiken, über die aufgeklärt werden muss; so beträgt z. B. das Abortrisiko bei der Amniozentese ca. 0,5 %.

A. Zeitpunkt pränatal-diagnostischer Maßnahmen

Die Durchführung der einzelnen Maßnahmen hängt u. a. vom Schwangerschaftsalter ab. Danach kommen infrage:

- die Chorionzottenbiopsie in der 8.–12. SSW,
- die Frühamniozentese in der 11.–14. SSW,
- der Triple-Test in der 14.–17. SSW,
- die Amniozentese in der 15./16. SSW,
- die AFP-Bestimmung in der 15.–18. SSW,
- die Spätamniozentese ab der 16. SSW,
- die erweiterte Ultraschalldiagnostik in der 16.–22. SSW,
- die Chordozentese ab der 22. SSW.

B. Indikationen für die pränatale Diagnostik

Die wichtigsten Indikationen für eine Pränataldiagnostik lassen sich in anamnestische Risikofaktoren und Probleme in der jetzigen Schwangerschaft unterteilen.

Anamnese. Wichtige Gründe aus der Vorgeschichte sind:

- mütterliches Alter über 35 Jahre,
- väterliches Alter über 55 Jahre,
- Diabetes mellitus der Mutter,
- Autoimmunerkrankungen der Mutter,
- familiäre Häufung genetischer Defekte,
- angeborene Fehlbildungen bei Geschwisterkindern,
- mehrere vorausgegangene Fehlgeburten,
- Totgeburt in der Anamnese,
- Alkoholabusus,
- Medikamentenabusus,
- Drogenabusus,
- besondere psychische Belastung der Mutter.

Als Risiken in der jetzigen Schwangerschaft gelten:

- klinische Auffälligkeiten (z. B. Wachstumsretardierung, Polyhydramnion),
- auffälliges Ultraschallscreening,
- auffällige Serummarker (AFP; Triple-Test),
- Exposition gegenüber keimzell- oder fruchtschädigenden Agenzien (z. B. Chemikalien, radioaktive Stoffe),
- auffällige serologische Befunde, die auf Infektionen hindeuten,
- manifeste Infektionen in der Schwangerschaft.

C. Ablauf

Die Kaskade der pränatal-diagnostischen Maßnahmen verläuft grundsätzlich von wenig invasiven zu den invasiveren und damit belastenderen Maßnahmen:

In jedem Fall steht die Beratung der Schwangeren bzw. des Paars an erster Stelle.

Danach wird versucht, durch serologische Untersuchungen die infrage kommenden Erkrankungen weiter einzugrenzen. Mögliche Untersuchungen hierzu sind die AFP-Bestimmung im mütterlichen Blut und die Infektionsdiagnostik. Meist wird parallel dazu bereits eine Ultraschalluntersuchung durchgeführt.

Je nach den daraus erhobenen Befunden kann dann u.U. eine Chorionzottenbiopsie oder eine Amniozentese notwendig sein, um fetale Zellen zu gewinnen. Nur sie ermöglichen eine Chromosomendiagnostik und – in Einzelfällen – auch eine Untersuchung auf Stoffwechselerkrankungen (S. 24 f).

Nach Sichtung aller Ergebnisse folgt die abschließende Beratung, bei der ggf. auch eine Therapie empfohlen werden kann.

Pränatale Diagnostik I

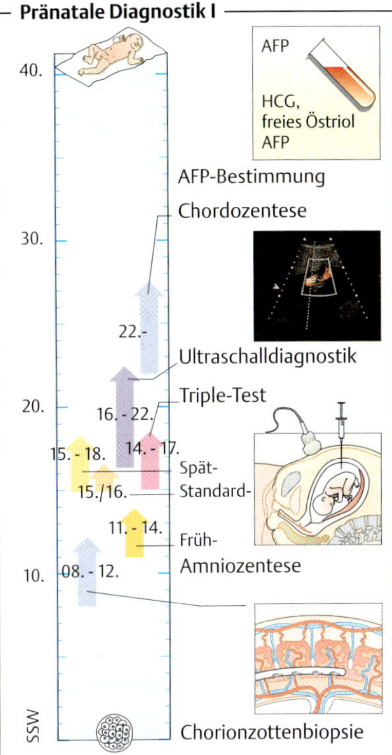

A. Zeitpunkt pränatal-diagnostischer Maßnahmen

Anamnestische Risikofaktoren

- Alter: ♀ > 35 Jahre, ♂ > 55 Jahre
- mütterliche Erkrankung (D. mellitus, Epilepsie, Autoimmunerkrankung)
- bekannte familiär gehäufte Erkrankung oder genetischer Defekt
- angeborene Anomalien älterer Kinder
- vorausgegangene Tot- oder Fehlgeburten
- Missbrauch von Drogen, Medikamenten, Alkohol

Auffälligkeiten in der jetzigen Schwangerschaft

- klinische Auffälligkeiten z. B. Polyhydramnion, Infekt
- auffälliges Ultraschallscreening
- auffällige Serummarker (Triple-Test, AFP)
- auffälliges Infektionsscreening
- Exposition gegenüber keimzell- oder fruchtschädigenden Agenzien

B. Indikationen für die pränatale Diagnostik

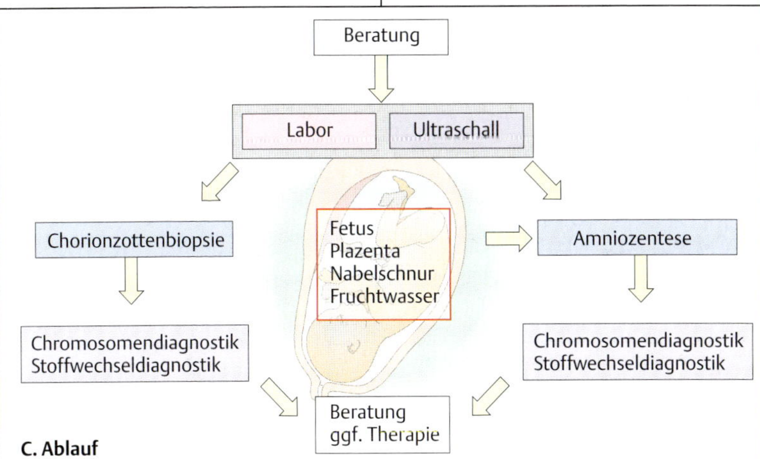

C. Ablauf

A. Aspekte der pränatalen Ultraschalldiagnostik

Die wichtigste und am weitesten verbreitete Untersuchung zur pränatalen Diagnostik ist die Sonographie. Das Ultraschallscreening in der 19.–22. SSW wird von nahezu allen Schwangeren in Deutschland auch in Anspruch genommen. Hierbei sollen neben der Fehlbildungsdiagnostik auch das zeitgerechte Wachstum des Kindes kontrolliert und das Fruchtwasser, die Nabelschnur und die Plazenta beurteilt werden **(1., 2.)**.

Ist der Ultraschallbefund auffällig, sollte unbedingt auch nach weiteren Fehlbildungen geschaut und ggf. eine Kontrolle an einem Zentrum mit der Möglichkeit weitergehender Untersuchungen veranlasst werden (DEGUM-2- oder DEGUM-3-Zentrum).

Die einzelnen zu untersuchenden Regionen sind (Details S. 106):

- Kopf,
- Extremitäten/Skelettsystem,
- Abdomen,
- Neuralrohr,
- Urogenitalsystem,
- Körperkontur,
- Plazenta,
- Nabelschnur,
- Fruchtwasser.

B. Trisomie 21

Die Trisomie 21 oder das Down-Syndrom (früher auch Mongolismus genannt) ist die häufigste genetisch bedingte Fehlbildung.

Hierbei ist das Chromosom 21 entweder in allen oder auch nur in manchen Zellen des Körpers 3fach vorhanden. Im letzteren Fall spricht man von einem Mosaik.

Das Risiko für eine Trisomie 21, aber auch für andere Fehlbildungen steigt mit dem mütterlichen Alter erheblich an. Die Eizellen einer Frau sind ja bereits seit ihrer Geburt komplett vorhanden, und ab dem 35. Lebensjahr kommt es zunehmend zu Fehlern bei der Reifeteilung, die sich in einer Fehlverteilung der Chromosomen bemerkbar machen können.

Aus diesem Grund empfiehlt man allen Schwangeren ab dem 35. Lebensjahr eine Amniozentese zur Abklärung etwaiger chromosomaler Veränderungen.

Das rechnerische Risiko für eine Trisomie 21 beträgt im Alter von

24 Jahren	1:1200	0,08 %
29 Jahren	1:1000	0,10 %
35 Jahren	1:350	0,28 %
39 Jahren	1:100	1,00 %
43 Jahren	1:40	2,50 %
46 Jahren	1:10	10,00 %

Triple-Test. Vor einigen Jahren versuchte man mithilfe des Triple-Tests (**1.**), ein individuelles Risiko für die Entwicklung einer Trisomie 21 zu berechnen. Hierbei handelt es sich um eine Laboruntersuchung aus dem mütterlichen Blut, bei der HCG, AFP und Östrogen bestimmt werden. Dies führte jedoch zu einer erheblichen Verunsicherung der Schwangeren und zu einer gesteigerten Anzahl unnötiger Amniozentesen, sodass diese Methode heute bereits wieder weitgehend verlassen worden ist.

Ultraschalldiagnostik. Wichtigste sonographische Zeichen für eine Trisomie 21 sind

- die Verdickung der kindlichen Nackenfalte bzw. das Nackenödem **(2.)**,
- die Verkürzung von Femur und/oder Humerus,
- eine Duodenalatresie **(3.)**.

Bei entsprechenden Auffälligkeiten sollte also auch hier eine Amniozentese mit Bestimmung des Karyotyps angeraten werden.

Wenn die Nackenfaltendicke mehr als 3 mm beträgt, ist in 20–60 % mit chromosomalen Störungen zu rechnen (je nach Literaturquelle). Diese beschränken sich aber nicht auf die Trisomie 21, sondern es können auch eine Trisomie 13 oder 18 sowie weitere genetische Defekte vorliegen.

Klinik. Neben der geistigen Retardierung, die mehr oder weniger stark ausgeprägt sein kann und auch wesentlich von der Frühförderung der Kinder abhängt, können Kinder mit Trisomie 21 folgende Merkmale aufweisen:

- Minderwuchs,
- hohe Stirn,
- 4-Finger-Furche,
- Makroglossie,
- Epikanthus (sog. Mongolenfalte),
- kardiale Fehlbildungen (insbesondere Defekte im Atrioventrikularkanal),
- Duodenalatresie,
- Omphalozele.

Pränatale Diagnostik

Kopf:
Größe, Form?
Oberfläche?
Binnenstrukturen?
Nacken?

Extremitäten/Skelett:
Dysplasien?

Thorax:
Herz?
Lungen?
Zwerchfell?
Hydrothorax?

Abdomen:
Atresien?
Bauchwanddefekt?

Neuralrohr:
Anenzephalus?
Spina bifida?

Urogenitalsystem:
Nieren: Agenesie, Zysten?
Harnwege: Obstruktion?
Genitalanomalien?
Ovarialzysten?

Sonstiges:
Hydrops fetalis?
Tumoren?

1. Embryo/Fetus

Plazenta/Eihäute:
Form?
Tumor?
Größe/Dicke?
Binnenstruktur?

Nabelschnur:
Gefäße?
Aplasie?
Knoten?
Tumoren/Zysten?

Fruchtwasser:
Menge?
(semiquantitativ)

2. Sekundinae

A. Aspekte der pränatalen Ultraschalldiagnostik

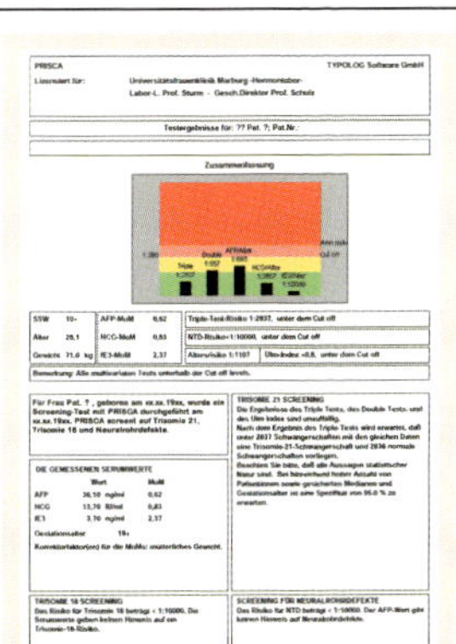

PRISCA — TYPOLOG Software GmbH

Testergebnisse für: ?? Pat. ?; Pat.Nr.:

Zusammenfassung

SSW 10+	AFP-MoM 0,62	Triple-Test-Risiko 1:2837, unter dem Cut off	
Alter 28,1	HCG-MoM 0,83	NTD-Risiko<1:10000, unter dem Cut off	
Gewicht 71,0 kg	fE3-MoM 2,37	Altersrisiko 1:1107	Ulm-Index <0,8, unter dem Cut off

Bemerkung: Alle multivariaten Tests unterhalb der Cut off levels.

Für Frau Pat. ? , geboren am xx.xx.19xx, wurde ein Screening-Test mit PRISCA durchgeführt am xx.xx.19xx. PRISCA screent auf Trisomie 21, Trisomie 18 und Neuralrohrdefekte.

DIE GEMESSENEN SERUMWERTE

	Wert		MoM
AFP	36,10	ng/ml	0,62
HCG	13,70	IU/ml	0,83
fE3	3,70	ng/ml	2,37

TRISOMIE 21 SCREENING
Die Ergebnisse des Triple Tests, des Double Tests und des Ulm Index sind unauffällig.
Nach dem Ergebnis des Triple-Tests wird erwartet, daß unter 2837 Schwangerschaften mit den gleichen Daten eine Trisomie-21-Schwangerschaft und 2836 normale Schwangerschaften vorliegen.

TRISOMIE 18 SCREENING
Das Risiko für Trisomie 18 beträgt < 1:10000.

SCREENING FÜR NEURALROHRDEFEKTE
Das Risiko für NTD beträgt < 1:10000.

1. Triple-Test

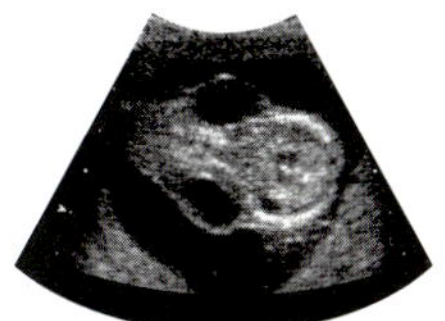

2. Nackenfaltenverdickung

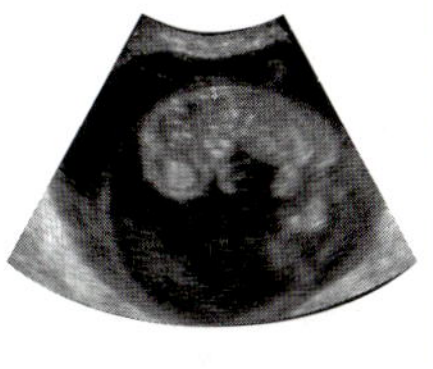

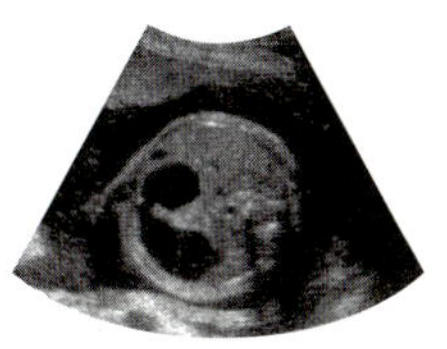

3. Duodenalatresie

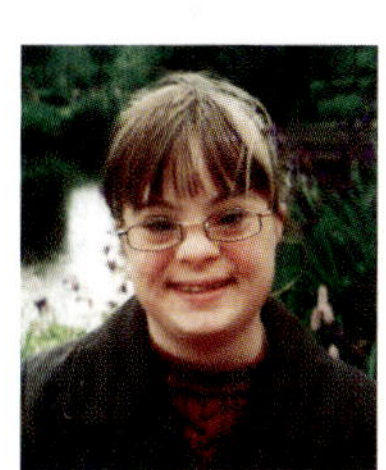

4. Down-Phänotyp

B. Trisomie 21

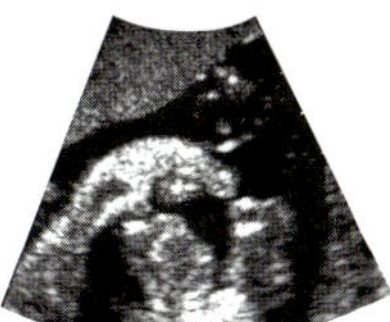

1. LKG-Spalte

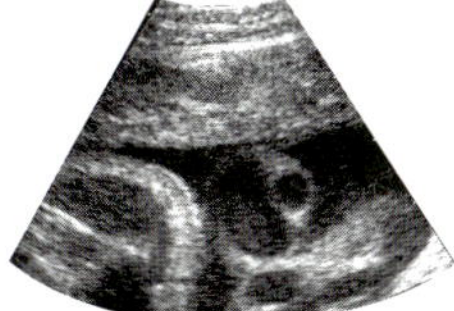

2. Singuläre Nabelschnurarterie

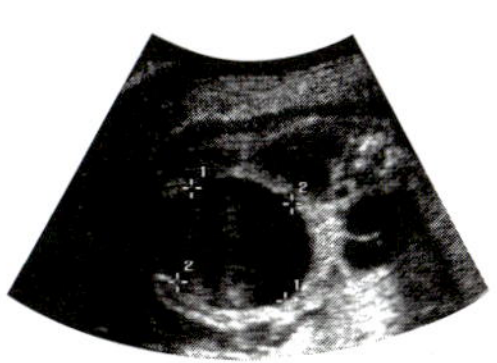

3. Nabelschnur-Knoten

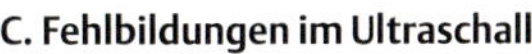

C. Fehlbildungen im Ultraschall

A. Entwicklung der Mehrlingsschwangerschaft

Häufigkeit. Mehrlinge kommen nach der Hellin-Regel spontan in folgenden Häufigkeiten vor:

Zwillinge	1:85		1,18 %
Drillinge	$1:85^2$	1:7255	0,013 %
Vierlinge	$1:85^3$	1:614 125	
Fünflinge	$1:85^4$	1:52 200 625	

Durch die immer häufiger werdende medikamentöse Sterilitätsbehandlung der Frau liegt die Zwillingshäufigkeit in Deutschland heute bei knapp 2 %.

Mono-/Dizygotie. Zwillinge (und höhergradige Mehrlinge) können als eineiige (monozygote) oder zweieiige (dizygote) Zwillinge entstehen; etwa 75 % der Zwillinge sind zweieiig.

Eineiige Zwillinge haben immer das gleiche Geschlecht. Bei Zweieiigen sind naturgemäß sowohl Gleichgeschlechtlichkeit als auch die Ausbildung eines Pärchens (Mädchen und Junge) möglich.

Prädisposition. Prädisponierende Faktoren für die Entwicklung einer zweieiigen Mehrlingsschwangerschaft sind **(1.)**:

- mehrfache Ovulationen,
- hohe FSH- und/oder LH-Werte,
- mütterliches Alter zwischen 35 und 39 Jahren,
- mehrere vorausgegangenen Schwangerschaften (Zunahme der Häufigkeit um etwa 0,8 % je Schwangerschaft),
- Schwangerschaft innerhalb der ersten 3 Ehemonate,
- außereheliche Schwangerschaft,
- Mehrlinge in der Familie.

Entwicklung zweieiiger Zwillinge. Bei zweieiigen Zwillingen kommt es nach einer doppelten Ovulation zur getrennten Befruchtung der Eizellen und zur getrennten Einnistung in die Gebärmutter **(2.a)**. Dabei sind die Plazenten entweder völlig getrennt angelegt, können aber auch miteinander verschmelzen. Die Eihäute sind immer getrennt *(diamniale und dichoriale Zwillinge)*.

Entwicklung eineiiger Zwillinge. Eineiige Zwillingen **(2.b)** können sich kurz vor oder im Morula-Stadium trennen; dann kommt es zur Entwicklung getrennter Eihäute *(diamniale und dichoriale Zwillinge)*. Erfolgt die Aufteilung im Stadium der Blastozyste, entwickeln sich getrennte Amnionhöhlen und ein gemeinsames Chorion *(diamniale, monochoriale Zwillinge)*. Wenn sich die Embryoblasten erst nach Ausbildung der Amnionhöhle trennen, so entstehen *monoamniale und monochoriale Zwillinge*. Insbesondere bei der letztgenannten Kombination ist mit Komplikationen zu rechnen, z. B. mit

- Zwillingskollision bei der Geburt,
- Nabelschnurproblemen,
- fetofetalem Transfusionssyndrom (S. 114 f).

B. Zwillings- und Einlingsschwangerschaft im Vergleich

Vergleicht man die Besonderheiten beider Schwangerschaftsformen, so fällt auf, dass eine Mehrlingsschwangerschaft wesentlich häufiger mit Problemen belastet ist als die typische Einlingsschwangerschaft (s.a. S. 132 f).

Frühkomplikationen. In der Frühgravidität kommt es – bedingt durch die höheren β-HCG-Werte – häufiger zu einer Hyperemesis gravidarum: bei Mehrlingen in ca. 30 % der Schwangerschaften vs. ca. 15–20 % bei Einlingen (S. 78 f).

Spätkomplikationen. Die meisten Probleme der Mehrlingsschwangerschaft entstehen aber erst später durch den vermehrten intrauterinen Platzbedarf. Insbesondere die Frühgeburtenrate ist deutlich erhöht; die meisten Entbindungen finden vor der 38. SSW statt.

Die Häufigkeit an Spätgestosen, insbesondere die Hypertonie (SIH), ist bei Mehrlingen fast doppelt so hoch wie bei Einlingen (ca. 20 % gegenüber 12–15 %).

Auch Polyhydramnion und Plazentainsuffizienz treten bei Mehrlingen etwa doppelt so häufig auf, wie in einer Einlingsschwangerschaft.

Fehlgeburten. Die Fehlgeburtenrate ist an sich schon sehr hoch und liegt bereits für Einlinge bei 50–60 %, wenn man die sehr frühen Fehlanlagen mit Abort bis zur 4. SSW (p.m.) mitrechnet. Bei Mehrlingen kommt die Möglichkeit dazu, dass eines der Kinder schon früh in der Schwangerschaft stirbt (sog. „vanishing twin"). Man schätzt die Häufigkeit auf etwa 30 % aller Zwillingsschwangerschaften.

Mehrlingsschwangerschaft I

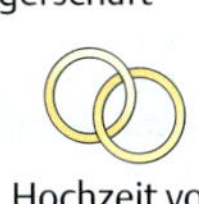

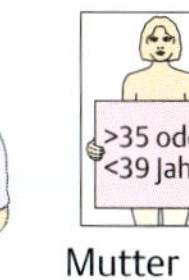

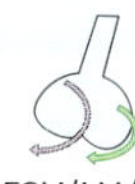

1. Prädisponierende Faktoren für zweieiige Zwillinge

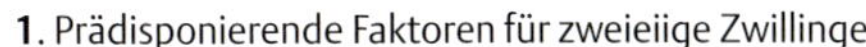

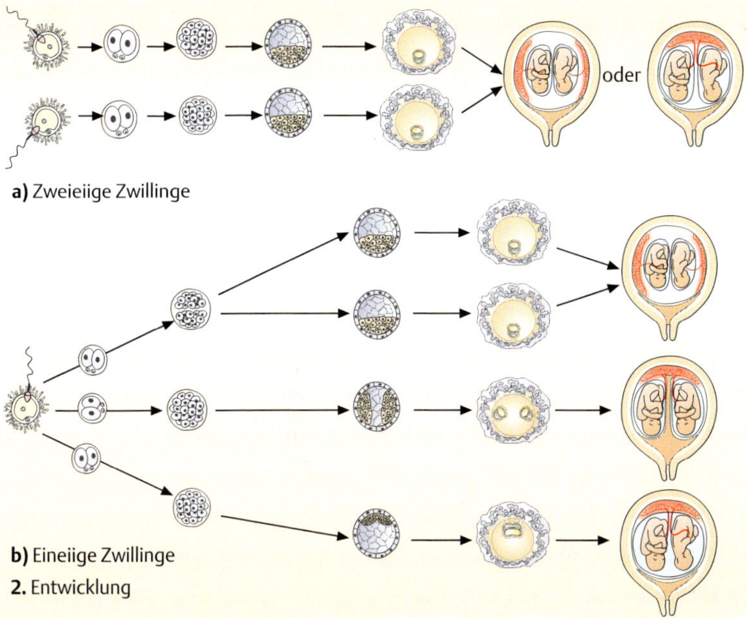

a) Zweieiige Zwillinge

b) Eineiige Zwillinge

2. Entwicklung

A. Entwicklung der Mehrlingsschwangerschaft

	Tragzeit p.m.	Häufigkeit	Fehlgeburten	Gestosen früh/spät		Hydramnion	Plazentainsuffizienz
Einling	40 Wochen	85	n	~18 %	~15 %	3%	5–8%
Zwillinge	37 Wochen	1 (zweieiig)	2 x n	~30 %	~20 %	bis zu 5%	15–20%

B. Zwillings- und Einlingsschwangerschaft im Vergleich

A. Pathologische Entwicklung von Zwillingen

Symmetrische Doppelbildung. Weichen die Embryoblasten eineiiger Zwillinge bei ihrer Trennung inkomplett auseinander, so entstehen symmetrische Doppelbildungen oder *Pagen* (griechisch: „pägnymein“ – befestigen, verbinden). Je nachdem, wo die Kinder miteinander verbunden sind, werden sie bezeichnet als

- Kraniopagen (Verbindung der Köpfe),
- Thorakopagen (Verbindung des Rumpfes, sog. siamesische Zwillinge),
- Ischiopagen (Verbindung im Beckenbereich).

Die Möglichkeit, die Zwillinge chirurgisch zu trennen, wird im Wesentlichen durch das Ausmaß der Verwachsung bestimmt, insbesondere durch die Beteiligung der inneren Organe an der Verwachsungsbrücke. Gelegentlich ist nur die Haut betroffen, die Trennung also „einfach“. Es kann aber auch sein, dass beide Kinder z. B. eine gemeinsame Leber haben.

Asymmetrische Doppelbildung. Eine andere Form der unvollständigen Trennung ist die asymmetrische Form. Hierbei entstehen sog. parasitäre Zwillinge, also ein nahezu normal entwickelter Embryo/Fetus und ein rudimentärer Zwilling (z. B. Epignathus, Epipygus oder Thracopagus parasiticus).

Häufigkeit. Doppelfehlbildungen kommen unter eineiigen Zwillingen etwa in 2% vor.

B. Fetofetales Transfusionssyndrom

Bei monozygoten Zwillingen finden sich in etwa 85% der Plazenten Gefäßbrücken zwischen beiden Kreisläufen. Diese können an der Plazentaoberfläche oder innerhalb der Kotyledonen sowie zwischen Arterien und Venen untereinander oder aber arteriovenös verlaufen.

Meist haben diese Gefäßanastomosen keine pathologische Bedeutung. In einzelnen Fällen kann es allerdings zum sog. fetofetalen Transfusionssyndrom kommen. Hierbei ist die Blutverteilung zwischen den Zwillingen extrem ungleich: Das eine Kind „stiehlt“ quasi dem anderen das Blut.

Klinisches Bild. Findet sich sonographisch der Verdacht auf eine Gewichtsdiskrepanz von mehr als 10%, so sollte an ein fetofetales Transfusionssyndrom gedacht werden.

Beim Donor oder Spender kommt es zu folgenden Problemen:

- Anämie,
- Mangelentwicklung,
- Oligohydramnion,
- dünne Nabelschnur,
- weniger Bewegung.

Beim Akzeptor oder Empfänger finden sich:

- Makrosomie,
- Polyhydramnion,
- dickere Nabelschnur,
- Polyglobulie,
- erhöhte Thrombosegefahr.

Ist die Blutfehlverteilung stark ausgeprägt, kommt es in über 70% der Schwangerschaften zum intrauterinen Fruchttod, meist vor der 25. SSW. Heute versucht man nach der Diagnosestellung, die Gefäßbrücken in spezialisierten Zentren mittels Laserkoagulation noch vor der 20. SSW zu verschließen.

C. Besonderheiten der Schwangerenvorsorge

Wegen der stärkeren mütterlichen Belastung, Dehnung und Frühgeburtsneigung sind folgende Besonderheiten in der Betreuung der Mehrlingsschwangerschaft zu beachten (s.a. S. 192 f):

- Die Untersuchungsintervalle betragen 2 Wochen.
- Ab der 28. SSW sind wöchentliche Untersuchungen angezeigt.
- Öfter als sonst werden Ultraschallkontrollen durchgeführt (Wachstum, Diskrepanz zwischen den Kindern).
- Auch CTG-Kontrollen sind häufiger indiziert, wobei insbesondere auf vorzeitige Wehen zu achten ist.
- Bei der vaginalen Palpation ist besonderes Augenmerk auf eine Portioverkürzung bzw. auf die vorzeitige Eröffnung des Muttermundes zu legen.
- Die Arbeitsunfähigkeit wird ab der 28. SSW bescheinigt.
- Bei Anämie (Hb < 120 mg/dl) sind Eisenpräparate zu verordnen.
- Ein Iodmangel sollte ausgeglichen werden (z. B. 200 µg Iodid/d).
- Bei 3 und mehr Feten ist ggf. die prophylaktische Cerclage angezeigt (etwa in der 15. SSW).

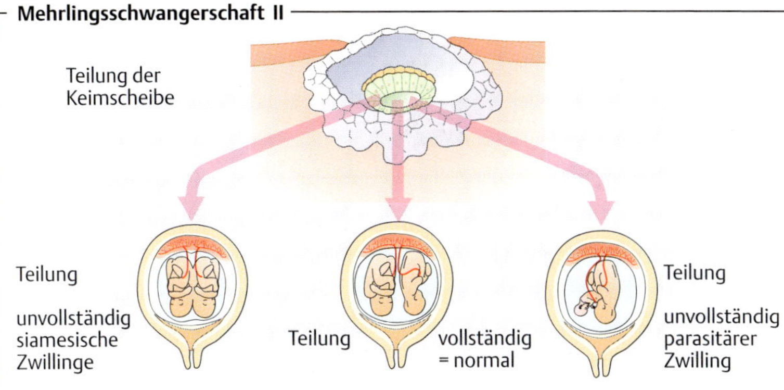

A. Pathologische Entwicklung von Zwillingen

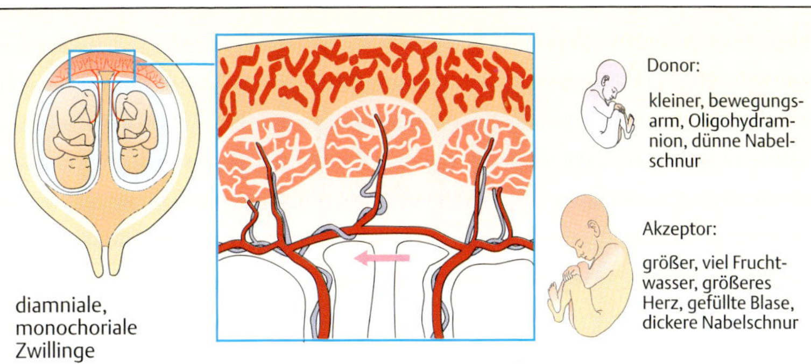

B. Fetofetales Transfusionssyndrom

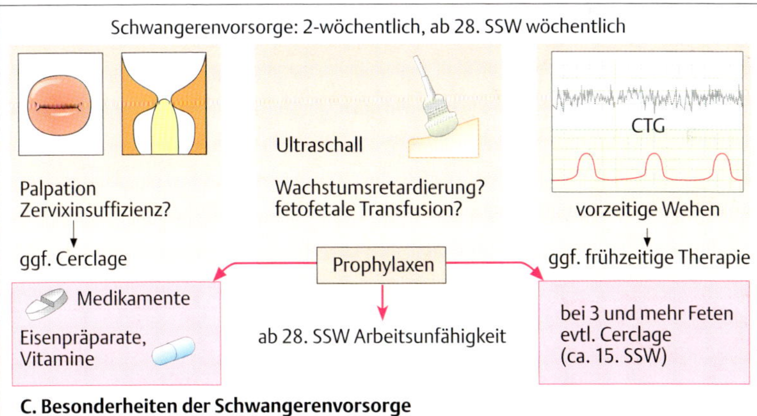

C. Besonderheiten der Schwangerenvorsorge

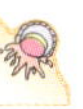

Jede vaginale Blutung in der Schwangerschaft bedarf der gründlichen Abklärung, da sich – je nach Blutungsstärke – sowohl eine fetale als auch eine mütterliche Gefährdung ergeben kann. Um ein Maß für die Blutungsstärke zu haben, zieht man die Regelblutung zum Vergleich heran.

Anamnese. Zu unterscheiden und zu erfragen sind

- die Blutungsstärke,
- das Vorhandensein von Schmerzen,
- der Zeitpunkt des Auftretens in der Schwangerschaft.

A. Ursachen

Erste Schwangerschaftshälfte. Mögliche Ursachen von Blutungen in der ersten Schwangerschaftshälfte sind:

- Abort: vor der 16. SSW, je nach Abortform geringe bis starke Blutung, schmerzhaft (S. 86 ff),
- Blasenmole: meist vor der 12. SSW, geringe Blutung (S. 80 f),
- Trophoblasttumoren: sehr selten, Blutungsstärke von gering bis extrem stark (S. 80 f),
- extrauterine Gravidität: meist Schmierblutung in der 8.–10. SSW, Unterbauchschmerzen (S. 76 f).

Zweite Schwangerschaftshälfte. In der zweiten Hälfte der Gravidität kommen als häufigste Ursachen der Blutung infrage:

- Placenta praevia: schmerzlose Blutung mit leichter Wehentätigkeit (S. 118 f),
- vorzeitige Plazentalösung: meist schmerzhaft (S. 162 f),
- Gerinnungsstörungen.

Unter der Geburt.

- Placenta praevia (S. 118 f),
- vorzeitige Plazentalösung (S. 162 f),
- Uterusruptur (S. 162 f),
- Rissblutungen, z. B. an Zervix, Damm, Scheide, Klitoris, Labien,
- Insertio velamentosa (S. 102 f),
- Gerinnungsstörung, z. B. Verbrauchskoagulopathie.

Schwangerschaftsunabhängig. Auch an Ursachen, die von der Schwangerschaft unabhängig sind, sollte gedacht werden:

- Ektopie der Zervix,
- Varizenblutung,
- Zervixpolyp,
- erosive Kolpitis,
- Zervixkarzinom,
- urethrale oder anale Blutungen, z. B. bei Zystitis oder Hämorrhoiden.

B. Diagnostik in der zweiten Schwangerschaftshälfte

Das weitere Vorgehen hängt wesentlich von der Blutungsstärke ab.

Wichtig: Eine vaginale Untersuchung muss solange unterbleiben, bis eine Placenta praevia ausgeschlossen ist. Erlaubt sind lediglich die Spekulum- und die Ultraschalluntersuchung!

Schwache Blutung.

- Vorstellung beim Frauenarzt,
- Spekulumuntersuchung: Blutungsquelle?
- Ultraschall: Plazentasitz, Hämatome?
- ggf. CTG zur fetalen Vitalitätskontrolle.

Stärkere Blutung.

- Vitalitätsparameter bei der Schwangeren kontrollieren (Puls, Blutdruck, Schock?),
- Kreislaufstabilisierung: ggf. Infusionstherapie,
- Liegendtransport in die Klinik,
- Vorlagen asservieren,
- Spekulumuntersuchung: Blutungsquelle?
- Notfallultraschall (kindliche Vitalität, Plazentasitz, Plazentalösung?).

C. Therapie – Vorgehen

Das weitere Procedere wird von folgenden Faktoren bestimmt:

- Blutungsstärke und -ursache,
- Schwangerschaftswoche (vor oder nach 24. SSW?),
- Gefährdung von Mutter und Kind,
- Muttermundsweite,
- Parität der Schwangeren.

Bei geringer Blutung und fehlender mütterlicher und kindlicher Gefährdung:

- vor der 34.–36. SSW: stationäre Aufnahme, strenge Bettruhe, ggf. Tokolyse und Lungenreifebehandlung,
- nach der 36. SSW: Entbindung anstreben.

Bei starker Blutung und/oder mütterlicher/ kindlicher Gefährdung:

- Schockprophylaxe/-therapie,
- ggf. Sectio caesarea,
- ggf. Bluttransfusion.

Blutungen in der Schwangerschaft

- Fehlgeburt < 16. SSW
- Blasenmole < 16. SSW
- Trophoblasttumoren
- Extrauteringravidität

1. Schwangerschaftshälfte

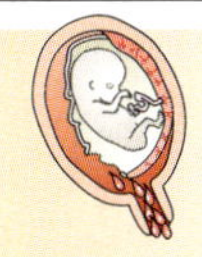

- Placenta praevia
- vorzeitige Plazentalösung
- Fibrinogenmangel

2. Schwangerschaftshälfte

- Placenta praevia/tief sitzende Plazenta
- vorzeitige Plazentalösung/Randsinusblutung
- Uterusruptur
- Rissblutungen: Zervix, Scheide, Damm, Klitoris, Labien

Geburt

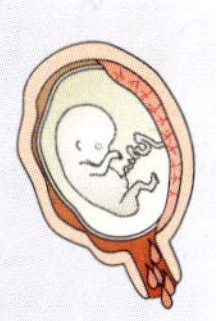

- Zervixektopie, -polyp
- Blutungen aus Varizen
- ggf. extragenital: urethral, rektal
- Zervixkarzinom
- Fibrinogenmangel

schwangerschaftsunabhängig

A. Ursachen

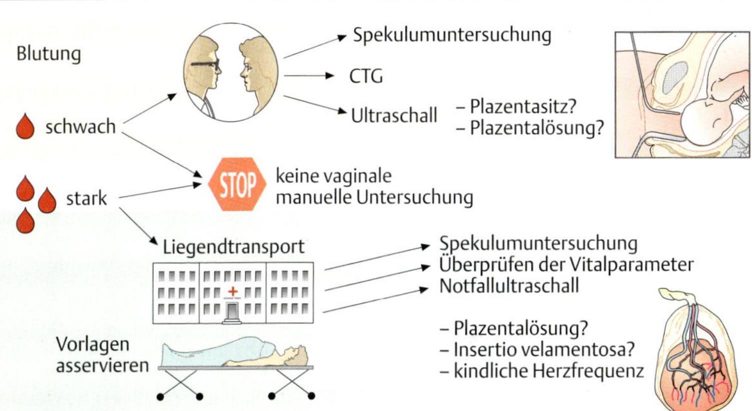

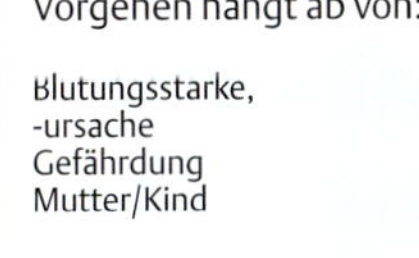

B. Diagnostik in der zweiten Schwangerschaftshälfte

Vorgehen hängt ab von:

Blutungsstärke, -ursache
Gefährdung Mutter/Kind

Schwangerschaftsalter/Kindsreife

Muttermundsweite (Geburtsbereitschaft)

Parität

- Blutung oder keine
- Mutter und Kind OK
- kein Blasensprung

< 36. SSW*

strenge Überwachung
ggf. Tokolyse

strenge Bettruhe

> 36. SSW

Entbindung

- Blutung
- Mutter/Kind ~~OK~~

Schockprophylaxe/-therapie

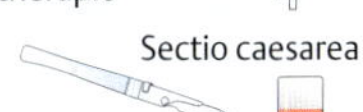

ggf. Bluttransfusion

C. Therapie – Vorgehen

* ggf. Lungenreife fördern

A. Nidation und Formen, typische Befunde

Befindet sich die Plazenta direkt vor oder am Rand des Muttermunds, spricht man von einer Placenta praevia. Ursache hierfür ist die falsche Einnistung der befruchteten Eizelle, die zu weit nach unten gewandert ist. Eine Placenta praevia tritt in etwa 0,5–1 % aller Schwangerschaften auf.

Formen. Man unterscheidet folgende Formen:
- tiefer Plazentasitz: gerade noch normaler Befund,
- Placenta praevia marginalis: sie sitzt am Rand des Muttermunds; meist nur geringe Blutung, häufig ist eine vaginale Geburt möglich,
- Placenta praevia partialis: ein Teil des inneren Muttermunds ist überdeckt; die Geburt ist evtl. noch vaginal möglich, die Blutung oft nur gering,
- Placenta praevia totalis: komplette Verlegung des inneren Muttermunds; es besteht die Gefahr einer starken Blutung, Entbindung deshalb immer per Sectio caesarea.

Symptomatik, Bedeutung. Die Blutung bei Placenta praevia ist in der Regel schmerzlos und tritt bereits bei leichter Wehentätigkeit auf. Typisch sind die sog. „annoncierenden Blutungen" ab der 26. SSW, die in bis zu 80 % der Fälle auftreten: leichte Schmierblutungen bei Wehentätigkeit oder körperlicher Belastung.

Wird eine Placenta praevia festgestellt, bedeutet dies immer eine Risikoschwangerschaft. Die Schwangere muss über die potenzielle Gefährdung aufgeklärt werden. Häufig wird empfohlen, sie prophylaktisch stationär zur Beobachtung aufzunehmen.

Befunde. Die Diagnose ergibt sich aus der Ultraschalluntersuchung und ggf. der Spiegeleinstellung. Ist der Muttermund bereits etwas geöffnet, sind Anteile der Plazenta u.U. auch direkt sichtbar.

Verlauf. Im Laufe der Schwangerschaft kann es durch das weitere Uteruswachstum auch zu einem relativen „Höherrutschen" der Plazenta kommen, sodass ein ursprünglich z. B. in der 16. SSW festgestellter Befund einer Placenta praevia sich im weiteren Verlauf wieder relativiert.

B. Risiken

Die größte mütterliche und kindliche Gefährdung ergibt sich aus dem Risiko der starken Blutung:
- starker Blutverlust mit hypovolämischem Schock,
- Gerinnungsstörung, insbesondere Verbrauchskoagulopathie,
- Infektion mit Sepsis der Mutter,
- Luftembolie: durch frei liegende große plazentare Gefäße kann u.U. Luft in den mütterlichen Kreislauf gelangen und eine Embolie verursachen,
- intrauterine Asphyxie,
- gehäuft postpartale Atonien,
- erhöhte mütterliche Mortalität (ca. 0,5–0,8 %),
- erhöhte kindliche Mortalität (10–15 %).

C. Maßnahmen

Das Vorgehen wird im Wesentlichen von folgenden Faktoren bestimmt:
- Blutungsstärke,
- Schwangerschaftswoche,
- kindliche Reife,
- Plazentasitz.

Keine Blutung. In aller Regel werden prophylaktische Maßnahmen ergriffen:
- stationäre Aufnahme zur Beobachtung,
- eingeschränkte Bettruhe,
- ggf. Eigenblutspende,
- ggf. primäre Sectio für die 36. SSW planen.

Leichte Blutung. Bei leichter Blutung vor der 36. SSW sind angezeigt:
- Klinikaufnahme,
- strenge Bettruhe,
- Kreislaufüberwachung,
- ggf. Tokolyse,
- ggf. Lungenreifebehandlung,
- ggf. primäre Sectio für die 36. SSW planen.

Stärkere Blutung bzw. Gefährdung. Bei stärkerer Blutung und mütterlicher Gefährdung ist – unabhängig von der Schwangerschaftswoche – immer die sofortige Entbindung indiziert:
- Intensivüberwachung,
- Schocktherapie,
- Sectio caesarea.

Placenta praevia

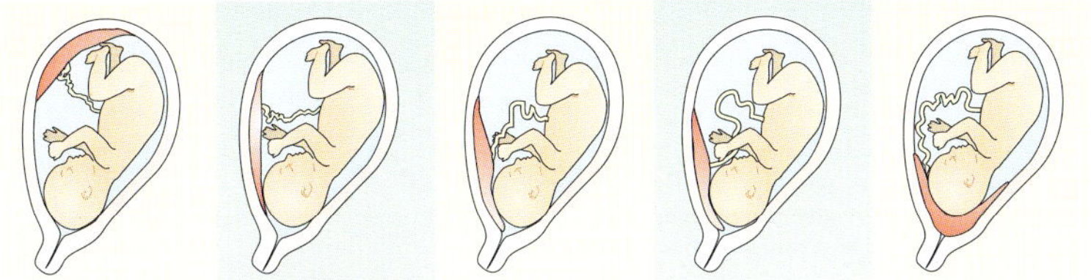

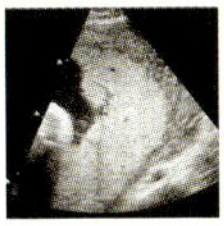

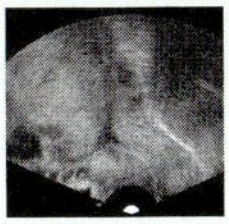

Ansicht bei der Spekulumeinstellung (MM ca. 3 cm geöffnet)

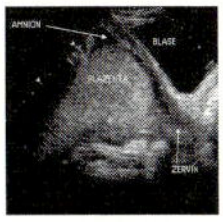

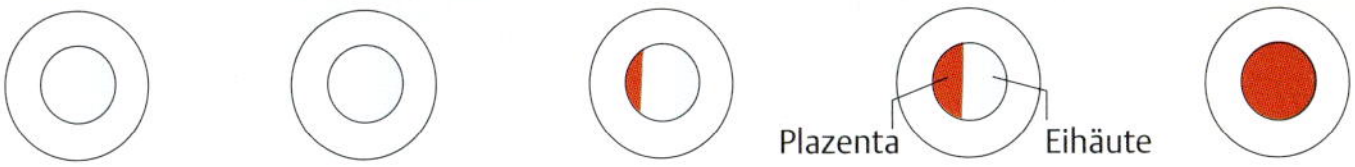

Plazenta
Eihäute

normaler Sitz

tiefer Sitz

Placenta praevia marginalis

Placenta praevia partialis

Placenta praevia totalis

A. Nidation und Formen, typische Befunde

schwere Blutungen/ Schock (schmerzlos!)

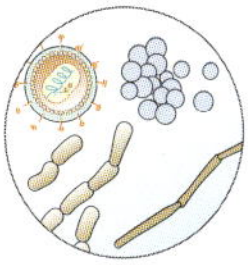

Infektion/ Sepsis

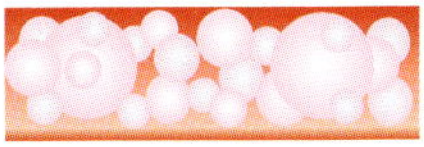

Luftembolie

intrauterine Asphyxie

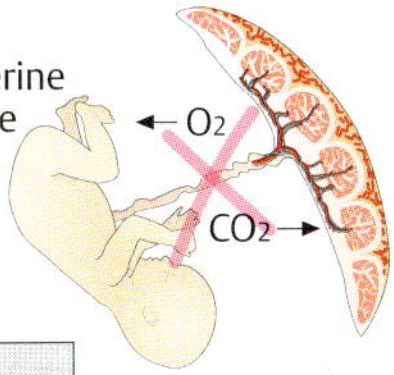

← O_2

CO_2 →

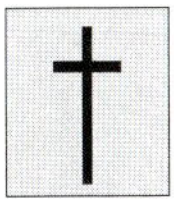

Mutter: erhöht
Kind: ~10%

B. Risiken

immer verboten

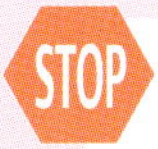

STOP

- vaginale Tastuntersuchung
- Amnioskopie

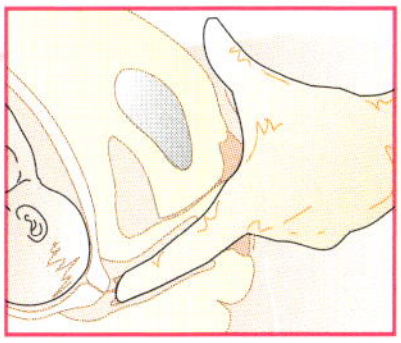

keine Blutung

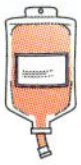

- ggf. Eigenblutspende
- ggf. primäre Sectio planen

leicht/mittelstark < 36. SSW

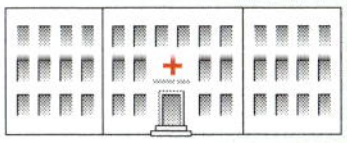

Überwachung
- ggf. Tokolyse
- ggf. Lungenreife induzieren

stärker

- Intensivüberwachung
- ggf. Schocktherapie
- ggf. Sectio caesarea

Geburtsmodus

- marginalis: meist vaginal
- partialis: evtl. vaginal
- totalis: Sectio caesarea

C. Maßnahmen

A. Ursachen und Risikofaktoren

Die häufigste Ursache perinataler Mortalität ist die Frühgeburtlichkeit, die als Geburt vor der abgeschlossenen 36. SSW definiert ist.

Als geburtsfördernde Faktoren sind die vorzeitige Wehentätigkeit (häufig) und die echte Zervixinsuffizienz, also die Eröffnung des Muttermundes ohne Wehen, zu unterscheiden. Für vorzeitige Wehen wiederum sind vaginale Infektionen der häufigste Grund.

Als weitere Ursachen/Risiken für den vorzeitigen Geburtsbeginn kommen infrage:

Anamnestische Risiken, z. B.:

- Z.n. mehreren Aborten,
- Z.n. Frühgeburt(en),
- Z.n. Totgeburt (Ursache bekannt?),
- Multiparität (Schwäche der Verschlussmechanismen).

Mütterliche Erkrankungen:

- Uterusfehlbildungen (z. B. Uterus subseptus),
- Myome (eingeschränkte Platzreserve für den Feten),
- Stoffwechselerkrankungen: z. B. Diabetes mellitus, Hyper-, Hypothyreose,
- Nierenerkrankungen,
- Spätgestose (schwangerschaftsbedingte hypertensive Erkrankung).

Risiken aus der jetzigen Schwangerschaft:

- vaginale Infektionen (häufigste Ursache, S. 124 f); Infektionen der Harnwege,
- Mehrlinge,
- Plazentainsuffizienz (S. 126 f),
- Placenta praevia (S. 118 f),
- Lageanomalien des Fetus,
- Anämie,
- Polyhydramnion,
- Rauchen,
- Spätgestose (schwangerschaftsbedingte hypertensive Erkrankung).

Soziale Faktoren:

- mütterliches Alter < 18 oder > 35 Jahre,
- niedriger Sozialstatus,
- psychische Belastungen,
- Alleinstehende.

B. Diagnostik und Therapie vorzeitiger Wehen

Während der Schwangerschaft ist eine gewisse Wehentätigkeit physiologisch. Solange diese nicht zervixwirksam ist, ist auch keine Therapie notwendig.

Diagnostik. Wichtigste Parameter zur Diagnostik sind **(1.)**:

- die klinische Untersuchung: Fundusstand, Mehrlinge, Höhenstand des Kopfes, Frequenz und Stärke der Wehen,
- die vaginale Untersuchung: Konsistenz und Länge der Portio, Wehentätigkeit, Öffnung des Muttermunds,
- der Zervixabstrich: Nativpräparat, pH-Wert, evtl. mikrobiologische Diagnostik,
- das CTG: Bestimmung von Wehenfrequenz, relativer Wehenstärke, fetalem Zustand,
- der Ultraschall: Fetometrie, Mehrlinge, Zervixlänge (insbesondere als Verlaufsbeurteilung), Trichterbildung am inneren Muttermund als Zeichen der beginnenden Öffnung, Fruchtwassermenge,
- die Urinuntersuchung: Infektionszeichen, Eiweißausscheidung, Zucker,
- die Blutuntersuchung: Infektparameter (Leukozyten, CRP), Hb.

Therapie. Die Behandlung **(2.)** hängt von der SSW und der Stärke bzw. Zervixwirksamkeit der Wehen ab. Neben einer ursächlichen Therapie (sofern möglich) kommen als therapeutische Maßnahmen infrage:

- stationäre Aufnahme und strenge oder eingeschränkte Bettruhe,
- Tokolyse p.o. oder i. v.,
- ggf. Antibiotika lokal oder systemisch,
- ggf. Förderung der fetalen Lungenreife.

Tokolytika – Wirkung

Die Gebärmuttermuskulatur wird durch die Erregung der Oxytocin-Rezeptoren zu Kontraktionen angeregt. Ziel der medikamentösen Behandlung vorzeitiger Wehen ist es, diese Kontraktionen zu hemmen.

Tokolytikawirkung. Eine Uterusrelaxation ist entweder durch den Calcium-Antagonisten Magnesium, durch Stimulation der ebenfalls vorhandenen β_2-Rezeptoren oder durch den Einsatz eines Oxytocin-Antagonisten möglich. Die wichtigsten Medikamente sind daher die β-Sympatomimetika Fenoterol (Partusisten; S. 122 f **A1.**) und Ritodrin (Pre-Par) sowie der Oxytocin-Antagonist Atosiban (Tractocile).

Wenn die Wehentätigkeit auch nicht immer komplett gehemmt werden kann – dies hängt von der Wehenstärke ab –, so kann doch meist erreicht werden, dass sie nicht mehr zervixwirksam ist.

Vorzeitige Wehen, Zervixinsuffizienz I

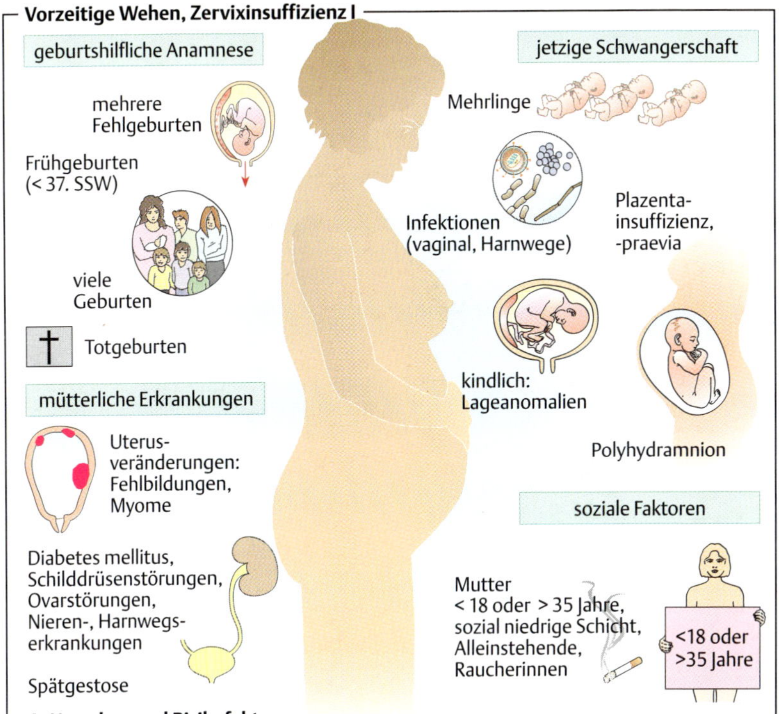

geburtshilfliche Anamnese
mehrere Fehlgeburten
Frühgeburten (< 37. SSW)
viele Geburten
Totgeburten
mütterliche Erkrankungen
Uterus-veränderungen: Fehlbildungen, Myome
Diabetes mellitus, Schilddrüsenstörungen, Ovarstörungen, Nieren-, Harnwegs-erkrankungen
Spätgestose
jetzige Schwangerschaft
Mehrlinge
Infektionen (vaginal, Harnwege)
Plazenta-insuffizienz, -praevia
kindlich: Lageanomalien
Polyhydramnion
soziale Faktoren
Mutter < 18 oder > 35 Jahre, sozial niedrige Schicht, Alleinstehende, Raucherinnen
<18 oder >35 Jahre

A. Ursachen und Risikofaktoren

CTG
– fetaler Zustand?
– Kontraktionen?
Fetometrie?
Ultraschall, Palpation
Zervixlänge?
Zervix weich/derb?
MM-Weite?
Labor
Blut (Leukozyten, Infekt?)
Urinstatus (Infekt?)
Zervixabstrich (Infekt? pH?)
1. Diagnostik
Bettruhe
bzw.
ggf. Tokolyse
ggf. Antibiotika
ggf. Lungenreife fördern
2. Therapie

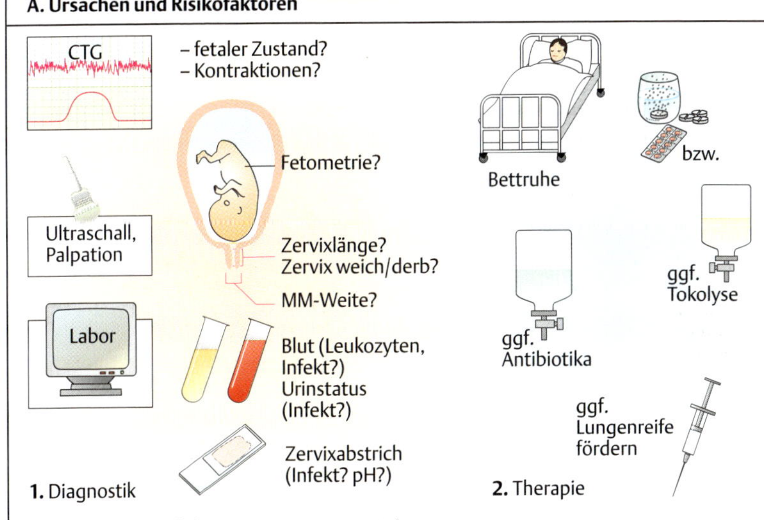

B. Diagnostik und Therapie vorzeitiger Wehen

A. Tokolytika – Nebenwirkung

Insbesondere die β-Sympathomimetika haben aufgrund ihres pharmakologischen Profils eine Reihe von Nebenwirkungen **(2.)**. Viele Patientinnen verspüren eine starke innere Unruhe, Kopfschmerzen, gelegentlich Schwindelgefühl. Diese Unruhe, die sich in einem echten Bewegungsdrang äußern kann, ist bei der andererseits notwendigen Bettruhe ein erhebliches Problem für die Frauen.

Tachykardie. Eine sofort nach Behandlungsbeginn festzustellende Nebenwirkung ist die Tachykardie, meist in Kombination mit deutlich spürbarem Herzklopfen. Deshalb setzt man heute oft eine fixe Kombination mit Magnesium zur Tokolyse ein; einerseits, um die tokolytische Wirkung des β-Sympathomimetikums zu unterstützen und es damit geringer dosieren zu können, andererseits weil Magnesium auch eine kardioprotektive Wirkung hat. Die Tachykardie sollte bei Werten > 120/min zusätzlich medikamentös mit kardioselektiven β-Blockern therapiert werden.

Weitere Befunde. Weil vermehrt Kalium in die Zellen eingelagert wird, kann es unter β-Sympathomimetika auch zur Hypokaliämie kommen. pH-Veränderungen im Sinne einer metabolischen Azidose sind ebenfalls beschrieben worden. Darüber hinaus wirken β-Sympathomimetika diabetogen, da vermehrt Glucose aus den Zellen freigesetzt wird.

β-Sympathomimetika führen auch zur Wasserretention. Insbesondere in Kombination mit Glucocorticoiden, die häufig gleichzeitig zur Förderung der fetalen Lungenreife eingesetzt werden, kann sich ein interstitielles Lungenödem entwickeln.

Kontrollen. Wegen der teils erheblichen Nebenwirkungen ist es wichtig, die Schwangere zu überwachen. Wichtige Kontrollen unter β-Sympathomimetika sind:

- Laboruntersuchungen (Kalium, Blutzucker, Hämatokrit, Magnesiumspiegel),
- EKG, Blutdruck und Puls,
- Gewicht (Ödeme),
- Reflexstatus (extreme Relaxierung durch Magnesium möglich),
- Auskultation von Herz und Lunge.

B. Zervixinsuffizienz

Von der Muttermundseröffnung durch vorzeitige Wehen ist die echte, wehenunabhängige Zervixinsuffizienz zu unterscheiden.

Bei Letzterer sind folgende therapeutische Schritte möglich:

- körperliche Belastung vermeiden, Arbeitsverbot (Entspannung, Druckentlastung),
- kein Geschlechtsverkehr (Infekte und Kontraktionen vermeiden),
- ggf. stationäre Aufnahme mit Bettruhe,
- ggf. Antibiotika,
- Cerclage (s. u.),
- Cerclage-Pessar (s. u.),
- ggf. totaler operativer Muttermundsverschluss (s. u.).

Vorgehen

Nach Behandlung der meist zusätzlich vorhandenen lokalen Infektion und der Verordnung von Bettruhe kommen zur Therapie der Zervixinsuffizienz lokale Maßnahmen am Muttermund infrage. Allerdings müssen bei der Indikationsstellung wichtige Aspekte berücksichtigt werden:

- die Schwangerschaftswoche,
- die mögliche Belastung durch den Eingriff und die Narkose,
- das Risiko eines Amnioninfektionssyndroms.

Cerclage-Pessar. Hierbei wird ein Silikonpessar um die Zervix herum gelegt, das ein Ödem der Portio hervorruft, welches wiederum das Pessar in situ hält. Häufig wird infolge der Pessareinlage vermehrt Vaginalsekret gebildet, was aber nicht als Zeichen einer Infektion zu werten ist.

Cerclage. Der Wert der Cerclage im Sinne einer Verlängerung der Schwangerschaftsdauer ist auch heute noch nicht definitiv bewiesen. Bei dem operativen Eingriff wird ein nichtresorbierbarer Faden um die Portio gelegt, der spätestens in der 37. SSW oder zu Geburtsbeginn wieder gezogen werden muss.

Totaler Muttermundsverschluss (TMV). Hierbei wird der äußere Muttermund komplett operativ verschlossen, was ein Aufsteigen von Keimen verhindern soll. Dieser Eingriff wird gelegentlich mit einer Cerclage kombiniert.

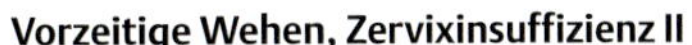

Vorzeitige Wehen, Zervixinsuffizienz II

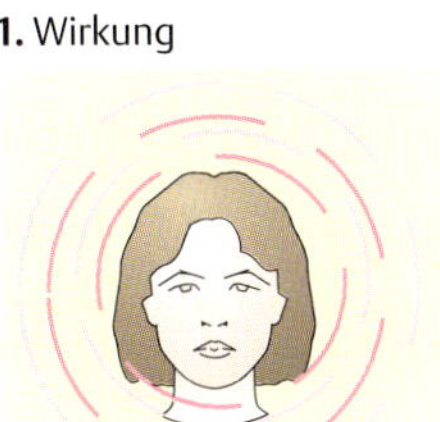

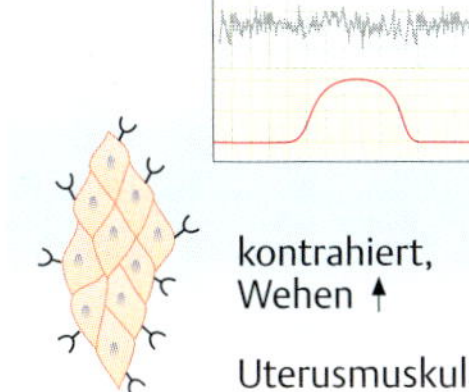

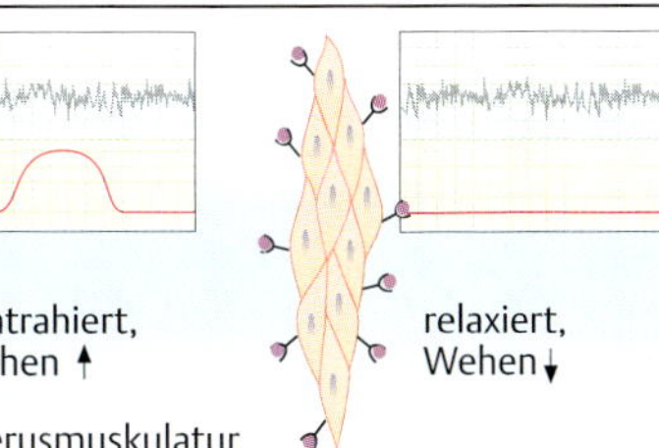

1. Wirkung

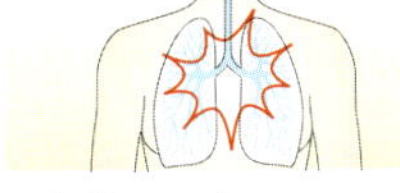

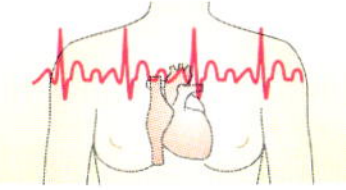

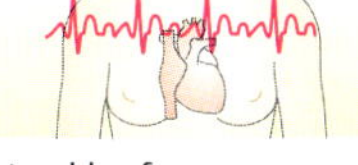

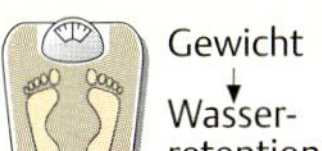

2. Nebenwirkungen und Überwachung

A. Tokolytika – Wirkung, Nebenwirkung

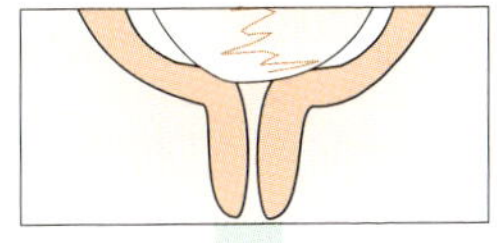

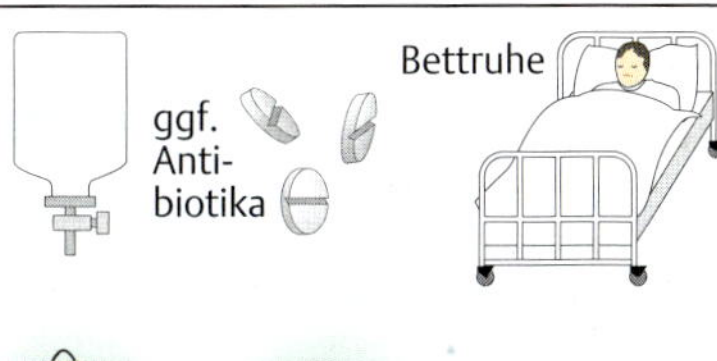

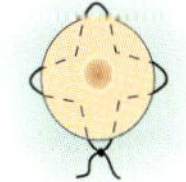

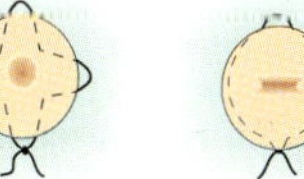

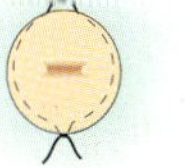

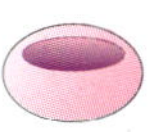

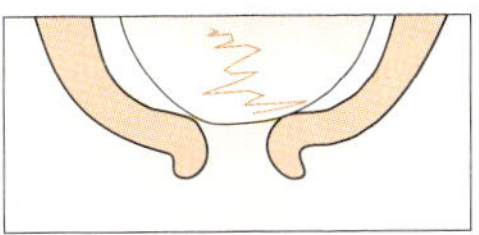

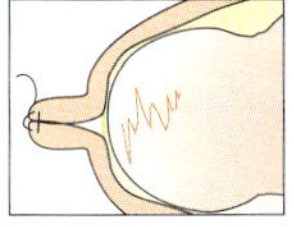

B. Zervixinsuffizienz

A. Typische Infektionserreger und mögliche Komplikationen

Von vaginalen Infektionen in der Schwangerschaft sind etwa 5% der Frauen betroffen. Meist sind die Erreger harmlos und gut medikamentös beherrschbar. In einzelnen Fällen kann es allerdings zur aufsteigenden Infektion mit erheblichen Komplikationen für Mutter und Kind kommen (s. u.).

Mögliche Erreger sind:

Pilze. Meist sind Pilzinfektionen für die Schwangere harmlos; die Erreger können jedoch unter der Geburt auf das Kind übergehen und zu Mund- und/oder gastrointestinalen Infekten führen.

Klinisch zeigt sich die vaginale Infektion durch einen weißen, bröckeligen Ausfluss und Juckreiz (Pruritus). Am häufigsten sind Infektionen mit

- Candida albicans (Soor),
- Torulopsis.

Bakterien. Je nach Erreger tritt entweder eine „lästige" Vulvitis/Kolpitis auf (z. B. durch Gardnerella vaginalis), oder es kommt durch eine aufsteigende Infektion zum Amnioninfektionssyndrom oder zur Neugeborenensepsis (z. B. durch β-hämolysierende Streptokokken der Gruppe B). Einige Bakterien sind auch für eine generalisierte Infektion verantwortlich (z. B. Treponema pallidum), die diaplazentar auf das Kind übergehen kann.

Eine bakterielle Infektion entsteht meist dann, wenn die natürliche Barriere, die die Milchsäurebakterien im Scheidenmilieu bilden, gestört oder nicht mehr vorhanden ist. Aus diesem Grund wird die pH-Messung (mit Lackmuspapier) im Rahmen jeder Untersuchung in der Schwangerschaft als einfache Kontrolle empfohlen. Der pH des Scheidensekrets sollte zwischen 4,2 und 5,0 liegen. Typische bakterielle Infektionserreger s. S. 124 f.

Viren. Bei den viralen Infektionen sind die lokalen von den generalisierten Infekten zu unterscheiden. Bei *lokalen* Infekten besteht die Gefahr der Übertragung auf das Kind unter der Geburt (z. B. HPV mit Ausbildung von Larynxpapillomen oder eine akuten Herpes-simplex-Infektion mit herpetiformen Läsionen beim Neugeborenen). Durch *generalisierte* Virusinfektionen kann das Kind intrauterin geschädigt werden (HIV, Hepatitis B, Zytomegalie; s. Tafel).

Protozoen. Bei den Protozoenerkrankungen spielen vor allem die Trichomoniasis (vaginaler Infekt, Diagnostik im Nativpräparat) und die Toxoplasmose (generalisierte Infektion) eine Rolle. Die Erreger sind:

- Trichomonas vaginalis,
- Toxoplasma gondii (S. 130 f).

Mögliche Komplikationen. Die möglichen Folgen und Komplikationen der meist bakteriellen Infekte sind

- aufsteigende Infektion,
- vorzeitige Wehentätigkeit,
- Amnioninfektionssyndrom,
- Neugeborenensepsis,
- mütterliche Sepsis.

Diese treten praktisch nie im I. Trimenon und nur sehr selten im II. Trimenon auf, da hier der Muttermund noch fest geschlossen ist. Kommt es in den ersten beiden Schwangerschaftsdritteln doch zu einer aufsteigenden Infektion, führt diese zu einem febrilen oder septischen Abort (S. 86 ff).

Im III. Trimenon sind solche Infektionen allerdings häufigster Auslöser einer Frühgeburt. Jede Maßnahme zur Verringerung der Frühgeburtlichkeit zielt deshalb insbesondere auf die Vermeidung bzw. Früherkennung vaginaler Infektionen ab.

B. Therapie und Prognose

Die Behandlung richtet sich einerseits nach dem Erreger selbst, andererseits nach der Infektionsausprägung und dem Schwangerschaftsalter.

Lokalinfektionen. Maßnahmen sind:

- lokale Therapie, z. B. mit Clindamycin-Creme oder Metronidazol-Vaginaltabletten,
- Aufklärung über hygienische Maßnahmen,
- Ansäuerung des Scheidenmilieus, um die Vermehrung der Laktobazillen zu unterstützen.

Amnioninfektionssyndrom. Anfangsstadium:

- stationäre Aufnahme und strenge Bettruhe,
- intravenöse Antibiotikagabe,
- Tokolyse.

In schweren Fällen muss – unabhängig von der Schwangerschaftswoche – die Geburt eingeleitet werden; bei nicht lebensfähigen Kindern (< 24 SSW) als vaginaler Spätabort, bei Kindern jenseits der 24. SSW evtl. auch per Sectio caesarea. Die Prognose des Kindes wird dabei im Wesentlichen vom Schwangerschaftsalter bestimmt und steigt von unter 5% Überlebenswahrscheinlichkeit in der 24. SSW auf 98% ab der 37. SSW.

Vaginale Infektionen

1. und 2. Trimenon (Muttermund geschlossen)

3. Trimenon (Muttermund offen)

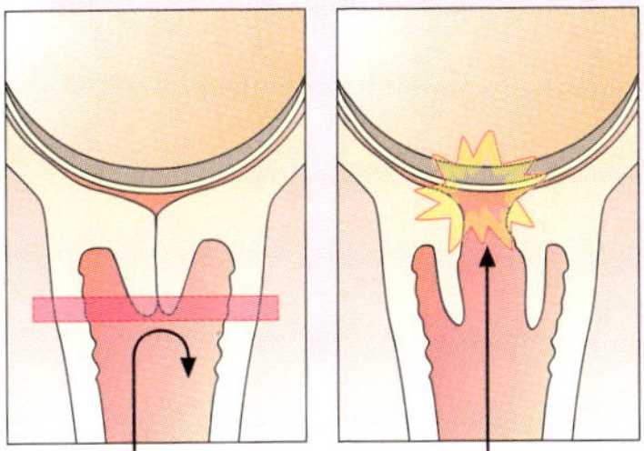

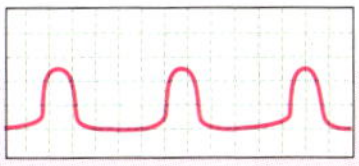

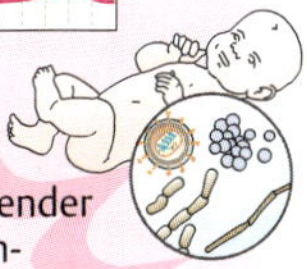

Folgen

- ggf. aszendierender Infekt, Amnioninfektionssyndrom
- fetale Infektion
- vorzeitige Wehen
- Neugeborenen-Sepsis

Erreger

Pilze

Candida albicans

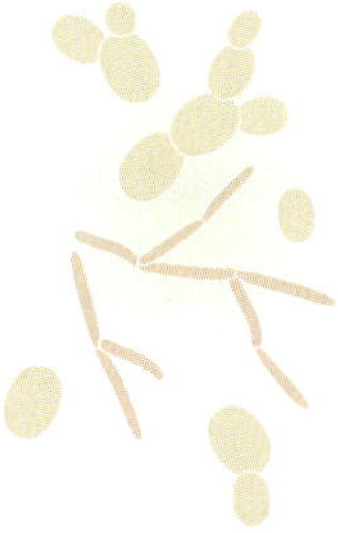

Bakterien

- Staphylococcus aureus
- Streptokokken (Gruppen A und B)
- Escherichia coli, andere Darmkeime
- Anaerobier (Aminkolpitis)
- Haemophilus influenzae
- Chlamydia trachomatis
- Neisseria gonorrhoe
- Gardnerella vaginalis (Aminkolpitis)
- Treponema pallidum

Viren

- Herpes simplex (Typ 2)
- Humanes Papilloma-Virus (HPV)
- Hepatitis-B-Virus
- HIV
- Zytomegalie-Virus

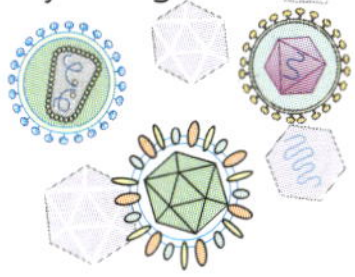

A. Typische Infektionserreger und mögliche Komplikationen

Aminkolpitis

Ansäuerung des Scheidenmilieus mit Lactobacillus oder Vitamin C

ggf. Metronidazol (lokal)

Amnioninfektionssyndrom

Antibiotika

Klinikaufnahme

ggf. Geburtseinleitung bzw. Sectio

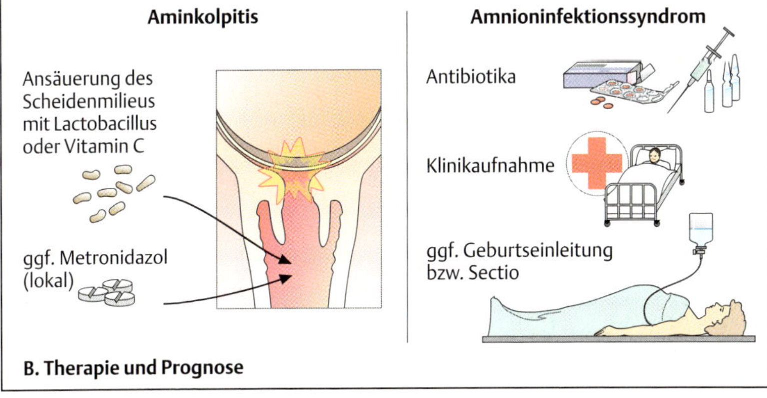

B. Therapie und Prognose

A. Plazentainsuffizienz

Eine mangelnde Versorgung des Fetus mit Nährstoffen und Sauerstoff wird als Plazentainsuffizienz bezeichnet. Diese kann chronisch, subakut oder akut auftreten.

Chronische Plazentainsuffizienz

Bei der chronischen Form der Plazentainsuffizienz entwickelt sich die Mangelversorgung langsam im Schwangerschaftsverlauf.

Ursachen. Ursächlich kommen infrage:

- Hypertonus (SIH) mit Engstellung der Gefäße und Minderperfusion des Uterus und der Plazenta,
- Nikotinabusus mit Gefäßschäden und Degeneration der Plazentazotten,
- Drogen-/Alkoholabusus,
- Mangelernährung,
- fetale Chromosomenanomalien (z. B. Turner Syndrom, Trisomie 21),
- Infektionen mit Störung der Plazentastruktur (z. B. Toxoplasmose, Zytomegalie).

Diagnostik. Die Diagnostik der chronischen Plazentainsuffizienz stützt sich auf folgende Parameter:

- der Fundusstand entspricht i.d.R. nicht dem errechneten Schwangerschaftsalter,
- im Ultraschall finden sich ein Oligohydramnion und/oder eine kindliche Wachstumsretardierung (meist dysproportioniert); dabei handelt es sich um ein sog. SGA-Kind (Small for Gestational Age) mit noch normal großem Kopf und kleinem Thoraxdurchmesser,
- auffällige Indizes in der Doppler-Sonographie,
- Zeichen der fetalen Minderversorgung im CTG (z. B. Tachykardie, eingeengte Bandbreite).

Therapie. Die Therapie richtet sich nach dem Schwangerschaftsalter, nach der Ursache und dem Ausprägungsgrad der Insuffizienz. Bei ausgeprägten Befunden ist ggf. die sofortige Entbindung anzustreben. In anderen Fällen kommen als therapeutische Maßnahmen infrage:

- möglichst die ursächlichen Noxen abstellen,
- stationäre Aufnahme und Bettruhe, um die uterine Durchblutung zu verbessern,
- ggf. Tokolyse zur Verbesserung der Uterusdurchblutung,
- regelmäßige CTG- und Ultraschallkontrollen einschließlich Doppler-Sonographie,
- ggf. Wehenbelastungstest, um die „Reserven" der Plazenta besser abschätzen zu können.

Subakute Insuffizienz

Die subakute Form der Insuffizienz tritt bei Überschreitung des Geburtstermins auf. Je nach Vorschädigung der Plazenta ist etwa ab dem 10.–12. Tag der Terminüberschreitung mit einer zunehmenden Mangelversorgung des Fetus zu rechnen. Überwachungsmöglichkeiten sind:

- Amnioskopie (Veränderung der Fruchtwasserfarbe? S. 32 f),
- CTG,
- Ultraschall mit Doppler-Untersuchung,
- Wehenbelastungstest.

Bei Anzeichen einer beginnenden Insuffizienz sollte die Geburt eingeleitet werden; das Kind ist in aller Regel geburtsreif.

Akute Plazentainsuffizienz

Bei der akuten Form kommt es zur plötzlichen Unterbrechung der Sauerstoffversorgung bzw. zur erheblichen Minderversorgung des Fetus.

Ursachen. Mögliche Ursachen sind:

- hypertone Form der Wehenstörung mit andauernder Gebärmutterkontraktion (Durchblutung ↓),
- Vena-cava-Kompressionssyndrom; dabei komprimiert der schwere Uterus die V. cava der Schwangeren, wenn sie sich in Rückenlage befindet, und führt damit zum verminderten Blutrückstrom zum mütterlichen Herzen,
- Nabelschnurkomplikationen, z. B. Nabelschnurvorfall, -knoten, -umschlingung,
- vorzeitige Plazentalösung,
- Uterusruptur.

Therapie. Die akute Form der Plazentainsuffizienz ist immer ein geburtshilflicher Notfall. Außer beim V.-cava-Kompressionssyndrom, bei dem durch einfache Umlagerung in die Seitenlage der Druck aufgehoben und damit das Problem kausal gelöst wird, ist die sofortige Beendigung der Geburt Therapie der Wahl. Je nach Geburtsfortschritt kann dies eine vaginale, eine vaginal-operative Geburt oder einen Kaiserschnitt bedeuten.

Plazentainsuffizienz

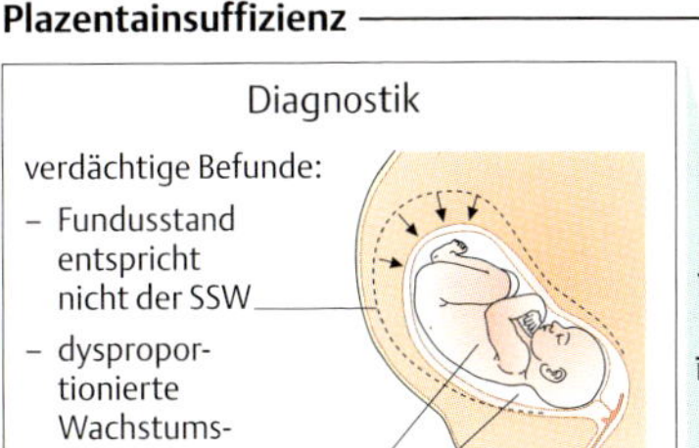

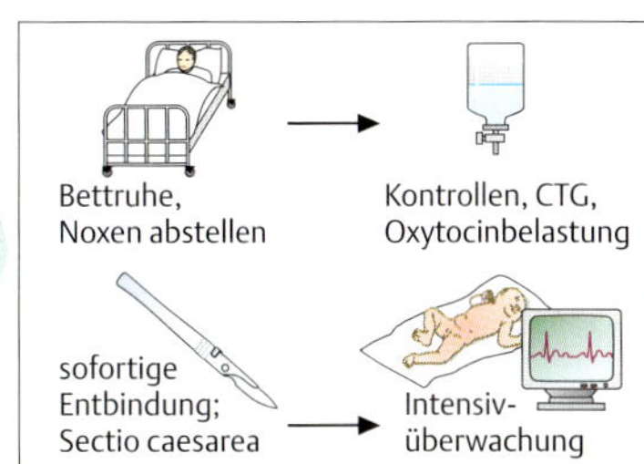

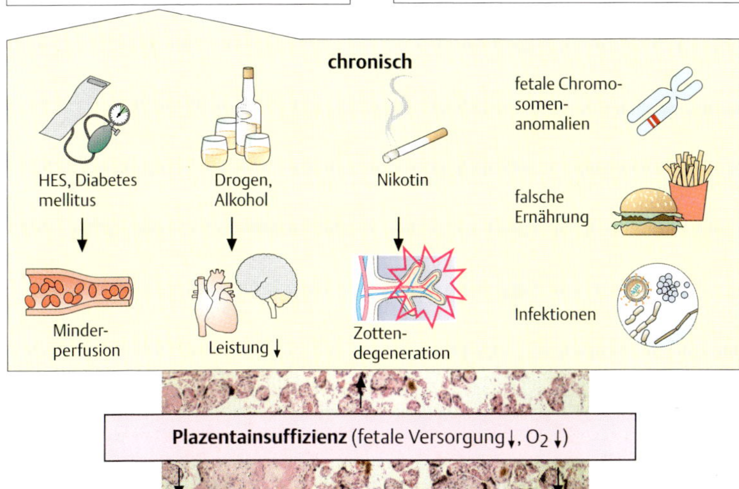

Plazentainsuffizienz (fetale Versorgung ↓, O_2 ↓)

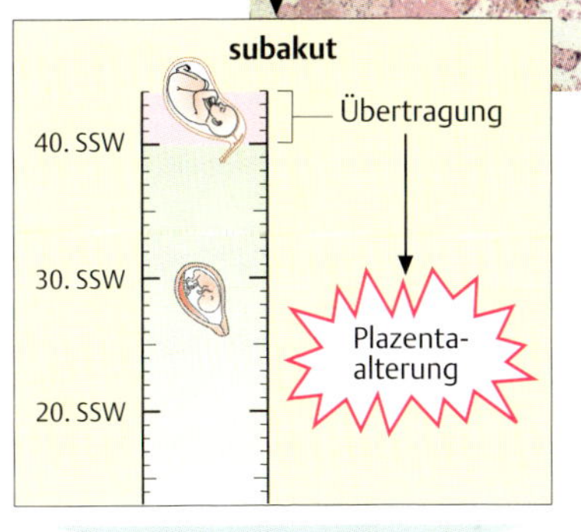

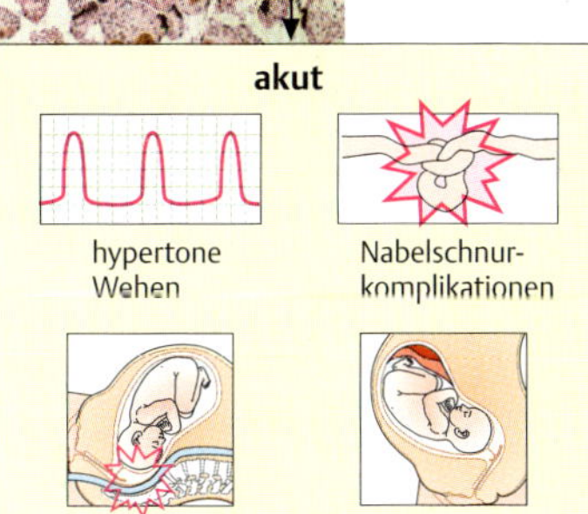

Therapie

Entbindung

Therapie

Umlagerung | Entbindung | Notfall-Tokolyse

A. Plazentainsuffizienz

A. Definitionen

Als intrauterinen Fruchttod bezeichnet man den Tod des Fetus innerhalb der Gebärmutter. Hierbei ist der Spätabort vor der 24. SSW von der Totgeburt nach der 24. SSW zu unterscheiden. Die 24. SSW stellt eine willkürliche Grenze dar, die in etwa dem Alter entspricht, ab dem das Kind außerhalb des Mutterleibes lebensfähig ist – bezogen auf den aktuellen medizinischen Stand in den westlichen Industrienationen.

Häufigkeit. Die Häufigkeit des intrauterinen Fruchttodes liegt in Deutschland derzeit bei etwa 3‰.

Meldepflicht. Eine standesamtliche Meldepflicht und damit verbunden auch die Pflicht zur Bestattung besteht in Deutschland bei Totgeburten mit einem Gewicht von über 500 g. Auf Wunsch der Eltern kann das Kind in jedem Falle, also unabhängig vom Gewicht, bestattet werden; einige Städte/Gemeinden bieten auch Sammelgräber für tot geborene Kinder an.

Wird das Kind nach einem legalen Schwangerschaftsabbruch tot geboren, besteht keine standesamtliche Meldepflicht, auch wenn sein Gewicht mehr als 500 g beträgt.

B. Ursachen

Plazentainsuffizienz. Die mit Abstand häufigste Ursache für einen intrauterinen Fruchttod ist die Plazentainsuffizienz (ca. 50 % der Fälle).

Als chronische Form finden sich Diffusions- und Perfusionsstörungen, die zunächst zu einem verminderten fetalen Wachstum (SGA, S. 126 f) und bei stärkerer Ausprägung zum Fruchttod führen. Ebenso kann eine akute Plazentainsuffizienz die Ursache sein, z. B. bei vorzeitiger Plazentalösung oder Lösung einer Placenta praevia.

Nabelschnurkomplikationen. Nabelschnurkomplikationen sind mit rund 20 % die zweithäufigste Ursache des intrauterinen Fruchttodes. Hierbei können sich neben straffen Nabelschnurumschlingungen um das Kind auch Nabelschnurknoten bilden, die durch die fetalen Bewegungen zugezogen werden und die Blutversorgung drosseln/unterbrechen.

Fehlbildungen. Fetale Fehlbildungen stellen mit etwa 10 % ebenfalls eine recht häufige Ursache für einen intrauterinen Fruchttod dar. Hierbei sind insbesondere kardiale Fehlbildungen und Anlagestörungen im ZNS von Bedeutung.

Weitere Ursachen.

- Mütterliche Erkrankungen; insbesondere ein Hypertonus, Diabetes mellitus oder andere Stoffwechselerkrankungen, finden sich in ca. 7 %.
- Infektionen; v. a. generalisierte Infektionen der Mutter sind in etwa 5 % Ursache des intrauterinen Fruchttodes.
- Anämie der Mutter, mechanische Einwirkungen (z. B. bei Unfall) oder lokale Infektionen im Sinne einer Chorioamnionitis.

C. Vorgehen und Komplikationen

Klinisches Bild und Diagnostik. Erstes Zeichen für einen möglichen intrauterinen Fruchttod ist meist das Nachlassen bzw. Fehlen der Kindsbewegungen und wird von der Mutter bemerkt. Durch die Ultraschalluntersuchung oder ein CTG wird der Befund dann bestätigt.

Die Diagnose stellt sowohl für die Mutter und ihren Partner als auch für die beteiligten Ärzte und Hebammen immer eine sehr belastende Situation dar, die nur mit viel Einfühlungsvermögen und emotionaler Zuwendung abgemildert werden kann.

Vorgehen nach Diagnosestellung. Das tote Kind wird in aller Regel vaginal geboren. Zur Geburtseinleitung und/oder -beschleunigung unterstützt man die Wehentätigkeit durch Prostaglandine und/oder Oxytocin. Da in den meisten Fällen eine Nachkürettage zur Entfernung der Plazenta notwendig ist, wird der Mutter für die Austreibungsphase häufig eine Kurznarkose angeboten.

Psychologische Unterstützung. Um die Situation bewältigen und eine angemessene Trauerarbeit leisten zu können, ist es oft sinnvoll, die Mutter/die Eltern zu unterstützen. Dies kann durch eine psychologische Begleitung und die Vermittlung von Selbsthilfegruppen geschehen, oft auch durch einen guten Zusammenhalt in der Familie.

In aller Regel ist es auch hilfreich, wenn die Mutter/die Eltern ihr Kind nach der Geburt sehen und aktiv von ihm Abschied nehmen. Dies sollte vom geburtsbegleitenden Arzt und der Hebamme unterstützt werden.

Spätabort, intrauteriner Fruchttod, Totgeburt

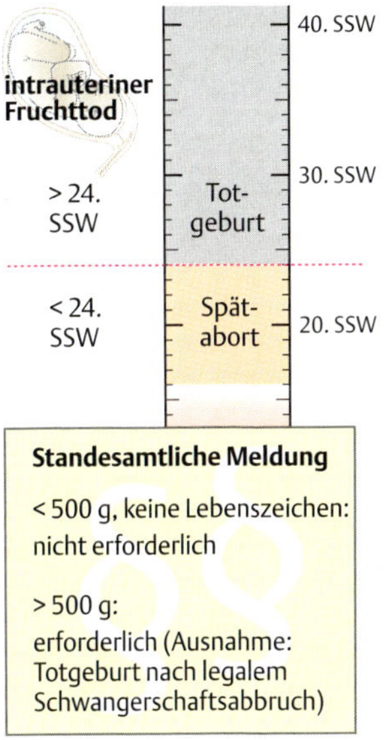

intrauteriner Fruchttod

> 24. SSW	Totgeburt	40. SSW / 30. SSW
< 24. SSW	Spätabort	20. SSW

Standesamtliche Meldung

< 500 g, keine Lebenszeichen: nicht erforderlich

> 500 g: erforderlich (Ausnahme: Totgeburt nach legalem Schwangerschaftsabbruch)

A. Definitionen

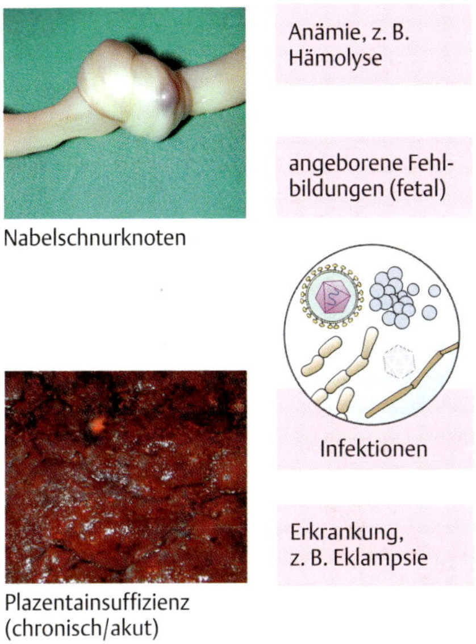

Nabelschnurknoten

Plazentainsuffizienz (chronisch/akut)

Anämie, z. B. Hämolyse

angeborene Fehlbildungen (fetal)

Infektionen

Erkrankung, z. B. Eklampsie

B. Ursachen

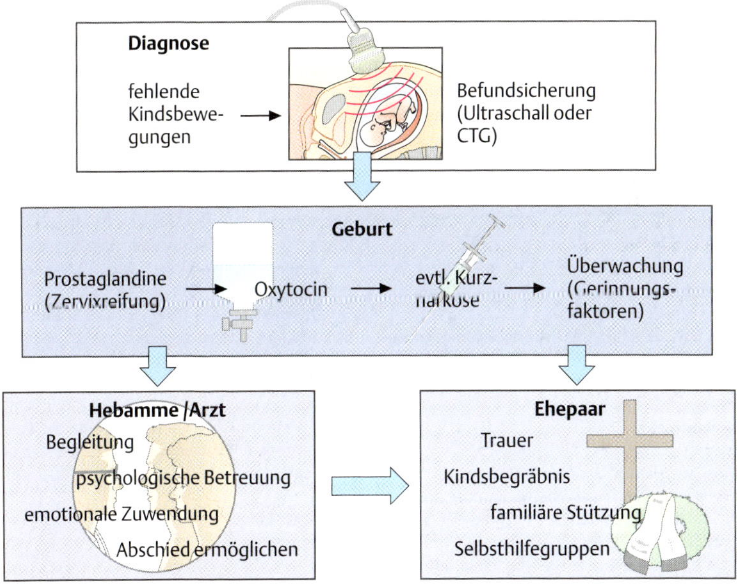

Diagnose

fehlende Kindsbewegungen → Befundsicherung (Ultraschall oder CTG)

Geburt

Prostaglandine (Zervixreifung) → Oxytocin → evtl. Kurznarkose → Überwachung (Gerinnungsfaktoren)

Hebamme/Arzt

Begleitung

psychologische Betreuung

emotionale Zuwendung

Abschied ermöglichen

Ehepaar

Trauer

Kindsbegräbnis

familiäre Stützung

Selbsthilfegruppen

C. Vorgehen und Komplikationen

A. Lues

Infektion. Der Erreger der Lues (Syphilis), Treponema pallidum, wird durch direkten Kontakt übertragen. In aller Regel geschieht dies durch genitalen/analen Sexualverkehr oder über die Mundschleimhaut.

Primärstadium. Die Inkubationszeit beträgt beim Menschen etwa 3 Wochen. Die klinischen Symptome äußern sich zunächst als typischer Primärkomplex:

- Ulzeration mit hartem Randsaum an der Eintrittspforte (Ulcus durum, infektiös!),
- Schwellung der regionären Lymphknoten (1–2 Wochen später).

Sekundärstadium. Nach einer Latenzzeit von 2–12 Wochen bildet sich das Sekundärstadium (Generalisationsstadium) aus:

- reduziertes Allgemeinbefinden,
- Ausbildung verschiedener Exantheme und ggf. typischer breiter Kondylome (Condylomata lata) an der Haut (infektiös!), Schleimhautveränderungen, Haarausfall,
- generalisierte Lymphknotenschwellung,
- Befall der inneren Organe.

Bei etwa zwei Dritteln der (unbehandelten) Patienten kommt es nach einer weiteren Latenzzeit von bis zu mehreren Jahren zum **Tertiärstadium** mit Läsionen an Aorta und/oder ZNS, Knochen, Muskeln, Haut, Augen (Gewebezerstörungen, Gummen).

Fetale Infektion. Die diaplazentare Übertragung auf den Feten ist vor dem 4. Schwangerschaftsmonat sehr selten, aber möglich. Da das fetale Immunsystem noch nicht adäquat auf die Spirochäten reagieren kann, ist das Ungeborene ab der 20. SSW gefährdet. Bei frühen Infektionen kommt es in etwa 50 % der Fälle zum intrauterinen Fruchttod, 40 % der Kinder weisen eine konnatale Lues auf. Im Falle einer mütterlichen Spätlues sind dagegen 70 % der Kinder bei Geburt gesund.

Das klinische Bild des infizierten Neugeborenen kann, je nach Infektionszeitpunkt, sehr unterschiedlich sein. Die wichtigsten Symptome sind:

- Hydrops fetalis,
- Rhinitis (sog. Coryza syphilitica),
- Hepatosplenomegalie,
- Hautveränderungen (papulomakulöses Exanthem oder bullöses Pemphigoid),
- Anämie und Ikterus,
- generalisierte Lymphknotenschwellung.

Im Falle der Spätlues (Lues tarda) können Symptome wie im Tertiärstadium u.U. erst zwischen dem 2. und 6. Lebensjahr auftreten.

Therapie. Behandelt wird die Lues mit hoch dosierten Antibiotika, in der Regel Penicillin oder – bei Penicillinallergie – Erythromycin.

B. Toxoplasmose

Infektion. Der Mensch kann sich durch Genuss von rohem Schweinefleisch oder durch Kontakt mit Katzenkot mit Toxoplasma gondii (Protozoon) infizieren.

Klinik. Die Infektion verläuft bei der Mutter meist asymptomatisch oder mit grippeähnlichen Beschwerden.

Fetale Infektion. Ab der 16. SSW gehen die Erreger – allerdings nur bei einer Erstinfektion der Mutter – in ca. 50 % diaplazentar auf den Feten über und führen dort zu einer generalisierten Infektion. Manifestationen beim Kind sind:

- Hydrozephalus,
- Chorioretinitis,
- intrazerebrale Verkalkungen (im kranialen Ultraschall sichtbar),
- Hepatosplenomegalie,
- Entwicklungsstörung mit Früh- und Mangelgeburt.

Therapie. Eine Therapie ist nur bei der Erstinfektion notwendig und von der SSW abhängig:

- vor der 16. SSW: Spiramycin über 4 Wochen,
- nach der 16. SSW: Pyrimethamin und Sulfonamide über 4 Wochen.

C. Zytomegalie

Infektion. Das Zytomegalie-Virus aus der Gruppe der Herpes-Viren wird durch Körpersekrete übertragen.

Klinik. Die Inkubationszeit beträgt etwa 3–5 Wochen. Bei der Mutter verläuft die Infektion meist asymptomatisch.

Fetale Infektion. Zur Infektion des Kindes kann es zu jedem Zeitpunkt diaplazentar, aber auch unter der Geburt oder durch Stillen kommen. 85–90 % der infizierten Kinder haben keine Symptome. Bei der schweren Form des kongenitalen Syndroms finden sich jedoch Hepatosplenomegalie, Thrombozytopenie, Petechien, hämolytische Anämie und/oder Mikrozephalie.

Therapie. Eine kausale Therapie ist nicht möglich.

Generalisierte Infektionen in der Gravidität I

A. Lues

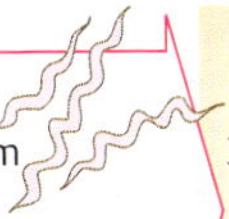

Erreger
Treponema pallidum

Übertragung
Schleimhautkontakt (Genital-, Anal-, Mundbereich)

Mutter

IKZ
3 Wochen

Klinik
Ulcus durum, Lymphknotenschwellung

diaplazentar

Embryo/Fetus

- Frühschwangerschaft: ggf. Abort
- < Mens IV: ggf. intrauteriner Fruchttod
- > Mens IV: ggf. Lues connata

Diagnostik

Serologie:
- TPHA-Test
- IgM-FTA-Abs-Test
- SPHA-Test
- VDRL-Test
- KBR

Erregernachweis:
- Fluoreszenz-Test
- Dunkelfeldmikroskopie

Therapie
- Penicillin
- ggf. Erythromycin

B. Toxoplasmose

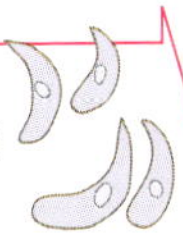

Erreger
Toxoplasma gondii

Übertragung
rohes Schweinefleisch, Kontakt mit Katzenkot

Mutter

IKZ
Tage – Wochen

Klinik
subfebrile Temperatur, Müdigkeit, Myokarditis, Enzephalitis, Retinitis

diaplazentar

Fetus

- in utero: z. B. Enzephalitis Hydrozephalus, Verkalkung
- Jahre p. p.: z. B. Enzephalitis Hydrozephalus, Verkalkung

Diagnostik

Serologie:
- IgM-Nachweis (florider Infekt)
- Immunfluoreszenz
- KBR
- IHA

Therapie
- Spiramycin
- Pyrimethamin + Sulfadiazin

C. Zytomegalie

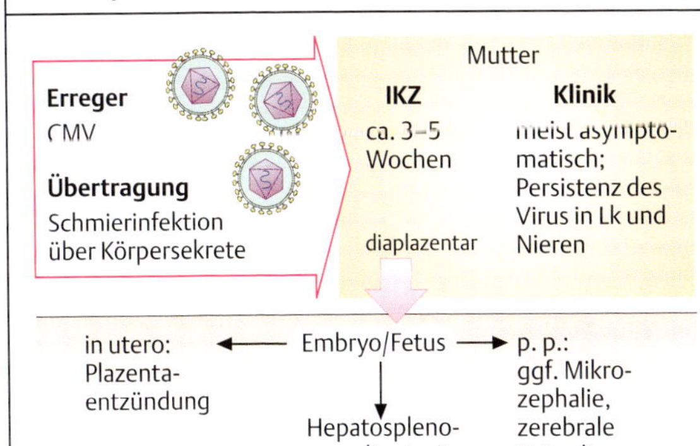

Erreger
CMV

Übertragung
Schmierinfektion über Körpersekrete

Mutter

IKZ
ca. 3–5 Wochen

Klinik
meist asymptomatisch; Persistenz des Virus in Lk und Nieren

diaplazentar

Embryo/Fetus

- in utero: Plazentaentzündung
- Hepatosplenomegalie, Aszites, ggf. intrauteriner Fruchttod
- p. p.: ggf. Mikrozephalie, zerebrale Retardierung

Diagnostik

Serologie:
- IgM-Titer
- IgG-Titer

Erregernachweis:
- Urin
- Nabelschnurblut
- Fruchtwasser

Therapie
nicht möglich
ggf. Abruptio (1. Trimenon)

A. Röteln

Infektion. Das Röteln-Virus wird durch Tröpfcheninfektion übertragen.

Klinik. Nach einer Inkubationszeit von 14–16 d erscheint bei 70% der Erstinfizierten das typische Exanthem.

Embryonale/fetale Infektion. Je früher sich die Frau in der Schwangerschaft infiziert, desto häufiger kommt es auch zur diaplazentaren Infektion des Embryos/Fetus: Bis zur 12. SSW liegt die Übertragungsrate bei etwa 45%, bis zur 17. SSW bei etwa 10% und danach bei etwa 4%.

Infektionsfolge ist eine erhöhte Abortrate (insbesondere in der Frühgravidität) bzw. das sog. Gregg-Syndrom des Kindes:

- Katarakt,
- Innenohrschwerhörigkeit,
- Herzfehler (meist persistierender Ductus arteriosus Botalli),
- Mikrozephalie und Oligophrenie,
- evtl. Hepatosplenomegalie,
- Thrombopenie.

Im Rahmen der Mutterschaftsrichtlinien wird bei allen Schwangeren der Antikörper-Titer gegen das Röteln-Virus im Serum bestimmt, um eine Aussage über ihren Immunitätsstatus zu erhalten. Das ungeborene Kind ist nur dann gefährdet, wenn die Schwangere nicht immun ist und sich in der Schwangerschaft erstmalig mit dem Röteln-Virus infiziert.

Vorgehen bei Röteln-Kontakt. Kommt die seronegative Schwangere mit dem Röteln-Virus in Kontakt, sollten ihr Röteln-Immunglobuline verabreicht werden, um den Krankheitsausbruch zu vermeiden. Dies ist jedoch nur bis zum 8. Tag nach dem Kontakt sinnvoll, also noch vor Ausbruch des Exanthems. Später ist eine Virämie nicht mehr zu verhindern, sondern kann lediglich vermindert werden. Hat sich eine Schwangere vor der 10. SSW erstinfiziert, muss deshalb der Schwangerschaftsabbruch erwogen und besprochen werden.

Frauen mit unzureichendem Röteln-Titer sollten noch im Wochenbett aktiv geimpft werden.

B. Varizellen

Infektion. Das Varicella-Zoster-Virus (VZV), das durch Tröpfchen übertragen wird, verursacht bei der Primärinfektion Windpocken (Varizellen) und bei sekundärer Reaktivierung den typischen Herpes zoster. Die Inkubationszeit beträgt 16–21 d; bereits 3–4 d vor Ausbruch des typischen Exanthems werden Viren über den Rachen ausgeschieden.

Fetale Infektion. Bei Erstinfektion vor der 21. SSW besteht ein Risiko von 2%, dass der Fetus an einem schweren kongenitalen Varizellensyndrom erkrankt. Nach der 21. SSW tritt es dagegen nicht mehr auf. Typische Merkmale sind:

- Hautskarifizierungen mit Ulzerationen und Narben,
- Gliedmaßenhypoplasie,
- Paralyse und Muskelatrophie,
- Katarakt,
- psychomotorische Retardierung, Hirnatrophie.

Neonatale Infektion. Besonders problematisch ist allerdings die mütterliche Infektion um den Geburtstermin herum, da das Kind direkt nach der Geburt an neonatalen Varizellen erkranken kann, die in 8–10% tödlich verlaufen. Eine Gefährdung besteht, wenn das Exanthem bei der Mutter ab 4–5 d vor oder bis zu 2 d nach der Geburt auftritt.

Einer seronegativen Schwangeren sollte im Falle des Kontakts mit Varizelleninfizierten möglichst innerhalb von 72 h das entsprechende Zoster-Hyperimmunglobulin verabreicht werden. Bei Neugeborenen mit Verdacht auf neonatale Varizellen kommen ebenfalls Hyperimmunglobuline sowie eine Aciclovirtherapie zum Einsatz.

C. Mumps

Da Mumps (Parotitis epidemica) in unseren Breiten sehr weit verbreitet ist, haben 96% aller Frauen im gebärfähigen Alter einen entsprechenden Immunschutz.

Fetale Infektion. Auch wenn die Viren diaplazentar auf das Ungeborene übergehen können, sind doch keine Fälle von Fehlbildungen oder erhöhte Abortraten beschrieben. Die Indikation zu Abruptio wegen einer Mumpsinfektion in der Schwangerschaft besteht daher nicht. Lediglich bei einer Erstinfektion um den Geburtszeitpunkt herum kann das Neugeborene – ähnlich wie bei Varizellen und Masern – schwer erkranken. Aus diesem Grund wird empfohlen, Hyperimmunglobulin zu verabreichen und die Kinder zu isolieren.

Generalisierte Infektionen in der Gravidität II

Erreger
Röteln-Virus

Übertragung
Tröpfcheninfektion

Mutter

IKZ	Klinik
2–3 Wochen	50% inapparent; diskretes Exanthem, Lk-Schwellung, Arthralgien,

diaplazentar

Embryo

Schädigung: Augen, Herz, Innenohr, ZNS

Abort, intrauteriner Fruchttod

Diagnostik
Serologie:
- HAH-Test
- IgM-Titer
- ELISA

ggf. Erregernachweis:

Therapie
- < 14. SSW: Abruptio
- Immunglobulingabe

A. Röteln

Erreger
VZV

Übertragung
Tröpfcheninfektion

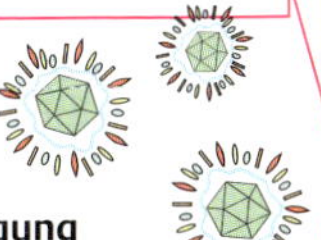

Mutter

IKZ	Klinik
11–15 Tage	typisches Exanthem, Juckreiz, Fieber

diaplazentar (nur Erstinfekt)

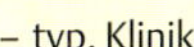

Embryo / Fetus / perinatal

kongenitales Varizellen-Syndrom (Tod vor 3. LJ)

konnatale Varizellen: Schädigung von Lunge, Thymus, Nieren, Nebennieren (tödlich in 30%)

Diagnostik
- typ. Klinik
- evtl. IgM-Nachweis (ELISA)

Therapie
- ggf. prophylaktisch VZV-Immunglobulin
- therapeutisch Aciclovir

B. Varizellen

Erreger
Mumps-Virus

Übertragung
Tröpfcheninfektion oder über Gegenstände (selten)

Mutter

IKZ	Klinik
ca. 2–5 Wochen	Parotisschwellung Schmerzen (Kopf, Ohr, Hals); Temperatur ↑, 35% inapparent

diaplazentar

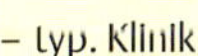

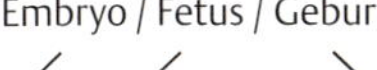

Embryo / Fetus / Geburt

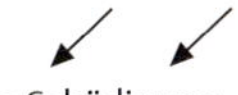

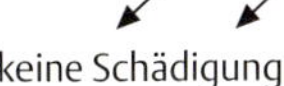

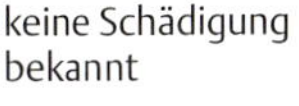

keine Schädigung bekannt

ggf. schwerer neonataler Infekt

Diagnostik
- typ. Klinik
- ggf. Serologie: IgM-Nachweis (ELISA)

Therapie
- ggf. prophylaktisch Mumps-Immunglobulin direkt p.p.

C. Mumps

A. Hepatitis

Hepatitis A. Unter den virusbedingten Hepatitis-Erkrankungen spielt die Hepatitis A in der Schwangerschaft keine Rolle. Es sind keine Fälle von Fehlbildungen oder erhöhter Abortrate bekannt.

Hepatitis D, Hepatitis E. Diese beiden Formen der Virushepatitis treten in unseren Breiten extrem selten auf und haben deshalb für die Schwangerschaft bis jetzt keine Bedeutung.

Hepatitis B – Infektion. Die Hepatitis B wird parenteral übertragen:

- auf dem Blutweg,
- über Intimkontakte,
- durch Stillen,
- perinatal von der Mutter auf das Neugeborene.

Bei einer akuten, symptomatischen Infektion der Schwangeren im II. oder III. Trimenon liegt die Übertragungsrate auf das Ungeborene bei 80–90%; ebenso bei HbsAg- und HbeAg-positiven Müttern. Ist die Schwangere dagegen asymptomatisch oder lediglich HbsAg positiv, beträgt diese Rate 10–20%.

Hepatitis B – Schwangerenbetreuung. 1994 wurde in Deutschland im Rahmen der Schwangerenbetreuung ein Hepatitis-B-Screening im III. Trimenon eingeführt. Sind die Befunde positiv, erhalten die Neugeborenen unmittelbar postpartal eine Simultanimpfung (aktive und passive Immunisierung). Danach darf die Mutter ihr Kind stillen.

Hepatitis C – Infektion. Die Hepatitis C wird weitgehend parenteral über Blutkontakt und seltener durch Sexualkontakte oder Stillen übertragen. Eine Übertragung auf das Kind findet bei etwa 10% der infizierten Mütter statt.

Hepatitis C – Therapie. Eine Therapie des Kindes ist weder in der Schwangerschaft noch nach der Geburt möglich. Somit bleibt nur die Möglichkeit, die Kinder in den ersten 18 Lebenswochen zu beobachten. Je nach Viruslast im mütterlichen Blut (durch Polymerase-Kettenreaktion bestimmbar) wird ggf. eine elektive Entbindung per Kaiserschnitt empfohlen, um das Ansteckungsrisiko für das Kind zu vermindern.

B. HIV-Infektion

Häufigkeit. Da der Anteil HIV-infizierter Frauen in Deutschland bei etwa 20% aller Betroffenen liegt, beträgt die Rate infizierter Schwangerer rund 0,04% (in Städten) bzw. 0,008% (in ländlichen Gegenden).

HIV-Diagnostik. Die Durchführung des HIV-Tests im Rahmen der Schwangerenvorsorge wird obligat empfohlen. Sie bedarf allerdings grundsätzlich der ausdrücklichen Zustimmung durch die Schwangere.

Fetale Infektion. Eine vertikale Übertragung von der Schwangeren auf ihr ungeborenes Kind findet im Gegensatz zu den 80er Jahren – mit einer damaligen Rate von 14% – heute nur noch in etwa 2% der Schwangerschaften statt, sofern konsequent folgende Maßnahmen umgesetzt werden:

- Langzeittherapie der Schwangeren mit Virostatika,
- zusätzliche Kurzzeittherapie ab der 32. SSW,
- keine invasiven pränatal-diagnostischen Maßnahmen,
- primäre Sectio caesarea in der 36. SSW (*vor* dem Blasensprung),
- Kurzzeittherapie des Neugeborenen i. v. oder p.o.,
- absolutes Stillverbot.

Kommt es dennoch zu einer vertikalen Infektion, tritt selten eine HIV-Embryopathie auf, die mit Fehlbildungen im Gesichts- und Kopfbereich einhergeht. Die manifeste HIV-Infektion des Feten bzw. Neugeborenen führt wie beim Erwachsenen in aller Regel zur AIDS-Erkrankung.

Auswirkungen der HIV-Infektion. Die Rate an kindlichen Fehlbildungen ist bei einer HIV-Infektion der Schwangeren nicht erhöht, und die Schwangerschaft selbst hat keine Auswirkung auf den Krankheitsverlauf bei der Mutter.

Indikation zur Abruptio. Eine Abruptio bei HIV-positiven Schwangeren ist aus medizinischen Gründen nicht indiziert. Ist die Schwangere allerdings schon manifest an AIDS erkrankt, also in einem fortgeschrittenen Infektionsstadium, muss ein Schwangerschaftsabbruch allerdings diskutiert werden, da die Gravidität selbst eine zusätzliche erhebliche körperliche Belastung und Schwächung für die Frau darstellt.

Generalisierte Infektionen in der Gravidität III

Erreger
Hepatitis-B-Virus

Übertragung
Blut/Serum, Geschlechtsverkehr, andere Sekrete; (hochinfektiös!)

Mutter

IKZ
2–6 Monate

Klinik
- Ikterus
- Fieber, Übelkeit, Erbrechen
- entfärbter Stuhl
- Urin bierbraun
- vergrößerte Leber
- 65% inapparent

i. d. R. *nicht* diaplazentar

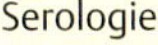

Diagnostik

Serologie:
- Ag-Nachweis
- AK-Nachweis (IgM)
- Schwangeren-vorsorge

Therapie

Mutter HBsAg-positiv:
- Simultanimpfung des Kindes direkt p. p.

Embryo / Fetus / Geburt

- selten: Embryopathie, Abort
- selten: Hepatitis
- HBsAg-Carrier, Hepatitis: akut/chronisch (90%)

A. Hepatitis

Erreger
HIV

Übertragung
Blut/Serum, Sexualkontakte; Stillen

Mutter

IKZ (für AIDS)
Monate – 25 Jahre

„vertikal": diaplazentar jederzeit möglich, meist intrapartal (Zervixsekret)

Klinik
Phasen der HIV-Infektion:
- Ansteckung
- akute HIV-Krankheit
- Lymphadeno-pathie-Syndrom und/oder AIDS related complex
- AIDS

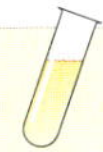

Diagnostik

Serologie:
- Virus-Nachweis (p24-Ag)
- AK-Nachweis
- RNA-/DNA-Nachweis

Therapie

Schwangere HIV-positiv:
- AZT-Prophylaxe im III. Trimenon
- Kaiserschnitt Stillverzicht

Embryo / Fetus / Geburt / Stillzeit

- selten: Embryopathie, v. a. Gesicht/Kopf
- eher selten: HIV-Infektion → AIDS
- HIV-Infektion → AIDS

B. HIV-Infektion

Bösartige Erkrankungen in der Gravidität sind insgesamt sehr selten. Die Inzidenz beträgt (bezogen auf 1000 Schwangerschaften) für

- die Zervixdysplasie (Vorstufe) 1,30
- das Zervixkarzinom 1,00
- das Mammakarzinom 0,33
- das Maligne Melanom 0,14
- ein kolorektales Karzinom 0,02
- ein Lymphom 0,01

A. Fragen nach Diagnosestellung

Beratung. Folgende Aspekte sind nach der Diagnosestellung zu berücksichtigen, wenn das weitere Vorgehen besprochen wird:

- Beeinflusst die Schwangerschaft die Prognose der malignen Erkrankung?
- Beeinflusst die Erkrankung/deren Therapie die fetale Entwicklung/Gesundheit?
- Kann mit der Therapie bis zum Ende der Schwangerschaft bzw. bis zum Erreichen der kindlichen Lebensfähigkeit gewartet werden?
- Ist nach Behandlung des Malignoms von weiteren Schwangerschaften abzuraten?

Jede Entscheidung muss individuell mit der Schwangeren, ggf. dem Paar besprochen und abgewogen werden.

B. Zervixdysplasie und Zervixkarzinom

Zervixdysplasie. Die Zervixdysplasie ist meist ein Zufallsbefund, der beim zytologischen Abstrich im Rahmen der Schwangerenvorsorge erhoben wird. Bei einer geringgradigen Dysplasie (CIN I, Gruppe IIID) kann unter engmaschigen Kontrollen (alle 4–6 Wochen) der weitere Schwangerschaftsverlauf abgewartet werden. Alle höhergradigen Veränderungen (CIN II/III, Gruppe IVa/IVb) erfordern eine kolposkopisch kontrollierte, gezielte Biopsie. Ergibt sich hierbei kein Anhalt für ein invasives Karzinom, kann die Schwangerschaft fortgeführt werden. Bei fraglichen Befunden ist eine Konisation, ggf. in Kombination mit einer Cerclage indiziert, bei invasiven Befunden die stadiengerechte Therapie des Karzinoms.

Zervixkarzinom. Im I. und II. Trimenon wird eine erweiterte radikale Hysterektomie mit Lymphonodektomie durchgeführt. Im späten II. und im III. Trimenon werden die Lungenreifeinduktion und die anschließende Sectio caesarea mit erweiterter Hysterektomie und Lymphonodektomie empfohlen. Die Prognose unterscheidet sich nicht von der Nichtschwangerer.

C. Mammakarzinom

Die Prognose eines Mammakarzinoms wird – anders als früher vermutet – nicht durch eine Schwangerschaft beeinflusst; auch nicht durch spätere Schwangerschaften nach erfolgreicher Karzinomtherapie. Allerdings wird eine Karzinomdiagnose in der Schwangerschaft häufig erst später als sonst gestellt – und damit i.d.R. in einem höheren Tumorstadium.

Gegen eine Mammographie in der Schwangerschaft bestehen bei Karzinomverdacht keine Bedenken.

Therapie. Die Haupttherapie ist immer operativ – sei es als Mastektomie bei großen oder brusterhaltend bei kleineren Befunden. Mit der Bestrahlung wird allerdings bis nach der Geburt, meist in der 34. SSW, gewartet. Eine adjuvante Chemotherapie – z. B. Epirubicin/Cyclophosphamid-(EC-)Schema bei positivem Lymphknotenbefund – kann im II. und III. Trimenon problemlos, im I. Trimenon nur nach entsprechender Aufklärung der Mutter über das potenziell erhöhte Risiko einer kindlichen Schädigung durchgeführt werden.

D. Hodgkin-Lymphom

Für die Therapieplanung beim Hodgkin-Lymphom ist die Befundlokalisation entscheidend:

Breitet sich das Lymphom infradiaphragmal aus, ist eine Chemotherapie indiziert: im I. Trimenon nach Abruptio, im II. Trimenon nach entsprechender Aufklärung der Mutter und im III. Trimenon nach Beendigung der Schwangerschaft.

Liegen die Befunde oberhalb des Zwerchfells und sind sie lokalisiert, ist ein abwartendes Verhalten mit wöchentlichen Kontrollen bis zur 34. SSW gerechtfertigt. Bei Krankheitsprogression oder disseminierter Ausbreitung werden im I. und zu Beginn des II. Trimenons der Schwangerschaftsabbruch mit nachfolgender Chemo- und Strahlentherapie, bei lebensfähigem Kind die Lungenreifeinduktion mit anschließender Sectio caesarea vor Beginn der Behandlung empfohlen.

Gravidität und Krebs

Gravidität
- Alter
- Tumorbeeinflussung
- Einstellung der Mutter

Tumor
- Art
- Ausprägung
- Stadium
- Standardtherapie

- erhalten?
- Lebensfähigkeit des Kindes abwarten und beenden?
- abbrechen?

- abwarten?
- eingeschränkt therapieren?
- nach Standard therapieren?

A. Fragen nach Diagnosestellung

1. Schwere Dysplasie

Kontrollen (Zytologie, Kolposkopie) → Biopsie, Konisation → ggf. Cerclage

2. Zervixkarzinom

1. Trimenon
radikale Hysterektomie
Abruptio → komb. Strahlentherapie

2. Trimenon
sofort Sectio
abwarten + Sectio

3. Trimenon
Abruptio → Therapie
ggf. Sectio → Therapie

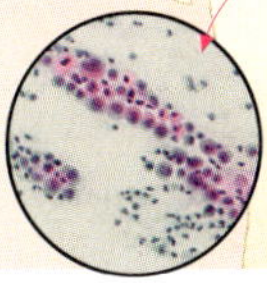

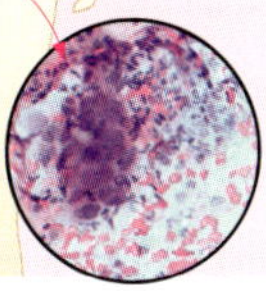

B. Zervixdysplasie und Zervixkarzinom

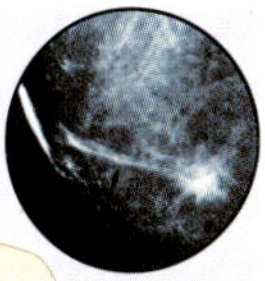

Operation → pathologischer Befund → adjuvante Therapie

1. Trimenon
ggf. Abruptio

2. Trimenon
Abruptio oder Lebensfähigkeit abwarten

3. Trimenon
Entbindung oder sofort FAC-Therapie

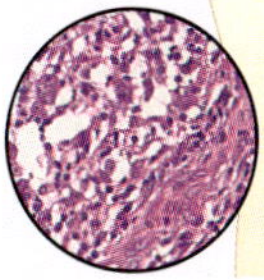

C. Mammakarzinom

supradiaphragmal

lokalisiert → wöchentliche Kontrollen, abwarten

progressiv, Chemo- u./o. Strahlentherapie indiziert →
1. Trimenon: Abruptio
2./3. Trimenon: ggf. entbinden

infradiaphragmal → Chemotherapie

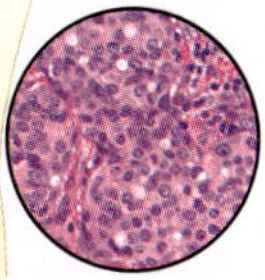

D. Hodgkin-Lymphom

V

III. Trimenon

A. Veränderungen im III. Trimenon

Die Veränderungen des mütterlichen Körpers im III. Trimenon der Schwangerschaft sind vorwiegend durch eine zunehmende körperliche und z.T. auch psychische Belastung gekennzeichnet. Insbesondere durch die zunehmende Kindsgröße und den damit immer enger werdenden Platzverhältnissen sowie den Druck des Uterus auf die Nachbarorgane sind folgende Probleme häufig:

Rückenschmerzen. Sie treten insbesondere nach längerem Stehen, vielfach aber auch im Sitzen und Liegen auf.

Hämorrhoiden. Durch den Druck des schwangeren Uterus auf die venösen Abflussbahnen und die zusätzliche Bindegewebsauflockerung durch Progesteron (aus der Plazenta) bilden sich häufig Varizen im Genitalbereich und Hämorrhoiden.

Wassereinlagerung. Sie tritt – mehr oder weniger stark – bei nahezu allen Schwangeren im III. Trimenon auf und ist meist in den Beinen lokalisiert (mit Knöchelödemen, vorwiegend abends). Im Extremfall sind massive Schwellungen der Hände mit schmerzhafter Hautspannung, Kribbel- und Taubheitsgefühl sowie Gesichtsödeme möglich.

Vorwehen. Zu jedem Zeitpunkt der Schwangerschaft sind Wehen an der Gebärmutter zu spüren. Allerdings können sie im letzten Drittel als sehr unangenehm und schmerzhaft empfunden werden.

Gewichtszunahme. Die physiologische Gewichtszunahme von 400–500 g pro Woche ist für die Schwangere eine zusätzliche Belastung. Neben der zunehmenden Unbeweglichkeit kommt es auch vermehrt zu Kurzatmigkeit, fehlender körperlicher Belastbarkeit und zur Unzufriedenheit mit dem eigenen Körperbild.

Sodbrennen, Völlegefühl. Durch Druck auf den Magen stellt sich auch nach kleinen Mahlzeiten ein Völlegefühl ein, und viele Frauen leiden durch Reflux von Mageninhalt in den Ösophagus unter Sodbrennen.

Schlaflosigkeit. Viele Schwangere klagen über Schlaflosigkeit, die durch die o.g. Probleme bedingt sein kann, und leiden damit an einer zusätzlichen körperlichen Erschöpfung.

B. Risiken im III. Trimenon

Im III. Trimenon treten für Mutter und Kind vor allem folgende Risiken auf:

Plazentainsuffizienz (S. 126 f). Eine ausgeprägtere Minderversorgung des Kindes mit Wachstumsretardierung infolge chronischer Plazentainsuffizienz findet man in ca. 3% der Schwangerschaften. Wichtigste Ursachen sind die Hypertonie (SIH), Rauchen und genetische Defekte.

Frühgeburt. Kommt das Kind bereits vor der abgeschlossenen 36. SSW zur Welt, spricht man von einer Frühgeburt (S. 168 ff). Ca. 6–7% aller Schwangerschaften sind betroffen.

Vorzeitige Wehen. Sie sind meist Folge einer genitalen oder extragenitalen Infektion (S. 124 f) und in muttermundswirksamer Form in etwa 4% der Schwangerschaften zu finden.

Vorzeitiger Blasensprung. Der vorzeitige Blasensprung ist die häufigste Ursache der Frühgeburtlichkeit (S. 164 f) und tritt in ca. 4–5% der Schwangerschaften ein.

Vorzeitige Plazentalösung. Von einer vorzeitigen Lösung des Mutterkuchens sind etwa 0,5% der Schwangerschaften betroffen (S. 162 f).

Gestationsdiabetes. Eine schwangerschaftsbedingte Zuckerkrankheit ist bei etwa 9% der Schwangeren mit geringer Ausprägung, bei etwa 0,8–1% in stärkerem Maße zu finden (S. 156 f).

Schwangerschaftsinduzierte Hypertonie (SIH). Bluthochdruck in der Schwangerschaft stellt mit bis zu 15% der Schwangeren die häufigste Komplikation im III. Trimenon dar. Auch nur gering über der Norm von 140/90 mmHg liegende Blutdruckwerte müssen streng kontrolliert und bei wiederholtem Auftreten ggf. medikamentös therapiert werden (S. 150 ff).

Infektionen. Vaginale Infekte sind relativ häufig und sollten lokal behandelt werden, damit keine Keime aufsteigen und die Eihäute/das Kind gefährden können (S. 124 f).

V.-cava-Kompressionssyndrom. In Rückenlage kann das Gewicht der Gebärmutter den Blutrückstrom zum mütterlichen Herzen mindern. Übelkeit und evtl. Schock sind die Folgen.

Typische Veränderungen des mütterlichen Körpers

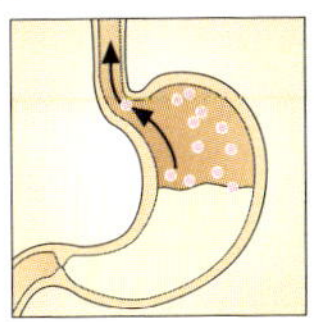
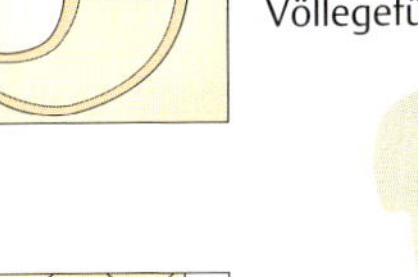

Sodbrennen, Völlegefühl

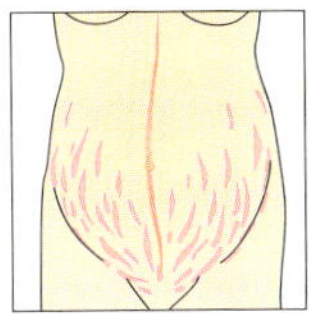

Unbeweglichkeit, Striae distensae

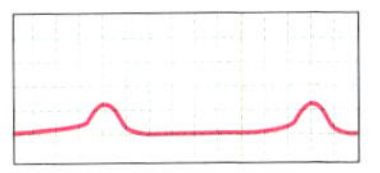

Vorwehen

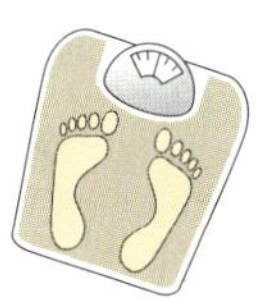

Gewichtszunahme (ca. 400-500 g/Woche)

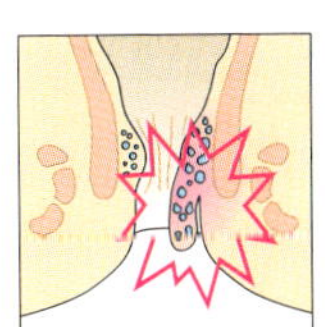

Hämorrhoiden

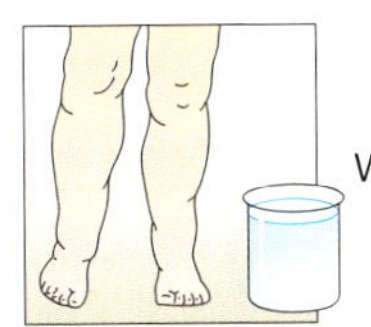

Wassereinlagerung

A. Veränderungen im III. Trimenon

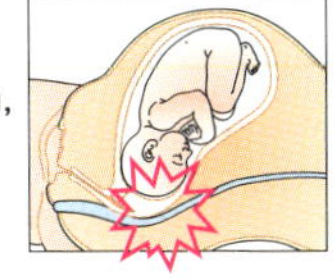

Vena-cava-Syndrom, Schock

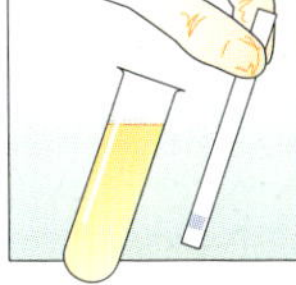

Schwangerschaftsdiabetes

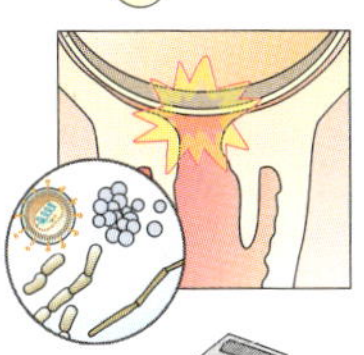

Infektionen

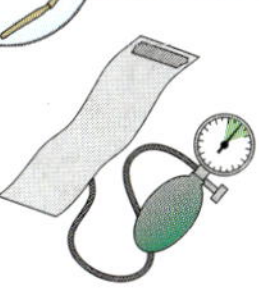

schwangerschaftsinduzierte Hypertonie (SIH)

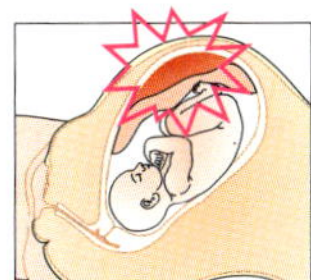

Plazentalösung, Plazentainsuffizienz

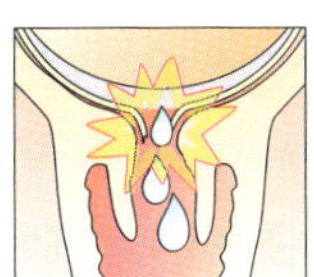

vorzeitiger Blasensprung

vorzeitige Wehen

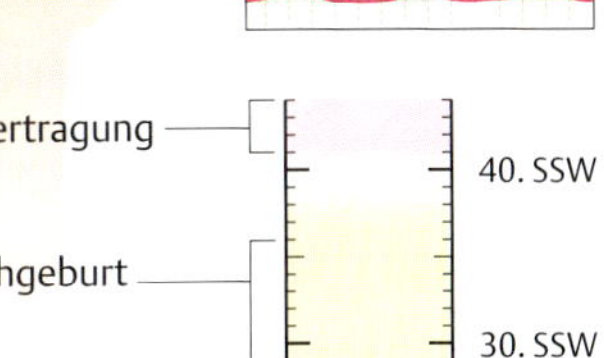

Übertragung

40. SSW

Frühgeburt

30. SSW

B. Risiken im III. Trimenon

A. 27.–30. Schwangerschaftswoche

Lungenreife. In dieser Zeit der Schwangerschaft ist der Fetus potenziell extrauterin lebensfähig, wenn er die in westlichen Ländern mögliche Maximalversorgung erhält. Allerdings sind Kinder, die vor der 30. SSW geboren werden, sehr unreif. Das größte postpartal auftretende Problem liegt in der noch nicht gegebenen Lungenreife, die zum so genannten neonatalen Atemnotsyndrom führen kann.

Da die kindliche Lunge erst ab der 35. SSW sicher in der Lage ist, den für die Entfaltung und Stabilisierung der Alveolen wichtigen Surfactant zu bilden, können die Lungen extrem unreifer Kindern den notwendigen Gasaustausch ohne künstliche Beatmung nicht gewährleisten. Aus diesem Grund erhalten Schwangere bei drohender Frühgeburt vor der 34. SSW plazentagängige Kortikosteroide (z. B. Betamethason), die die Bildung des Surfactant beim Kind induzieren sollen (sog. Lungenreifeinduktion). Mit anderen Maßnahmen, die sich an der Ursache der drohenden Frühgeburt orientieren, versucht man außerdem, die Geburt so lange wie möglich hinauszuzögern, damit zumindest die Lungenreife noch erreicht werden kann.

Plazentainsuffizienz. Das zweitwichtigste Risiko neben der Frühgeburtlichkeit liegt für den Feten in der Mangelversorgung und der daraus resultierenden Wachstumsretardierung aufgrund einer chronischen Plazentainsuffizienz (S. 126 f). Um diese möglichst früh zu erkennen und geeignete Maßnahmen ergreifen zu können, ist in Deutschland im Rahmen der Mutterschaftsrichtlinien ein drittes Ultraschallscreening in der 29.–32. SSW vorgesehen. Neben der Fetometrie wird dabei auch der Reifegrad der Plazenta nach Grannum bestimmt (S. 106 f, 144 f).

B. 31.–35. Schwangerschaftswoche

Allgemeine Entwicklung. Die Zeit von der 30. bis zur 35. SSW ist für den Feten vorwiegend durch weiteres Wachstum, eine Gewichtszunahme von gut 1000 g und die weitere Ausreifung der Organsysteme gekennzeichnet. Die Lungen sind zwar noch unreif, beginnen aber damit, den Surfactant (s. o.) zu produzieren. Kinder, die in dieser Zeit geboren werden, sind deshalb meist nicht mehr beatmungspflichtig.

Postpartale Probleme. Komplexe Regulationsmechanismen – z. B. das endokrine System oder die Fähigkeit zur Temperatur- und Blutdruckregulation – sind allerdings noch so unreif, dass Kinder, die in diesem Schwangerschaftsabschnitt geboren werden, in aller Regel noch intensiv in einer Kinderklinik betreut werden müssen. Blutzuckerprobleme (Hypoglykämien) und Trinkschwierigkeiten kommen oft hinzu, sodass den Kindern für eine adäquate Ernährung nicht selten noch eine Magensonde gelegt werden muss.

Auch für diesen Schwangerschaftsabschnitt gilt, dass bei Frühgeburtsbestrebungen noch alle möglichen Maßnahmen ergriffen werden, die die Geburt herauszögern können.

C. 36.–40. Schwangerschaftswoche

In diesem letzten Abschnitt der Schwangerschaft wachsen die Feten hauptsächlich, und letzte Reifungsprozesse finden statt. Nach Abschluss der 36. SSW gelten sie als geburtsreif und werden nicht mehr als Frühgeburt bezeichnet, wenn sie nun zur Welt kommen.

Wenn die Kinder keine zusätzlichen Risikofaktoren mitbringen – z. B. Mangelentwicklung, genetische Defekte oder intrauterine Hypoxie – ist weder bei der Geburt noch bei der postpartalen Überwachung mit über das normale Maß hinaus gehenden Problemen zu rechnen. Lediglich bei Kindern mit weniger als 2500 g Geburtsgewicht ist auf ein korrektes Monitoring des Blutzuckers zu achten, weil sie noch zur Hypoglykämie neigen.

Veränderungen des Fetus

SSW	BPD (mm)	FOD (mm)	KU (mm)	AQU (mm)	AAP (mm)	AU (mm)	Fe (mm)
27	72	87	259	68	67	212	51
28	74	90	269	72	70	223	53
29	77	93	279	75	73	233	56
30	79	96	288	78	77	243	58

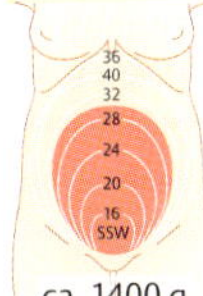

ca. 1400 g

Kind noch sehr unreif, evtl. lebensfähig

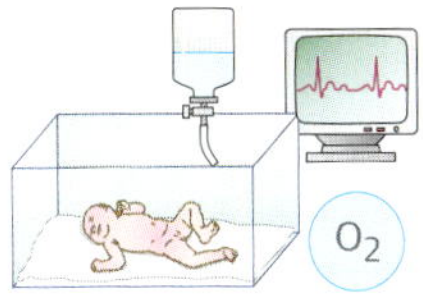

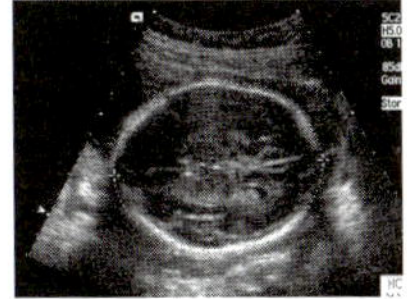
Sonographie 28. SSW

A. 27. – 30. Schwangerschaftswoche

SSW	BPD (mm)	FOD (mm)	KU (mm)	AQU (mm)	AAP (mm)	AU (mm)	Fe (mm)
31	82	99	296	81	80	253	60
32	84	101	305	85	83	264	63
33	86	104	313	88	86	274	65
34	89	106	321	91	90	284	67
35	91	108	328	94	93	295	69

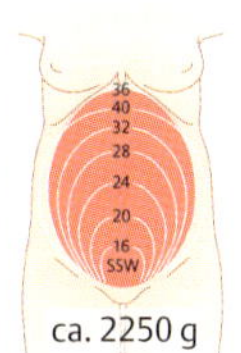

ca. 2250 g

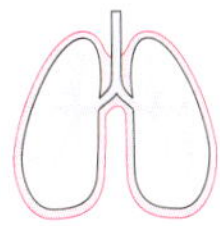
Lungen noch unreif

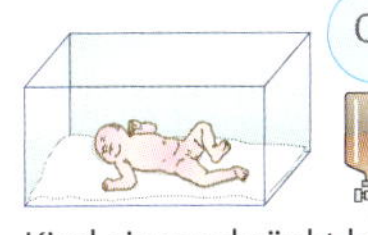

Kind eingeschränkt lebensfähig

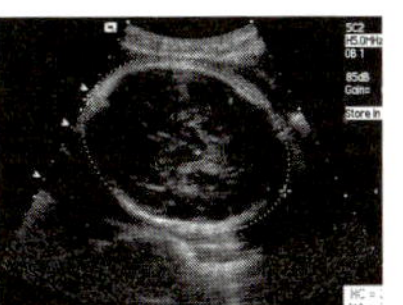
Sonographie 33. SSW

B. 31. – 35. Schwangerschaftswoche

SSW	BPD (mm)	FOD (mm)	KU (mm)	AQU (mm)	AAP (mm)	AU (mm)	Fe (mm)
36	93	110	336	98	96	305	71
37	94	112	342	101	99	315	73
38	96	114	349	104	103	325	75
39	98	116	355	108	106	236	76
40	99	117	361	111	109	246	78

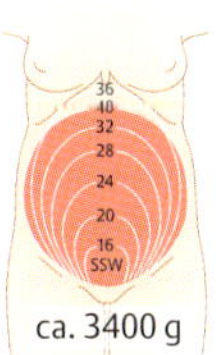

ca. 3400 g

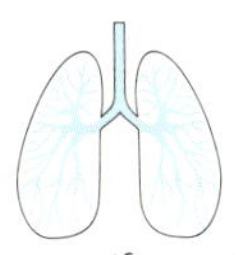
Lungenreife gegeben

Kind lebensfähig

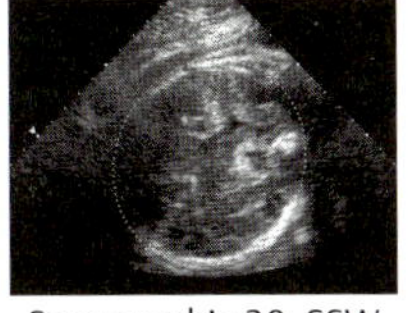
Sonographie 39. SSW

C. 36. – 40. Schwangerschaftswoche

A. Untersuchungen

Untersuchungsintervalle. Das Intervall zwischen zwei Untersuchungen sollte sich im III. Trimenon weiter verkürzen, um insbesondere den Problemen bei beginnender SIH (S. 150 ff) oder einem sich entwickelnden Gestationsdiabetes (S. 156 f) schnell begegnen zu können. Somit wird meist ein Abstand von 2 Wochen empfohlen.

Anamnese. Wichtig ist auch bei den Besuchen im letzten Schwangerschaftsdrittel die sorgfältige Anamnese. Insbesondere die Fragen nach Blutungen, Abgang von Flüssigkeit, vaginalem Fluor oder Schwindelgefühlen dürfen nicht vergessen werden.

Gewicht. Die Gewichtszunahme beträgt nun bis zu 400–500 g pro Woche und ist im Wesentlichen auf eine vermehrte Flüssigkeitseinlagerung zurückzuführen. Die Kontrolle des Körpergewichts ist daher fester Bestandteil der Schwangerenvorsorge-Untersuchung. Eine Ödemneigung als alleiniger Befund ist dabei normal, problematisch allerdings in Kombination mit Hypertonie (regelmäßige Blutdruckkontrollen!) und Proteinurie.

Laboruntersuchungen. An Blutuntersuchungen wird neben der Hämoglobinbestimmung auch das Screening auf Hepatitis B (HbsAg) ab der 32. SSW generell empfohlen.

Die Urinuntersuchung (meist in Form eines Stix) screent auf Zucker (Gestationsdiabetes, S. 156 f), Protein (SIH, S. 150 ff) und Bakterien, um einen Harnwegsinfekt zu erkennen.

CTG. Ab der 32. SSW können CTG-Kontrollen durchgeführt werden; insbesondere, um vorzeitige Wehen zu erkennen. Ab der 36. SSW werden sie zur Kontrolle der kindlichen Herztöne auch in den Mutterschaftsrichtlinien empfohlen.

B. Tastuntersuchung – Zervixreifung

Äußerliche Untersuchung. Um den Fundusstand, die Kindslage, den Höhenstand (Einstellung) des Kopfes und die Stellung des kindlichen Rückens zu überprüfen, werden äußerlich die Leopold-Handgriffe angewandt (**1.**; S. 16 f). Darüber hinaus sollte auf Varizen der unteren Extremitäten und auf eventuell vorhandene Ödeme geachtet werden.

Vaginale Untersuchung. Bei der vaginalen Untersuchung sind die Zervixlänge (drohende Frühgeburt?), die Konsistenz der Zervix und die Muttermundsweite festzustellen. Außerdem sollte auf einen eventuellen Abgang von Fruchtwasser oder Blut geachtet werden. Gelegentlich ist die Portiooberfläche durch die Veränderungen im Laufe der Schwangerschaft so empfindlich, dass nach der Untersuchung eine leichte Schmierblutung auftritt.

Sekretuntersuchung. Die Bestimmung des Scheiden-pH-Wertes mit Indikatorpapier ist als allgemeines Infektionsscreening obligat. Zum Ausschluss einer vaginalen Pilzinfektion ist ab der 36. SSW auch ein Nativpräparat anzufertigen.

C. Ultraschallscreening

Das im III. Trimenon in der Zeit von der 29. bis zur 32. SSW nach den Mutterschaftsrichtlinien vorgesehene Ultraschallscreening dient vornehmlich der fetalen Wachstumskontrolle, aber auch der Suche nach möglicherweise neu aufgetretenen Risikofaktoren.

Beim Kind wird untersucht,

- ob es sich zeitgerecht und proportioniert entwickelt,
- ob evtl. Fehlbildungen sichtbar sind,
- ob es ein auffälliges Bewegungsprofil zeigt.

Daneben werden auch das Fruchtwasser und die Plazenta beurteilt: Bei Ersterem ist insbesondere die Menge bedeutsam: Besteht ein Oligo- oder Polyhydramnion? An der Plazenta interessieren der Sitz, die Beschaffenheit (Reifebeurteilung, s. u.), ihre Größe und eventuell vorhandene Lösungszeichen (retroplazentares Hämatom?).

D. Plazentareife nach Grannum

Die Plazentareife lässt sich sonographisch ermitteln und wird nach Grannum in 4 Grade eingeteilt (s.a. S. 106 f):

- Grannum 0: homogene Echodichte; keine Echoverdichtungen an der Basalplatte,
- Grannum 1: im Parenchym einzelne Echoverdichtungen bis 4 mm Größe, zarte Ausziehungen der Chorionplatte,
- Grannum 2: vom Chorion ausgehende Echoverdichtungen, die die Basalplatte aber noch nicht erreichen,
- Grannum 3: die Plazenta erscheint wegen der durchgehenden Echoverdichtungen septiert (= reife Plazenta).

Typische Untersuchungsbefunde im III. Trimenon

Schwangerenvorsorge:
- ab 32. SSW alle 2 Wochen

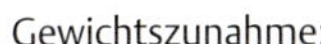

Anamnese

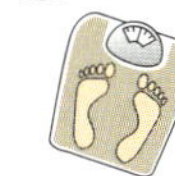

Gewichtszunahme:
- bis 500 g/Woche normal

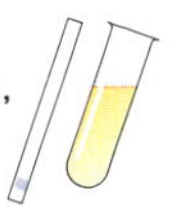

Urin:
- Zucker, Protein, Infekt?

Blutabnahme:
- Hepatitis-B-Screening (> 32. SSW)
- Anämie, Infekte?

CTG:
- fetale Herzaktion?
- Wehen?

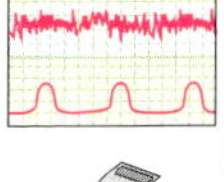

Blutdruck:
- Hypo-, Hypertonie?

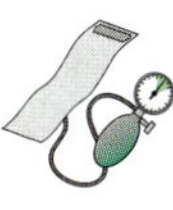

A. Untersuchungen

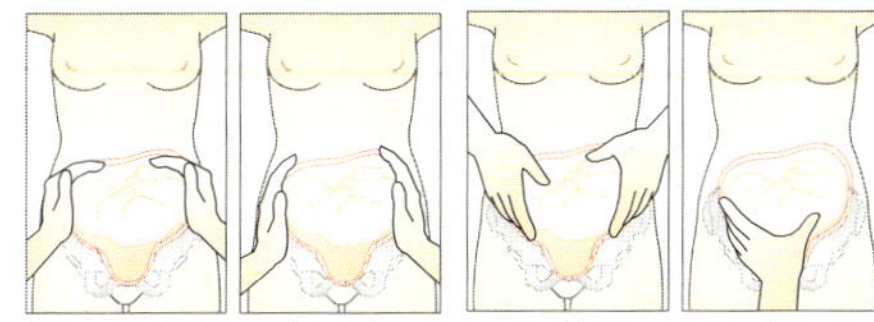

1. Leopold-Handgriffe : Lage, Stellung, Einstellung

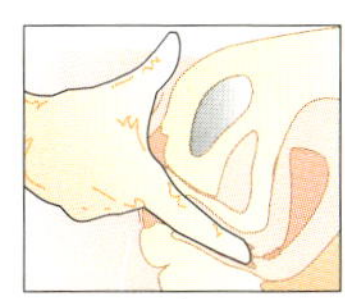

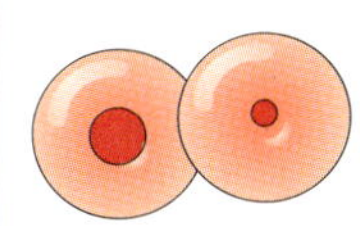

2. Vaginale Untersuchung: Zervixlänge, -beschaffenheit, Muttermund

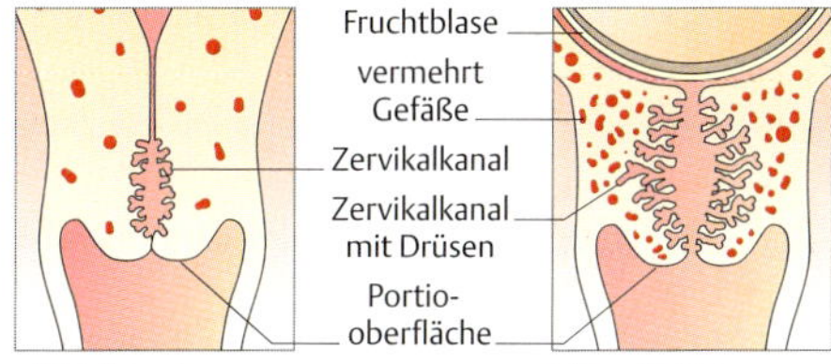

a) Nicht schwanger **b)** Im III. Trimenon

3. Zervixreifung im Schwangerschaftsverlauf

B. Tastuntersuchung – Zervixreifung

Kind
- regelrecht entwickelt?
- Fehlbildungen?
- Bewegungen?

Fruchtwasser
- Polyhydramnion?
- Oligohydramnion?
- Beschaffenheit?

Plazenta
- Sitz?
- Beschaffenheit (Reife)?
- Größe?
- Lösung?

C. Ultraschall-Screening

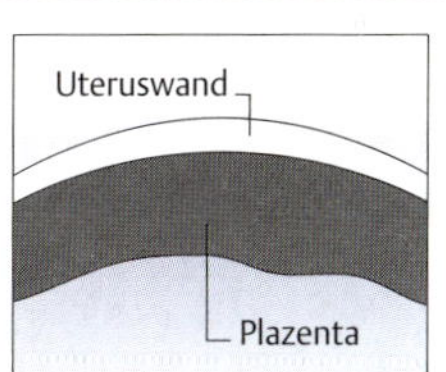

Reifegrad 0 (bis 14. SSW)

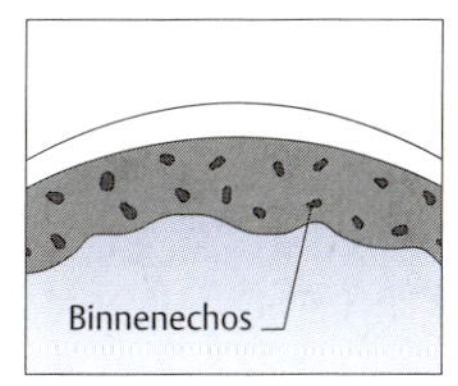

Reifegrad I (15. – 32. SSW)

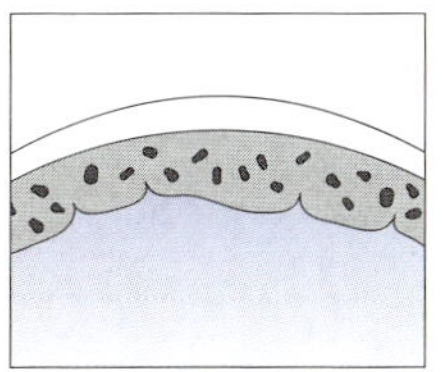

Reifegrad II (13. – 36. SSW)

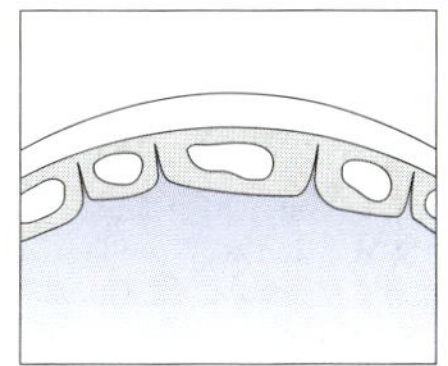

Reifegrad III (ab 36. SSW)

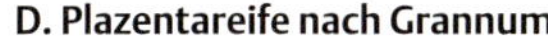

D. Plazentareife nach Grannum

A. Organisation und Inhalte

Allgemeine Ziele. Der hauptsächliche Sinn von Geburtsvorbereitungskursen ist die Information über die Geburt und über die damit verbundenen möglichen Probleme sowie deren Behandlung, um einen wohlbekannten Teufelskreis von Geburtsängsten möglichst gar nicht erst entstehen zu lassen:

Aus Unwissenheit entsteht Angst (vor dem Unbekannten, vor Geburtsschmerzen) → aus der Angst entsteht Verspannung → aus Verspannung entsteht Schmerz → Schmerz führt wiederum zu weiteren Ängsten und weiterer Verspannung.

Kursangebote. Verschiedene Berufsgruppen oder Institutionen bieten Kurse zur Geburtsvorbereitung an:

- Krankenhäuser mit geburtshilflicher Abteilung,
- Hebammenpraxen, freiberufliche Hebammen,
- Geburtshäuser,
- kirchliche Einrichtungen (Familienbildungsstätten),
- Elternvereine.

Kursorganisation. Die Kurse werden in aller Regel in der Gruppe abgehalten, zu der entweder die Schwangere allein kommen kann, oder die – als Paarkurse – den Partner/die Bezugsperson mit einbeziehen. Sie sind meist ab der 25–28. SSW zu empfehlen.

Andere Veranstaltungen. Viele Kliniken und Krankenhäuser bieten auch Informationsabende für Schwangere an. Meist besteht dabei die Möglichkeit, den Kreißsaal zu besichtigen und die betreuenden Hebammen und Ärzte kennenzulernen.

Einzelziele. Je nach Schwerpunkt, verfolgt der Geburtsvorbereitungskurs verschiedene Einzelziele:

- Ängste abbauen (s. o.),
- den Partner in die körperlichen und psychischen Vorgänge während der Schwangerschaft und der Geburt aktiv einbeziehen,
- die eigene Körperwahrnehmung fördern,
- bewusst Entspannungsübungen und Atemtechniken erlernen, die unter der Geburt angewandt werden sollen,
- Aufwärmgymnastik,
- Beckenbodentraining,
- Thromboseprophylaxe.

Die Kurse finden in aller Regel in einer angenehmen, warmen Umgebung und einer weitgehend entspannten Atmosphäre statt. Praktisch geübt wird in bequemer Kleidung z. B. auf Decken und Matten.

B. Information/Aufklärung

Die Vermittlung theoretischen Wissens um Schwangerschaft, Geburt, Wochenbett und das Neugeborene nimmt einen wichtigen Platz innerhalb des Geburtsvorbereitungskurses ein. Dazu werden verschiedene Medien und Anschauungsmaterialien eingesetzt, z. B. ein Beckenphantom, Broschüren, Bücher, Filme u.Ä. Folgende Aspekte werden damit angesprochen:

- der Verlauf einer physiologischen, also normalen Schwangerschaft,
- der Verlauf einer normalen Geburt,
- der normale Ablauf der Wochenbettphase,
- der Kreißsaal und die dort vorhandene Einrichtung/die Geräte (ggf. mit Besichtigung der Räumlichkeiten),
- verschiedene Gebärpositionen, ihre Vor- und Nachteile,
- die zu erwartenden Schmerzen sowie Möglichkeiten der Schmerzbekämpfung: Medikamente, Verabreichungsformen, alternative Maßnahmen wie Akupunktur, Aromatherapie oder Homöopathie,
- Probleme und Komplikationen, die in der Schwangerschaft auftreten können und deren Anzeichen die Schwangere erkennen können sollte; ihre Behandlung bzw. der Umgang damit werden ebenfalls vermittelt,
- körperliche Vorbereitung auf die Geburt und die Stillzeit (Brustwarzen: „Abhärtung" und Pflege),
- Techniken zur Geburtserleichterung,
- Atemtechniken,
- Massagetechniken, die vom Partner/von der Vertrauensperson zur Bekämpfung der Wehenschmerzen angewendet werden können,
- unvorhergesehene Probleme unter der Geburt,
- vaginal-operative Geburt (Forceps, Vakuumextraktion),
- Kaiserschnitt,
- Umgang mit dem Neugeborenen,
- Stillen und dabei möglichen Probleme,
- Tipps für die Ernährung sowie Ernährungsprobleme.

Geburtsvorbereitung I

ab ca. 25. SSW
Frauen
Gruppen
Paare
Geburtshaus
Krankenhaus
Hebammenpraxis
Familienbildungsstätte
Körperwahrnehmung fördern
Entspannungstechniken erlernen
Gymnastik:
aufwärmen
Beckenbodentraining
Thromboseprophylaxe
Atmung wahrnehmen/schulen
Partner einbeziehen
Ängste abbauen

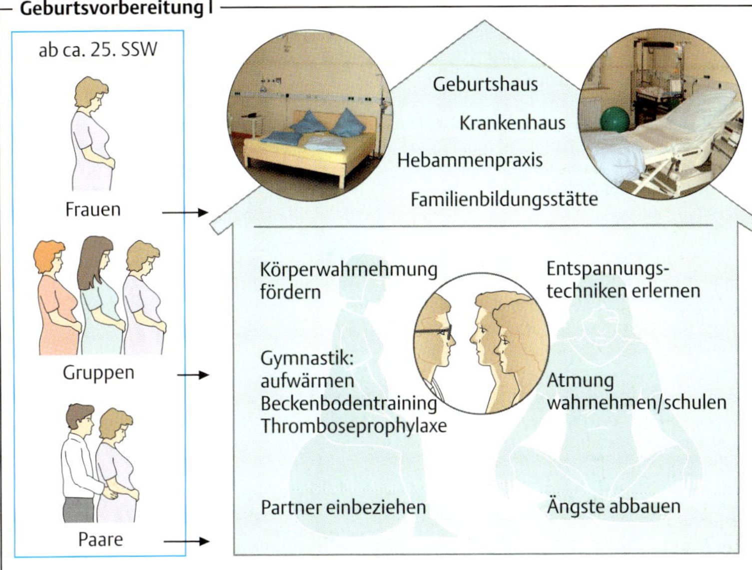

A. Organisation und Inhalte

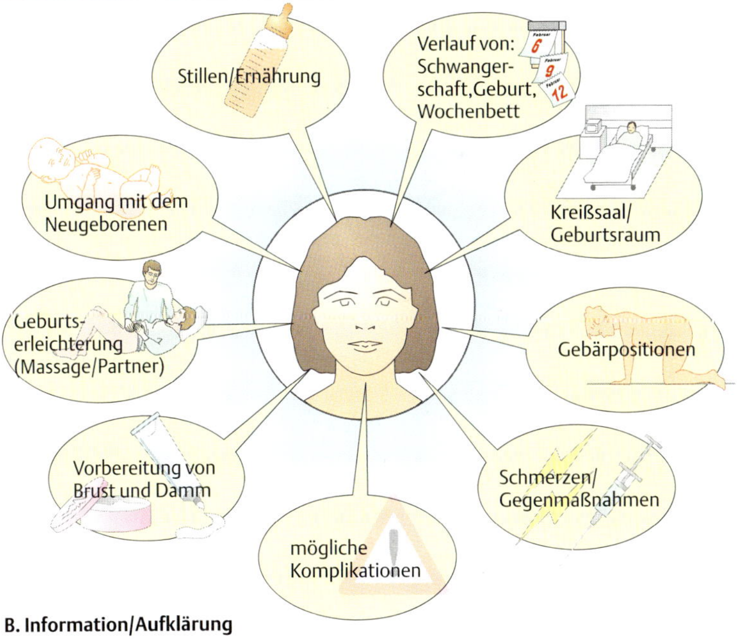

Stillen/Ernährung
Verlauf von: Schwangerschaft, Geburt, Wochenbett
Umgang mit dem Neugeborenen
Kreißsaal/ Geburtsraum
Geburtserleichterung (Massage/Partner)
Gebärpositionen
Vorbereitung von Brust und Damm
Schmerzen/ Gegenmaßnahmen
mögliche Komplikationen

B. Information/Aufklärung

A. Mentale Geburtsvorbereitung

Zur Durchbrechung des Teufelskreises aus Angst – Spannung – Schmerz – Angst (S. 146) ist neben der körperlichen Geburtsvorbereitung die mentale Einstellung auf das Erlebnis „Geburt" besonders wichtig. Durch die Schaffung einer ruhigen, entspannten Atmosphäre im Kreißsaal und das Wissen der Gebärenden um die Situation und die auf sie zukommenden Ereignisse ist dies erreichbar.

Zur entsprechenden Vorbereitung dienen insbesondere

- die adäquate Aufklärung über die medizinischen Abläufe unter der Geburt,
- das Erlernen und Üben von Entspannungsübungen,
- die Einbeziehung des Partners/einer anderen Person des Vertrauens,
- emotionale Zuwendung,
- Atemübungen,
- Massage unter der Geburt,
- ggf. Autogenes Training.

Wichtig ist aber auch, die Vorstellung vom Geburtsablauf – insbesondere den Gebrauch bzw. das Ablehnen von Schmerzmitteln oder die Fixierung auf die vaginale Geburt – nicht zum Dogma werden zu lassen. Andernfalls kann die Gebärende leicht Insuffizienz- oder gar Schuldgefühle entwickeln, wenn es zu einem von der ursprünglichen Vorstellung abweichenden Geburtsverlauf, zur Anwendung von Schmerzmitteln unter der Geburt oder zu einer operativen Entbindung kommt. Solche „schlechten" Gefühle sind durch eine weniger fixierte Erwartungshaltung u.U. völlig vermeidbar.

Vorbereitung von Brust und Damm

Brustwarzenabhärtung. Zur Vorbereitung auf das Stillen kann die Brustwarze während der Schwangerschaft „abgehärtet" werden. Folgende Maßnahmen sind hier geeignet:

- täglich waschen,
- täglich abfrottieren,
- auf einen BH verzichten,
- weiche Bürstenmassage,
- direkte Sonneneinstrahlung (in Maßen!),
- wechselwarm duschen.

Kontraindikationen. Durch die damit verbundene Brustwarzenstimulation kann es jedoch auch zu einer Ausschüttung des wehenfördernden Oxytocins aus dem Hypophysenhinterlappen ins Blut kommen. Deshalb dürfen die erwähnten Maßnahmen nicht empfohlen bzw. durchgeführt werden bei:

- vorzeitigen Wehen,
- Zervixinsuffizienz,
- Placenta praevia,
- vaginalen Blutungen.

Dammvorbereitung. Zur Vorbereitung des Damms auf die massive Dehnung unter der Geburt und in der Hoffnung, damit einen Dammschnitt oder Dammriss vermeiden zu können, ist es möglich, während der Schwangerschaft den Dammbereich täglich mit neutralem, auf Hauttemperatur angewärmtem Öl zu massieren (z. B. Oliven- oder Weizenkeimöl).

„Häusliche" Vorbereitung auf das Kind

Insbesondere wenn es sich um das erste Kind handelt, müssen viele Dinge angeschafft oder ausgeliehen werden, z. B.:

- Kinderbett oder -wiege,
- Wickeltisch,
- Kinderbadewanne,
- Windeln,
- evtl. Autositz,
- Babywäsche,
- Fläschchen mit entsprechenden Saugern für Tee und Milch,
- Kindertee.

Vorbereitung auf die Wochenbettphase

Die mentale Vorbereitung der Schwangeren sollte neben der Geburt auch die Zeit des Wochenbetts berücksichtigen. Durch die Geburt eines Kindes ändert sich ja nicht nur der Tagesrhythmus für alle Beteiligten, sondern es kommt meist auch zu einer erheblich veränderten emotionalen Beziehung zwischen Mutter und Vater.

Das Paar sollte insbesondere bedenken, dass die Frau in den ersten Tagen nach der Geburt häufig unter den sog „Heultagen" oder „Maternity Blues" zu leiden hat, sich insuffizient fühlt und eher depressiv wirken kann. Diese Phase geht in aller Regel nach 2–3 d vorbei (S. 262 f).

In den ersten Wochen zu Hause wird das Leben vor allem durch die problematische Nachtruhe und die allgemeine Erschöpfung der Mutter beeinflusst.

Aufklärung
Spannung
Massage
Schmerz
Atmosphäre
Entspannung
Autogenes Training
Zuwendung
Partner
Angst

täglich Damm-Massage
mit neutralem Öl, z.B.
Oliven- oder Weizenkeimöl
Verzicht auf BH
täglich waschen und frottieren
weiche Bürstenmassage

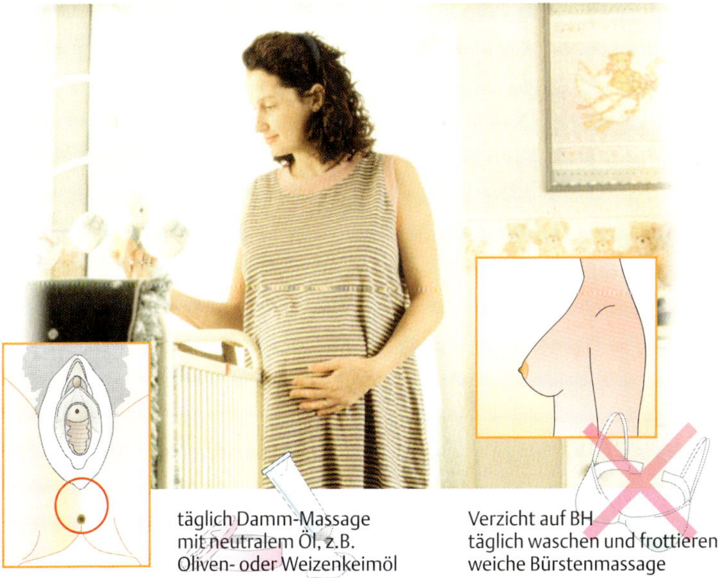

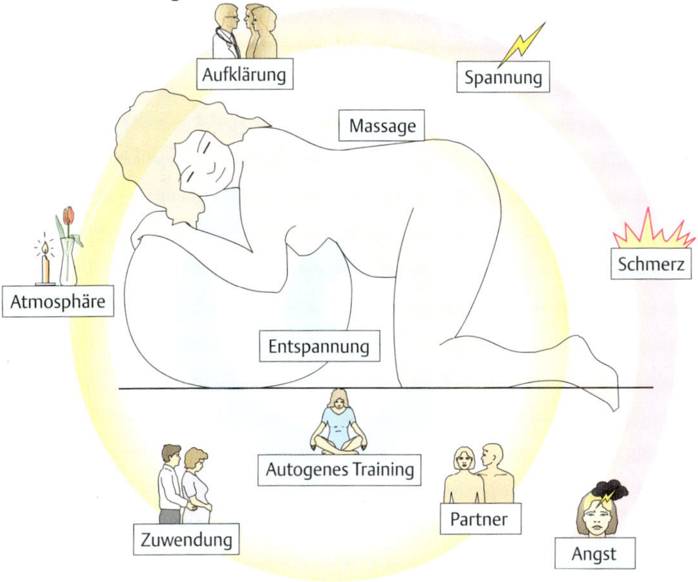

A. Mentale Geburtsvorbereitung

Epidemiologie und Risikofaktoren

Epidemiologie. Bei bis zu 20% der Schwangeren ist der Blutdruck mehr oder weniger stark erhöht. Je nach Schwere der Erkrankung spricht man

- von der schwangerschaftsinduzierten Hypertonie (SIH),
- von der isolierten Proteinurie,
- beim gleichzeitigen Auftreten beider Symptome von der Präeklampsie.

Im Falle einer unzureichenden Therapie kann Letztere u.U. in die Eklampsie (eklamptischer Anfall) mit tonisch-klonischen Krämpfen der Mutter und einer erheblichen mütterlichen und kindlichen Gefährdung übergehen.

Risikofaktoren. Folgende Risikofaktoren für hypertensive Erkrankungen in der Gravidität sind bekannt:

- genetische Disposition,
- soziale Faktoren,
- familiäre Häufung,
- Mangelernährung, v. a. Eiweißmangel,
- vorbestehende Nierenerkrankungen,
- vorbestehender Hypertonus,
- Diabetes mellitus,
- systemischer Lupus erythematodes (SLE),
- polyzystische Ovarien (PCO-Syndrom),
- mütterliches Alter < 15 oder > 35 Jahre,
- 1. Schwangerschaft,
- Mehrgebärende > 35 Jahre,
- Mehrlinge,
- Polyhydramnion (vermehrte Spannung der Uteruswand),
- Blasenmole,
- Aborte in der Anamnese,
- vorausgegangene Bluttransfusionen,
- Verwandtenehen,
- vorausgegangene Leukozytenstimulation.

A. Pathophysiologie

Die genaue Entstehung der SIH bzw. der Eklampsie ist nicht bekannt, allerdings gilt folgende Theorie als am wahrscheinlichsten zutreffend:

Durch immunologische Fehlanpassungen oder mechanische Faktoren (insbesondere Endometriumschädigung, z. B. nach Aborten) kommt es nach der Nidation zur unzureichenden Invasion des Trophoblasten in das Endometrium.

Die Spiralarterien dilatieren daraufhin nur unzureichend – wahrscheinlich aufgrund einer fehlenden lokalen Stimulation durch das Endometrium –, was einerseits zu einer sinkenden präplazentaren Durchblutung führt, andererseits zu einer akuten Gefäßatherose. Diese bewirken selbst die Entstehung von Plazentainfarkten und sekundär auch von plazentaren Hämatomen.

Die mangelnde Plazentaperfusion (Plazentainsuffizienz, S. 126 f) allein führt bereits zur fetalen Retardierung und bei starker Ausprägung u.U. auch zum intrauterinen Fruchttod.

Weitere Blutdruckerhöhung. Auf der mütterlichen Seite versucht nun der Körper, die Perfusionsstörung der Plazenta zu kompensieren. Dies geschieht zunächst durch eine Erhöhung des mütterlichen Blutdrucks mittels Vasokonstriktion. Damit kommt allerdings eine fatale Entwicklung in Gang: Der Hypertonus selbst führt zu Endothelschäden in mütterlichen Gefäßen, die sich auch auf die Nierengefäße erstrecken. Daraus resultieren Schäden, die zur Proteinurie führen und das Renin-Angiotensin-System aktivieren. Durch die Angiotensin-II-Wirkung steigt der Blutdruck weiter.

Gerinnungsstörungen. Zusätzlich können sich durch die Aktivierung der Gerinnungskaskade zunächst Mikrothromben bilden; später kommt es dann u.U. zur generalisierten disseminierten intravasalen Koagulopathie (DIC).

All diese Faktoren lassen die Plazentaperfusion weiter zurückgehen und unterhalten damit den pathologischen Regulationsmechanismus.

Folgen. Die Kombination aus Hypertonie und DIC bewirkt

- bei der Mutter ggf. eine Organminderperfusion und im Extremfall ein Multiorganversagen,
- beim Kind eine zunehmende Retardierung, ggf. bis zum intrauterinen Fruchttod.

Eklampsie, HELLP-Syndrom. Die eklamptischen Anfälle mit tonisch-klonischen Krämpfen und Bewusstlosigkeit führt man auf die mangelnde Perfusion des Gehirns, die Entstehung des HELLP-Syndroms (S. 154 f) auf die mangelnde Leberperfusion zurück.

Hypertensive Erkrankungen in der Gravidität I

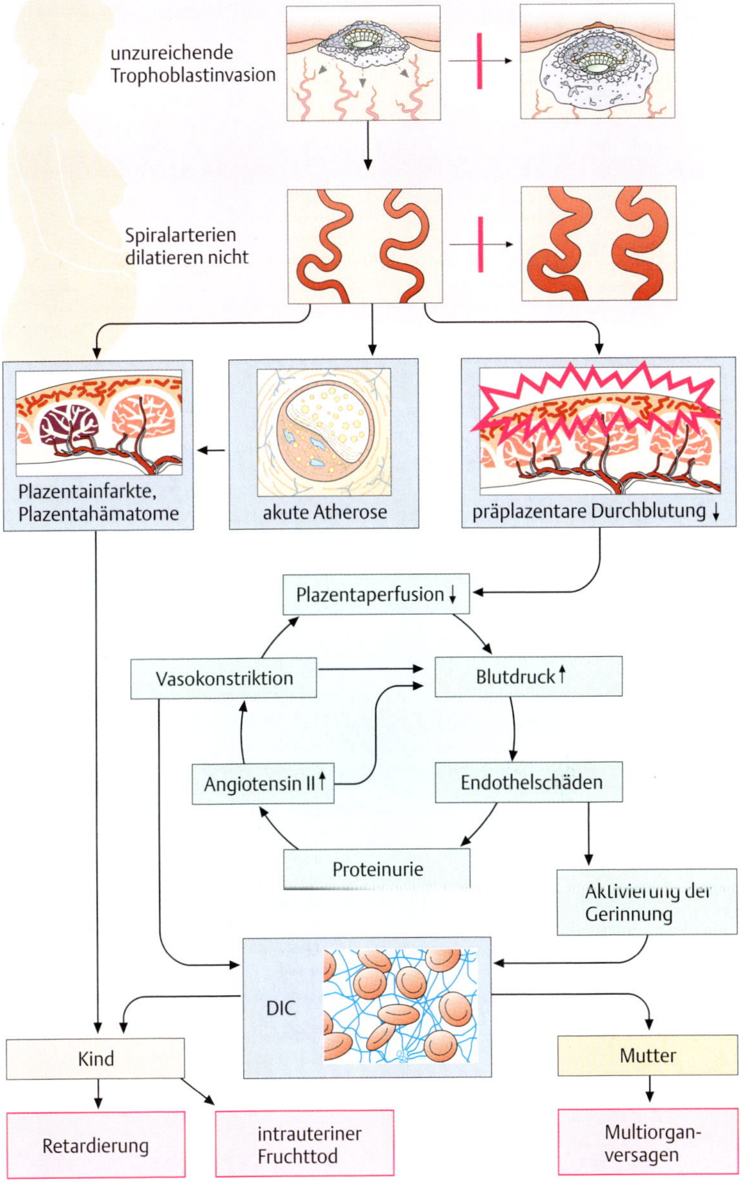

unzureichende Trophoblastinvasion

Spiralarterien dilatieren nicht

Plazentainfarkte, Plazentahämatome

akute Atherose

präplazentare Durchblutung ↓

Plazentaperfusion ↓

Vasokonstriktion

Blutdruck ↑

Angiotensin II ↑

Endothelschäden

Proteinurie

Aktivierung der Gerinnung

DIC

Kind

Mutter

Retardierung

intrauteriner Fruchttod

Multiorgan-versagen

A. Pathophysiologie

A. Klinik

Präeklampsie. Die Präeklampsie **(1.)** macht sich klinisch vorwiegend durch eine erhebliche Gewichtszunahme (mehr als 500 g/Woche) und die damit verbundenen Ödeme bemerkbar. Von den steigenden Blutdruckwerten bemerkt die Patientin in der Regel nichts.

Die Ödeme treten vorwiegend an den unteren Extremitäten, den Händen (Ringe passen nicht mehr) und im Gesicht als Lidödem auf.

Ödeme, die sich ohne begleitende Blutdruckerhöhung bilden, stellen allerdings noch keinen pathologischen Befund dar, sollten aber wegen der möglichen Entwicklung einer Eklampsie besonders beobachtet werden.

Drohende Eklampsie. Die drohende Eklampsie **(2.)** als unmittelbare Vorstufe des eklamptischen Anfalls wird von der Frau mit charakteristischen Symptomen registriert:

- zunehmende Kopfschmerzen,
- Schwindelgefühl,
- Flimmersehen,
- eingeengtes Gesichtsfeld,
- Oberbauchschmerzen, vorwiegend rechts,
- Übelkeit, Erbrechen,
- innere Unruhe,
- Hyperreflexie.

Eklampsie. Der eklamptische Anfall äußert sich **(3.)** in tonisch-klonischen Krämpfen, die über etwa 3–6 min anhalten können und dann in eine Phase tiefer Bewusstlosigkeit von 10 bis zu 20 min Dauer übergehen. Während dieser Zeit ist das Kind akut vital gefährdet.

Das Wiederholungsrisiko ist ohne Therapie erheblich, und bei mehreren Anfällen besteht auch für die Mutter die Gefahr eines Multiorganversagens mit Todesfolge.

B. Diagnostik

Die Diagnostik der SIH stützt sich auf folgende Untersuchungen:

- Anamnese (Risikofaktoren, S. 150 f)
- routinemäßige Urinuntersuchung auf eine abnorme Eiweißausscheidung,
- Blutbildkontrolle (insbesondere Hämatokrit),
- Blutdruckmessung in Ruhe (jeder Wert über 140/90 mmHg gilt als pathologisch),
- klinische Untersuchung (Ödeme, Oberbauchschmerzen),
- Sonographie (Wachstumsretardierung des Feten? Auffällige Plazentastruktur?),
- bei Auffälligkeiten: Doppler Sonographie verschiedener Gefäßbereiche.

C. Therapie

Die Behandlung der hypertensiven Erkrankungen in der Schwangerschaft hängt vom Schweregrad des Hypertonus ab.

Prävention. Zur Prävention **(1.)** kommen infrage:

- körperliche Schonung,
- ausgewogene Ernährung,
- ausreichende Calciumzufuhr,
- Magnesium p.o.

Patientinnen mit erhöhtem Risiko sollten ferner Acetylsalicylsäure (ASS) erhalten; ab der 12. SSW 50–100 mg täglich.

Präeklampsie. Ein manifester Hypertonus (über 140/90 mmHg; **2.**) wird meist medikamentös therapiert mit:

- α-Methyldopa,
- Dihydralazin,
- β-Blocker,
- Magnesium.

Eine engmaschige Überwachung der Betroffenen ist wichtig.

Drohende Eklampsie. Eine Schwangere mit drohender Eklampsie **(3.)** ist vor allem vor äußeren Reizen abzuschirmen, da durch diese der eklamptische Anfall u.U. erst ausgelöst werden kann (Aufregung, Geräusche, Licht, u. a.). Die akute Behandlung umfasst:

- Vermeiden akustischer Reize (kein lautes Ansprechen, kein Martinshorn beim Transport in die Klinik),
- Vermeiden optischer Reize (gedämpftes Licht, kein Fernsehen),
- Magnesium i. v.,
- Antihypertensiva i. v. (z. B. Dihydralazin),
- ggf. Sedativa (z. B. Diazepam).

Nachdem die Situation sich stabilisiert hat, muss – je nach Schwangerschaftsalter und Zustand von Mutter und Kind – ggf. die Geburt eingeleitet werden.

Eklampsie. Die Therapie im manifesten eklamptischen Anfall **(4.)** hat zunächst das Ziel, den Anfall zu durchbrechen. Danach muss als einzig mögliche kausale Therapie die Schwangerschaft beendet werden – unabhängig von der SSW und der Überlebensfähigkeit des Kindes. Die Mutter muss danach in jedem Fall intensivmedizinisch betreut werden.

Als akute Maßnahmen kommen infrage:

- Diazepam i. v.,
- Magnesium i. v.,
- Antihypertensiva i. v. (z. B. Dihydralazin).

Hypertensive Erkrankungen in der Gravidität II

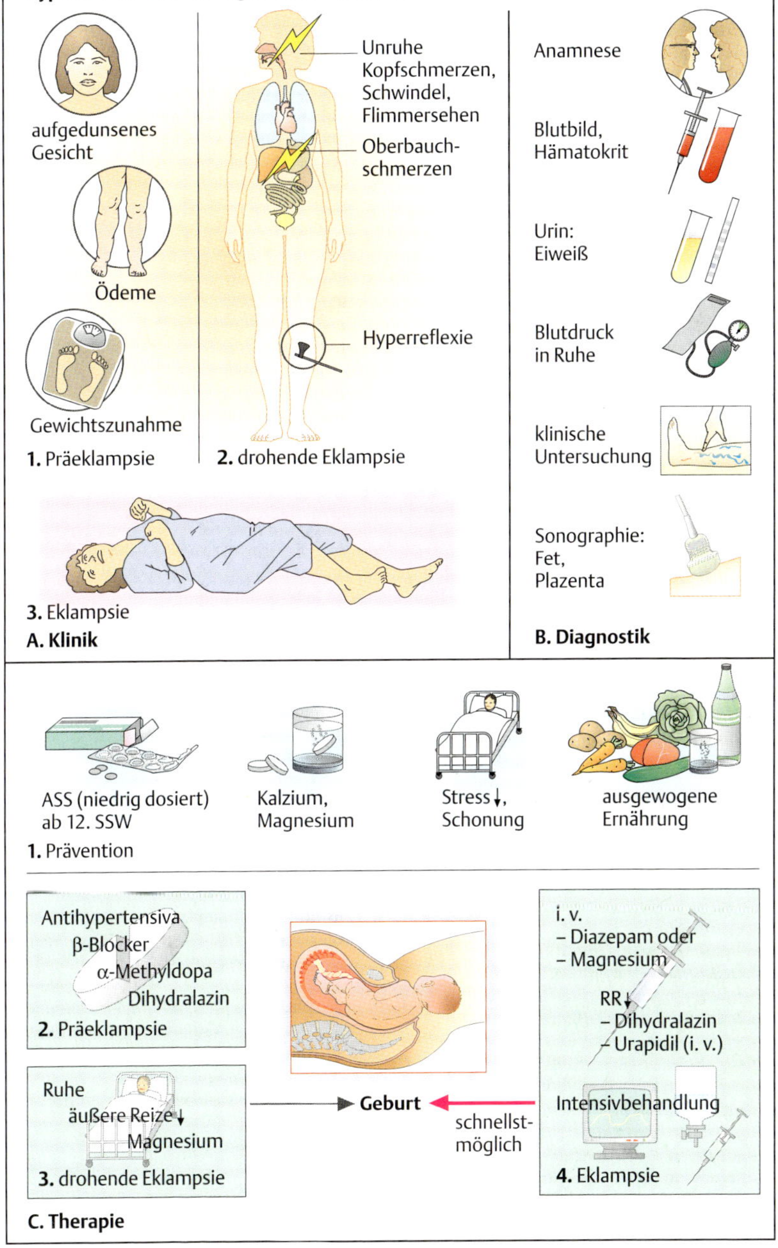

aufgedunsenes Gesicht

Ödeme

Gewichtszunahme

1. Präeklampsie

Unruhe
Kopfschmerzen, Schwindel, Flimmersehen

Oberbauchschmerzen

Hyperreflexie

2. drohende Eklampsie

3. Eklampsie

A. Klinik

Anamnese

Blutbild, Hämatokrit

Urin: Eiweiß

Blutdruck in Ruhe

klinische Untersuchung

Sonographie: Fet, Plazenta

B. Diagnostik

ASS (niedrig dosiert) ab 12. SSW

Kalzium, Magnesium

Stress↓, Schonung

ausgewogene Ernährung

1. Prävention

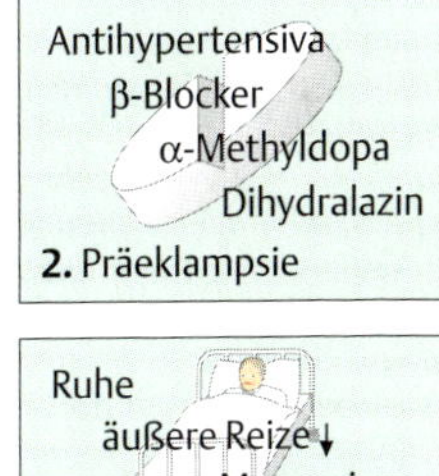

Antihypertensiva
β-Blocker
α-Methyldopa
Dihydralazin

2. Präeklampsie

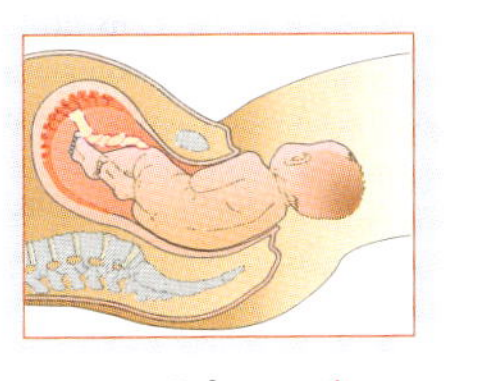

Ruhe
äußere Reize↓
Magnesium

3. drohende Eklampsie

→ **Geburt** ← schnellstmöglich

i. v.
– Diazepam oder
– Magnesium

RR↓
– Dihydralazin
– Urapidil (i. v.)

Intensivbehandlung

4. Eklampsie

C. Therapie

A. Leberbeteiligung

Beim HELLP-Syndrom handelt es sich um eine Gestoseform, die mit einer besonderen Leber- und Gefäßbeteiligung einhergeht.

Der Name leitet sich von den Symptomen der Erkrankung ab:

- H – Hemolysis, Hämolyse,
- EL – elevated liver enzymes, erhöhte Leberenzyme,
- LP – low platelet count, Thrombozytopenie.

Durch die Gefäßveränderungen im Rahmen einer SIH (S. 150 ff) kommt es insbesondere in der Leber

- zur Konstriktion der Kapillaren,
- zur intravasalen Fibrinablagerung,
- zur Ausbildung von zunächst kleinen intravasalen Thromben.

Dabei werden Gerinnungsfaktoren verbraucht und v. a. Thrombozyten. Dies äußert sich in einer Thrombozytopenie.

Durch die zunehmende Kapillarobstruktion entsteht einerseits ein Leberödem, welches durch die entstehende Kapselspannung Schmerzen im rechten Oberbauch auslöst. Andererseits blutet es ins Leberparenchym ein; dabei werden Leberzellen zerstört. Durch die aus den zugrunde gegangenen Zellen freigesetzten Enzyme erklärt sich der Transaminasenanstieg im Blut (erhöhte Leberenzyme). Wenn die Hämatome konfluieren, entstehen u.U. große, subkapsuläre Hämatome mit der Gefahr der Leberruptur. Die daraus resultierende intraabdominale Blutung in Kombination mit der Thrombozytopenie stellt eine akut lebensbedrohliche Situation für die Mutter dar. Laut Literatur ist bei einem manifesten HELLP-Syndrom mit einer mütterlichen Mortalität von bis zu 7 % zu rechnen.

B. Gefäßbeteiligung

Vasokonstriktion und Endothelschäden führen zur intravasalen Ausbildung von Mikrothromben. Folge ist einerseits eine Thrombozytopenie durch den erhöhten Plättchenverbrauch (s. o.), andererseits ein verstärkter Erythrozytenuntergang (Hämolyse). Freiwerdendes Hämoglobin lässt den Haptoglobin-Spiegel als ersten Marker der Hämolyse sinken. Im Blutausstrich sind zerstörte Erythrozyten im Sinne von Fragmentozyten zu erkennen. Später kommt es dann zu einem Anstieg des Bilirubins, insbesondere des unkonjugierten, da durch die Leberbeteiligung die Abbauwege gestört sind.

C. Diagnostik

Klinik. Im Vordergrund der klinischen Symptomatik stehen die Oberbauchbeschwerden. Gelegentlich in Kombination mit Übelkeit, sollten sie immer Anlass zu einer weitergehenden Diagnostik geben.

Hämolyseparameter. Haptoglobin sinkt ab (< 0,5 mg/dl), im Blutbild sind Fragmentozyten sichtbar, später steigt der Bilirubinspiegel an.

Leberschädigung. GPT und – etwas geringer – auch GOT steigen an (z. T. auf > 500 U/l); ebenso LDH und CRP.

Angiopathie. Thrombozytopenie, im Extremfall auf Werte unter 10 000/μl.

D. Therapie

Da die Dynamik des HELLP-Syndroms nur sehr schwer abzuschätzen ist, wird in den meisten Fällen die kausal einzig mögliche Therapie durchgeführt: die Beendigung der Schwangerschaft durch Sectio caesarea. Es gibt z. B. rapide Verläufe, in denen die Thrombozytenzahl innerhalb weniger Stunden von Normalwerten bis auf Werte unter 20 000/μl fällt.

Eine Patientin mit HELLP-Syndrom oder Verdacht darauf sollte deshalb immer intensivmedizinisch in einem Perinatalzentrum betreut werden. Zur Stabilisierung in der Akutsituation kommen zum Einsatz:

- Antihypertensiva: Dihydralazin, α-Methyldopa,
- Sedativa: Diazepam,
- Antikonvulsiva: Magnesium i. v.

Je nach Schwangerschaftswoche und klinischem Verlauf sollte man u.U. noch versuchen, die fetale Lungenreife durch Kortikosteroidgaben zu induzieren.

Sonderfälle. Eine konservative Therapie mit ASS, Immunglobulinen oder Plasmapherese wird nur bei sehr frühen Schwangerschaftswochen und sehr langsamem Krankheitsverlauf versucht.

Postpartale Therapie. Nach der Schwangerschaftsbeendigung kommt es bei den Patientinnen durch Freisetzung der in den Mikrothromben gebundenen Thrombozyten zu einer reaktiven Thrombozytose mit Werten bis über 500 000/μl. Zur Thromboseprophylaxe wird deshalb die ASS-Gabe empfohlen.

Hypertensive Erkrankungen in der Gravidität III

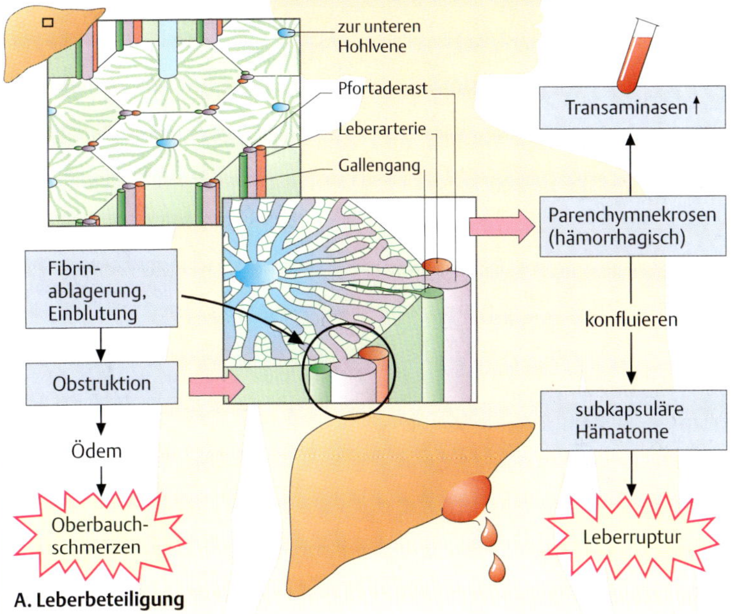

zur unteren Hohlvene
Pfortaderast
Leberarterie
Gallengang

Fibrin-ablagerung, Einblutung
Obstruktion
Ödem
Oberbauch-schmerzen

Transaminasen ↑
Parenchymnekrosen (hämorrhagisch)
konfluieren
subkapsuläre Hämatome
Leberruptur

A. Leberbeteiligung

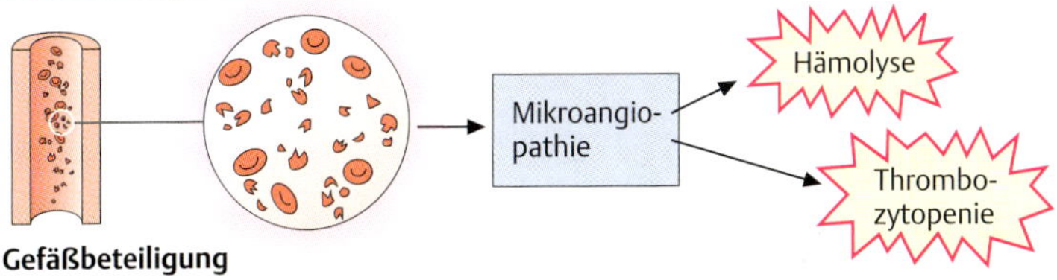

Mikroangio-pathie
Hämolyse
Thrombo-zytopenie

B. Gefäßbeteiligung

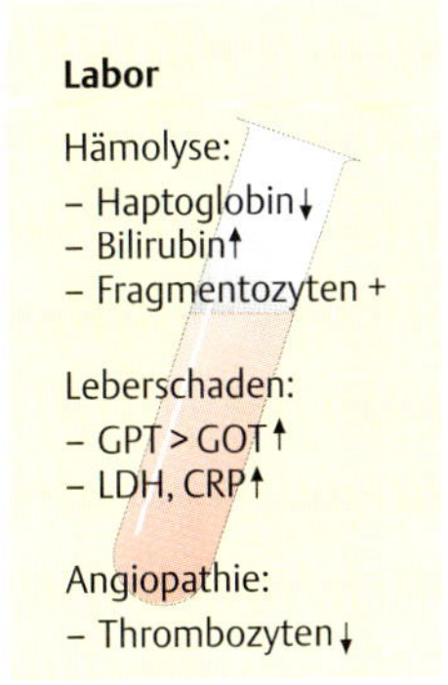

Labor

Hämolyse:
- Haptoglobin ↓
- Bilirubin ↑
- Fragmentozyten +

Leberschaden:
- GPT > GOT ↑
- LDH, CRP ↑

Angiopathie:
- Thrombozyten ↓

C. Diagnostik

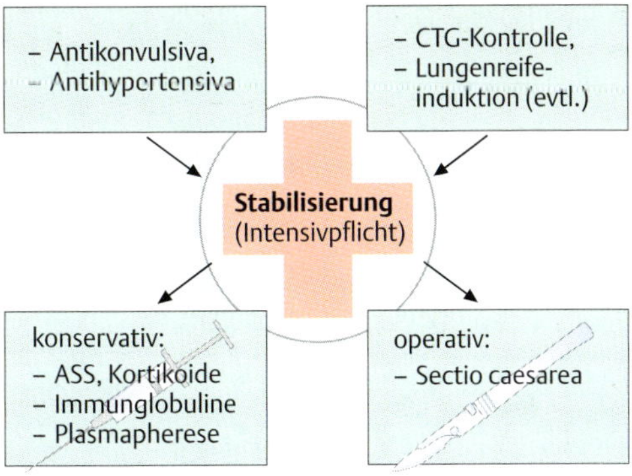

- Antikonvulsiva,
- Antihypertensiva

- CTG-Kontrolle,
- Lungenreife-induktion (evtl.)

Stabilisierung (Intensivpflicht)

konservativ:
- ASS, Kortikoide
- Immunglobuline
- Plasmapherese

operativ:
- Sectio caesarea

D. Therapie

Etwa 10–15% der Frauen weisen in der Schwangerschaft eine mehr oder weniger stark ausgeprägte Zuckerstoffwechselstörung auf. Häufig ist die Zuckerausscheidung im Urin vermehrt (Glukosurie), was aber nicht zwingend mit einem erhöhten Blutzuckerspiegel (Hyperglykämie) einhergehen muss.

Leider ist in Deutschland der orale Glucosetoleranztest (oGGT) zum Screening auf einen Gestationsdiabetes (S. 18 f) nicht fester Bestandteil der Mutterschaftsrichtlinien.

A. Risikofaktoren

Aus der Anamnese sind Risikofaktoren, die *vor* der Schwangerschaft bzw. schwangerschaftsunabhängig bestehen, von denen zu unterscheiden, die sich erst während der Schwangerschaft ergeben.

Anamnestische Faktoren. Der häufigste anamnestische Hinweis auf ein bestehendes Risiko ist die Geburt eines Kindes mit über 4000 g Geburtsgewicht. In diesen Fällen ist in bis zu 30% mit einem Gestationsdiabetes zu rechnen. Weitere Hinweise auf die Diabetesneigung können sein:

- habituelle Aborte oder Totgeburten,
- wiederholte Frühgeburten,
- Fehlbildungen bei bereits geborenen Kindern,
- ein in einer früheren Schwangerschaft diagnostizierter Gestationsdiabetes,
- ein familiär gehäuft auftretender Diabetes mellitus.

Faktoren in der aktuellen Schwangerschaft. Hier sind insbesondere folgende Zeichen oder Risikofaktoren von Bedeutung:

Mütterliche Adipositas, mütterliches Alter > 35 Jahre, Hypertonie (SIH) oder das gehäufte Auftreten von Harnwegsinfekten.

Die wichtigsten Symptome, die auf einen Gestationsdiabetes hindeuten, sind allerdings nur sonographisch erfassbar: die fetale Makrosomie und das Polyhydramnion:

Pathophysiologie. Durch die unzureichende Insulinproduktion der Mutter steigt ihr Blutzuckerspiegel an, was sich wiederum über die Plazenta auch auf das fetale Blut „überträgt". Der Fetus produziert daraufhin selbst Insulin und verstoffwechselt den mütterlichen Zucker. Die Konsequenzen daraus sind:

- fetale Makrosomie: eine Kopf-Thorax-Diskrepanz zugunsten des Thorax, ein vergrößerter Bauchumfang und ein verdickter Hautmantel,
- das Polyhydramnion (Fruchtwasservermehrung, S. 158 f), da die Glukosurie des Fetus mit einer erhöhten Urinproduktion und -ausscheidung verbunden ist.

B. Risiken des Gestationsdiabetes

Der Gestationsdiabetes birgt für die Schwangere und ihr ungeborenes Kind unterschiedliche Risiken:

Embryo/Fetus. In der *Frühgravidität* sind Fehlbildungen und Aborte möglich. Setzt der Gestationsdiabetes erst im späteren Schwangerschaftsverlauf ein, kommt es zu den o.g. Konsequenzen **(A.)**, u.U. aber auch zu verschiedenen Organstörungen.

Plazenta. Die Plazentagefäße sind durch den Diabetes nicht selten so verändert, dass eine Durchblutungsstörung und nachfolgend eine fetale Mangelversorgung resultiert.

Schwangere. Bei der Mutter ist der Diabetes oft mit einem Hypertonus kombiniert (Gestose/SIH, S. 150 ff). Auch Harnwegsinfekte sind aufgrund der Glukosurie und dem damit verbundenen „guten" Nährstoffangebot für Bakterien häufig. In schweren Fällen treten Nierenschäden auf.

C. Therapie

Nach Diagnosestellung anhand pathologischer BZ-Tagesprofile/oGTT (S. 18 f) sowie der entsprechenden fetalen Ultraschalluntersuchung sollte man zunächst versuchen, den Gestationsdiabetes diätetisch einzustellen. Dazu wird die Nahrung auf 5–6 Mahlzeiten mit insgesamt 2000–2300 kcal/d verteilt. Da orale Antidiabetika in der Schwangerschaft kontraindiziert sind, ist je nach SSW und Blutzuckerwert auch eine Insulingabe notwendig. Nach der 36. SSW sollte die Geburt angestrebt werden.

Überwachung. Wichtig ist, Mutter und Kind engmaschig zu überwachen. In der Schwangerschaft sind hierzu neben häufigen Blutzuckerkontrollen (Tagesprofile) regelmäßige Ultraschall- und CTG-Kontrollen sinnvoll.

Die Geburt sollte, v. a. bei makrosomem Kind oder Frühgeburt, unbedingt in einem Perinatalzentrum mit angeschlossener Kinderklinik geplant werden. Die Mutter muss interdisziplinär, also sowohl gynäkologisch als auch internistisch betreut werden.

Gestationsdiabetes

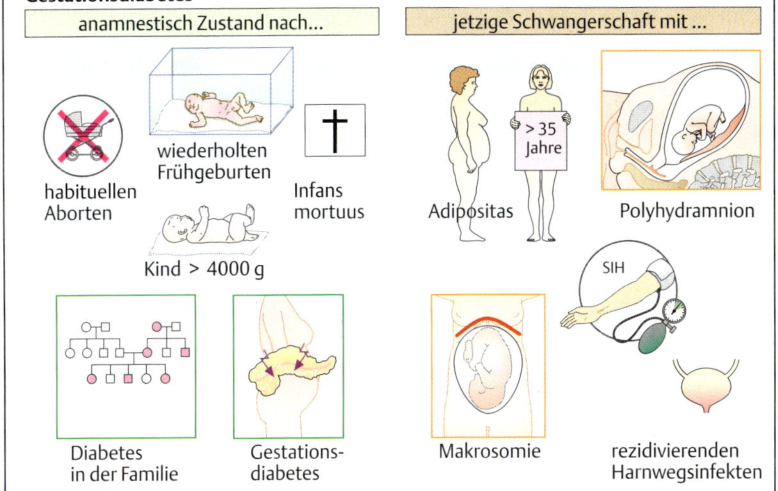

A. Risikofaktoren

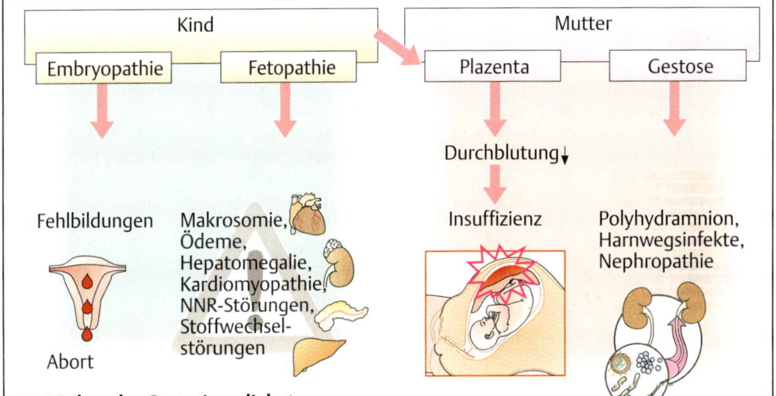

B. Risiken des Gestationsdiabetes

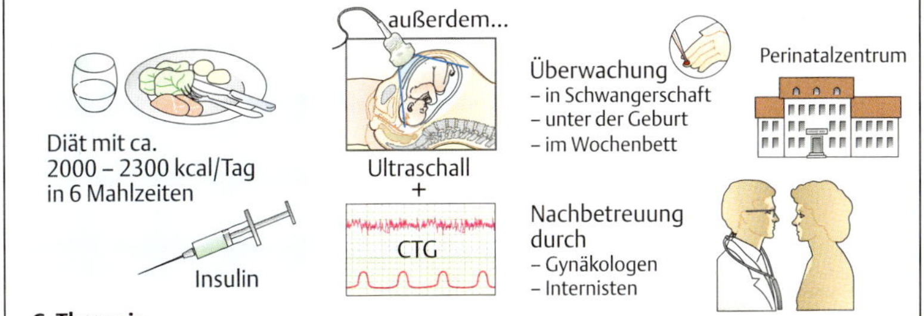

C. Therapie

Von einem Polyhydramnion (häufig auch nur als „Hydramnion" bezeichnet) spricht man, wenn die Fruchtwassermenge am Geburtstermin über 2 l beträgt bzw. in der Schwangerschaft deutlich über der Norm liegt (Faustregel: Im Ultraschall hätte ein 2. Kind in der Fruchtblase Platz).

A. Ätiologie

Dem Polyhydramnion kann einerseits eine erhöhte Fruchtwasserproduktion von mütterlicher oder kindlicher Seite her zugrunde liegen, oder aber die normale Fruchtwassermenge wird nur unzureichend verwertet. Dies ist z. B. bei einer Ösophagusatresie oder anderen Fehlbildungen im fetalen Gastrointestinaltrakt möglich.

In etwa 10–15 % der Fälle lässt sich die Ursache des Polyhydramnions nicht klären.

Erhöhte Produktion. Übernormale Fruchtwassermengen werden bei generalisierten Infektionen (z. B. Toxoplasmose, Listeriose, Zytomegalie), mütterlichem Diabetes mellitus (auch Gestationsdiabetes, S. 156 f), dem fetofetalen Transfusionssyndrom, einer Rh-Inkompatibilität und kindlichen Fehlbildungen (z. B. Spina bifida, Trisomien, Nierenfehlbildungen) produziert.

B. Klinik

Als Hauptsymptom fällt das übermäßige Wachstum der Gebärmutter auf. Dies lässt sich durch die Bestimmung des Fundusstandes (1. Leopold-Handgriff) oder die Messung des Symphysen-Fundus-Abstands verifizieren.

Für die Schwangere bedeutet dies, dass sich schwangerschaftsbedingte Symptome wie Dyspnoe, Obstipation oder häufiger Harndrang verstärken.

Da die Gebärmuttermuskulatur unter erhöhter Spannung steht, kann es auch zu einer verminderten uterinen Durchblutung mit fetaler Mangelversorgung kommen. Noch häufiger ist jedoch die vorzeitige Wehentätigkeit. Dadurch steigt auch das Risiko für eine Frühgeburt bzw. einen vorzeitigen Blasensprung an (S. 164 f).

C. Diagnostik

Diagnostischer Schwerpunkt ist die Sonographie. Man versucht dabei, die Fruchtwassermenge abzuschätzen. Zeichen für ein Polyhydramnion sind z. B. ein Fruchtwassersaum von > 2 cm zwischen kindlichem Rücken und Uteruswand oder ein Depot von > 8 cm Tiefe oder > 2 cm Breite.

Ursachensuche. Ist das Polyhydramnion diagnostiziert, sollte unbedingt die Ursache geklärt werden. Hierzu gehören serologische Untersuchungen der Mutter im Hinblick auf Rh-Antikörper und auf Infektionen (sog. TORCH-Diagnostik, s. a. S. 130 ff) sowie u.U. auch die Fruchtwasser- oder Nabelschnurpunktion (z. B. zur genetischen Untersuchung). Nach einem Diabetes mellitus bzw. Gestationsdiabetes wird mit BZ-Tagesprofilen und oGTT gefahndet.

Zum Ausschluss kindlicher Fehlbildungen ist eine eingehende Ultraschalluntersuchung indiziert.

D. Risiken – Therapie

Zwei Aspekte bergen Risiken für Mutter und/oder Kind:

- die Erkrankung, die das Polyhydramnion verursacht,
- das Polyhydramnion selbst.

Wehen. Vorzeitige Wehen erfordern häufig eine medikamentöse Tokolyse.

Belastung. Bei extremer Belastung der Schwangeren, z. B. durch Dyspnoe bei Zwerchfellhochstand, kann eine Entlastungspunktion durchgeführt werden. Leider ist der Effekt nicht von langer Dauer, sodass diese Maßnahme in immer kürzer werdenden Abständen wiederholt werden muss. Dabei besteht immer Infektionsgefahr.

Blasensprung. Das größte Risiko für das Kind ist der vorzeitige Blasensprung (s.a. S. 164 f). Wegen der großen kindlichen Bewegungsfreiheit sind Lageanomalien häufig. Unter Umständen machen sie eine Entbindung per Kaiserschnitt notwendig, insbesondere, wenn es sich außerdem um eine Frühgeburt handelt. Wenn es beim Blasensprung zur plötzlichen Druckentlastung im Uterus kommt, kann ferner die Nabelschnur vorfallen (S. 166 f) und sich die Plazenta vorzeitig lösen (S. 162 f) – akut lebensbedrohliche Situationen für das ungeborene Kind.

Wehenschwäche. Ein weiteres Risiko des Polyhydramnions liegt in der drohenden Wehenschwäche unter der Geburt: Da die Uterusmuskulatur schon zu lange überdehnt ist, kann sie sich nicht mehr adäquat kontrahieren. Aus demselben Grund ist auch das Atonierisiko nach der Geburt deutlich erhöht (S. 226 f).

Polyhydramnion

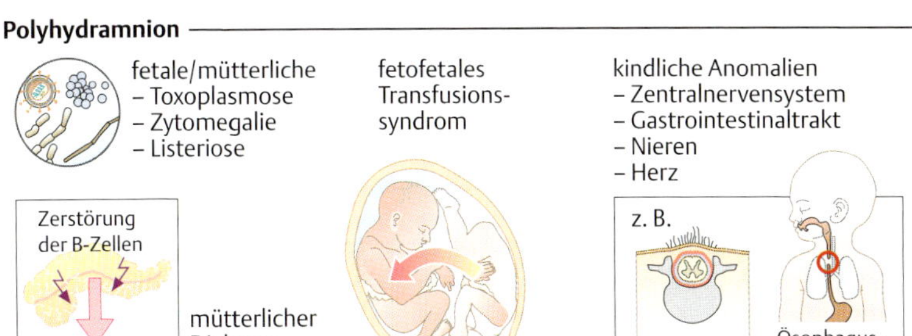

A. Ätiologie

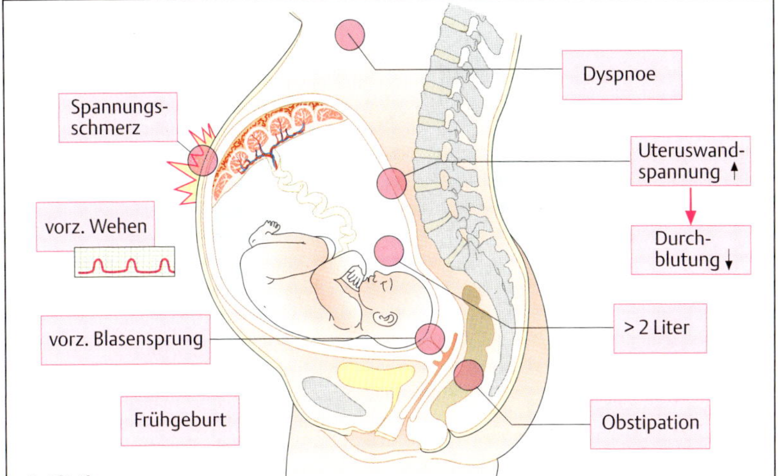

B. Klinik

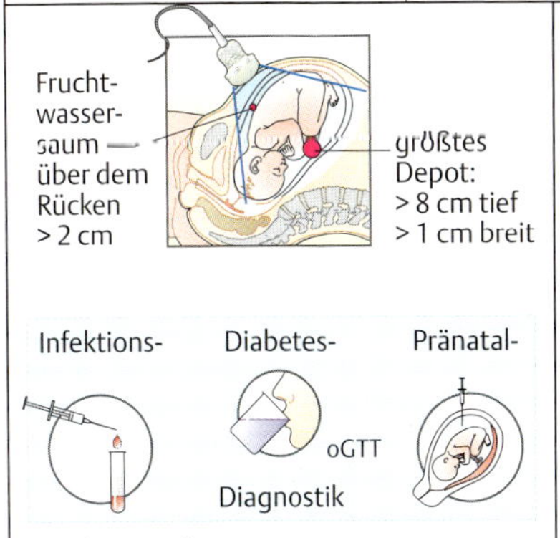

C. Diagnostik

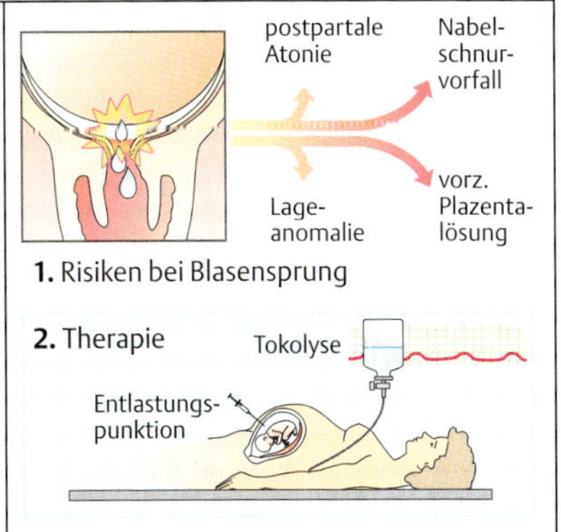

D. Risiken – Therapie

Als Hydrops fetalis bezeichnet man einen Zustand, bei dem der Fet massiv Flüssigkeit einlagert. Dies geschieht sowohl in den großen Körperhöhlen, wie Bauch- (Aszites) oder Brustraum (Pleuraerguss), aber auch im interstitiellen Gewebe als generalisiertes Ödem. Häufig ist der Hydrops mit einem Polyhydramnion verbunden.

A. Ätiologie

Die mit Abstand am häufigsten anzutreffende Ursache des fetalen Hydrops ist eine Blutgruppen-Inkompatibilität. Auch andere Ursachen mütterlicher oder fetaler Natur sind möglich. Alle Erkrankungen führen zu einer kindlichen Anämie (Blutarmut), die dann den Hydrops bedingt (s.a. **B.**).

Mütterliche Ursachen. Am bedeutendsten sind ein Diabetes mellitus, Thalassämien und hypertensive Erkrankungen in der Schwangerschaft (SIH).

Kindliche Ursachen. Von kindlicher Seite kommen als Ursache Chromosomenanomalien (z. B. Turner-Syndrom), intrauterine Transfusionen (von Kind zu Mutter oder von Kind zu Kind: fetofetales Transfusionssyndrom, S. 114 f), Organschäden (z. B. an Herz, Lunge, Nieren) und Infektion (z. B. Ringelröteln, Zytomegalie) infrage.

Blutgruppen-Inkompatibilität. In diesen Fällen „vertragen" sich die Blutgruppen von Mutter und Kind nicht, und die Mutter hat Antikörper gegen die kindlichen Blutzellen entwickelt. Voraussetzung dafür ist, dass das mütterliche Immunsystem schon einmal mit dem kindlichen Blut oder Blut derselben Gruppe in Kontakt gekommen ist:

- entweder während dieser Schwangerschaft (z. B. bei Abortblutungen oder einer Amniozentese),
- oder bei früheren Gelegenheiten (z. B. bei früheren Geburten oder Bluttransfusionen).

Diese Antikörper treten nun über die Plazenta in den kindlichen Kreislauf über und attackieren die fetalen Erythrozyten.

Die am häufigsten anzutreffende Konstellation ist die *Rhesus-Inkompatibilität.* Sie tritt auf, wenn die Mutter Rh-negativ und das Kind Rh-positiv ist. Gelangen nun die mütterlichen Antikörper gegen den Rh-Faktor ins fetale Blut, kommt es beim Feten zur massiven Hämolyse. Auch andere Antikörper (z. B. gegen Kell, Duffy, Anti-E) können, wenn auch seltener, zum Hydrops fetalis führen.

B. Pathogenese

Hypoxie, Hypoxiefolgen. Die Anämie (Hb < 8 g/dl oder < 5 mmol/l) bedingt eine fetale Gewebshypoxie. Deshalb steigt die Permeabilität der Zellwände und Wasser gelangt aus dem Zytoplasma ins Interstitium. Auch die Syntheseleistung der Leber ist infolge der Hypoxie vermindert, was sich als Hypoproteinämie äußert. Diese lässt den onkotischen Druck in den Gefäßen sinken, sodass es auch hier zu einer Flüssigkeitsverschiebung aus dem Gefäßsystem in das Gewebe kommt. Die Folgen, insbesondere ein Perikarderguss, können den fetalen Kreislauf dermaßen belasten, dass der Fetus noch intrauterin stirbt.

Hyperbilirubinämie. Bei einer massiven hämolytischen Anämie steigt der fetale Bilirubinspiegel im Blut schnell an. Übersteigen die Serumkonzentrationen bestimmte altersabhängige Höchstwerte, kann sich das Bilirubin *postpartal* v. a. in den Hirnnervenkernen und Stammganglien, aber auch in der Hirnrinde und im Rückenmark des Kindes ablagern. Folgen dieses irreversiblen *Kernikterus* sind schwere zerebrale Schäden oder der Kindstod.

C. Diagnostik

Die Diagnostik stützt sich auf die Sonographie (Dicke des Hautmantels, Pleuraerguss, Aszites) und auf serologische Untersuchungen (Infektionsdiagnostik, Rh-Antikörper). Bei positivem Antikörpernachweis sollte eine Amniozentese oder besser Chordozentese zur Bestimmung der Bilirubinkonzentration und der kindlichen Anämie folgen.

D. Therapie bei Anämie und/oder Hydrops

Die Therapie hängt von der Höhe des Bilirubinwertes, der bestehenden Anämie und der Schwangerschaftswoche bzw. dem Neugeborenenalter ab. Je weiter die Schwangerschaft fortgeschritten ist, desto eher wird man sie beenden und das Kind postpartal entweder mit einer Phototherapie oder mittels Austauschtransfusion behandeln (S. 240 f). In Fällen schwerster Anämie kann auch schon intrauterin Blut transfundiert werden.

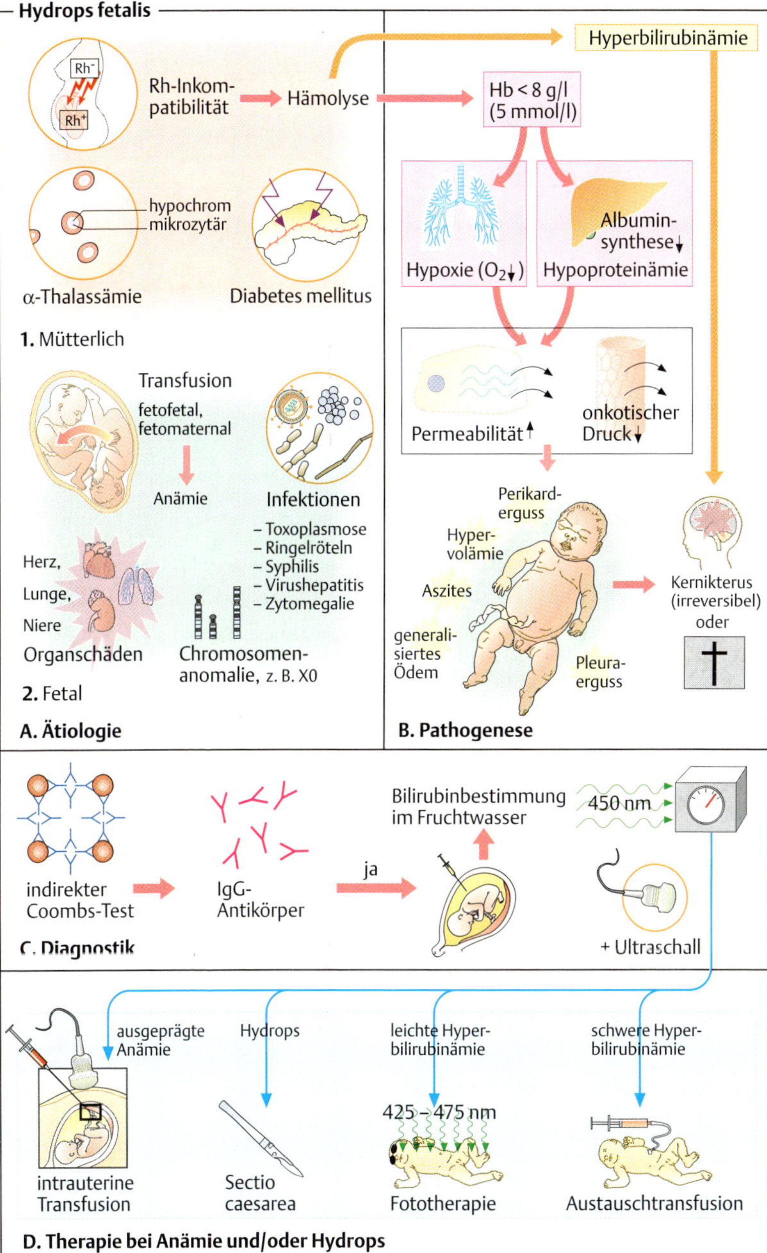
Hydrops fetalis
Rh⁻
Rh⁺
Rh-Inkompatibilität
Hämolyse
Hyperbilirubinämie
Hb < 8 g/l (5 mmol/l)
hypochrom
mikrozytär
α-Thalassämie
Diabetes mellitus
1. Mütterlich
Albuminsynthese↓
Hypoxie (O2↓)
Hypoproteinämie
Transfusion
fetofetal, fetomaternal
Anämie
Infektionen
– Toxoplasmose
– Ringelröteln
– Syphilis
– Virushepatitis
– Zytomegalie
Permeabilität↑
onkotischer Druck↓
Perikarderguss
Hypervolämie
Aszites
generalisiertes Ödem
Pleuraerguss
Kernikterus (irreversibel)
oder
Herz,
Lunge,
Niere
Organschäden
Chromosomenanomalie, z. B. X0
2. Fetal
A. Ätiologie
B. Pathogenese
indirekter Coombs-Test
IgG-Antikörper
ja
Bilirubinbestimmung im Fruchtwasser
450 nm
+ Ultraschall
C. Diagnostik
ausgeprägte Anämie
Hydrops
leichte Hyperbilirubinämie
schwere Hyperbilirubinämie
425 – 475 nm
intrauterine Transfusion
Sectio caesarea
Fototherapie
Austauschtransfusion
D. Therapie bei Anämie und/oder Hydrops

A. Vorzeitige Plazentalösung

Unter der vorzeitigen Plazentalösung versteht man eine teilweise oder komplette Ablösung des Mutterkuchens von der Uteruswand, bevor das Kind geboren ist. Dies führt zwangsläufig zur Minderversorgung des Kindes, die je nach Größe der Ablösungsstelle mehr oder weniger bedrohlich sein kann und im Extremfall zum intrauterinen Fruchttod führt.

Ursachen. Wichtigste Ursachen sind:

- äußerliches Trauma: z. B. Sturz auf den Bauch, Verkehrsunfall,
- innerliches Trauma: zur kurze Nabelschnur oder mehrfache Nabelschnurumschlingung mit Zug an der Plazenta,
- plötzlicher intrauteriner Druckabfall mit nachfolgender Uteruskontraktion: z. B. durch Blasensprung, v. a. beim Polyhydramnion, oder nach der Geburt des ersten Zwillings,
- uterine Dauerkontraktionen: z. B. bei Lageanomalien, relativem Missverhältnis, Überdosierung von Wehenmitteln,
- Gefäßschäden mit Veränderung der Plazentahaftfläche: z. B. bei Hypertonie, bei Raucherinnen.

Klinik, Diagnostik. Die klinischen Symptome sind von der Größe und der Lokalisation der Lösungsstelle abhängig. Eine äußerlich sichtbare Blutung tritt nur dann auf, wenn sich die Plazenta im Randbereich ablöst oder aber die Ablösung nahezu komplett ist.

Durch den Ablösungsvorgang kommt es häufig sekundär zu lokalen Uteruskontraktionen, die sich durch Schmerzen bemerkbar machen. Die Ablösung selbst ist dagegen schmerzlos.

Ein größerer mütterlicher Blutverlust führt u.U. zum Schock mit den entsprechenden klinischen Zeichen: Blutdruckabfall, Pulsanstieg, Kaltschweißigkeit, Bewusstlosigkeit, Gerinnungsstörung (DIC).

Wichtigstes Zeichen ist die *fetale Zustandsbeeinträchtigung*, die sich durch Veränderungen im CTG bemerkbar macht: Bei kleinen Lösungsherden treten Tachykardie und eine eingeengte Bandbreite auf, bei größeren Lösungen eine dauerhafte Bradykardie.

Therapie. Die Behandlung nach notfallmäßiger Klinikeinweisung orientiert sich am Zustand des Fetus. Bei lebendem und überlebensfähigem Kind oder massiver mütterlicher Blutung wird sofort die Sectio caesarea durchgeführt. Ist der Fetus bereits tot und die Blutungsstärke tolerabel, sollte eine vaginale Geburt angestrebt werden.

B. Uterusruptur

Die Gebärmuttermuskulatur ist extrem elastisch und widerstandsfähig, sodass Rupturen der Uteruswand sehr selten sind und meist nur bei vorgeschädigtem Uterus vorkommen.

Zu Unterscheiden sind hierbei die

- Narbenruptur; bei Zustand nach Myomenukleation oder vorausgegangenem Kaiserschnitt kann eine potenzielle Schwachstelle in der Uteruswand entstehen,
- Erkrankungen der Gebärmutter: eine Endometriose im Sinne einer Adenomyosis uteri oder Uterusfehlbildungen (z. B. Uterus bicornis oder Uterus arcuatus),
- Überdehnungsruptur; bei maximaler, frustraner Wehentätigkeit kann die Uterusmuskulatur so weit ausgezogen werden, dass sie rupturiert – meist am Übergang zwischen dem Corpus uteri und dem unteren Uterinsegment, der sog. „Bandl-Furche“. Ursachen können hierbei eine Lageanomalie (v. a. die verschleppte Querlage), ein makrosomes Kind oder ein zu enges Becken sein.

Klinik, Diagnostik. Die Ruptur äußert sich meist als plötzliches massives Schmerzereignis (Zerreißungsschmerz), nach dem die Wehen oft sistieren. Bei großen Rupturen ist das Kind möglicherweise direkt unter den Bauchdecken zu ertasten. Eine vaginale Blutung kann ganz fehlen, minimal oder massiv sein.

Entsprechend der Rupturgröße treten fetale Herztonveränderungen auf (Tachykardie oder massive Bradykardie).

Therapie. Eine drohende Überdehnungsruptur kann ggf. schon im Vorfeld erkannt (massive Wehentätigkeit, „Wehensturm“, Hochsteigen der Bandl-Furche) und durch Tokolyse und rasche Sectio caesarea verhindert werden. Ist der Uterus bereits rupturiert, ist sofort ein Kaiserschnitt durchzuführen. Je nach Größe der Rissstelle und der Blutungsstärke kann man versuchen, kleine Verletzungen zu übernähen. Große Zerreißungen erfordern eine Uterusexstirpation.

Vorzeitige Plazentalösung, Uterusruptur

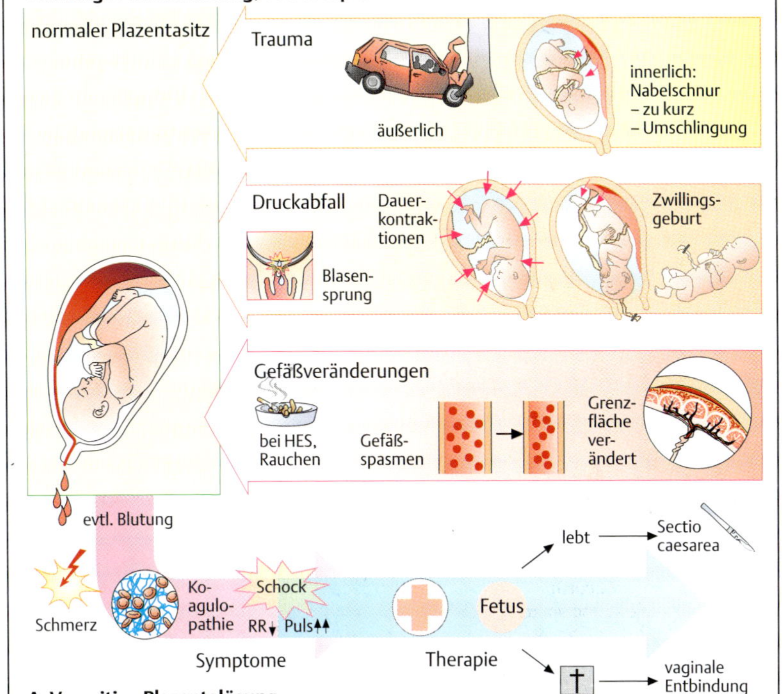

A. Vorzeitige Plazentalösung

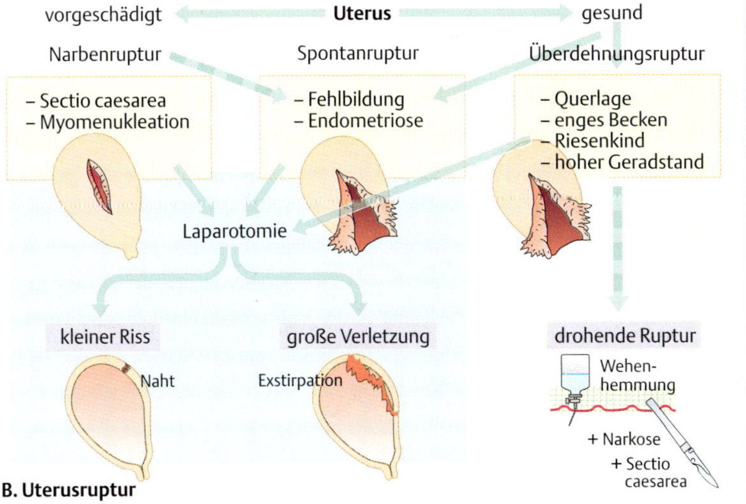

B. Uterusruptur

A. Ursachen

Definitionen. Um den Zeitpunkt des Blasensprungs definieren zu können, muss man ihn auf die Geburtsphasen beziehen:

- vorzeitiger Blasensprung: vor Beginn regelmäßiger Wehentätigkeit, also vor der Eröffnungsperiode,
- frühzeitiger Blasensprung (am häufigsten): während der Eröffnungsperiode, also bevor der Muttermund vollständig eröffnet ist,
- rechtzeitiger Blasensprung (selten): Während der Austreibungsperiode, also nach vollständiger Muttermundseröffnung vor Geburt des Kindes,
- verspäteter Blasensprung: Nach Geburt des Kopfes oder in den letzten Phasen der Pressperiode,
- hoher Blasensprung: Ruptur der Eihäute im Uteruskavum, die Vorblase vor dem Kopf ist noch erhalten.

Ursachen. Wichtigste Ursachen für den vorzeitigen Blasensprung sind

- Genitalinfektionen; durch aufsteigende Infektionen aus der Scheide (meist bakteriell, z. B. E. coli, B-Streptokokken) sind die Eihäute leichter verletzlich,
- Zervixinsuffizienz und vorzeitige Wehentätigkeit; bei vorzeitiger Muttermundsöffnung liegen die Eihäute am unteren Eipol frei und können dort leichter reißen,
- erhöhter intrauteriner Druck durch Mehrlingsgravidität, Polyhydramnion, fetale Makrosomie,
- Lageanomalien: Querlage, insbesondere mit Vorliegen eines Armes, Fußlage.

B. Diagnostik und Risiken

Bei jedem vaginalen Flüssigkeitsabgang muss an einen vorzeitigen Blasensprung gedacht werden. Dabei sind jedoch wichtige Differenzialdiagnosen auszuschließen:

- Urinabgang (typischer Geruch, Farbe),
- Fluor bei Kolpitis (Nativpräparat),
- Abgang des zervikalen Schleimpfropfs bei vorzeitiger Wehentätigkeit.

Diagnostik. Um den Blasensprung nachzuweisen, sind folgende Maßnahmen sinnvoll:

- Spiegeleinstellung: Geht Fruchtwasser sichtbar ab? Sekret aus dem hinteren Scheidengewölbe entnehmen und einen mikrobiologischen Abstrich anfertigen,
- Lackmusprobe: Fruchtwasser ist alkalisch; ggf. auch Urinuntersuchung zur Differenzialdiagnose,
- Nil-Blau-Probe: Test auf Vernixflocken. Sind Vernixflocken sichtbar?
- Amnioskopie: Ist die Vorblase sichtbar?
- Ultraschall: Fruchtwassermenge?

Risiken. Jeder vorzeitige Blasensprung ist ein Risiko für Vorfälle, v. a. für einen Nabelschnurvorfall (S. 166 f). Deshalb sollte sich die Schwangere sofort hinlegen und auch liegend in die Klinik transportiert werden, bis feststeht, ob das kindliche Köpfchen den Muttermund abdichtet. Außer der Nabelschnur können kleine Teile (Arm, Fuß) vorfallen.

Da durch den Blasensprung eine offene Verbindung zwischen Scheide und intrauterinem Raum entstanden ist, besteht das Risiko, dass vaginale Keime aufsteigen und ein Amnioninfektionssyndrom verursachen (AIS, S. 168 ff).

Häufig setzen wenige Stunden nach dem vorzeitigen Blasensprung Wehen ein und erhöhen u.U. das Risiko einer Frühgeburt (je nach Schwangerschaftsalter).

C. Vorgehen

Das Vorgehen beim vorzeitigen Blasensprung wird zum einen vom Schwangerschaftsalter und zum anderen von einer evtl. bestehenden intrauterinen Infektion bestimmt. Um Letztere rechtzeitig zu diagnostizieren, sollte die Mutter regelmäßig (z. B. alle 6 h) durch entsprechende Blutentnahmen (Leukozyten, CRP) und Temperaturkontrollen sowie das Kind durch CTG-Kontrollen überwacht werden.

Bei allen Schwangerschaften über 34 SSW wird man die Geburt anstreben:

- ohne Infektionszeichen als Spontangeburt,
- bei bestehender Infektion in Abhängigkeit vom Geburtsfortschritt ggf. durch Kaiserschnitt.

Vor der 34. SSW muss die Schwangerschaft bei einem bestehenden AIS trotz kindlicher Unreife durch Kaiserschnitt beendet werden. Fehlen Infektionszeichen, versucht man, sie noch zu erhalten. Hierzu wird die Patientin behandelt/überwacht:

- strenge Bettruhe, Beckenhochlagerung,
- Antibiotikagabe (z. B. Ampicillin),
- Tokolyse (Magnesium, β-Sympathomimetika),
- Kontrolle der Infektparameter,
- CTG-Kontrollen,
- Induktion der fetalen Lungenreife (Kortikosteroidgabe).

Vorzeitiger Blasensprung

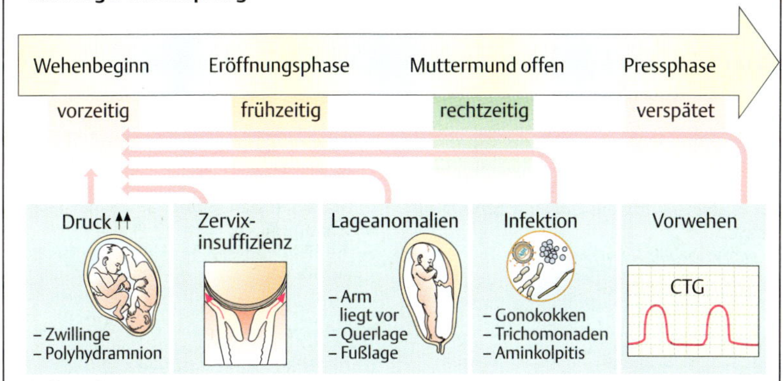

Wehenbeginn – Eröffnungsphase – Muttermund offen – Pressphase

vorzeitig – frühzeitig – rechtzeitig – verspätet

Druck ↑↑
- Zwillinge
- Polyhydramnion

Zervix-insuffizienz

Lageanomalien
- Arm liegt vor
- Querlage
- Fußlage

Infektion
- Gonokokken
- Trichomonaden
- Aminkolpitis

Vorwehen

CTG

A. Ursachen

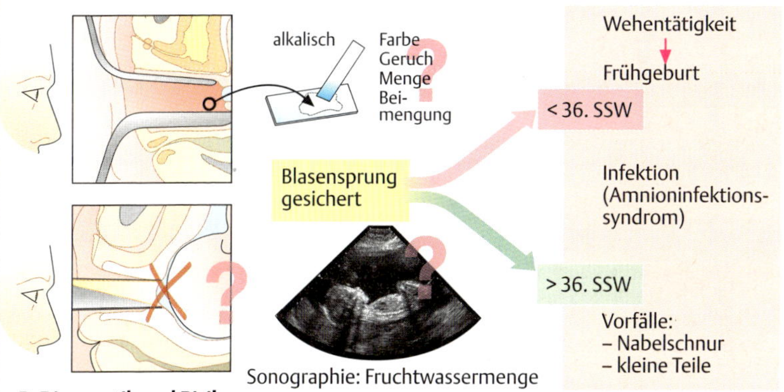

alkalisch

Farbe
Geruch
Menge
Beimengung

Blasensprung gesichert

Sonographie: Fruchtwassermenge

Wehentätigkeit

Frühgeburt

< 36. SSW

Infektion (Amnioninfektionssyndrom)

> 36. SSW

Vorfälle:
- Nabelschnur
- kleine Teile

B. Diagnostik und Risiken

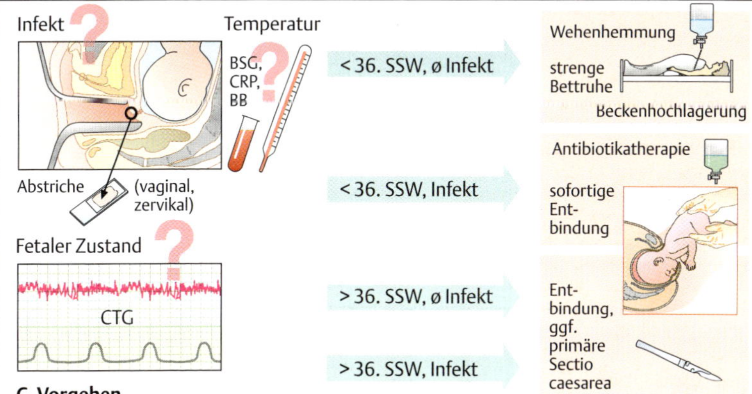

Infekt

Temperatur

BSG, CRP, BB

Abstriche (vaginal, zervikal)

Fetaler Zustand

CTG

< 36. SSW, ø Infekt → Wehenhemmung, strenge Bettruhe, Beckenhochlagerung

< 36. SSW, Infekt → Antibiotikatherapie, sofortige Entbindung

> 36. SSW, ø Infekt → Entbindung, ggf. primäre Sectio caesarea

> 36. SSW, Infekt

C. Vorgehen

A. Nabelschnuranomalien

Da sie die Verbindung zwischen Plazenta und Fet darstellt, gehen Fehlbildungen oder Probleme im Zusammenhang mit der Nabelschnur meist mit einer Minderversorgung des Kindes einher. Diese kann chronisch (Mangelversorgung, SGA) oder akut sein.

Lange Nabelschnur. Bei einer Länge von über 60 cm können folgende Probleme gehäuft auftreten:

- echter Nabelschnurknoten,
- Torsion der Nabelschnur,
- straffe Nabelschnurumschlingung um den Feten,
- Nabelschnurvorfall.

Kurze Nabelschnur. Eine Nabelschnur von weniger als 25 cm Länge wird als sehr kurz bezeichnet. Folgende Komplikationen sind möglich:

- vorzeitige Plazentalösung durch Zug,
- Nabelschnurriss,
- Inversio uteri nach der Geburt mit Ausstülpung der gesamten Gebärmutter nach außen (sehr selten).

Singuläre Nabelschnurarterie. Häufigste Anomalie ist die singuläre Nabelschnurarterie. Sie ist in bis zu 3 % der Schwangerschaften anzutreffen und meist ohne krankhaften Wert. Da sie bei chromosomal bedingten Fehlbildungen etwas gehäuft auftritt, ist zur weiteren Abklärung eine genaue sonographische Untersuchung des Fetus anzuraten; eine Indikation zur invasiven Diagnostik besteht jedoch nicht.

Insertio velamentosa. Normalerweise entspringt die Nabelschnur in der Plazentamitte. In etwa 1 % der Schwangerschaften verlaufen die Gefäße zunächst jedoch durch die Eihäute, bevor sie sich zur Nabelschnur vereinigen. Beim Blasensprung können die „frei“ verlaufenden Gefäße u.U. ebenfalls rupturieren und eine entsprechende Blutung und kindliche Gefährdung verursachen.

Falscher Nabelschnurknoten. Gelegentlich entdeckt man nach der Geburt einen sog. „falschen“ Nabelschnurknoten. Hierbei handelt es sich um ein Übereinanderliegen der Gefäße mit Verdickung der Wharton-Sulze. Der falsche Knoten hat meist keine pathologische Bedeutung.

Nabelschnurzysten. Sie sind extrem selten; einen Hinweis auf Fehlbildungen stellen sie nicht dar.

Nabelschnurhämatom. Im Falle einer inkompletten oder gedeckten Ruptur eines Nabelschnurgefäßes oder als Folge einer Chordozentese kann es zum Nabelschnurhämatom kommen. Abhängig vom Blutverlust ist das Kind mehr oder weniger gefährdet.

Diagnostik (2.). Die Diagnostik der Nabelschnuranomalien stützt sich auf

- die Ultraschalluntersuchung der Nabelschnur selbst,
- die Doppler-Sonographie zur Bestimmung der arteriellen Blutflüsse in den Nabelschnurgefäßen,
- die Überwachung der kindlichen Herztöne mittels CTG.

B. Nabelschnurvorfall

Eine schwere und gefürchtete Komplikation ist der Nabelschnurvorfall, der nur bei gesprungener Fruchtblase auftreten kann, indem das kindliche Köpfchen auf die vorliegende Nabelschnur rutscht. Diese wird an das mütterliche Becken gepresst und so komprimiert, dass die Blut- und damit auch die Sauerstoffzufuhr zum Feten komplett unterbrochen ist. Es kommt zur sofortigen Hypoxie.

Ist die Fruchtblase noch intakt, spricht man also vom *Vorliegen* der Nabelschnur. Nur in diesem Fall kann versucht werden, durch Hochschieben des Kopfes Platz zu gewinnen, um die Nabelschnur zu reponieren.

Vorgehen. Der Nabelschnurvorfall ist ein akuter geburtshilflicher Notfall. Als Sofortmaßnahme muss der kindliche Kopf sofort mit der Hand hochgeschoben und das Becken der Schwangeren hochgelagert werden. Diese Maßnahme kann man durch tokolytisch wirkende Medikamente (z. B. Partusisten intrapartal) unterstützen; gleichzeitig ist eine Notsectio einzuleiten.

Nur wenn der Muttermund vollständig eröffnet ist, der Kopf die engste Stelle des Beckens bereits passiert hat und eine rasche vaginale Beendigung der Geburt schneller verlaufen würde als ein Kaiserschnitt, ist eine Forcepsgeburt oder Vakuumextraktion indiziert.

Prävention. Wegen der Gefahr des Nabelschnurvorfalls sollten alle Schwangere darüber aufgeklärt werden, dass sie sich im Falle eines Blasensprungs sofort hinlegen – möglichst mit Beckenhochlagerung – und liegend in ein Krankenhaus transportiert werden sollten.

Nabelschnurkomplikationen

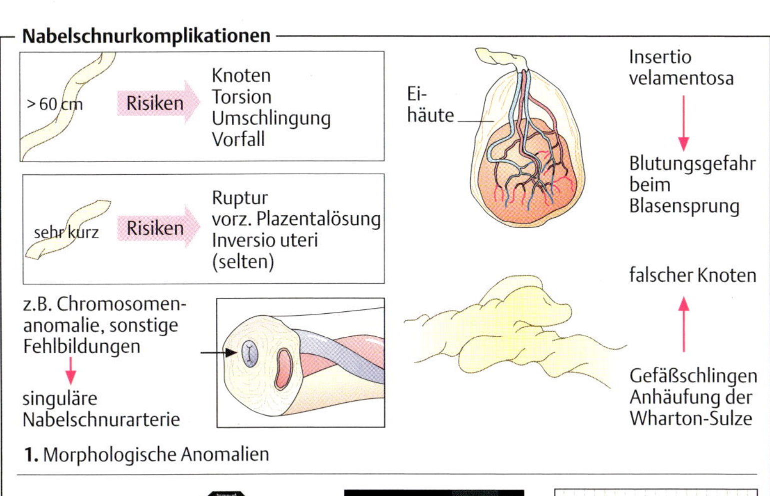

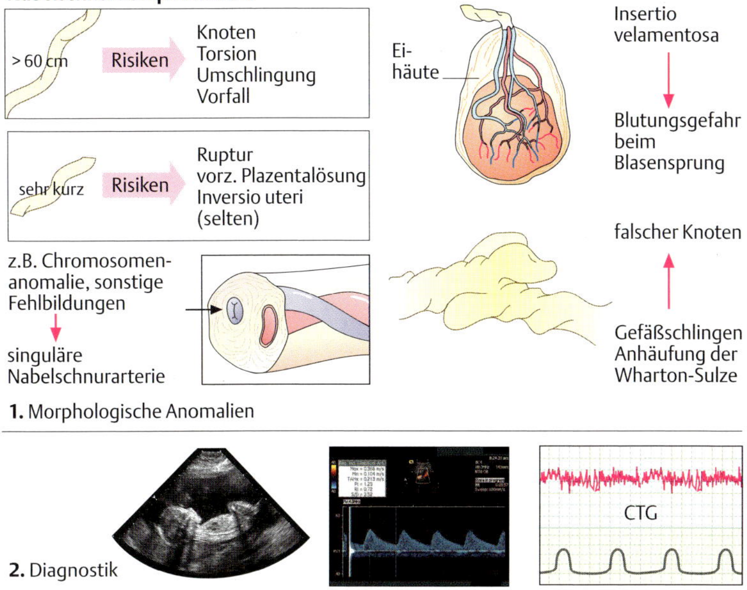

1. Morphologische Anomalien

2. Diagnostik

CTG

fetaler Zustand?

A. Nabelschnuranomalien

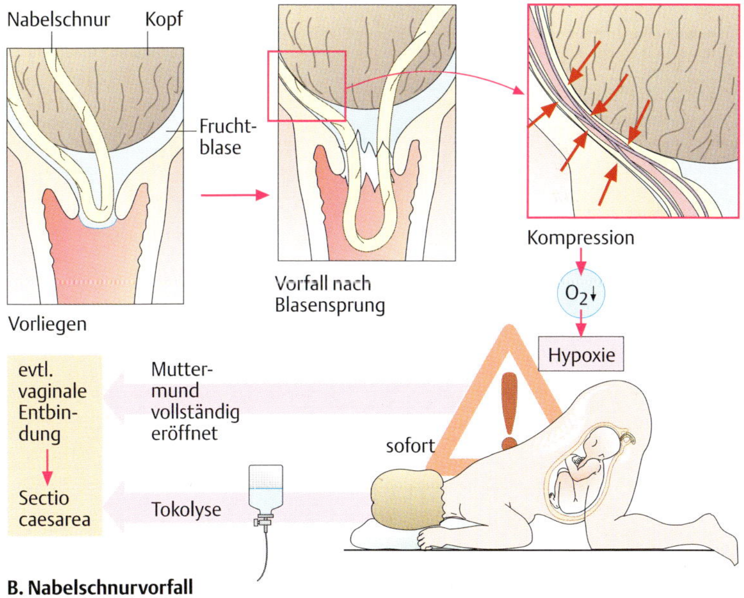

Nabelschnur

Kopf

Fruchtblase

Vorliegen

Vorfall nach Blasensprung

Kompression

$O_2\downarrow$

Hypoxie

evtl. vaginale Entbindung

Sectio caesarea

Muttermund vollständig eröffnet

Tokolyse

sofort

B. Nabelschnurvorfall

A. Definition und Risikofaktoren

Frühgeburtlichkeit ist die häufigste Ursache für die perinatale Mortalität und Morbidität. Somit sind alle Maßnahmen sinnvoll, die eine Frühgeburt verhindern.

Während die Unterscheidung zwischen Frühgeborenem und Reifgeborenem mit der abgeschlossenen 36. SSW fest definiert ist, verschiebt sich die Grenze zwischen Spätabort und Frühgeburt durch die verbesserten Möglichkeiten der neonatalen Intensivtherapie immer mehr nach vorne. Heute geht man in den meisten Fällen davon aus, dass ein Kind von der 24. SSW an extrauterin lebensfähig ist.

Die wichtigsten Risikofaktoren für eine Frühgeburt lassen sich in folgende Kategorien einteilen:

Anamnestische Risiken.

- Schwangere unter 18 oder über 35 Jahre, da hier gehäuft Plazentainsuffizienzen auftreten,
- Multipara,
- psychische Probleme, Stress (führen zur vorzeitigen Wehentätigkeit),
- Rauchen, Alkohol- und Drogenprobleme (insbesondere Heroinabusus).

Risiken aus früheren Schwangerschaften.

- Z.n. Frühgeburt, da möglicherweise die gleiche Ursache wieder vorliegt,
- Z.n. mehreren Aborten oder Abruptiones,
- Z.n. Totgeburt.

Organische Störungen.

- Uterusfehlbildungen (z. B. Uterus bicornis),
- Myome,
- Z.n. Myomenukleation oder anderen Uterusoperationen mit entsprechend vernarbter Uteruswand und daraus resultierender Minderperfusion der Plazenta,
- Z.n. Konisation (Zervixinsuffizienz durch fehlendes Gewebe).

Besonderheiten in der jetzigen Schwangerschaft.

- Z.n. Sterilitätsbehandlung,
- Zervixinsuffizienz,
- vorzeitige Wehentätigkeit,
- Plazentainsuffizienz,
- Placenta praevia,
- Mehrlingsschwangerschaft,
- schwangerschaftsinduzierte Hypertonie,
- Diabetes mellitus,
- Polyhydramnion,
- Blutungen,
- Infektionen.

Infektion. Die mit Abstand am häufigsten anzutreffende Ursache der Frühgeburtlichkeit sind aufsteigende Infektionen. Aus diesem Grund sollte bei jeder Schwangerenvorsorge der pH-Wert des Vaginalsekrets bestimmt werden, um eine Keimverschiebung zu Ungunsten der Milchsäurebakterien frühzeitig erkennen und behandeln zu können.

B. Risiken für das Kind

Durch die meist noch unreifen Organsysteme ist das Frühgeborene – abhängig von seinem Alter – z. T. erheblichen Risiken und Gesundheitsgefahren ausgesetzt:

Das größte Problem ist in aller Regel die mangelnde Lungenreife, die sich in einem Atemnotsyndrom und Apnoeanfällen äußern kann. Die Blutgefäße des Kindes sind oft noch fragil, und es kommt häufig zu intrakranialen Blutungen (sog. Hirnblutungen). Trinkschwäche und Störungen der Temperaturregulation sind Ausdruck der mangelnden zerebralen Reife. Als Folge der noch unzureichenden Leberfunktion entwickeln Frühgeborene häufig einen Ikterus, werden also „gelb". Darüber hinaus besteht wegen des unreifen Immunsystems eine erhöhte Neigung zu Infektionen.

Weitere mögliche Probleme hängen mit der lang andauernden Therapie auf der Intensivstation zusammen: z. B. eine Linsentrübung infolge langer Sauerstoffbeatmung oder nosokomiale Infektionen.

C. Mögliche Symptome einer drohenden Frühgeburt – Schwangerenvorsorge

Die wichtigsten Symptome einer drohenden Frühgeburt sind

- vorzeitige Wehentätigkeit,
- die vorzeitige Eröffnung des Muttermunds, der meist eine zunehmende Verkürzung der Portio vorausgeht,
- der vorzeitige Blasensprung.

Wehen in der Schwangerschaft sind an sich physiologisch, sofern sie nicht zur Muttermundsöffnung führen. Dies ist etwa ab 5–6 Wehen in der Stunde zu erwarten, oder wenn die Schwangere mehr als 10 schmerzhafte Kontraktionen pro Tag verspürt.

Frühgeburt I

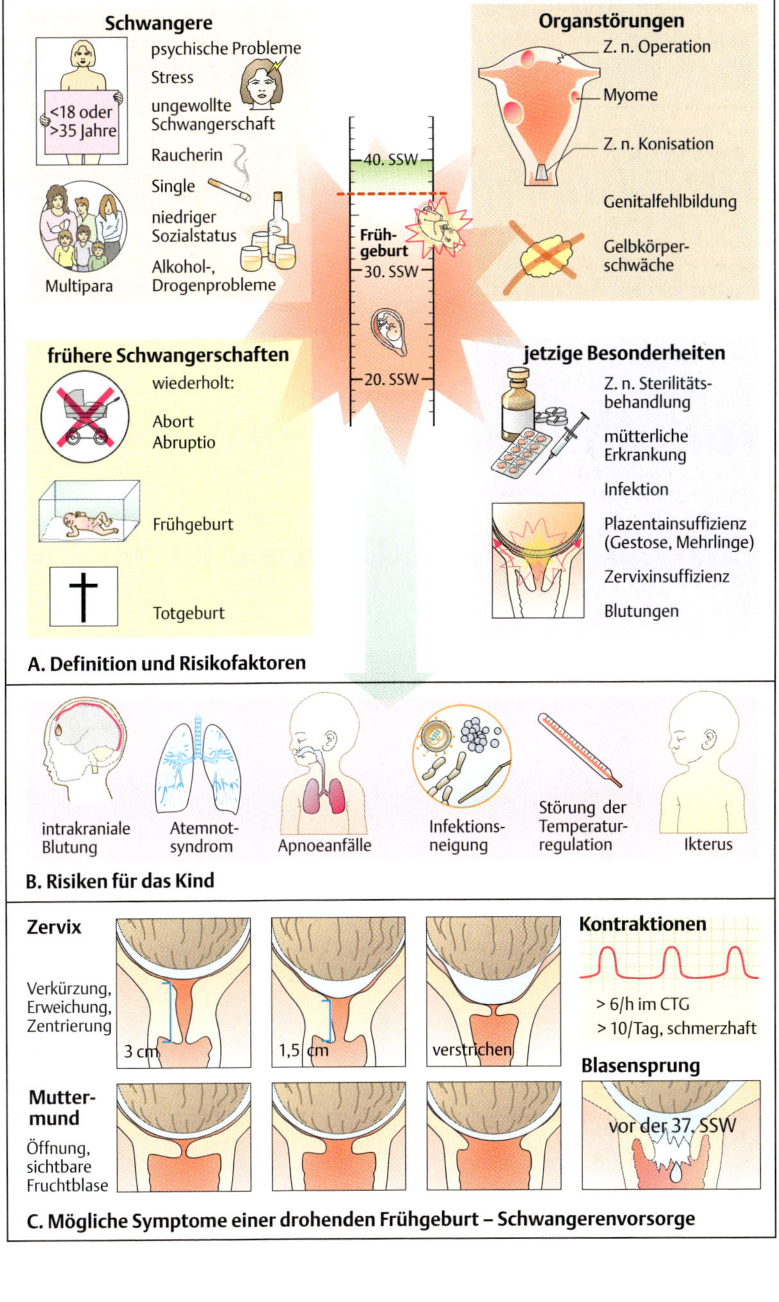

Schwangere

<18 oder >35 Jahre

psychische Probleme

Stress

ungewollte Schwangerschaft

Raucherin

Single

niedriger Sozialstatus

Alkohol-, Drogenprobleme

Multipara

Organstörungen

Z. n. Operation

Myome

Z. n. Konisation

Genitalfehlbildung

Gelbkörperschwäche

40. SSW

Frühgeburt

30. SSW

20. SSW

frühere Schwangerschaften

wiederholt:

Abort
Abruptio

Frühgeburt

Totgeburt

jetzige Besonderheiten

Z. n. Sterilitätsbehandlung

mütterliche Erkrankung

Infektion

Plazentainsuffizienz (Gestose, Mehrlinge)

Zervixinsuffizienz

Blutungen

A. Definition und Risikofaktoren

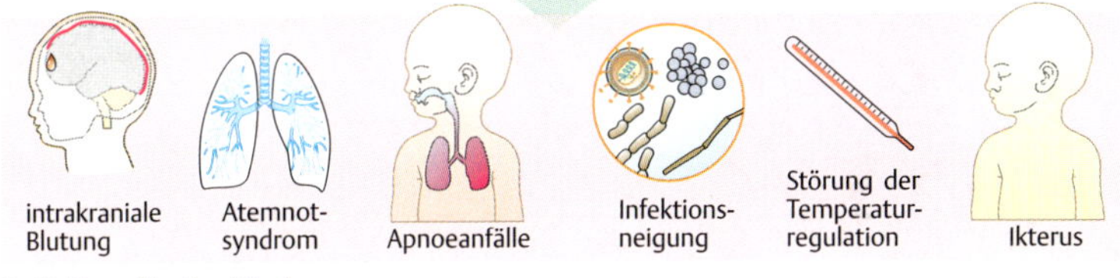

B. Risiken für das Kind

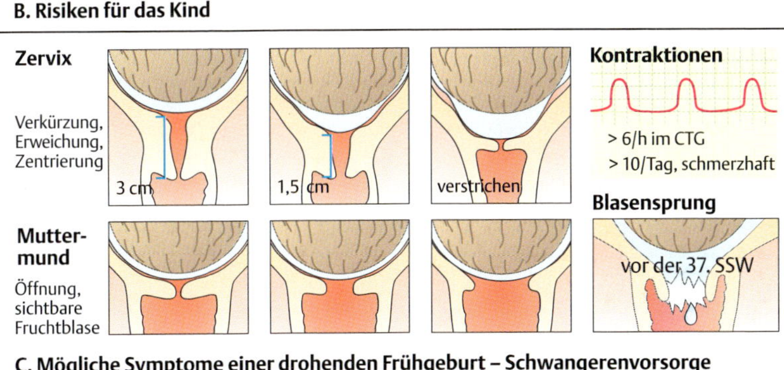

C. Mögliche Symptome einer drohenden Frühgeburt – Schwangerenvorsorge

A. Vorgehen bei drohender Frühgeburt

Wichtigste Maßnahme bei drohender Frühgeburt ist – neben der medikamentösen Therapie –, jegliche zusätzliche Belastung zu vermeiden. Ob eine Klinikeinweisung notwendig ist oder ob eine Therapie zu Hause ausreicht, hängt von verschiedenen Faktoren ab:

- Verkürzung der Zervix,
- Weite des Muttermunds,
- Ausmaß der Wehentätigkeit,
- häusliches Umfeld,
- zusätzlich bestehende Infektion.

Heimtherapie. In leichten Fällen kann eine Behandlung zu Hause durch eingeschränkte Bettruhe, Arbeitsverbot und orale Tokolyse ausreichen, insbesondere wenn stressbedingte Wehen die Ursache der Frühgeburtlichkeit sind, und die Stressfaktoren nicht im häuslichen Umfeld liegen.

Kliniktherapie. Die Behandlung in der Klinik bedeutet neben der Bettruhe (Thromboseprophylaxe nicht vergessen!) und der medikamentösen Tokolyse mit β-Sympathomimetika und Magnesium für die Patientin häufig eine erhebliche psychische Belastung. Einerseits droht die Frühgeburt mit den entsprechenden Problemen für das Kind, andererseits besteht die Aussicht auf eine oft wochenlange stationäre Behandlung im Krankenhaus bei strenger oder zumindest eingeschränkter Bettruhe. Dazu kommen erhebliche und störende Nebenwirkungen der Medikamente (S. 122 f).

Kontrollen. Die Überwachung des Feten besteht in regelmäßigen CTG-Kontrollen, Ultraschall-Monitoring (etwa alle 10 Tage), Doppler-Sonographie und Bestimmung der Zervixlänge (palpatorisch und/oder im Ultraschall).

Die Schwangere sollte durch regelmäßige EKG- und Laborkontrollen überwacht werden. Ein häufiges Problem ist auch die Obstipation, die durch den Bewegungsmangel und die medikamentös geförderte Darmatonie (β-Sympathomimetika) begünstigt wird. In den meisten Fällen erhält die Frau deshalb schon prophylaktisch ein Laxans (z. B. Milchzucker).

Ziel der therapeutischen Maßnahmen ist, die Schwangerschaft zumindest bis zur 34. SSW zu erhalten, da ab diesem Zeitpunkt zumindest mit einer ausreichenden Lungenreife beim Feten zu rechnen ist. In den meisten Fällen einer drohenden Frühgeburt wird man deshalb regelmäßig (alle 10 Tage) die Lungenreife beim Kind durch Gabe von Betamethason i.m. fördern.

Offener Muttermund. Bei vorzeitiger Muttermundsöffnung kann der Vorgang operativ durch ein Cerclage-Pessar, eine Cerclage oder einen totalen operativen Muttermundsverschluss gestoppt werden (s.a. S. 122 f). Das größte Risiko liegt hierbei in der Entwicklung eines Amnioninfektionssyndroms (AIS).

Blasensprung. Bei bereits gesprungener Fruchtblase ist die Gefahr des AIS am größten. Je nach Schwangerschaftsalter kann bei extrem unreifen Kindern versucht werden, die Schwangerschaft noch um einige Tage oder Wochen zu verlängern. Dies jedoch nur unter Antibiotikagabe und regelmäßiger Kontrolle der Infektparameter und des fetalen Zustands.

Geburtsvorbereitung. Vor der 34. SSW sollte das Kind, sofern möglich, noch intrauterin in ein Perinatalzentrum mit angeschlossener Kinderklinik verlegt werden. Zur Geburtsvorbereitung gehören ferner,

- einen Pädiater zuzuziehen,
- die Reanimationsmöglichkeiten zu überprüfen,
- einen Transportinkubator bereitzustellen,
- die neonatologische Station zu informieren.

Geburtsmodus. Der Geburtsmodus wird durch das kindliche Gewicht, die Kindslage und die Situation der Mutter bestimmt. Kinder ab 2000 g geschätztem Geburtsgewicht profitieren im Allgemeinen nicht von einer primären Sectio (Ausnahme: Kinder in BEL). Für eine *vaginale Entbindung* sind folgende Maßnahmen sinnvoll, um das „Frühchen" möglichst schonend zu entwickeln:

- ausreichende Lokalanästhesie (z. B. Periduralkatheter) zur maximalen Entspannung der Beckenmuskulatur,
- großzügige Episiotomie, um den Druck auf das kindliche Köpfchen zu vermindern,
- ggf. Aufhalten der Scheide durch Spekula (sog. Spiegelentbindung) bei extrem kleinen Frühgeborenen.

Im Falle eines *Kaiserschnitts* kann es je nach Kindslage und -größe schonender sein, die Uterotomie nicht als Querschnitt sondern als Längsschnitt durchzuführen. Auch wird versucht, die Fruchtblase möglichst lang intakt zu halten und das Kind darin bis vor die Bauchdecken der Mutter zu entwickeln, damit kein unnötig hoher Druck auf den kindlichen Kopf einwirkt.

Frühgeburt II

Wehen, kein Blasensprung
Klinikaufnahme
Ruhigstellung
Risiko
zu Hause
Arbeits-unfähigkeits-bescheinigung
Bettruhe
ggf. Tokolytika per os
Bettruhe
Tokolyse
ggf. Thrombose-prophylaxe
Zervixkontrolle
CTG-Überwachung
Ultraschall
– Kind ok
– Fruchtblase steht
– Zervix unreif
– Kind ok
– Fruchtblase steht
– Zervix reif
– primärer/sekundärer Blasensprung
Schwangerschaft verlängern
Cerclage, Tokolyse
Lungenreife fördern
Betamethason i.m.
Bettruhe, evtl. Becken hoch
Desinfektion der Vagina
ggf. Antibiotika
ggf. weiter Tokolyse
Lungenreife fördern
wichtig
– Pädiater
– Reanimationsmöglichkeit
– Inkubator
– neonatologische Station
Geburt
häufig
– Lageanomalie
– Nabelschnurkomplikationen
– Unreife
vaginal
Sectio caesarea
Schädellage
PDA
große Episiotomie
Querschnitt
Längsschnitt

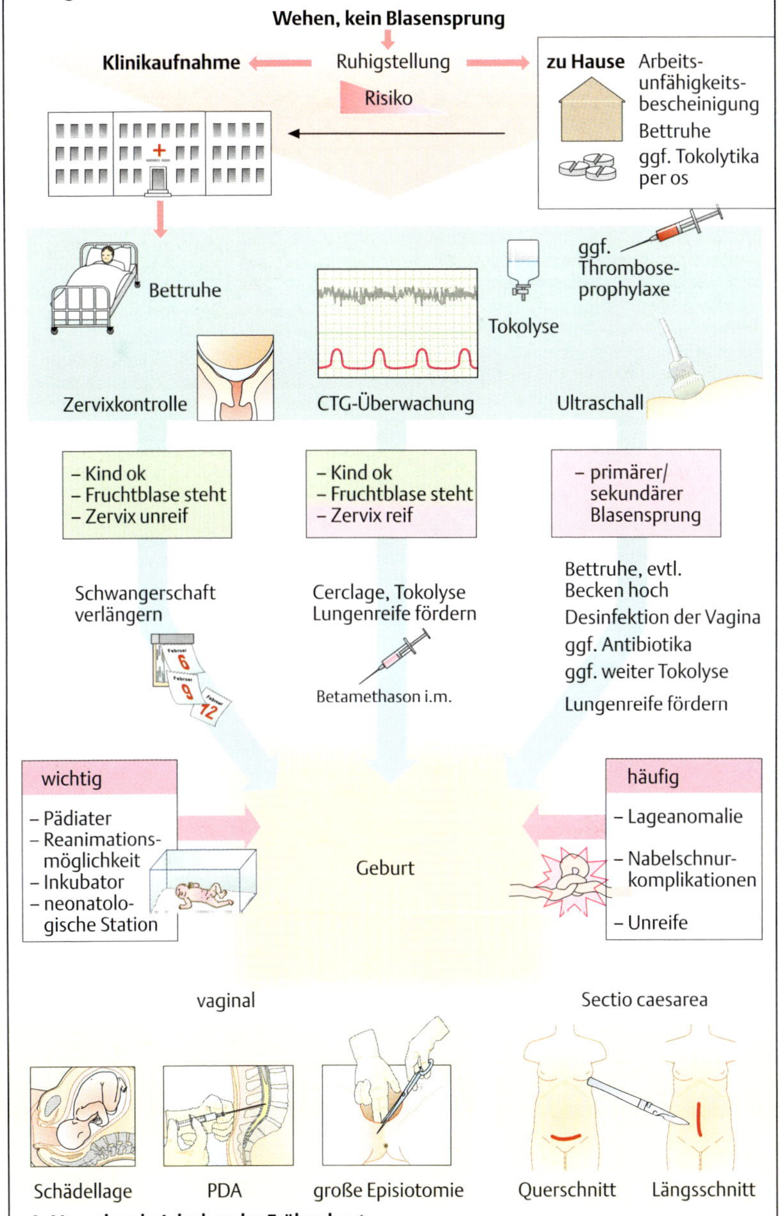

A. Vorgehen bei drohender Frühgeburt

A. Definition und Risiko

Die „normale" Schwangerschaft dauert
- nach der Konzeption (p.c.) 267 Tage,
- bei einem 28-Tage-Zyklus nach der letzten Menstruation (p.m.) 281 d oder 40 Wochen.

Am errechneten Geburtstermin selbst kommen allerdings nur 4% der Kinder zur Welt. Wurde das Kind bis zum Termin noch nicht geboren, so spricht man von einer *Terminüberschreitung.* Da die Funktionsfähigkeit der Plazenta ab dem 10. d über dem Geburtstermin bei den meisten Schwangeren deutlich abnimmt, spricht man ab diesem Zeitpunkt von einer *echten Übertragung.*

Übertragung. Neben der meist erheblichen psychischen Belastung, die das andauernde Warten für die Frau und oft auch den Partner oder andere Angehörige bedeutet, bestehen auch für das *Kind* gewisse Risiken.

Zunächst wächst es natürlich weiter, was sich in einer Makrosomie (Kinder über 4000 g) mit den entsprechenden mechanischen Problemen bei der Geburt zeigt (z. B. Lage- oder Einstellungsanomalien, Gefahr der Schulterdystokie; S. 210 f). Später nimmt dann die Fruchtwassermenge ab (im Ultraschall sichtbar), und durch die zunehmende Atherose der Plazentagefäße verschlechtert sich die fetale Versorgung. Dies kann sich beispielsweise als Mekoniumabgang mit Grünfärbung des Fruchtwassers äußern (Amnioskopie). Aspiriert das Kind dann unter der Geburt noch Mekonium, resultieren u.U. erhebliche gesundheitliche Probleme.

Durch die Vorschädigung bei reduzierter plazentarer Durchblutung passiert es auch, dass die Wehentätigkeit unter der Geburt eine akute Plazentainsuffizienz, also einen plötzlichen totalen Funktionsverlust der Plazenta auslöst. Sie zeigt sich in entsprechenden CTG-Veränderungen und zwingt ggf. zur Notsectio (S. 126 f).

B. Überwachung und Geburtseinleitung

Wichtigste Maßnahme bei einer vermuteten Terminüberschreitung ist die nochmalige genaue Berechnung des Geburtstermins aus den anamnestischen Angaben der Mutter (Zyklusanamnese, letzte Regelblutung, evtl. Konzeptionstermin, erste Kindsbewegungen, Auftreten von Senkwehen) und den in der Schwangerschaft erhobenen und im Mutterpass dokumentierten objektiven Befunden (erster positiver serologischer Schwangerschaftstest, Frühultraschall, Fundusstand, Ultraschall-Wachstumskurven). Erst wenn der errechnete Geburtstermin wirklich feststeht, darf von einer Terminüberschreitung gesprochen werden.

Vorgehen. Das Vorgehen stützt sich dann im Wesentlichen auf 3 Untersuchungsmethoden:
- CTG,
- Ultraschall,
- Amnioskopie.

Hormonanalysen zur Überwachung der Plazentafunktion (Östradiol oder HPL) haben sich dagegen als nicht aussagefähig genug herausgestellt.

Ab Erreichen des Geburtstermins und bei unauffälligen Befunden werden 2-tägliche Kontrollen, bei einer Überschreitung um 10–12 d meist die stationäre Aufnahme zur engmaschigeren Überwachung empfohlen.

Bleiben alle Untersuchungen ohne pathologischen Befund, wird in den meisten Kliniken ab dem 14. d über dem Termin die Geburt eingeleitet.

Stresstest. Wenn Befunde auffällig sind, kann man mithilfe eines sog. „Stresstests" oder „Oxytocin-Belastungstests" zusätzliche Informationen über die Plazentafunktion und insbesondere ihre Reserven gewinnen. Hierzu erzeugt man durch die intravenöse Gabe von Oxytocin Wehen und überwacht das Kind gleichzeitig im CTG. So lässt sich erkennen, ob die Plazentafunktion auch unter der Wehenbelastung (Stress) noch ausreicht, um den Feten adäquat zu versorgen.

In Einzelfällen entlarvt der Stresstest eine derart reduzierte Plazentafunktion, dass eine vaginale Geburt nicht mehr möglich ist. Die Schwangere muss stattdessen per Kaiserschnitt entbunden werden. Aus diesem Grund sollte sie über diese Möglichkeit aufgeklärt und beim Stresstest nüchtern sein.

Geburtseinleitung. Die Geburt wird in aller Regel medikamentös eingeleitet, wobei sich die Methode im Wesentlichen nach dem Muttermundsbefund richtet. Bei unreifer Zervix werden eher intravaginal Prostaglandine (Tablette oder Gel) appliziert, bei weiter geöffnetem Muttermund eher intravenös Oxytocin oder Prostaglandin verabreicht. Auch die Amniotomie (Eröffnung der Fruchtblase) ist eine Möglichkeit, die Geburt einzuleiten.

Terminüberschreitung

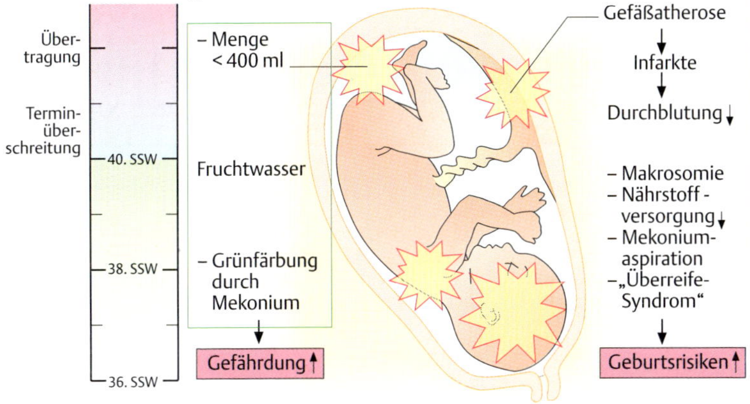

A. Definition und Risiken

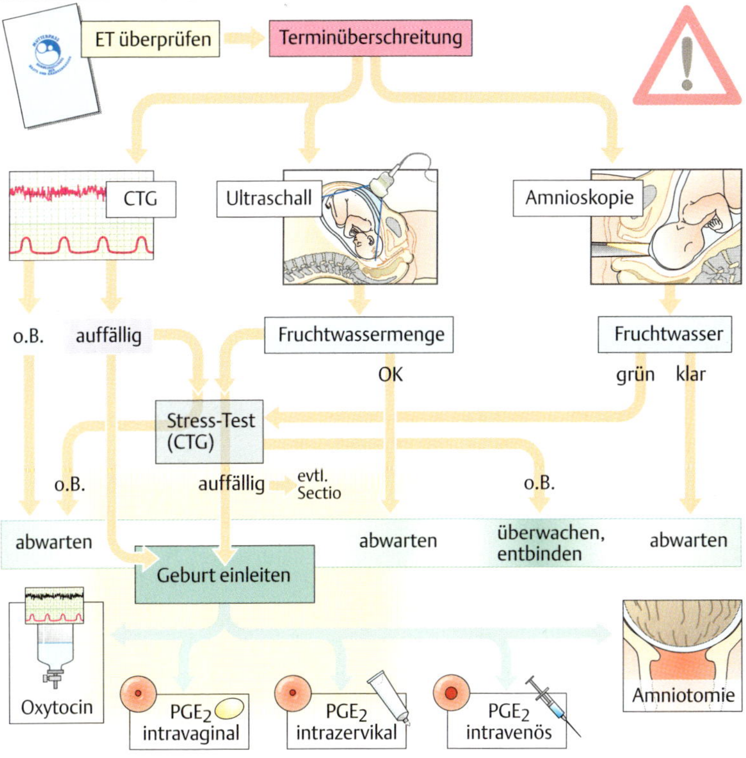

B. Überwachung und Geburtseinleitung

VI

Geburt

A. Aufnahmegründe

Die Gründe für eine Vorstellung im Kreißsaal werden meist vom Frauenarzt schon im Laufe der Schwangerschaft angesprochen. In allen Zweifelsfällen oder bei Unsicherheiten ist es immer anzuraten, Kontakt mit dem Team des Kreißsaals aufzunehmen, v. a. wenn der Frauenarzt oder die Hebamme nicht zu erreichen sind.

In vielen Kliniken ist es möglich, bereits vor der Geburt einen Termin zur Vorstellung im Kreißsaal zu vereinbaren:

- einerseits, um die „Formalitäten" zu erledigen (z. B. Aufnahme der Personalien, Anamneseerhebung, Anlegen einer Akte im Kreißsaal, ggf. Aufnahme in ein EDV-Dokumentationssystem) und auf besondere Wünsche hinweisen zu können (z. B. zur gewünschten Form der Schmerzbekämpfung oder der Gebärhaltung),
- andererseits auch, um die Räumlichkeiten und das Team frühzeitig kennenzulernen.

Wichtige Gründe für eine *sofortige Vorstellung* im Kreißsaal sind:

- jegliche Form der vaginalen Blutung, auch bei geringer Schmierblutung,
- plötzliche Schmerzen,
- Abgang von Flüssigkeit aus der Scheide, auch bei kleinen Mengen (Möglichkeit des Blasensprungs),
- erhöhte Körpertemperatur oder Fieber,
- Abgang des Schleimpfropfs (Zeichen der einsetzenden Geburt),
- Vorfall der Nabelschnur oder eines Armes/Beines,
- Übelkeit, Schwindelanfälle,
- Augenflimmern.

Außerdem *vor* der 36. SSW: bei jeglicher Form regelmäßiger Wehen und *nach* der 36. SSW: bei regelmäßiger Wehentätigkeit ca. alle 10 min.

B. Anamnese

Meist findet der erste Kontakt mit der Hebamme statt. Generell ist es sinnvoll, wenn die Schwangere einen festen Ansprechpartner im Kreißsaal-Team hat, damit sich eine Vertrauensbasis entwickeln kann.

Bei der Kreißsaalaufnahme ist zunächst zu entscheiden, ob eine Situation vorliegt, die wegen einer mütterlichen oder kindlichen Gefährdung akutes Handeln erfordert (z. B. drohende Frühgeburt, CTG-Auffälligkeiten, vaginale Blutung, Eklampsie), oder ob Zeit für eine „geregelte" Aufnahme mit ausführlicher Anamnese ist.

Je nach den baulichen Gegebenheiten findet dieses Erstgespräch meist in einem Vorwehenzimmer oder einem CTG-Zimmer statt; oft wird dabei bereits gleichzeitig ein CTG abgeleitet. Der Partner sollte, sofern vom Paar gewünscht, jederzeit bei der werdenden Mutter sein können.

Folgende Informationen sind als *Basisinformationen* unbedingt wichtig:

- Grund für den Kreißsaalbesuch,
- Schwangerschaftsalter (SSW),
- Anzahl der vorausgegangenen Geburten (Parität),
- Anzahl der vorausgegangenen Schwangerschaften (Gravidität),
- Mehrlingsgravidität?
- Blasensprung? Wenn ja, wann?
- Seit wann besteht eine Wehentätigkeit?
- Besteht eine vaginale Blutung?
- Leidet die Schwangere unter schweren Begleiterkrankungen (z. B. Allergien, Diabetes mellitus, Hypertonie)?
- Besonderheiten im Verlauf dieser Schwangerschaft?
- Besonderheiten vorangegangener Geburten?
- Personalien.

Wenn mehr Zeit zur Verfügung steht, sollte die Anamnese durch folgende Punkte komplettiert werden:

- sorgfältiges Durchsehen des Mutterpasses,
- Familienanamnese,
- Sozialanamnese,
- Medikamentenanamnese,
- vorherige Operationen,
- vorbestehende Erkrankungen.

Weiteres Vorgehen

Das weitere Vorgehen hängt von einer etwaigen Notfallsituation, der Schwangerschaftswoche, dem Befinden von Mutter und Kind und dem Grund zur Kreißsaalaufnahme ab (S. 176 f).

Kreißsaalaufnahme I

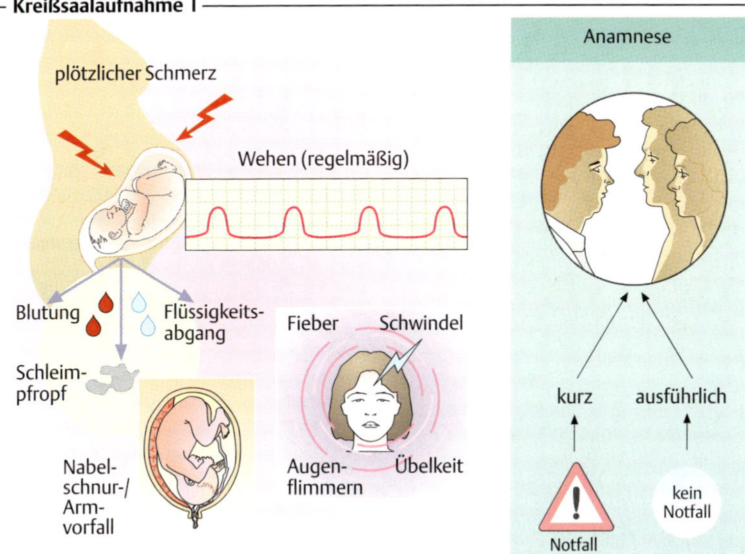

A. Aufnahmegründe

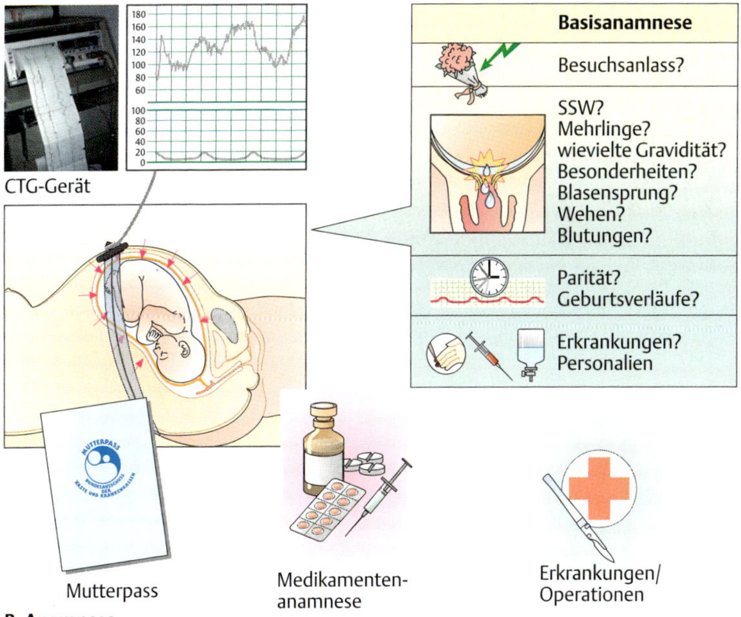

CTG-Gerät

Basisanamnese

Besuchsanlass?

SSW?
Mehrlinge?
wievielte Gravidität?
Besonderheiten?
Blasensprung?
Wehen?
Blutungen?

Parität?
Geburtsverläufe?

Erkrankungen?
Personalien

Mutterpass

Medikamenten-
anamnese

Erkrankungen/
Operationen

B. Anamnese

Zunächst stellt sich die Frage, ob ein akut behandlungsbedürftiger Befund vorliegt. Weiterhin ist zu entscheiden, die Schwangere

- stationär aufzunehmen (z. B. bei vorzeitigen Wehen, Placenta praevia),
- im Kreißsaal zu behalten (z. B. regelmäßige Wehen, rupturierte Fruchtblase),
- aufzufordern, sich zunächst noch im Haus oder Gelände zu bewegen (z. B. bei noch unregelmäßigen Wehen),
- wieder nach Hause zu schicken (z. B. bei nachlassender Wehentätigkeit).

Wichtig ist dabei immer, der Mutter ein Gefühl der Geborgenheit und Fürsorge für sich und das Ungeborene zu vermitteln. In alle Entscheidungen sind sie und ggf. ihr Partner mit einzubeziehen.

A. Körperliche Untersuchung

Die körperliche Untersuchung umfasst

- orientierende Auskultation der kindlichen Herztöne,
- Leopold-Handgriffe,
- ggf. äußere Beckenmessung,
- Auskultation von Herz und Lunge,
- vaginale Tastuntersuchung (*cave:* bei einer Blutung nicht untersuchen, bevor eine Placenta praevia ausgeschlossen ist),
- Beckenaustastung (Bestimmung der knöchernen Beckenverhältnisse),
- ggf. Spiegeleinstellung (z. B. bei Blutung oder V.a. vorzeitigen Blasensprung),
- Nativpräparat und pH-Bestimmung des Vaginalsekrets (Infektionszeichen, Ausschluss Blasensprung),
- Bestimmung der Vitalparameter (Puls, Blutdruck, bei V.a. Infektion ggf. auch Temperaturmessung).

Beim Verdacht auf einen vorzeitigen Blasensprung muss dieser verifiziert werden (S. 164 f). Wichtig ist dann auch die Abstrichentnahme für bakteriologische Untersuchungen.

Nach Auswertung der Befunde aus Anamnese und körperlicher Untersuchung wird über die Notwendigkeit weiterer apparativer Untersuchungen (z. B. Ultraschall, CTG) oder Laboruntersuchungen entschieden.

B. Laboruntersuchungen

Das Ausmaß der notwendigen Laboruntersuchungen ist vom Grund der Kreißsaalaufnahme, der Schwangerschaftswoche und der Anamnese abhängig. Bei einer Aufnahme um den Geburtstermin, guter Verlaufsdokumentation im Mutterpass und nach unkomplizierter Schwangerschaft sind u.U. gar keine weiteren Labortests notwendig.

In vielen Kliniken wird allerdings routinemäßig ein Minimalprogramm durchgeführt:

- Hämoglobin, Hämatokrit, Leukozyten, Thrombozyten (Ausschluss Anämie, Infektion, HELLP-Syndrom),
- Natrium, Kalium (vor evtl. notwendiger Anästhesie),
- Urinstix (Mittelstrahlurin) auf Eiweiß, Nitrit, Glucose, Leukozyten, Erythrozyten.

Ist eine *Periduralanästhesie* (S. 198 f) geplant, sollten zusätzlich noch die Gerinnungsparameter Quick, PTT und Fibrinogen bestimmt werden.

Besteht der Verdacht auf einen *vorzeitigen Blasensprung* oder eine *entzündliche Erkrankung* sind die CRP-Bestimmung und ggf. ein Differenzialblutbild indiziert.

Bei *hypertensiver Erkrankung* in der Schwangerschaft müssen auch Leber- und Nierenparameter untersucht werden: GOT, GPT, LDH, Harnsäure, Harnstoff, Kreatinin.

Über eine weitergehende Labordiagnostik muss anhand der erhobenen Befunde entschieden werden. Infrage kommen z. B. die Abklärung einer Anämie, die serologische Diagnostik spezieller Infektionskrankheiten oder die Bestimmung der Retentionswerte bei bekannter Nierenerkrankung.

C. Apparative Untersuchung

Neben den mütterlichen Vitalzeichen ist die Kontrolle des kindlichen Wohlergehens am wichtigsten. Somit wird neben der Auskultation der Herztöne auch immer ein *Aufnahme-CTG* geschrieben und in manchen Kreißsälen noch durch eine orientierende *Aufnahme-Sonographie* ergänzt, die folgende Fragen beantworten soll:

- Anzahl der Kinder?
- Lage?
- Höhenstand des vorangehenden Teils?
- Plazentasitz, ggf. Reifegrad?
- Fruchtwassermenge?
- Gewicht (Fetometrie: BIP, THQ)?
- Fehlbildungen?

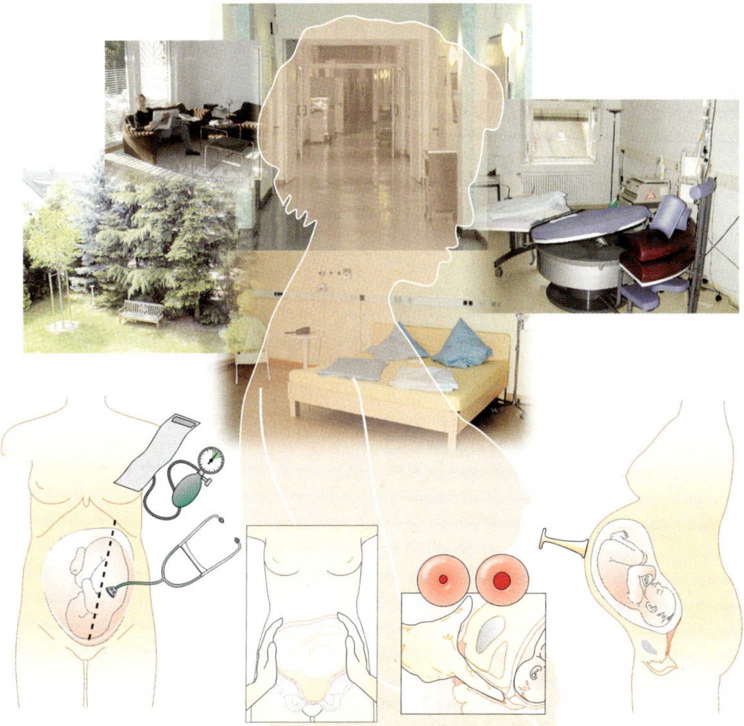

A. Körperliche Untersuchung

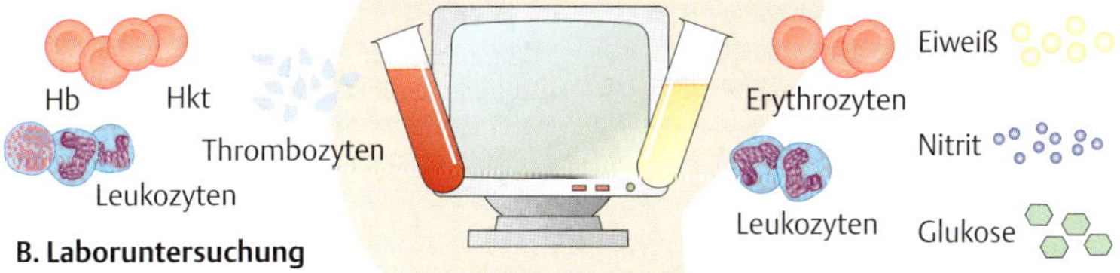

B. Laboruntersuchung

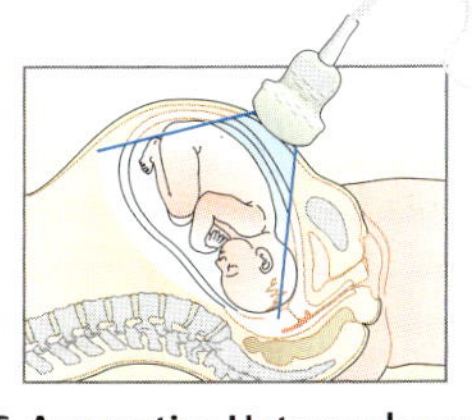

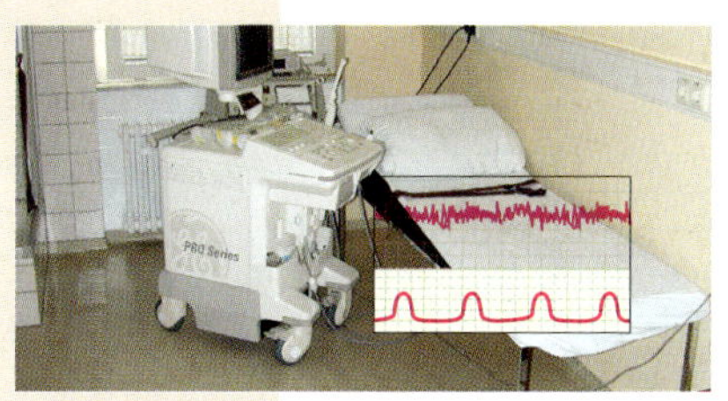

C. Apparative Untersuchung

Im Kreißsaal findet sowohl auf der Ebene der beteiligten Personen, als auch auf einer räumlichen Ebene eine ganze Reihe von Interaktionen statt. Je nach Geburtsverlauf, nach Untersuchungsbefund bei Aufnahme, nach Organisation des Krankenhauses oder nach Aufnahmefähigkeit der werdenden Mutter kommt so eine Vielzahl von Eindrücken zustande, die für das Erleben der Geburt von entscheidender Bedeutung sind.

A. Betreuung und Interaktionen unter der Geburt

Partner/Vertrauensperson. Der Partner als unbedingte Vertrauensperson ist eine wichtige Stütze in der ungewohnten und evtl. manchmal als bedrohlich empfundenen Geburtssituation. Auch wenn seine Anwesenheit heute in den Kreißsälen die Normalität darstellt, gibt es immer wieder Männer, die sich dabei sehr unwohl fühlen. In diesen Fällen sollten die werdenden Eltern vorab durch ein offenes Gespräch klären, ob es nicht für alle Beteiligten günstiger wäre, wenn z. B. eine andere Person des Vertrauens die Kreißende begleitet. In alle Maßnahmen, Erklärungen und Beobachtungen unter der Geburt sollte der Partner einbezogen werden.

Hebamme. Unter der Geburt ist die optimale „Zusammenarbeit" zwischen der Kreißenden und der betreuenden Hebamme sehr wichtig. Wünschenswert ist deshalb eine gewisse emotionale Nähe, damit die Gebärende einerseits das Gefühl hat, aufgehoben zu sein und ernst genommen zu werden, sich andererseits aber auch fachlich gut beraten fühlen kann. Je nach Geburtsdauer, ist die wünschenswerte konstante Betreuung durch eine Bezugsperson nicht immer zu gewährleisten. Organisation der Dienste und gesetzliche Bestimmungen (z. B. Arbeitszeitgesetz) stehen dem entgegen. Idealerweise kennt die Gebärende „ihre" Hebamme bereits durch die Kontaktaufnahme während der Schwangerschaft.

Geburtshelfer. Der Kontakt mit dem ärztlichen Geburtshelfer fällt von Klinik zu Klinik und auch abhängig vom Geburtsverlauf sehr unterschiedlich aus. Oft wird die unmittelbare Betreuung der Kreißenden ausschließlich von der Hebamme übernommen, die sich wiederum eng mit dem ärztlichen Personal abspricht, ohne dass die Kreißende dies registrieren muss. Bei allen Entscheidungen, z. B. über die Gabe von Medikamenten, die Überwachung der Geburt und erst recht bei pathologischen Geburtsverläufen, ist jedoch wichtig, die Mutter und den Partner rechtzeitig zu informieren und gemeinsam das weitere Vorgehen zu besprechen und zu entscheiden.

Anästhesist. Zum Kontakt mit einem Narkosearzt kommt es z. B., wenn es um Maßnahmen der Schmerzbekämpfung geht (z. B. PDA, S. 196 ff) oder eine Kaiserschnittentbindung notwendig ist. Hierbei steht dann eher die medizinisch sachliche Information im Vordergrund.

Pädiater. Kinderärzte (Pädiater) sind in den meisten Kreißsälen nicht per se anwesend, da das gesunde Neugeborene i.d.R. von Hebamme und Geburtshelfer versorgt wird. Bei absehbaren Problemen (z. B. Frühgeburtlichkeit, bekannte Fehlbildungen) sollte jedoch bereits vor der Geburt der Kontakt mit den Ärzten der Kinderklinik hergestellt werden, damit die Mutter schon früh über die weitere Betreuung des Kindes informiert ist.

B. Räumliche Interaktionen

Untersuchungsraum. Er ist u.U. der erste Raum im Kreißsaalbereich, den die werdende Mutter sieht. Dort werden Anamnese und Aufnahmeuntersuchung durchgeführt sowie über das weitere Vorgehen entschieden.

Vorwehenzimmer/CTG-Zimmer. Sind die Wehen noch nicht so kräftig, verbringt die Schwangere hier noch eine gewisse Zeit, oft zusammen mit anderen Kreißenden.

Kreißsaal. Hier kommt das Kind zu Welt. Je nach Klinik ist er mit Gebärwanne, Seil, Hocker und/oder großem Bett ausgestattet.

Operationssaal. Ist eine Sectio caesarea notwendig, wird diese in einem OP durchgeführt, der idealerweise entweder Bestandteil des Kreißsaaltrakts oder aber dem zentralen OP angegliedert ist.

Interaktionen des Personals

Rechtlich ist eine Hebamme befugt, eine normale Geburt vollständig und allein zu betreuen (S. 4). In den meisten Krankenhäusern ist jedoch eine enge Kooperation mit den ärztlichen Geburtshelfern die Regel. Je nach Geburtsverlauf oder bestehenden Risiken findet diese auf Assistenzarzt-, Oberarzt- oder Chefarzt-Ebene statt. Narkose- und Kinderärzte werden je nach Notwendigkeit zur Geburt gerufen.

Interaktionen im Kreißsaal

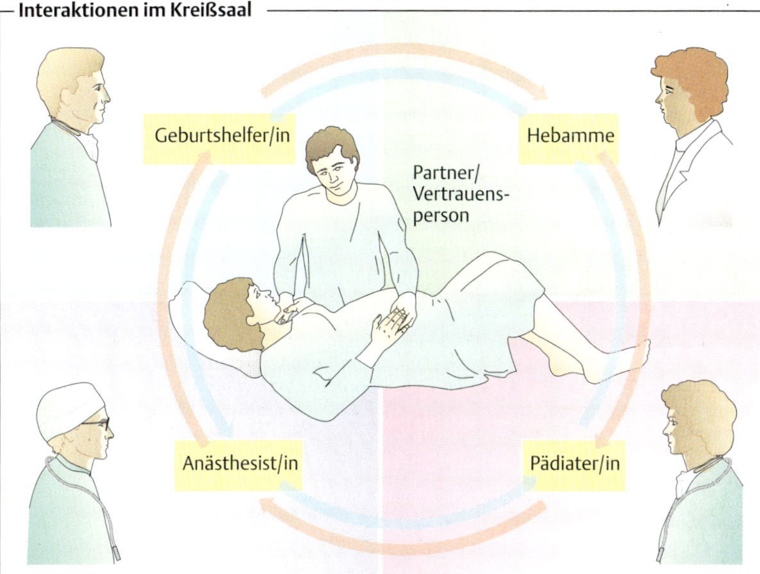

A. Betreuung und Interaktionen unter der Geburt

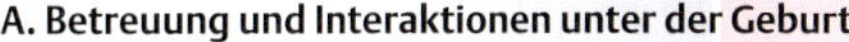

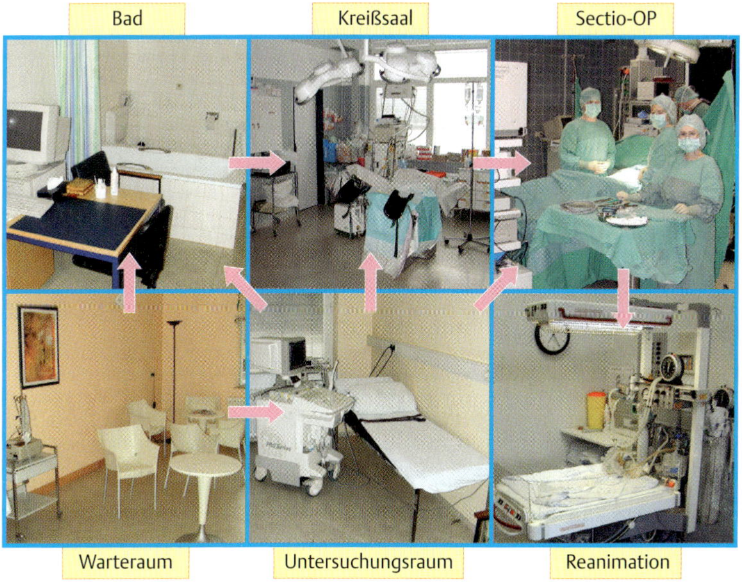

B. Räumliche Interaktionen

Ziel der fetalen Überwachung unter der Geburt ist, fetale Notfall- oder Gefahrensituationen rechtzeitig zu erkennen und entsprechende Maßnahmen einleiten zu können. Hierzu registriert man die fetalen Herztöne sowie die Wehentätigkeit und misst die Sauerstoffsättigung des kindlichen Bluts.

A. Kardiotokographie

Externe Herztonableitung. Die externe Herztonableitung ist das am häufigsten angewandte Verfahren, da es nichtinvasiv ist und daher wenig belastet.

Über einen Ultraschallaufnehmer (Transducer), der auf der Bauchdecke der Mutter platziert wird, wird die kindliche Herzfrequenz registriert. Hierbei sendet der Transducer ein Sonographiesignal aus. Dieses trifft auf die sich bewegenden Anteile des fetalen Herzens, wodurch sich die Frequenz des Signals (Doppler-Effekt) ändert. Daraus wiederum kann durch elektronische Schaltungen der zeitliche Abstand zwischen 2 Herztönen und dann durch weitere Berechnungen die Herzfrequenz des Ungeborenen ermittelt werden. Die Darstellung erfolgt auf einem Papierstreifen: CTG (s.a. S. 28 f).

Interne Herztonableitung. Ähnlich wie beim EKG (Elektrokardiogramm) des Erwachsenen, kann auch beim Kind intrauterin die Änderung des elektrischen Potenzials zur Ermittlung der Herzfrequenz herangezogen werden. Hierzu wird – nachdem die Fruchtblase gesprungen ist oder eröffnet wurde – eine kleine Spiralelektrode, die Kopfschwartenelektrode (KSE), an der Kopfhaut des Kindes platziert, die die kindliche Herzfrequenz aufzeichnet. Da es sich um eine invasive Maßnahme handelt, wird diese Methode nur angewandt, wenn die externe Ableitung der Herztöne schlecht möglich ist, z. B. bei adipösen Bauchdecken der Gebärenden oder bei einer fetalen Arrhythmie.

Externe Wehenaufzeichnung (Tokographie). Die Wehentätigkeit kann über einen Druckaufnehmer auf den Bauchdecken der Mutter registriert werden. Sie führt zu mehr oder weniger starken Ausschlägen auf dem CTG-Streifen, je nachdem,

- wo der Aufnehmer platziert ist,
- wie dick die Bauchdecken sind,
- wie fest der Aufnehmer angebracht wurde.

Somit ist eine Aussage über die Wehen*stärke* mit der externen Ableitung nicht möglich.

Interne Wehenaufzeichnung. Die Platzierung eines Katheters in der Gebärmutterhöhle kann dagegen eine *echte* Druckaufzeichnung gewährleisten, die auch Aussagen über die tatsächliche Wehenstärke erlaubt. Hierzu muss die Fruchtblase allerdings offen sein:

Der Katheter wird über die Scheide und durch den geöffneten Muttermund am Köpfchen des Kindes vorbei eingeführt und mit Wasser gefüllt. Ein Druckaufnehmer registriert die Kompressionsschwankungen der Flüssigkeit während der verschiedenen Wehenphasen und -pausen und druckt die Werte auf dem CTG-Streifen aus.

Bei der internen Druckmessung ist die Infektionsgefahr etwas erhöht. Deshalb wird diese Form der Wehenmessung nur bei besonderen Risiken für die Mutter angewendet, z. B. einem Kaiserschnitt oder anderen Uterusoperationen in der Anamnese.

B. Messung der fetalen O_2-Sättigung (SpO_2)

Neben der fetalen Herzfrequenz wird als Parameter der Geburtsüberwachung zunehmend auch die O_2-Partialsättigung im fetalen Blut registriert.

Hierzu wurde ein flexibler Katheter entwickelt, der über die Vagina und den offenen Muttermund intrauterin an der Wange des Kindes platziert wird. Ein Emitter sendet Licht einer bestimmten Wellenlänge aus, das dann – je nach Sauerstoffsättigung des fetalen Hämoglobins – mehr oder weniger stark absorbiert bzw. reflektiert wird. Ein Empfänger misst dann das zurückgestrahlte Licht; hieraus lässt sich der Sauerstoffgehalt des kindlichen Bluts errechnen. Da diese Methode noch verhältnismäßig neu ist, wird sie derzeit nur zusätzlich zur konventionellen Herztonaufzeichnung (CTG) angewendet.

Ziel der Methode soll insbesondere die Vermeidung operativer geburtshilflicher Eingriffe bei zwar pathologischem CTG, aber noch guter Sauerstoffversorgung des Kindes sein. Da es sich aber um eine noch nicht etablierte Messmethode handelt, sollten pathologische CTG-Veränderungen weiterhin durch die Messung des fetalen Blut-pH-Wertes (MBU, FBA) abgesichert werden.

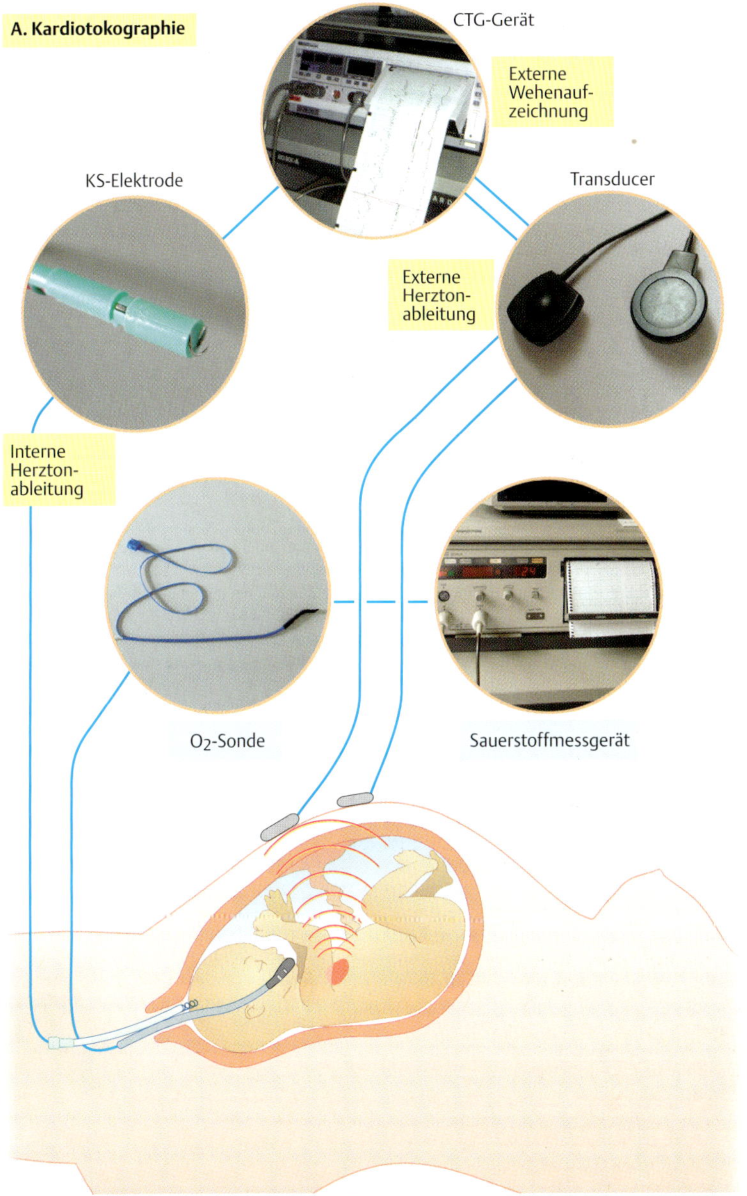

Überwachung der Geburt

A. Kardiotokographie

B. Messung der fetalen O_2-Sättigung (SpO_2)

Über die günstigste Gebärhaltung gibt es die unterschiedlichsten Meinungen. Sicher ist aber, das jede Geburt ganz individuell verläuft und eine Vielzahl von möglichen Gebärhaltungen zulässt, je nach

- Wunsch der Mutter,
- Geburtsverlauf,
- Erfahrung der betreuenden Hebamme,
- den Möglichkeiten im Kreißsaal.

Wenn keine medizinischen Gründe dagegen sprechen, sollte immer versucht werden, die Gebärende selbst die Gebärposition bestimmen zu lassen.

A. Horizontale und andere nichtvertikale Gebärhaltungen

In vielen Fällen wird auch aus einer Art Gewohnheit heraus die Entbindungsposition im Kreißbett bevorzugt: also meist in Rückenlage oder (seltener) in Seitenlage.

Charakteristika der Rücken- (1.), Halbseiten- und Seitenlage. Bei der Geburt in Rückenlage fasst die Kreißende in der letzten Phase der Austreibungsperiode (S. 188 ff), der eigentlichen Pressperiode, mit beiden Händen in die Kniekehlen und zieht die Knie an den Körper heran. Hierdurch wird das Becken etwas gekippt, der Geburtskanal für das Kind etwas leichter passierbar. In Halbseitenlage oder Seitenlage kann die Mutter zumindest ein Bein anziehen.

Die wichtigste Maßnahme unter der Geburt ist eine gute Anleitung durch die Hebamme, die zusammen mit der Kreißenden durch präzise Anweisungen – z. B. wann zu Pressen ist und wie geatmet werden sollte – den Geburtsverlauf unterstützt. Hierbei ermöglicht die Rücken- oder die Seitenlage einen guten Blickkontakt zwischen Gebärender und Hebamme. Zur Erleichterung kann die Mutter die Beine z. B. in die Hüfte der anwesenden Hebamme und des Arztes stellen, um so vor allem in den Wehenpausen etwas besser entspannen zu können.

Der *Partner* steht bei der Geburt in Rücken- oder Seitenlage typischerweise am Kopfende des Bettes und kann seine Frau in der Pressperiode durch Halten des Kopfes unterstützen.

Besteht eine Wehenschwäche oder die Notwendigkeit, die Austreibungsperiode abzukürzen, kann der Geburtshelfer dies durch Druck auf den Steiß des Kindes am Fundus uteri (sog. Kristeller-Handgriff; S. 194 f) unterstützen.

In der Wehenpause sollte die Frau versuchen, bestmöglich zu entspannen und neue Kraft für die nächste Presswehe zu sammeln.

Vorteile. Die wichtigsten Vorteile der horizontalen Gebärhaltungen:

- es bestehen gute Entspannungsmöglichkeiten in der Wehenpause,
- bei Notwendigkeit einer vaginal-operativen Entbindung ist diese ohne Zeitverzögerung durch Umlagerung möglich,
- die Geburt kann ggf. durch Anwendung des Kristeller-Handgriffs unterstützt werden,
- der Damm ist gut sichtbar und erreichbar; dies erleichtert den Dammschutz und ggf. eine Episiotomie,
- sie sind die einzig möglichen Gebärpositionen bei Peridural- oder Spinalanästhesie (S. 196 ff).

Nachteile. Der wichtigste Nachteil der Rückenlage ist, dass die Schwerkraft nicht dazu genutzt wird, den Geburtsverlauf zu unterstützen (vgl. auch Vorteile der vertikalen Gebärpositionen, S. 186 f).

Vierfüßlerstand. Eine weitere nichtvertikale Gebärposition ist der Vierfüßlerstand **(2.)**, der oft auch im Kreißbett oder auf einer Matte möglich ist. Hierbei hat die Kreißende beide Unterschenkel und die Hände auf dem Boden abgestützt.

Vorteile. Die Erfahrung hat gezeigt, dass im Vierfüßlerstand kräftige Wehen besser veratmet werden können, auch wenn eigentlich schon Pressdrang besteht. Außerdem ist die Beckenausgangsebene im Vergleich zur Rückenlage um bis zu 1,5 cm weiter, was den Geburtsverlauf insbesondere bei Deflexionslagen vereinfacht.

Nachteile. Für die Mutter bedeutet der reine Vierfüßlerstand allerdings eine größere körperliche Anstrengung, weshalb viele Gebärende vor allem in der Wehenpause den Wechsel zur Knie-Ellenbogen-Lage bevorzugen. Hierbei liegen die Unterschenkel auf, die Frau stützt sich aber zusätzlich auf den Ellenbogen ab.

Vorteilhafte Alternative. Eine Variation von Vierfüßlerstand und Knie-Ellenbogen-Lage bietet sich im Kreißbett mit hochgestelltem Kopfteil. Ausgenutzt werden dabei die größere Öffnung und Entspannung des Beckenbodens, die zusätzliche Unterstützung durch die Schwerkraft und die bessere Entspannung in der Wehenpause durch die Möglichkeit, sich hinzulegen.

Gebärhaltungen I

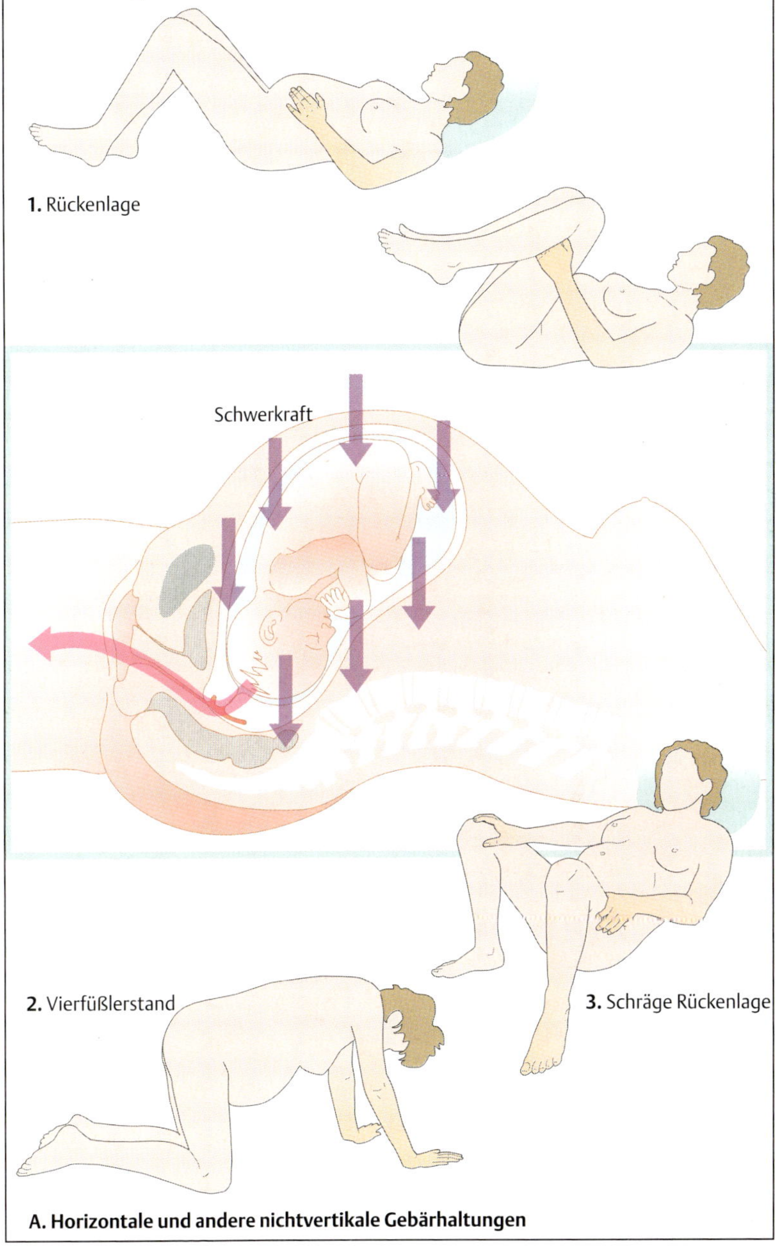

A. Horizontale und andere nichtvertikale Gebärhaltungen

A. Vertikale Gebärhaltungen

Bei den vertikalen Gebärhaltungen wird als wesentlicher Vorteil gegenüber den horizontalen Haltungen die Schwerkraft unterstützend ausgenutzt. Insbesondere bei Naturvölkern ist wohl deshalb die Geburt im Stehen oder in der Hocke die „normale" Geburtsposition.

Bei den vertikalen Positionen ist zu unterscheiden zwischen Geburt im

- Stehen,
- Hocken,
- Knien,
- Sitzen (Gebärhocker).

Je nach den Wünschen der Mutter können diese Positionen auch schnell untereinander gewechselt werden.

Haltende/stützende Maßnahmen

Viele Frauen benötigen in der Eröffnungsphase, aber insbesondere auch in der Austreibungsphase bei den vertikalen Gebärhaltungen eine Möglichkeit, sich abzustützen bzw. gehalten zu werden **(1.)**.

Geburt im Stehen. Im Stehen kann die Frau

- sich an einer Wand oder einem stabilen Gegenstand (z. B. Sprossenwand oder Möbelstück) abstützen,
- sich an einem Seil oder Band festhalten,
- vom Partner oder von einer/zwei Hilfsperson/en gehalten werden.

Geburt in der Hocke. In der Hocke sind Seil oder Stange als Halt möglich. Auch eine Unterstützung durch eine Hilfsperson, die hinter der Gebärenden sitzt, ist vorteilhaft, da sich die Gebärende auf deren Oberschenkeln abstützen kann. Halt und Stütze können auch 2 seitlich der Frau kniende oder sitzende Personen bieten.

Geburt auf den Knien. Bei der knienden Gebärposition kniet der Partner oder eine Hilfsperson hinter der Gebärenden.

Geburt auf dem Gebärhocker. Auf dem Gebärhocker braucht die Mutter eine Abstützungsmöglichkeit nach hinten, sodass der Partner/die Vertrauensperson zweckmäßigerweise hinter der Frau sitzt. Dadurch kann sich die Gebärende einerseits anlehnen, andererseits kann der Partner einen Teil des Gewichts der Frau mit tragen, indem er seine Arme unter den Achseln der Frau nach vorne führt und diese sich „fallen lässt".

Vorteile

Die wichtigsten Vorteile der vertikalen Gebärhaltungen im Vergleich zu den horizontalen Haltungen (S. 184 f):

- die Schwerkraft wird ausgenutzt und hilft nicht unwesentlich bei der Geburt,
- die Frau kann sich aktiver an den Geburtsvorgängen beteiligen,
- das Becken ist insgesamt beweglicher, was unter anderem die Rotation des kindlichen Kopfs fördert (S. 188 f),
- der Beckenausgang ist weiter, die Austreibungsphase wird dadurch einfacher und kürzer,
- die Gebärmutterdurchblutung ist besser, da die zuführenden Blutgefäße (Aa. uterinae) nicht so stark abgeknickt sind,
- die Sauerstoffzufuhr für das Kind ist besser als in der horizontalen Position; dadurch treten weniger pathologische CTG-Veränderungen auf,
- sowohl die Eröffnungsphase als auch die Austreibungsphase sind deutlich kürzer,
- Schmerzmittel müssen deutlich seltener gegeben werden,
- wehenunterstützende Medikamente (Oxytocin) werden ebenfalls seltener eingesetzt.

Weitere Entbindungsmöglichkeiten

Zunehmend wird in vielen Kreißsälen auch eine Geburt in der Wanne, die sog. „Unterwassergeburt" angeboten.

Vorteile. Der große Vorteil dieser Möglichkeit ist die Entspannung der Mutter im warmen Wasser. Dadurch sind Eröffnungs- und Austreibungsphase gegenüber der „Landgeburt" verkürzt, es treten weniger häufig Geburtsverletzungen auf und der Verbrauch an Analgetika ist deutlich geringer.

Nachteile. Das größte Problem ist die mangelnde Reaktionsmöglichkeit auf eine akute fetale Hypoxie. Um beispielsweise eine vaginal-operative Entbindung durchführen zu können, muss die Patientin erst in ein Kreißbett umgelagert werden, wodurch wertvolle Zeit verloren geht.

Das Kind hat nach der Geburt einen natürlichen „Tauchreflex", sodass die Gefahr einer Aspiration von Badewasser nicht besteht. Allerdings lehnen manche Geburtshelfer und Hebammen die Unterwassergeburt als unhygienisch ab.

Gebärhaltungen II

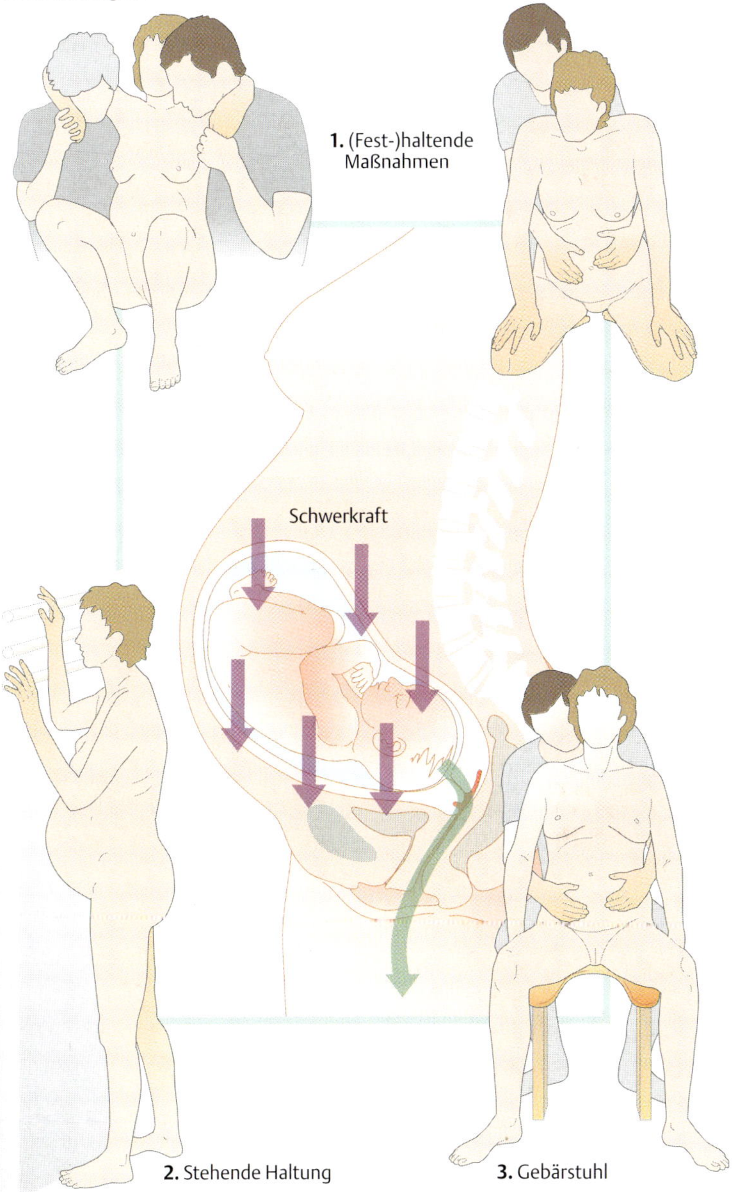

A. Vertikale Gebärhaltungen

A. Wehen und Wehenkräfte

Im Laufe der Schwangerschaft treten verschiedene Wehenarten auf; zunächst die physiologischen Schwangerschaftswehen: Jede Schwangere spürt von Zeit zu Zeit ein „Hartwerden" des Bauchs. Sofern diese Wehen nicht muttermundswirksam sind, können sie mit bis zu 4 Kontraktionen pro Stunde auftreten. Die eigentlichen Geburtswehen zeichnen sich dadurch aus, dass sich die Wehe vom Fundus uteri kommend über die ganze Gebärmutter ausbreitet; man spricht hierbei von der *fundalen Dominanz* der Wehen. Außerdem werden sie immer häufiger (5–20/h in der Eröffnungsphase) und stärker.

Wehenstärke. Die Wehenstärke beträgt in der Eröffnungsphase etwa 60 mm Hg, in der Austreibungsphase bis maximal 200 mm Hg. Je nach Bauchdeckendicke sind Wehen ab 10 mm Hg durch die externe Tokographie registrierbar, ab 20 mm Hg auch tastbar.

Wehentypen. Es gibt 3 verschiedene Wehentypen mit folgenden Kennzeichen:

- Typ I: langsamer Druckanstieg und schneller Druckabfall nach der Wehenspitze; etwa 3/4 aller Wehen in der frühen Eröffnungsphase,
- Typ II: gleichmäßiger An- und Abstieg, etwa 1/3 der Wehen in Eröffnungs- und Austreibungsphase,
- Typ III: steiler Anstieg und langsamer Abfall, etwa 90 % aller Wehen in der Austreibungsphase.

Weheninduktion. Die Wehen werden hormonell gesteuert: vom Hypothalamus über die Hypophyse, die Oxytocin freisetzt, das dann die Wehen auslöst. In der Uterusmuskulatur befinden sich Oxytocin-Rezeptoren, deren Zahl zur Geburt hin erheblich zunimmt.

Wehenablauf. Das Myometrium des oberen Gebärmutteranteils zieht sich von Wehe zu Wehe immer weiter zusammen, da die Muskelzellen in der Wehenpause nicht wieder ihre ursprüngliche Länge erreichen (Kontraktion). Dies bewirkt, dass sich die unteren Anteile des Uterus stetig zurückziehen (Retraktion) und sich der Muttermund dabei öffnet. Die Grenze zwischen den beiden Uterusanteilen nennt man „Bandl-Furche" oder Retraktionsring.

B. Eröffnungsphase

Die Eröffnungsphase beginnt mit dem Einsetzen regelmäßiger muttermundswirksamer Wehen **(A.)** und endet mit der vollständigen Öffnung des Muttermunds. Sie dauert bei Erstgebärenden etwa 8–12 h, bei Mehrgebärenden 4–8 h. Bei Erstgebärenden verkürzt sich zunächst die Portio, bevor der Muttermund sich öffnet, bei Mehrgebärenden laufen beide Vorgänge häufig parallel.

C. Austreibungs-/Pressphase

Die Austreibungsphase beginnt mit der vollständigen Muttermundsöffnung und endet mit der Geburt des Kopfes. Sie dauert bei Erstgebärenden etwa 1 h, kann bei Mehrgebärenden aber deutlich kürzer sein – im Durchschnitt etwa 20 min. Die letzen Wehen werden als Presswehen bezeichnet, da die Gebärende durch Aktivierung der Bauchpresse aktiv die Kontraktionen des Uterus unterstützt.

D. Geburt aus vHHL

Die häufigste Geburtslage des Kindes ist die 1. vordere Hinterhauptslage (vHHL). Typische geburtshilfliche Begriffe, die die Position des Kindes im Mutterleib beschreiben, sind:

- Lage: Beziehung der kindlichen Längsachse zur Längsachse der Mutter; es gibt also Längs-, Schräg- und Querlagen,
- Poleinstellung oder Einstellung: bei Längslagen die Bezeichnung des führenden Teils, also z. B. Kopfeinstellung oder Beckenendeinstellung,
- Stellung: Bezug des kindlichen Rückens zur Mutter. Rücken links = 1. Stellung, Rücken rechts = 2. Stellung,
- Haltung: Beziehung des Kopfes zur kindlichen Wirbelsäule. Normal ist die Flexion; dann geht das Hinterhaupt in Führung.

Bei der Geburt aus vorderer Hinterhauptslage stellt sich der Kopf im querovalen Beckeneingang quer ein (der Rücken des Kindes zeigt zu einer Seite der Mutter). Beim Tiefertreten kommt es zur weiteren Flexion des Kopfes (Hinterhaupt oder kleine Fontanelle ist in Führung) und zur Rotation um 90°, sodass der Rücken des Kindes zum Bauch der Mutter zeigt. Der ovale Kopf wird dann am längsovalen Beckenausgang durch eine Deflexion um die Symphyse herum geboren, die Schultern passen zu diesem Zeitpunkt optimal in den querovalen Beckeneingang. Zur Schultergeburt dreht sich das Kind dann wieder zurück (äußere Drehung des Kopfes), damit diese am Beckenausgang wieder längs stehen. Zuerst wird die vordere Schulter unter der Symphyse, dann die hintere Schulter geboren.

Physiologische Geburt I

Hypothalamus
Hypo-
physe
Oxytocin
a
b
a
b
a
b
Typ I: a > b
Typ II a = b
Typ III: a < b
normale Relaxation
Kontraktion
Retraktion
aktiv
passiv
Bandl-
Retraktions-
ring
innerer
Muttermund
äußerer
Wehen-
aus-
lösung
Kontraktion
Retraktion
Distraktion

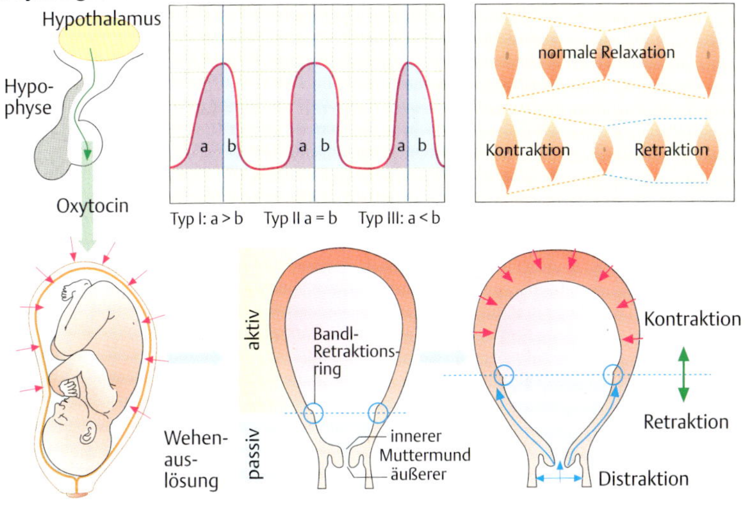

A. Wehen und Wehenkräfte

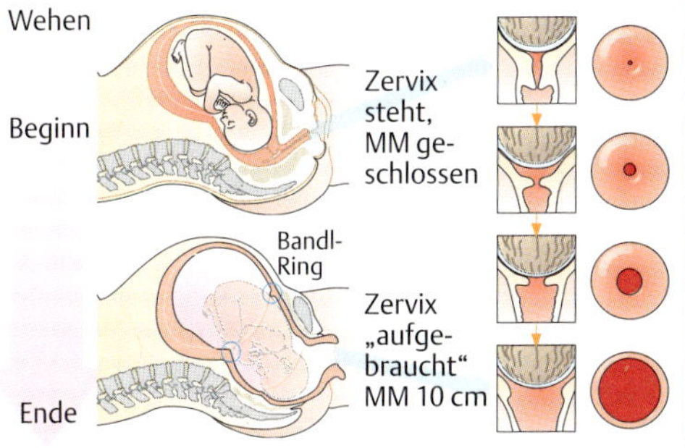

Wehen
Beginn
Ende
Zervix
steht,
MM ge-
schlossen
Bandl-
Ring
Zervix
„aufge-
braucht"
MM 10 cm

B. Eröffnungsphase

Bauchpresse
Tiefer-
treten
starke „Presswehen"
Durch-
treten

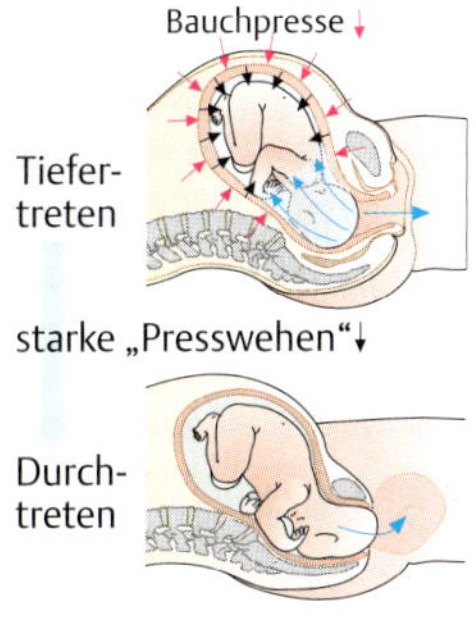

C. Austreibungs-/Pressphase

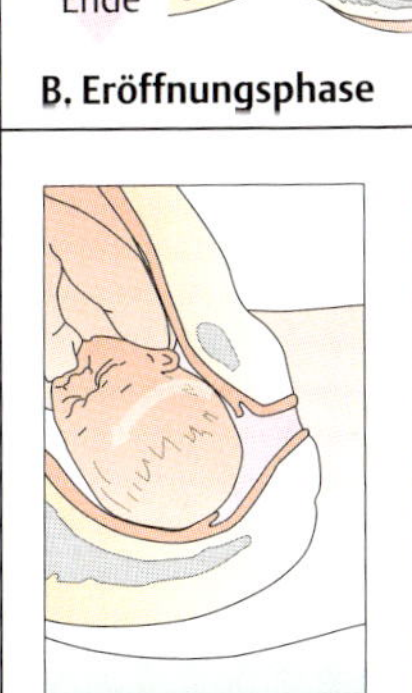

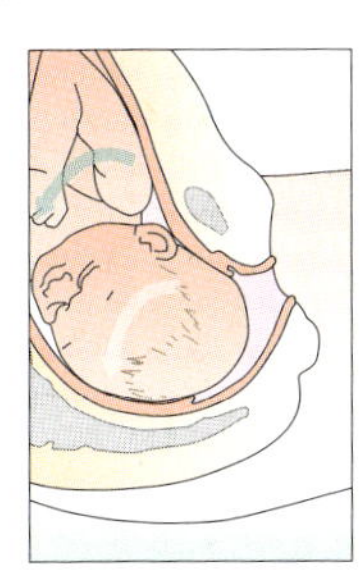

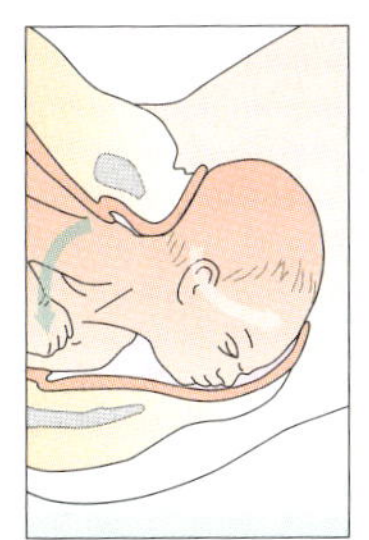

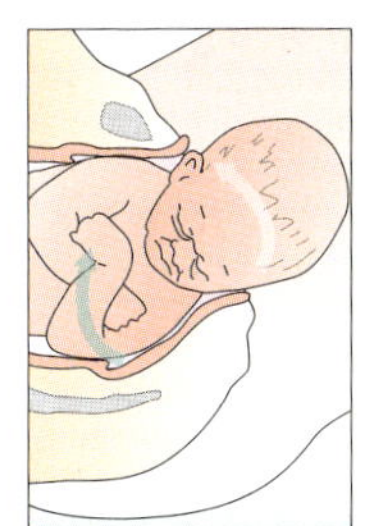

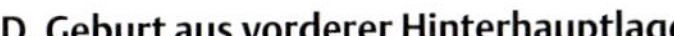

D. Geburt aus vorderer Hinterhauptlage

Bei der „normalen“ Geburt (aus vHHL) durchläuft das Kind aufgrund der anatomischen Verhältnisse des mütterlichen Beckens und der Form seines Kopfes bzw. Schultergürtels eine Reihe von ineinandergreifenden Bewegungen.

Der Beckeneingang der Frau ist, von oben betrachtet, ein quer liegendes Oval, die Beckenmitte hat einen nahezu runden Durchmesser, und der Beckenausgang stellt ein Längsoval dar. Der kindliche Kopf ist ebenfalls nahezu oval, ebenso die Schultern, allerdings um 90° zum Kopf versetzt. Durch eine Flexion des Kopfes (das Kind senkt sein Kinn auf die Brust) verkleinert dieser seinen Durchtrittsumfang – wer einem Kleinkind einmal einen engen Pullover angezogen hat, weiß, dass dies am einfachsten vom Hinterkopf aus funktioniert, wenn das Kind den Kopf leicht gebeugt hält.

A. Haltungsänderungen des Kindes

Im Beckeneingang ist der Kopf des Kindes unflektiert, und es schaut zu einer Seite der Mutter *(„hoher Querstand“)*. Bei der vaginalen Untersuchung lässt sich die Pfeilnaht als quer verlaufende Linie tasten.

Mit dem Tiefertreten muss sich das Kind zunehmend drehen *(Rotation)*, da der Kopf sich ja am Beckenausgang längsoval einstellen soll *(„tiefer Geradstand“)*. Bei 95% der Geburten dreht es sich so, dass sein Rücken zur Bauchdecke der Mutter zeigt *(dorsoanterior)*. Zusätzlich beugt es seinen Kopf *(Flexion)*. Nun ist die Pfeilnaht schräg zu tasten, und die kleine Fontanelle (am Hinterhaupt) „wandert“ durch die Flexion immer mehr in die Mitte.

Am Beckenboden ist die Pfeilnaht längs verlaufend, also gerade zu tasten (man spricht auch von der ausrotierten Pfeilnaht), der Kopf ist maximal gebeugt und die kleine Fontanelle zum führenden Teil geworden.

Die eigentliche *Geburt des Kopfes* ist dann eine *De*flexion um die Symphyse (Schambein) der Mutter herum. Das Kind „hebt“ quasi beim Austritt aus dem Becken den Kopf (daher auch die Berufsbezeichnung „Hebamme“).

In diesem Moment passen die queroval stehenden Schultern optimal in den querovalen Beckeneingang. Beim weiteren Tiefertreten dreht sich das Kind wieder um ca. 90° zurück, was an der *äußeren Kopfdrehung* mitzuverfolgen ist. So können erst die vordere Schulter unter der Symphyse und dann die hintere Schulter über den Damm geboren werden. Rumpf und Beine folgen dann problemlos nach, da sie einen wesentlich kleineren Umfang besitzen als der Kopf.

B. Leitung der Geburt

1. Eröffnungsphase. Die Geburtsleitung während der Eröffnungsphase umfasst einerseits die Überwachung des kindlichen Wohlergehens (S. 182 f), zum anderen erfasst sie den regelhaften Geburtsfortschritt durch die innere Untersuchung. Am wichtigsten ist jedoch, die Gebärende psychisch zu unterstützen. Insbesondere bei zögerlichen Geburtsverläufen oder Erschöpfung ist die Motivation der Frau durch eine positive Grundhaltung und eine ruhige Atmosphäre von entscheidender Bedeutung.

2. Austreibungsphase. In der Austreibungsphase ist die Anleitung zum korrekten Pressen und Atmen für den Geburtsverlauf extrem wichtig. Die wichtigsten weiteren unterstützenden Maßnahmen sind

- die Überwachung des Kindes mittels CTG,
- der Dammschutz (S. 194 f),
- die Entwicklung des Kindes.

Hierzu kann mit flach an den kindlichen Kopf angelegten Händen die äußere Drehung unterstützt werden. Nach der Rotation wird dann der Kopf weit nach hinten geleitet, damit die vordere Schulter leichter geboren wird. Danach führt man den Rumpf des Kindes um die Symphyse herum auf die Bauchdecken der Mutter (S. 194 f).

3. Erstversorgung des Kindes. (S. 232 f) Die Erstversorgung umfasst dann das Abtrocknen und Warmhalten sowie das Abnabeln. Das routinemäßige Absaugen des Kindes ist nicht nötig.

Medikation

Die wichtigsten unter der Geburt verwendeten Medikamente sind *Wehenhemmer* (β-Sympathomimetika zur Blockierung der uterinen Rezeptoren, z. B. Partusisten oder Dilatol) und *Kontraktionsmittel* (Oxytocin, z. B. Orasthin, bzw. nach Geburt des Kindes auch Methylergometrin, z. B. Methergin, oder ein Kombinationspräparat aus beiden Substanzen, z. B. Syntometrin).

Alle Medikamente können direkt i. v. oder über eine Infusion verabreicht werden.

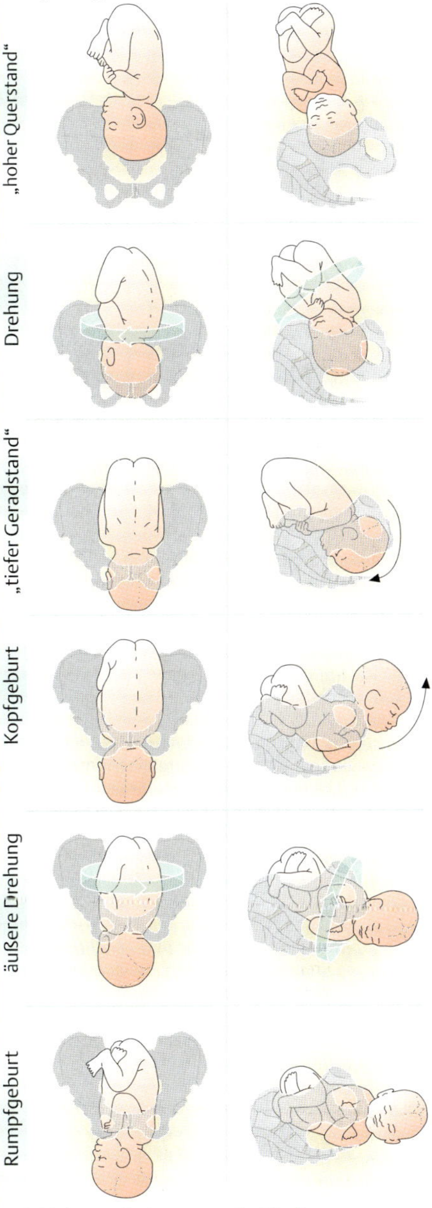

Physiologische Geburt II

„hoher Querstand"

Drehung

„tiefer Geradstand"

Kopfgeburt

äußere Drehung

Rumpfgeburt

A. Haltungsänderungen des Kindes

Geburtsfortschritt überwachen

äußerlich

innerlich

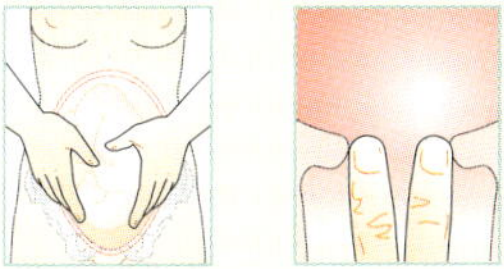

Kind überwachen

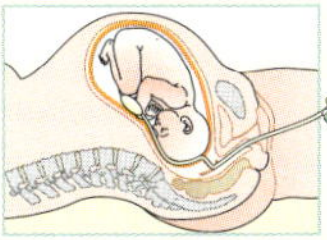

psychische Unterstützung

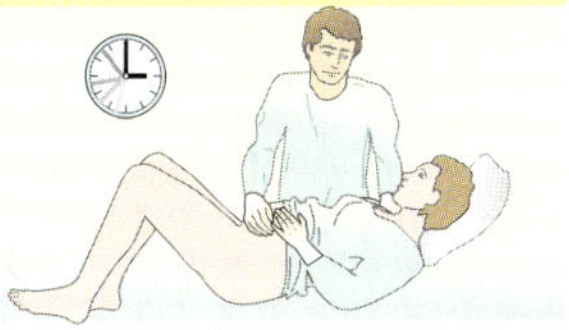

1. Eröffnungsphase

– Anleitung der Gebärenden

– Dammschutz → Entwicklung des Kindes

– Überwachung des Kindes

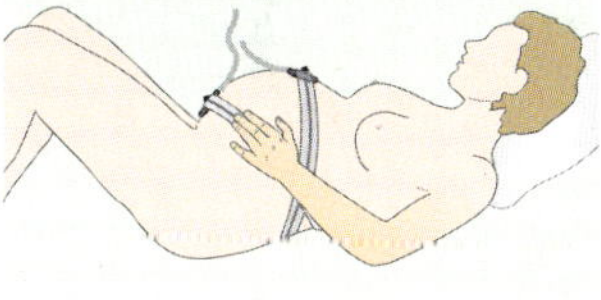

2. Austreibungsphase

– Abtrocknen

– Absaugen

– Abnabeln

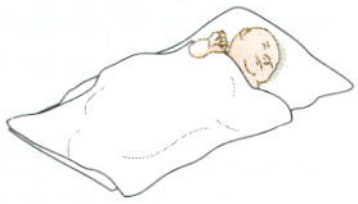

3. Erstversorgung des Kindes

B. Leitung der Geburt

A. Befunde und Risiken im Vergleich zur Einlingsgravidität

Im Vergleich zur Einlingsschwangerschaft finden sich bei Zwillingen und erst recht bei höherzahligen Mehrlingen einige Besonderheiten und Risiken (s.a. S. 112 f).

Befunde. In der Schwangerschaft umfassen die Befundbesonderheiten insbesondere:

- Fundusstand: Bereits ab der 18.–20. SSW lässt sich der Fundus viel höher stehend tasten als bei Einlingen; bevor es die Ultraschalluntersuchung gab, war dies oft der erste Hinweis auf Zwillinge,
- Bauchumfang: dieser ist deutlich größer; Unterschiede im Vergleich zur Einlingsgravidität sind ca. ab der 20. SSW messbar,
- Tastuntersuchung: mehrere kleine Teile (Arme, Beine) aber auch 2 (oder mehr) Köpfe bzw. Steiße sind durch die Bauchdecken hindurch tastbar,
- Wehentätigkeit: durch die deutlich stärkere Belastung der Gebärmuttermuskulatur (Wandspannung ↑) kommt es bei Mehrlingsschwangerschaften fast immer zu vorzeitigen Wehen und dadurch zu Frühgeburten.

Schwangerschaftsbeschwerden. Für die Frau bedeutet eine Mehrlingsgravidität eine erhebliche Mehrbelastung. Durch den erhöhten Druck auf die Organe treten sämtliche Beschwerden in der Schwangerschaft verstärkt auf, z. B. Sodbrennen, Atemprobleme, Druck auf die Harnblase u. a.

Erkrankungen. Die Rate an Anämien, hypertensiven Erkrankungen und auch Gestationsdiabetes ist erhöht. Nicht selten ist wegen der vorzeitigen Wehentätigkeit mit drohender Frühgeburt ein stationärer Aufenthalt erforderlich.

Kindliche Risiken. Für die Kinder ist das größte Risiko sicher die Frühgeburt, da sie entsprechende Probleme mit sich bringt:

- Ateminsuffizienz wegen der Organunreife,
- lange Hospitalisation,
- erhöhte Infektionsgefahr.

Auch Lage- und Einstellungsanomalien sind häufiger **(B.)**, weswegen die Schwangeren in bis zu 60 % von ihren Zwillingen per Kaiserschnitt entbunden werden.

B. Kindslage und Geburtsmodus

Die Verteilung der Kindslagen und die Beziehung der Kinder zueinander ist aus der Tafel ersichtlich. In etwa 83 % der Schwangerschaften liegen beide Kinder in Längslage, sodass bei reifen Kindern zunächst eine Spontangeburt angestrebt wird. Nur wenn das erste Kind in Beckenend- und das zweite in Schädellage liegt, könnten sich beim Tiefertreten des ersten Zwillings die Köpfe verhaken, sodass auch hier eine primäre Sectio caesarea indiziert ist.

C. Besonderheiten bei Mehrlingsgeburten

Organisation. Da bei Mehrlingsgeburten sowohl für die Mutter als auch für die Kinder mit einem erhöhten Risiko zu rechnen ist, sollte eine Reihe organisatorischer Vorbereitungen getroffen werden:

- Überwachung beider Kinder mit 2 CTG-Geräten (Problem sind evtl. Interferenzen) oder besser durch ein spezielles Zwillingsgerät,
- schnelle Erreichbarkeit von Anästhesist und OP-Team für den Fall einer Notsectio,
- bei Frühgeburten: Entbindung in einem Perinatalzentrum mit angeschlossener Kinderklinik,
- die Kinderklinik sollte in der Nähe liegen.

Intrapartale Gefahren. Unter der Geburt ist insbesondere der zweite Zwilling gefährdet durch:

- Blutverlust über die Nabelschnur des ersten, bereits geborenen Zwillings, sofern intraplazentare Anastomosen bestehen und die Nabelschnur nicht korrekt unterbunden wurde,
- erhöhte Asphyxiegefahr, da sich nach der Geburt des ersten Kindes der Uterus weitgehend kontrahieren muss und es dabei zur vorzeitigen Lösung der zweiten Plazenta kommen kann,
- die häufig eintretende Lageanomalie (Querlage, Schräglage), da nach der Geburt des ersten Kindes mehr Platz im Uterus vorhanden ist; dies kann ggf. durch einen Lagewechsel der Mutter oder eine äußere oder im Notfall auch innere Wendung des Kindes behoben werden.

Postpartale Risiken. Typisch sind:

- vermehrt Verletzungen des Geburtskanals (Zervixriss, Scheidenriss) bei Lageanomalien,
- Gefahr der postpartalen Atonie, da der Uterus maximal vorgedehnt ist (S. 226 f).

Mehrlingsgeburt

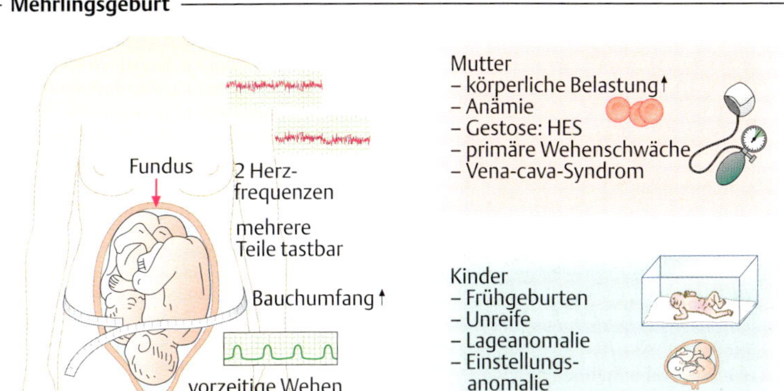

A. Befunde und Risiken im Vergleich zur Einlingsgravidität

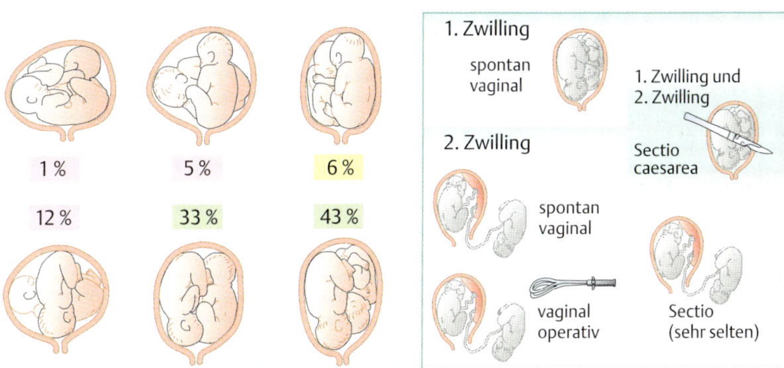

B. Kindslage und Geburtsmodus

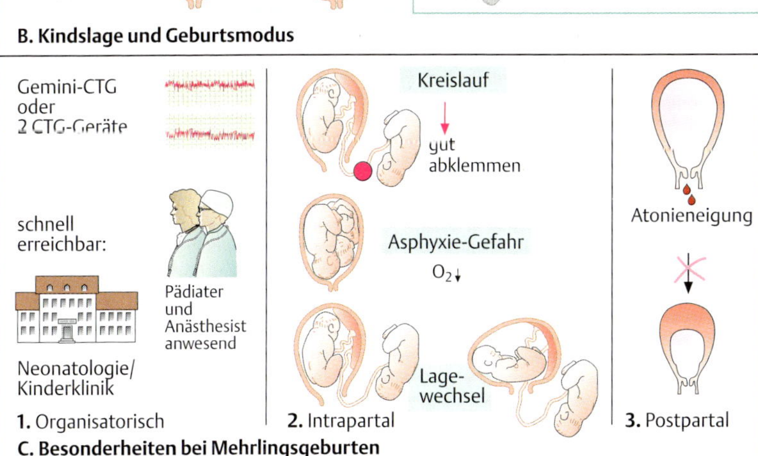

C. Besonderheiten bei Mehrlingsgeburten

A. Dammschutz und Entwicklung des Kindes

Zur Unterstützung der Geburt und Entwicklung des Kindes gibt es eine Reihe von Möglichkeiten, die Geburtshelfer und/oder Hebamme anwenden können. Wichtigste Maßnahme ist hierbei sicherlich der Dammschutz. Durch den Dammschutz soll einerseits ein Dammriss verhindert, andererseits die Geburt des Kopfes so verzögert werden, dass beim Kind keine abrupten intrakranialen Druckschwankungen entstehen.

Bei rechts neben der Frau stehender Hebamme/Geburtshelfer umfasst der Dammschutz zwei unterschiedliche Maßnahmen:

- Mit der linken Hand wird durch Gegendruck auf das kindliche Köpfchen die Austreibung und damit die Deflexion des Kopfes gebremst. Die Mutter sollte hierbei nicht mehr oder nur noch ganz wenig und kontrolliert mitpressen; viele Hebammen bitten die Frau in dieser Phase der Geburt zu hecheln, um dem bestehenden Pressdrang nicht nachgeben zu müssen.
- Mit der rechten Hand versucht man einerseits, den Damm etwas zu raffen, andererseits einen Gegendruck gegen das kindliche Köpfchen aufzubauen. Hierbei sollte ein etwa 1 cm breiter Hautstreifen am unmittelbaren Scheidenausgang sichtbar bleiben. Droht der Damm zu reißen, wird die Haut in diesem Bereich weiß und es kann ggf. noch eine Episiotomie (Dammschnitt; S. 214 f) durchgeführt werden.

Nach der Geburt des Kopfes folgt seine äußere Drehung. In dieser Phase wartet man zunächst ab, in welche Richtung sich der Kopf spontan dreht, danach kann die Drehung mit flach an das kindliche Köpfchen angelegten Händen etwas unterstützt werden.

Zur Geburt der Schultern wird zunächst das kindliche Köpfchen weit nach hinten, also dammwärts geleitet, damit die vordere Schulter unter der Symphyse hervortritt und geboren werden kann. Danach leitet man den Körper um die Symphyse herum nach vorn; hierbei erscheint die hintere Schulter, und das Kind wird auf den Bauch der Mutter geboren.

B. Utensilien

Die wichtigsten zur Geburt notwendigen Utensilien, die bereit liegen oder erreichbar sein sollten, sind:

- Desinfektionsmittel zur Desinfektion des äußeren Genitales: insbesondere in den Schamhaaren sind immer Keime vorhanden, die für eine schlechte Heilung einer Geburtsverletzung verantwortlich sein können,
- Abnabelungsset: zumindest 2, besser 3 Nabelklemmen und eine Schere zur Durchtrennung der Nabelschnur; diese wird häufig 3fach abgeklemmt, um auf der Seite der Plazenta zwischen 2 Klemmen noch Blut für die pH-Messung und die kindliche Blutgruppe abnehmen zu können,
- Kapillaren zur Blutentnahme aus der Nabelschnur (pH-Messung),
- Blutröhrchen zur Blutentnahme aus der Nabelschnur für die Bestimmung der kindlichen Blutgruppe,
- Episiotomieschere,
- Tücher für den Dammschutz,
- vorgewärmte Tücher für das Neugeborene,
- Absaugkatheter mit Schleimfalle; in vielen Krankenhäusern wird heute allerdings auf das routinemäßige Absaugen bei gesunden reifen Neugeborenen verzichtet,
- Kinderstethoskop zur unmittelbaren Kontrolle der kindlichen Herzfrequenz und Atmung.

C. Ritgen-Handgriff

Bei verzögertem Geburtsverlauf oder pathologischen CTG-Veränderungen, die eine Geburtsbeschleunigung erfordern, kann die Entwicklung des Kopfes durch den Ritgen-Handgriff unterstützt werden. Wenn das Hinterhaupt in der Vulva sichtbar ist, wird mit der rechten Hand hinter dem After das kindliche Kinn ertastet und mit den Fingerspitzen die Deflexion des Kopfes durch Zug am Kinn von außen unterstützt.

D. Kristeller-Handgriff

Im Falle einer protrahierten Pressphase kann die Geburt durch Druck auf den Fundus uteri beschleunigt werden. Entweder mit 2 Händen oder dem Unterarm ausgeführt, ist der Kristeller-Handgriff jedoch ein nicht ganz ungefährliches Manöver, da Rippenfrakturen und in Extremfällen sogar Leberrupturen bei der Mutter beschrieben sind.

Geburtshilfliche Handgriffe und Utensilien

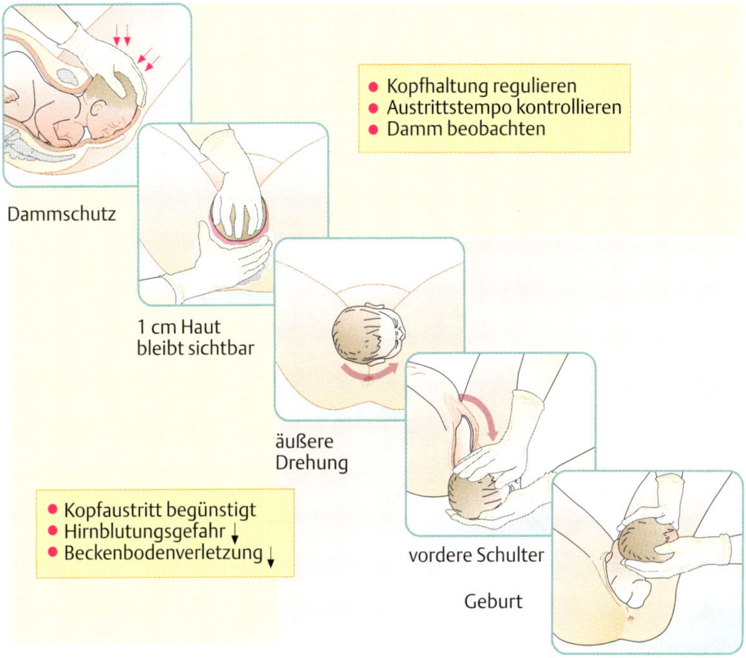

Kopfhaltung regulieren
Austrittstempo kontrollieren
Damm beobachten
Dammschutz
1 cm Haut bleibt sichtbar
äußere Drehung
Kopfaustritt begünstigt
Hirnblutungsgefahr ↓
Beckenbodenverletzung ↓
vordere Schulter
Geburt
hintere Schulter

A. Dammschutz und Entwicklung des Kindes

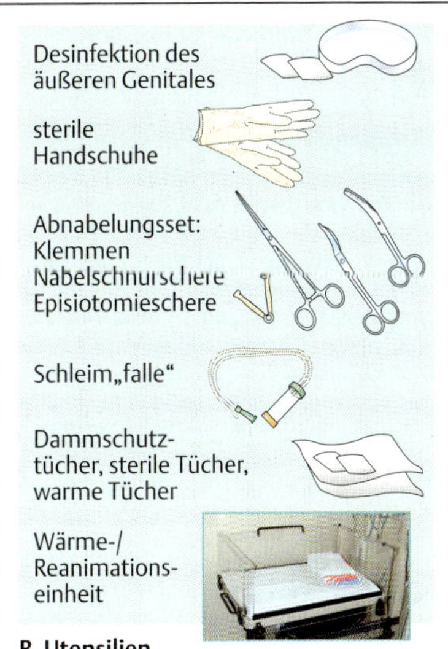

Desinfektion des äußeren Genitales
sterile Handschuhe
Abnabelungsset: Klemmen Nabelschnurschere Episiotomieschere
Schleim„falle“
Dammschutz-tücher, sterile Tücher, warme Tücher
Wärme-/ Reanimations-einheit

B. Utensilien

linke Hand
rechte Hand tastet kindliches Kinn
Druck

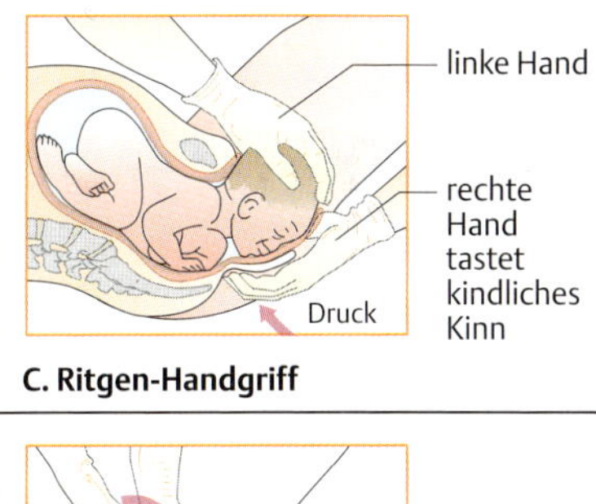

C. Ritgen-Handgriff

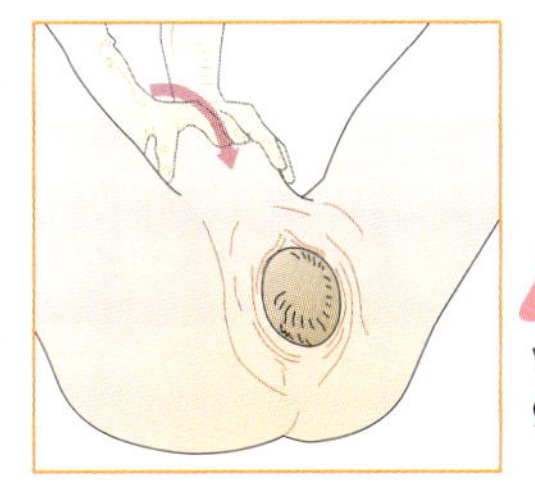

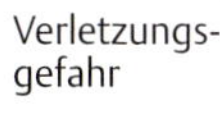

Verletzungs-gefahr

D. Kristeller-Handgriff

A. Geburtsschmerz

Schmerzen unter der Geburt werden von jeder Frau anders aufgenommen. Neben den eigentlichen, objektivierbaren Schmerzen spielen hier verschiedene weitere Aspekte eine entscheidende Rolle, z. B.:

- das individuelle Schmerzempfinden,
- die Anspannung in der Ausnahmesituation Geburt,
- die Angst vor dem Unbekannten,
- die Erschöpfung, z. B. bei verlängerter Geburtsdauer.

Schmerzunterschiede finden sich ferner in den verschiedenen Phasen der Geburt.

Frühe Eröffnungsphase. In der frühen Eröffnungsphase stehen die Wehenschmerzen im Vordergrund. Sie sind mittelstark, ziehen wehensynchron über den gesamten Uterus, erlauben aber in der Wehenpause auch eine gute Entspannung. Dazu kommt der Dehnungsschmerz durch die zunehmende Muttermundsöffnung: ein eher schwacher Schmerz mit bandförmiger Ausstrahlung im Unterbauch.

Späte Eröffnungs-, frühe Austreibungsphase. Die späte Eröffnungsphase ist, wie die frühe Austreibungsphase auch, durch starke Wehenschmerzen gekennzeichnet, die sich über den gesamten Unterleib und zum Teil bis über den Bauchnabel hinaus ausbreiten. Auch in der Wehenpause verschwindet der Schmerz oft nicht ganz. In der Austreibungsphase kommt dann der Dehnungsschmerz in der Scheide dazu.

Späte Austreibungsphase. In der späten Austreibungsphase, insbesondere in der Pressperiode, ist der Hauptschmerz im Dammbereich sowie im unteren Scheidendrittel lokalisiert, was durch die maximale Dehnung des Gewebes durch das kindliche Köpfchen bedingt ist. Diese Schmerzen strahlen häufig bis in die Oberschenkel aus. Die ausgeprägte Schmerzintensität lässt sich z. B. daran erkennen, dass ein auf dem Höhepunkt einer Wehe ausgeführter Dammschnitt von den Frauen oft gar nicht bemerkt wird.

Schmerzleitung. Die Geburtsschmerzen werden einerseits über die sensiblen Nervenfasern unterhalb L2/L3, andererseits über den N. pudendus zum zentralen Nervensystem geleitet.

B. Psychosomatische Vorbereitung

Unter der Geburt ist die intensive Betreuung der werdenden Mutter sehr wichtig, um den Teufelskreis aus Angst, Anspannung, Schmerz und verzögertem Geburtsverlauf zu durchbrechen. Damit dies gelingt, sind mehrere Faktoren sehr hilfreich:

- eine gute Geburtsvorbereitung der Schwangeren (S. 146 ff),
- die physische und emotionale Nähe einer Vertrauensperson,
- das Eingehen auf die Wünsche und Bedürfnisse der Gebärenden,
- genaue Informationen über den Geburtsverlauf.

Dadurch können Angst und Spannung vermindert werden, die Geburt verläuft schneller und wird als weniger schmerzhaft und belastend empfunden.

C. Systemische Analgesie / Sedierung

Neben psychologischen Maßnahmen zur Beeinflussung des Schmerzempfindens werden ggf. auch systemisch wirkende Analgetika und Sedativa eingesetzt.

Diese sollen den Wehenschmerz mindern, zur Entspannung der Frau, aber auch der Beckenbodenmuskulatur führen und damit den Geburtsverlauf beschleunigen.

Verwendet werden Spasmolytika (z. B. Buscopan), Sedativa und Opioid-Analgetika (z. B. Meptid). Da die Medikamente über die Plazenta auf das Kind übergehen, können sie beim Neugeborenen zur Atemdepression (Opioid-Analgetika), zum Neugeborenenikterus (Sedativa) und zu Anpassungsstörungen nach der Geburt führen.

D. Lokalanästhesie

Insbesondere in der späten Austreibungsphase ist durch eine Regionalanästhesie im Bereich des N. pudendus eine gute Schmerzbekämpfung im Beckenbodenbereich möglich. Die Kreißende kann schmerzfrei häufig besser und kontrollierter mitpressen.

Die Pudendusanalgesie (oder Pudendusblock, PDB) wird von vaginal her beidseits mit einer speziellen Nadel etwa 1 cm kranial und 1 cm lateral der tastbaren Spina ischiadica mit je 10 ml eines Lokalanästhetikums gesetzt. Oft legt man den PDB am Ende der Austreibungsphase, um den Dehnungsschmerz im Dammbereich zu lindern. Manchmal tritt danach zunächst eine kleine Wehenpause von 5–10 Minuten ein. Zur Episiotomie ist dann – ggf. zusätzlich zum PDB – eine Lokalinfiltration des Damms möglich.

Analgesie I

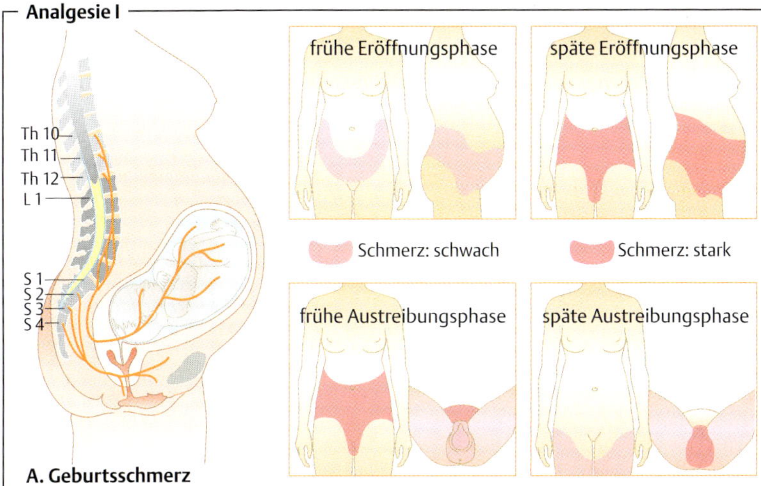

Th 10
Th 11
Th 12
L 1
S 1
S 2
S 3
S 4
frühe Eröffnungsphase
späte Eröffnungsphase
Schmerz: schwach
Schmerz: stark
frühe Austreibungsphase
späte Austreibungsphase

A. Geburtsschmerz

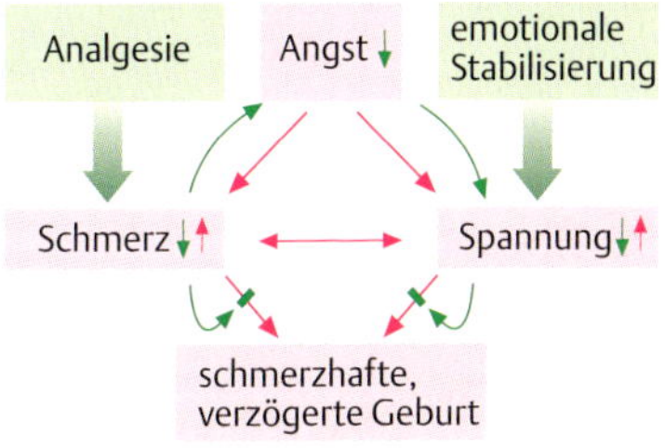

Analgesie
Angst ↓
emotionale Stabilisierung
Schmerz ↓↑
Spannung ↓↑
schmerzhafte, verzögerte Geburt

B. Psychosomatische Vorbereitung

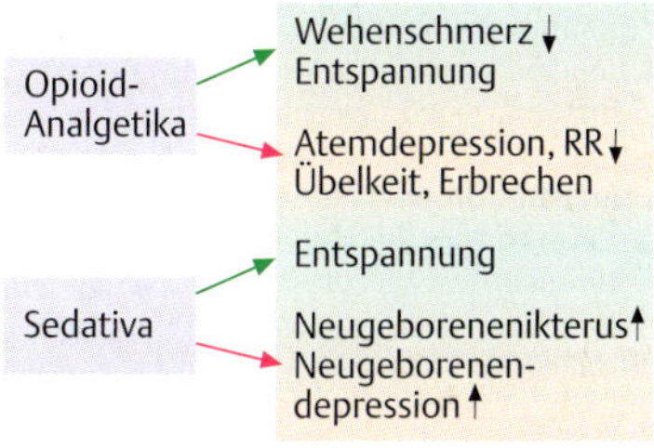

Opioid-Analgetika
Wehenschmerz ↓
Entspannung
Atemdepression, RR ↓
Übelkeit, Erbrechen
Sedativa
Entspannung
Neugeborenenikterus ↑
Neugeborenen-depression ↑

C. Systemische Analgesie/Sedierung

Periduralanästhesie
lokale Infiltration
Pudendusblock

N. pudendus
Spina ischiadica
Lig. sacrospinale

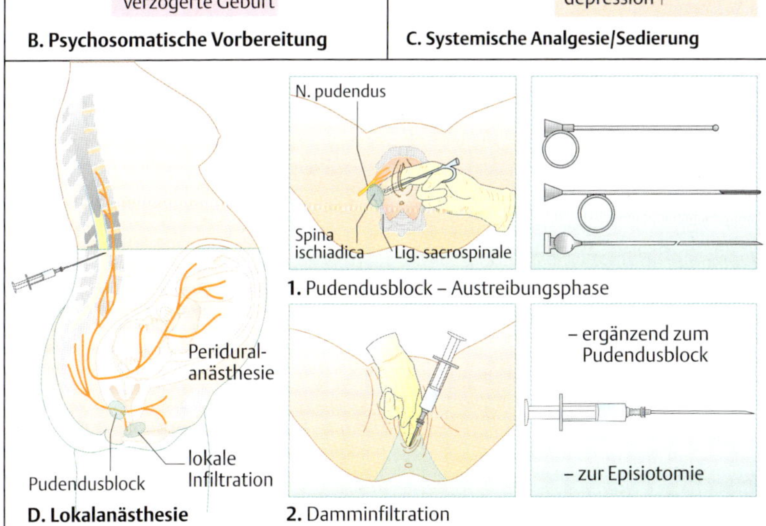

1. Pudendusblock – Austreibungsphase

– ergänzend zum Pudendusblock
– zur Episiotomie

2. Damminfiltration

D. Lokalanästhesie

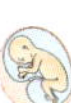

A. Spinal- und Periduralanästhesie

In den meisten Krankenhäusern wird der werdenden Mutter zur Schmerzbekämpfung eine rückenmarksnahe Narkose in Form der Spinal- oder Periduralanästhesie angeboten (Regionalanästhesie).

Während die Spinalanästhesie eher als Narkoseform zum Kaiserschnitt angewendet wird, hat sich die Periduralanästhesie insbesondere in der Eröffnungsphase als gute Maßnahme für eine völlige Schmerzfreiheit bewährt.

Spinalanästhesie. Zur Spinalanästhesie punktiert man bei der sitzenden oder auf der Seite liegenden Patientin den Spinalraum und appliziert ein Lokalanästhetikum. Die Wirkhöhe lässt sich durch die Lagerung regulieren, da sich das Lokalanästhetikum nicht im gesamten Spinalraum verteilt, sondern der Schwerkraft gehorchend nach unten absinkt. Bei zu weitem Aufsteigen des Medikaments (bis zu den Halswirbeln C3/C4) kann es als gefürchtete Komplikation zur Atemlähmung kommen, wenn der N. phrenicus, der das Zwerchfell versorgt, betroffen ist. In diesem Fall ist eine Allgemeinanästhesie mit Beatmung der Patientin notwendig.

Periduralanästhesie. Weiter verbreitet ist allerdings die Peridural- oder Epiduralanästhesie. Hierbei schiebt der Anästhesist über eine Hohlnadel einen kleinen Katheter in den Epiduralraum vor **(2.)**. Nach Applikation einer Testdosis können dann über einen speziellen Perfusor kontinuierlich Schmerzmittel infundiert werden. Bei guter Katheterlage ist die Gebärende völlig schmerzfrei.

Vorteile. Der Vorteil der Peridural- gegenüber der Spinalanästhesie besteht in der längeren Wirkdauer, da über den liegenden Katheter jederzeit Medikamente nachgegeben werden können.

Unerwünschte Wirkungen. Als Nebenwirkung beider Methoden ist der mütterliche Blutdruckabfall bekannt, der u.U. sogar zu einer Minderperfusion der Plazenta und entsprechenden CTG-Veränderungen führen kann. Um diesem entgegen zu wirken, wird vor Anlage einer Spinal- oder Periduralanästhesie meist die Gabe von Plasmaexpandern (z. B. 500 ml HES als Infusion) empfohlen.

Gelegentlich wird auch als Nachteil empfunden, dass durch die anästhesiebedingte Schwäche der Beine das Herumlaufen oder die freie Beweglichkeit der Frau stark eingeschränkt ist. Entgegen einer weit verbreiteten Meinung, nimmt weder die Rate an vaginal-operativen Maßnahmen noch die Geburtsdauer durch diese Form der Anästhesie zu. Gelegentlich hat die Gebärende jedoch Probleme, in die „richtige Richtung" zu pressen, da sie im Unterleib keinen „orientierenden" Schmerz mehr empfindet. Deshalb versucht man, die Stärke der Analgesie durch eine entsprechende Medikamentendosierung für die Austreibungsperiode etwas zurückzunehmen.

B. Allgemeinanästhesie

Obwohl die Regionalanästhesien wegen der seltener auftretenden schweren Komplikationen der Allgemeinanästhesie bei Kaiserschnitten überlegen sind (z. B. Aspirationsgefahr, Möglichkeit der Fehlintubation), erfordern manche Situationen eine Vollnarkose.

Indikationen. Da die Wirkung bei den Regionalanästhesieverfahren nach frühestens 10–15 min eintritt, kann z. B. im Notfall nicht so lange gewartet werden und deshalb eine Allgemeinanästhesie notwendig sein. Auch bei Patientinnen mit Wirbelsäulenerkrankungen, Bandscheibenproblemen oder bekannten Allergien gegen Lokalanästhetika ist eine Regionalanästhesie oft unmöglich. Außerdem möchte nicht jede Patientin den Kaiserschnitt bewusst miterleben.

Vorgehen. Im Falle eines Kaiserschnitts (S. 222 f) in Allgemeinanästhesie werden alle Vorbereitungen an der Patientin vor Einleitung der eigentlichen Narkose durchgeführt:

- Lagerung auf dem OP-Tisch,
- Hautdesinfektion,
- Abdeckung mit sterilen Tüchern.

Erst dann wird die Narkose eingeleitet, um dem Kind bis zur Geburt möglichst wenig Narkosemittel über die Nabelschnur zukommen zu lassen und postpartale Komplikationen beim Kind zu vermeiden.

C. Akupunktur

Auch die Akupunktur hat heute in den meisten Kliniken einen festen Stellenwert bei der Geburtsbetreuung. Das Wirkspektrum und mögliche Indikationen umfassen dabei mehr als die reine Analgesie:

- Entspannung unter der Geburt,
- Weheninduktion,
- Bekämpfen der Übelkeit,
- schnellere Muttermundsöffnung,
- Hemmung zu häufiger Wehen,
- leichtere Plazentalösung,
- Förderung der Milchbildung.

Analgesie II

interkristale Linie
1. Spinalanästhesie
Spinalnadel
Quincke-Nadel
2. Periduralanästhesie
Epiduralnadel
Tuohy-Nadel

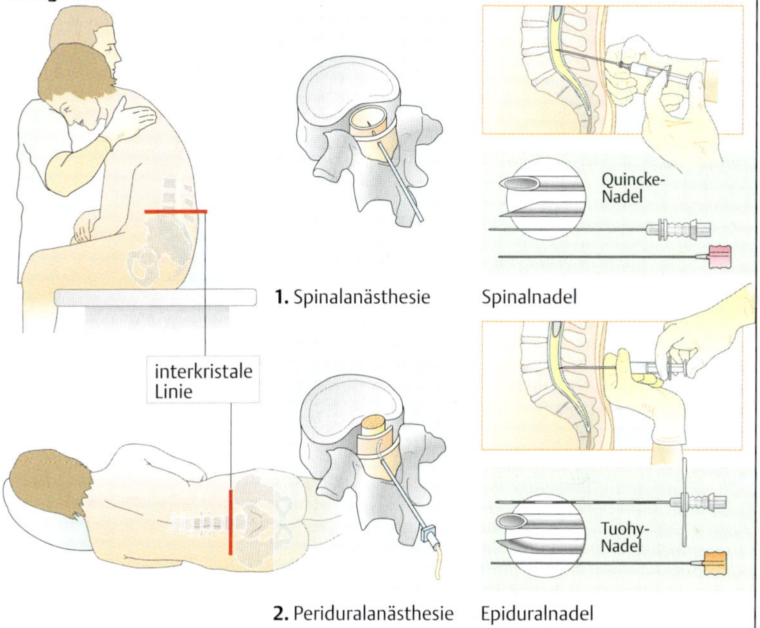

A. Spinal- und Periduralanästhesie

Notfall
Ablehnung/ Kontraindikation für Regional-anästhesie
Sectio caesarea
OP-Entscheidung
10 – 20 Minuten
Kindesentwicklung

B. Allgemeinanästhesie

Ziele
Geburtsvorbereitung
– Entspannung
Geburtseinleitung
– Kontraktionen ↑
– Übelkeit ↓
Schmerzerleichterung
– Analgesie
– Entspannung
– Beruhigung des Kindes
Nabel
Stirn

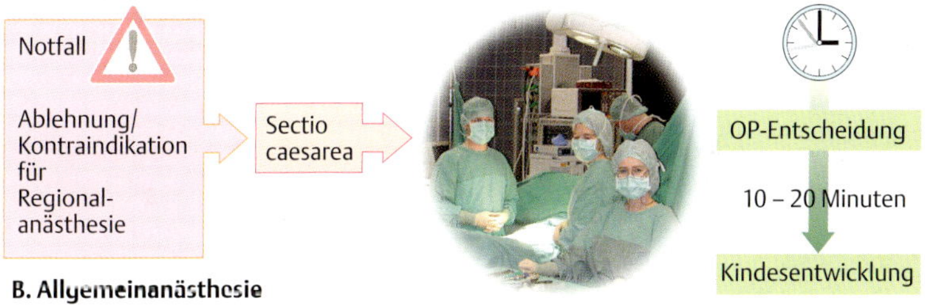

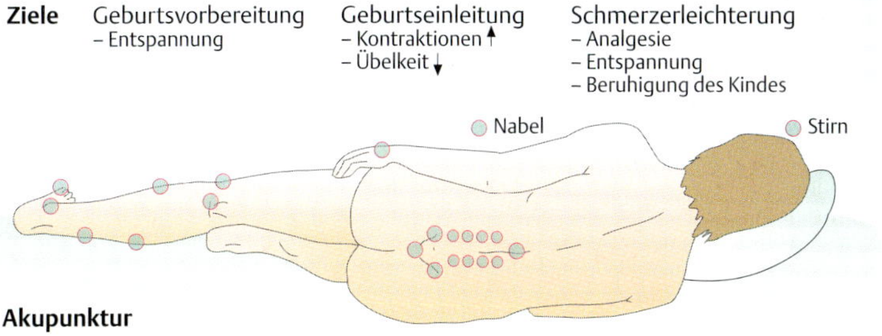

C. Akupunktur

Da es im Sinne der Geburtsmechanik nur einen optimalen Weg der Entbindung gibt (S. 190 f), bedeuten Abweichungen davon immer zumindest eine Verzögerung des Geburtsverlaufs; gelegentlich stellen sie auch eine echte Gefahrensituation für das Kind dar.

A. Hoher Geradstand

Der hohe Geradstand zeichnet sich dadurch aus, dass sich das kindliche Köpfchen dreht und im querovalen Beckeneingang längsoval stehen bleibt. Bei normal großem Kopf und normal großem Becken ist dies eine geburtsunmögliche Einstellung.

Ätiologie. Die Ursachen können sowohl auf mütterlicher als auch auf kindlicher Seite liegen:

- Placenta praevia: Der Beckeneingang wird durch die Plazenta so blockiert, dass der Kopf keinen korrekten Bezug zum knöchernen Becken aufnehmen kann.
- Myome: Insbesondere Myome im unteren Uterinsegment führen zu einer mechanischen Behinderung beim Kopfeintritt in das Becken.
- Zervixdystokie: Ein unzureichend erweiterter unterer Uterusanteil verhindert mechanisch die richtige Einstellung des Kopfes beim Tiefertreten.
- Beckendeformität: Bei angeborenen oder erworbenen (z. B. Frakturen) Beckenanomalien ist der Eintritt des Kopfes in den Beckeneingang evtl. unmöglich.
- Hydrozephalus: Ein für das Becken relativ zu großer Kopf stellt sich häufig im hohen Geradstand ein.
- Frühgeburtlichkeit: Ist der Kopf sehr klein, besteht u.U. gar keine Notwendigkeit, dass der Kopf sich optimal dem Becken anpasst, da genügend Platz vorhanden ist.
- Vorliegen kleiner Teile: Wenn Hand oder Arm vor dem Kopf liegen, können sie den richtigen Eintritt des Kopfes in den Beckeneingang verhindern.

Formen. Der dorsoanteriore hohe Geradstand (Rücken des Kindes zeigt nach vorne) ist vom dorsoposterioren (Rücken hinten) zu unterscheiden.

Diagnostik. Die Diagnose ergibt sich aus der äußerlichen Untersuchung (Leopold-Handgriffe), der Tatsache, dass die Herztöne in der Mittellinie am deutlichsten zu hören sind, und vor allem aber aus der vaginalen Untersuchung. Bei Letzterer ist die Pfeilnaht des Kindes nicht quer sondern gerade zu tasten (daher der Name). Durch die Identifikation der Fontanellen lässt sich die dorsoanteriore von der dorsoposterioren Form unterscheiden. Bei Unsicherheit kann eine zusätzliche Ultraschalluntersuchung Klarheit bringen.

Vorgehen. Je nach Muttermundsweite kann zunächst unter CTG-Kontrolle weiter abgewartet werden, ob sich nicht doch noch die richtige Beziehung zwischen Kopf und Becken einstellt, wenn echte Geburtshindernisse ausgeschlossen sind (z. B. Placenta praevia, Beckendeformität). Ggf. ist eine *Wechsellagerung* (je 3 Wehen auf der rechten, dann 3 Wehen auf der linken Seite usw.) oder eine Lagerung im *Vierfüßlerstand* hilfreich, um den Kopf ins Becken „hineinzuschaukeln". Eine weitere Therapiemöglichkeit ist der Kegelkugel-Handgriff: Unter Tokolyse wird mit der vaginal untersuchenden Hand das Kind nach oben geschoben und dann versucht, das Köpfchen zu drehen.

Bei persistierendem hohem Geradstand und vollständig eröffnetem Muttermund bleibt oft nur die Sectio caesarea als Geburtsmodus übrig.

B. Scheitelbeineinstellung

Bei der Scheitelbeineinstellung weicht das quer im Beckeneingang stehende Köpfchen nach ventral oder dorsal ab. Somit ist die Pfeilnaht ober- oder unterhalb der Führungslinie zu tasten.

Ätiologie. Häufigste Ursachen sind Uterusfehlbildungen, Myome, Beckenanomalien oder der ausgeprägte, konstitutionell bedingte große Langkopf des Kindes.

Diagnostik. Die Diagnose wird durch die vaginale Untersuchung gestellt; hinweisend ist auch meist eine deutlich verlängerte Eröffnungsphase.

Vorgehen. Bei der *vorderen* Scheitelbeineinstellung ist es gerechtfertigt, unter CTG-Kontrolle weiter abzuwarten, da sich diese Einstellungsanomalie mit fortschreitendem Geburtsverlauf häufig von selbst korrigiert.

Im Falle der *hinteren* Scheitelbeineinstellung liegt meist eine Beckendeformität vor, die verhindert, dass der Kopf in der Kreuzbeinhöhle ausreichend Platz findet. Hier ist die Geburtsbeendigung meist nur durch eine Sectio caesarea möglich.

Einstellungsanomalien I

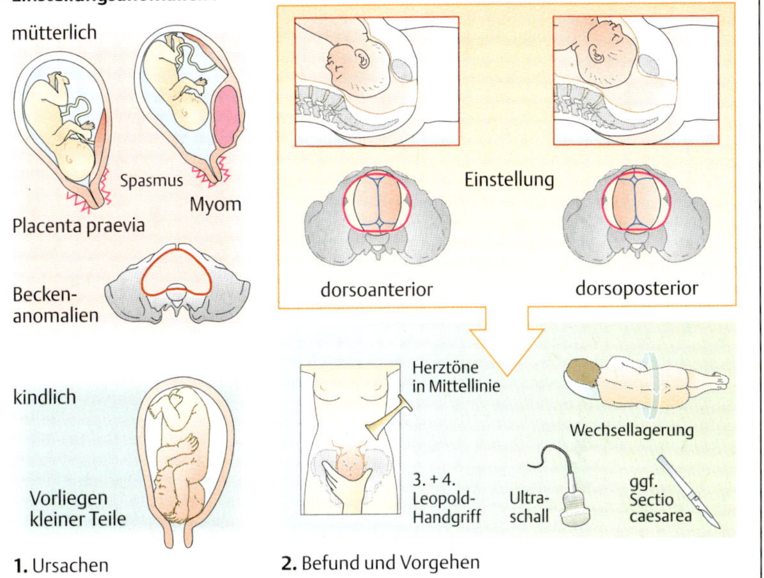

mütterlich
Spasmus
Myom
Placenta praevia
Becken-
anomalien
kindlich
Vorliegen
kleiner Teile
1. Ursachen
Einstellung
dorsoanterior
dorsoposterior
Herztöne
in Mittellinie
Wechsellagerung
3. + 4.
Leopold-
Handgriff
Ultra-
schall
ggf.
Sectio
caesarea
2. Befund und Vorgehen

A. Hoher Geradstand

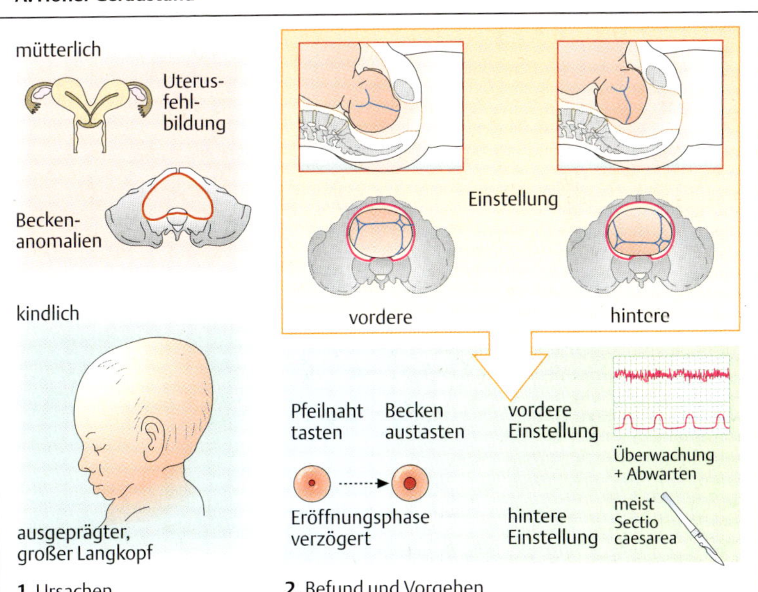

mütterlich
Uterus-
fehl-
bildung
Becken-
anomalien
kindlich
ausgeprägter,
großer Langkopf
1. Ursachen
Einstellung
vordere
hintere
Pfeilnaht
tasten
Becken
austasten
Eröffnungsphase
verzögert
vordere
Einstellung
Überwachung
+ Abwarten
hintere
Einstellung
meist
Sectio
caesarea
2. Befund und Vorgehen

B. Scheitelbeineinstellung

A. Tiefer Querstand

Beim tiefen Querstand ist die physiologische Drehung des kindlichen Kopfes beim Tiefertreten im Geburtskanal ausgeblieben; ebenso häufig auch die sonst gleichzeitig ablaufende Flexion. Somit steht der ggf. unflektierte Kopf am längsovalen Beckenausgang quer.

Ätiologie. Die Ursachen können sein:

- Multipara: Aufgrund der großzügigen Platzverhältnisse (Vordehnung durch die vorangegangenen Geburten) ist für den Kopf gar keine Notwendigkeit zur Rotation gegeben.
- Wehenschwäche: Bei schwachen Wehen wird das Kind durch fehlende Kräfte nicht zur Drehung gezwungen.
- Beckenanomalien: Wenn das knöcherne Becken verändert ist, kann die notwendige knöcherne Führung fehlen, die die Rotation normalerweise erzwingt.
- Schnelle Geburt: Bei sehr schneller Austreibungsphase – häufig in Kombination mit sehr starken Wehen – bleibt dem Kopf nicht ausreichend Zeit für die Drehung.
- Frühgeburt: Frühgeborene haben einen eher rundlichen und auch kleineren Kopf. Eine Anpassung an den ovalen Beckenausgang ist ggf. nicht notwendig.
- Langkopf: Beim großen Langkopf fehlt der Platz, in Beckenmitte zu rotieren.

Formen. Man unterscheidet den 1. tiefen Querstand (Rücken links) und den 2. tiefen Querstand (Rücken rechts). Allerdings ist dies geburtsmechanisch gesehen nicht von Bedeutung.

Diagnostik. Die Diagnose des tiefen Querstands ergibt sich aus der vaginalen Untersuchung. Der Kopf ist auf dem Beckenboden zu tasten, die Pfeilnaht allerdings nicht längs („ausrotiert"), sondern quer.

Vorgehen. Die Behandlung richtet sich nach den tatsächlichen Platzverhältnissen am Beckenausgang. Bei relativ großem Becken und/oder kleinem Kopf kann man unter CTG-Kontrolle die Wehentätigkeit mit Oxytocin unterstützen und eine Spontangeburt abwarten. Ggf. sollte eine frühzeitige Episiotomie (S. 214 f) weiteren Platz für das Köpfchen schaffen.

Kommt es zum Geburtsstillstand auf Beckenboden und ist das CTG pathologisch, ist eine vaginal-operative Entbindung indiziert. Entweder als Zangengeburt, um damit die ausgebliebene Rotation des Kopfes zu vollenden, oder als Vakuumextraktion. Bei Letzterer platziert man die Glocke über dem Hinterhaupt und führt zunächst die fehlende Flexion des Kopfes herbei. Oft kommt es allein dadurch bereits zur notwendigen Drehung und zur Geburt aus Hinterhauptslage.

B. Hintere Hinterhauptslage

Nach der queren Einstellung des Kopfes im querovalen Beckeneingang folgt bei der „normalen" Geburt eine Rotation um 90°, sodass der Rücken des Kindes zur Bauchdecke der Mutter zeigt (S. 190 f). In wenigen Fällen allerdings dreht sich das Kind andersherum, und der Rücken zeigt jetzt nach dorsal (dorsoposteriore Einstellung).

Ätiologie. Die wichtigsten Ursachen für die „falsche Drehung" sind

- Myome im unteren Uterinsegment,
- Beckendeformitäten (insbesondere das androide Becken),
- Variationen der Kopfform (kleiner, runder Kopf, z. B. bei Frühgeburten, oder der ausgeprägte Langkopf) oder ein Hydrozephalus.

Diagnostik. Die Diagnose ergibt sich

- aus den Leopold-Handgriffen (der Rücken ist kaum oder nicht tastbar),
- aus der Tatsache, dass die Herztöne sehr weit seitlich am besten abzuleiten sind,
- vor allem aber aus der vaginalen Untersuchung: Die kleine Fontanelle ist nicht vorne, sondern hinten zu tasten.

Vorgehen. Meist ist die Austreibungsphase etwas verlängert, und bei Platzproblemen am Beckenboden empfiehlt sich eine rechtzeitige Episiotomie.

Die Geburt des Kopfes erfolgt dann auch in Deflexion, wobei bei der dorsoposterioren Hinterhauptslage das Gesicht unter der Symphyse hervor geboren wird.

Da sich die Deflexionslagen (mangelnde Beugung des Kopfes in Beckenmitte) praktisch immer dorsoposterior einstellen, sollte bei der vaginalen Untersuchung genau auf den vorangehenden Teil geachtet werden (Vorderhaupt, Stirn, Gesicht), um eine geburtsunmögliche Einstellung nicht zu übersehen.

Einstellungsanomalien II

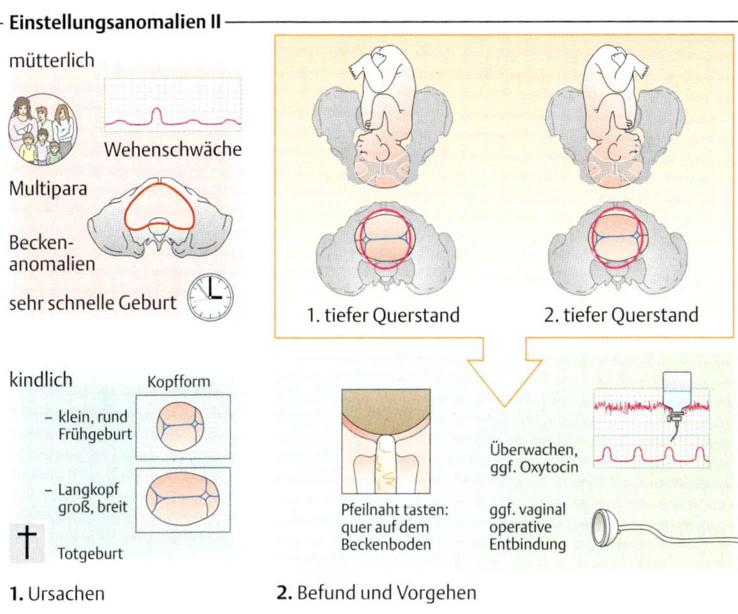

1. Ursachen

2. Befund und Vorgehen

A. Tiefer Querstand

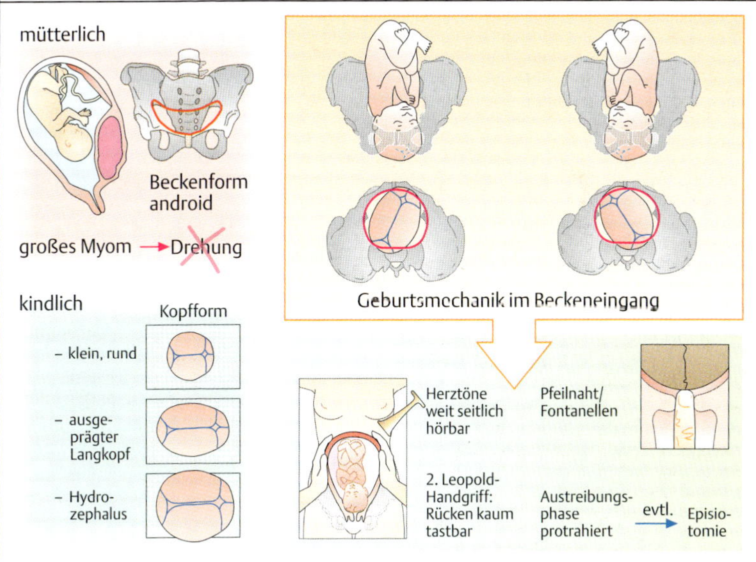

1. Ursachen

2. Befund und Vorgehen

B. Hintere Hinterhauptslage

A. Formen der Beckenendlage

Die Beckenendlage als regelwidrige Poleinstellung findet sich bei etwa 5% der Schwangerschaften. Eine eigentliche Lageanomalie ist sie nicht, da es sich ja im strengen Sinne um eine Längslage handelt, wie die Schädellage auch.

Je nach Position der Beine unterscheidet man folgende Formen:

- reine oder einfache Steißlage: Beide Beine sind nach oben geschlagen (mit ca. 66% am häufigsten); der Umfang des vorangehenden Teils beträgt ca. 28 cm.
- Steiß-Fußlage: Die Beine sind im Hüft- und Kniegelenk gebeugt (ca. 15%); der Umfang des vorangehenden Teils beträgt ca. 33 cm.
- Vollkommene Fußlage: Hüften und Knie sind gestreckt (ca. 10%); der Umfang des vorangehenden Teils beträgt ca. 25 cm.
- unvollkommene Fußlage: Ein Bein ist gebeugt, eines gestreckt (ca. 8%); der Umfang des vorangehenden Teils beträgt 27 cm.

Im Gegensatz zur Schädellage ist bei der Beckenendlage die Geburt umso einfacher, je größer der Umfang des vorangehenden Teils (Steiß) ist. Damit wird der Geburtskanal für den nachfolgenden Kopf als größten Teil des Kindes (Umfang ca. 35–36 cm) am besten vorgedehnt.

B. Ursachen

Die wichtigsten möglichen Ursachen für eine Beckenendlage sind:

- große Beweglichkeit des Kindes im Uterus bei Polyhydramnion, Multipara mit schlaffer Uterusmuskulatur, kleinem Kind (Frühgeburtlichkeit),
- ausbleibende Drehung des Kindes bei Frühgeburten, intrauterinem Fruchttod, Oligohydramnion (z. B. durch Plazentainsuffizienz oder kindliche Fehlbildungen), straffer Uterusmuskulatur (Erstpara), ungünstig gelegenen Myomen, Uterusfehlbildungen, fetaler Makrosomie,
- Störungen des Auffangmechanismus für den Kopf bei Hydrozephalus, Anenzephalus, Placenta praevia, tief sitzenden Myomen, Beckendeformitäten (enges Becken).

In weitaus den meisten Fällen (ca. 80%) lässt sich letztlich aber keine Ursache für die Beckenendlage erkennen.

Äußere Wendung

Da das kindliche Risiko bei vaginaler Geburt aus Beckenendlage deutlich höher ist als aus Schädellage (S. 206 f), kann die äußere Wendung des Kindes in eine Schädellage versucht werden, wenn zwei Voraussetzungen erfüllt sind:

- ausreichende Fruchtwassermenge (kein vorzeitiger Blasensprung),
- gut bewegliches Kind (Steiß ist noch nicht ins Becken eingetreten).

Vorgehen. Unter CTG-Kontrolle der Herztöne und Ruhigstellung des Uterus durch Tokolytika versucht man von außen mit der Hand durch die Bauchdecken hindurch Druck auf die Stirn des Kindes auszuüben und es damit im Sinne eines Purzelbaums rückwärts in eine Schädellage zu drehen.

Ein Wendungsversuch sollte stets in Sectio-Bereitschaft durchgeführt werden, da es zur vorzeitigen Plazentalösung kommen kann, die u.U. eine sofortige Kaiserschnittentbindung notwendig macht.

Entscheidung über den Geburtsmodus

Prinzipiell ist nach entsprechender Aufklärung über die Risiken eine vaginale Geburt aus Beckenendlage auch bei einer Erstgebärenden möglich. Mehrgebärenden ist eine vaginale Geburt bei Beckenendlage anzuraten, sofern die vorangegangenen Geburten komplikationslos verlaufen sind und das Gewicht des jetzigen Kind nicht wesentlich über dem Geburtsgewicht seiner Geschwister liegt.

Indikationen für eine Entbindung per Kaiserschnitt sind:

- Wunsch der Mutter,
- Makrosomie: berechnetes Kindsgewicht über 4000 g (in manchen Kliniken auch ab 3500 g),
- biparietaler Durchmesser sonographisch > 10 cm,
- Frühgeburtlichkeit vor der 35. SSW,
- geschätztes Kindsgewicht < 2000 g,
- protrahierter Geburtsverlauf,
- Hyperextension des Kopfes mit dorsaler Überstreckung der Halswirbelsäule.

Beckenendlage I

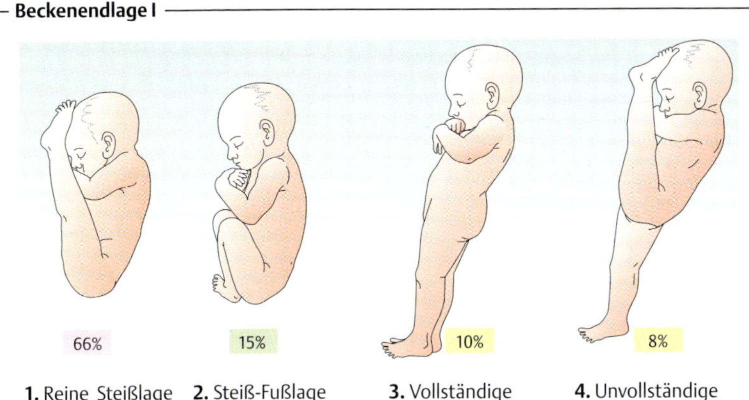

66%
15%
10%
8%
1. Reine Steißlage
2. Steiß-Fußlage
3. Vollständige Fußlage
4. Unvollständige Fußlage

A. Formen der Beckenendlage

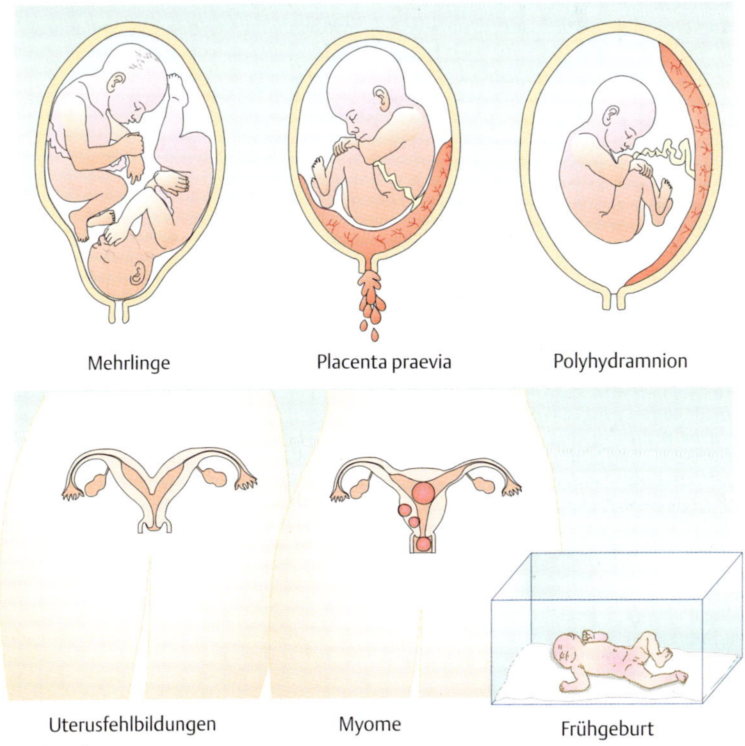

Mehrlinge
Placenta praevia
Polyhydramnion
Uterusfehlbildungen
Myome
Frühgeburt

B. Ursachen

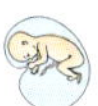

Die Beckenendlage lässt sich durch den dritten Leopold-Handgriff feststellen, und meist wird der Befund dann durch eine Ultraschalluntersuchung bestätigt. Der Fundus steht in der Regel höher als bei Schädellagen, da der Steiß meist später in den Beckeneingang eintritt als der Kopf bei Schädellagen.

A. Geburtsmechanik bei reiner Steißlage

Im Folgenden wird die Geburtsmechanik bei der reinen Steißlage beschrieben. Die Geburt verläuft in 3 typischen Phasen:

1. Geburt des Steißes. Der Steiß tritt quer in den Beckeneingang ein, dreht sich in Beckenmitte und wird am längsovalen Beckenausgang mit nahezu gerade verlaufender Hüftbreite geboren. Hierzu stemmt sich die vordere Hüfte an der Symphyse an, und die kindliche Wirbelsäule ist dabei seitlich gekrümmt.

2. Geburt der Schultern. Im Moment der Steißgeburt stehen die Schultern längs im querovalen Beckeneingang. Sie können also nur in das Becken eintreten, wenn sich das Kind erneut um seine Längsachse dreht; somit dreht sich der Steiß nach seiner Geburt mit dem Rücken nach vorne. Haben die Schultern den Beckeneingang passiert, so drehen sie sich auf dem Weg zum Beckenausgang wieder in die Längsrichtung zurück. Die vordere Schulter wird unter der Symphyse als erste geboren, die hintere Schulter dann über den Damm. Die Arme des Kindes sind auf der Brust verschränkt.

3. Geburt des Kopfes. Im Moment der Schultergeburt tritt der Kopf mit quer verlaufender Pfeilnaht in den Beckeneingang ein – also in der richtigen Position. Während der Passage durch den Geburtskanal dreht sich das Kind wieder so, dass sein Rücken zu den Bauchdecken der Mutter zeigt und das Köpfchen längs vor dem Beckenausgang steht. Der Nacken stemmt sich schließlich an der Symphyse an, und das Kinn, das Gesicht und das Hinterhaupt werden über den Damm geboren.

B. Risiken

Wegen der besonderen Mechanik ergibt sich für die Geburt aus Beckenendlage eine Reihe von Risiken, die zu einer deutlich erhöhten Morbidität und Mortalität des Kindes im Vergleich zur Geburt aus Schädellage führen. Diese sind insbesondere:

- protrahierter Geburtsverlauf, da der Steiß den Geburtskanal nicht so gut dehnen kann wie der Kopf,
- Nabelschnurvorfall, da der Steiß den Beckeneingang nicht so gut abdichtet,
- vorzeitige Plazentalösung, da sich die Gebärmutter zur Geburt des nachfolgenden Kopfes bereits stark verkleinert haben muss und somit die Plazenta häufig gelöst wird,
- Nabelschnurkompression ab dem Moment, in dem der Nabel des Kindes den Beckenausgang passiert hat; ab diesem Moment ist das Kind einer Hypoxie ausgesetzt,
- Druck- und Zugbelastung auf Kopf, Wirbelsäule und Hals, da der Kopf den Geburtskanal gegen einen höheren Widerstand passieren muss,
- Wehenschwäche, da bei der Geburt des Kopfes – des umfangsgrößten Kindsteils – der Uterus bereits zu 70 % entleert ist und somit keine optimale Wehenkraft mehr aufbringen kann.

Manualhilfe nach Bracht

Indikation. Zur vaginalen Entbindung aus Beckenendlage ist eine Manualhilfe durch den Geburtshelfer notwendig, um die Phase der kindlichen Hypoxie durch die Nabelschnurkompression möglichst kurz zu halten. Andererseits darf auch nicht zu früh am kindlichen Rumpf gezogen werden, da sonst die Gefahr besteht, dass die Arme neben den Kopf hochschlagen, was den Umfang nochmals vergrößern würde.

Vorgehen. Erst wenn der Steiß geboren und die Unterkante des vorderen Schulterblatts sichtbar ist, umfasst der Geburtshelfer das Kind so, dass die Daumen auf den Oberschenkeln und die übrigen Finger auf dem Rücken liegen. Wehensynchron wird das Kind dann um die Symphyse herum auf die Bauchdecken der Mutter geleitet.

Unterstützende Maßnahmen. Die Gabe von Oxytocin zur Wehenanregung und die Unterstützung durch den Kristeller-Handgriff (S. 194 f) sind während der Geburt des Kopfes sinnvoll.

Beckenendlage II

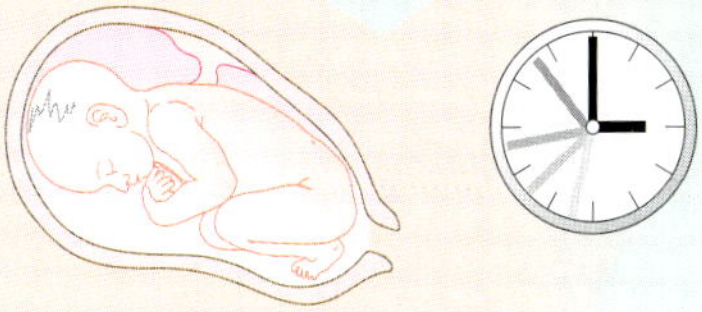

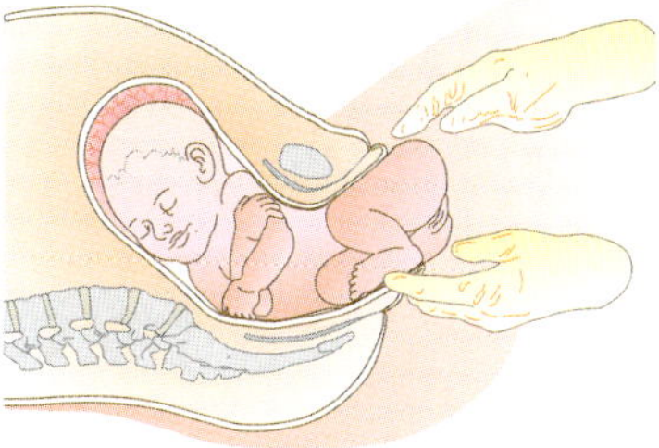

1. Geburt des Steißes

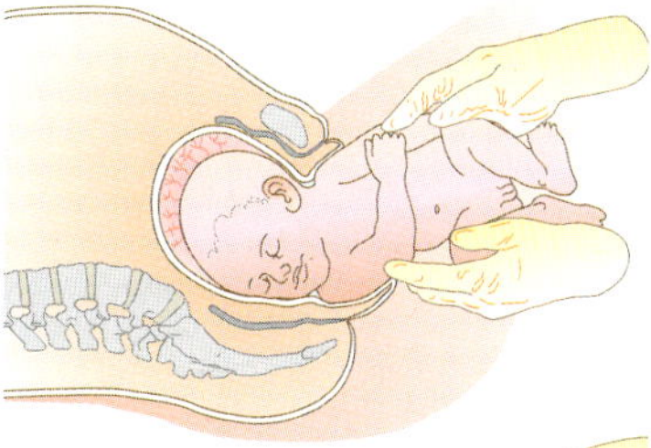

2. Geburt der Schultern

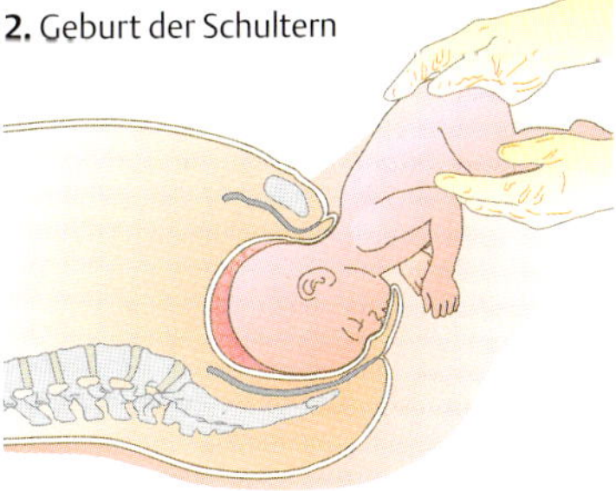

3. Geburt des Kopfes

A. Geburtsmechanik bei reiner Steißlage

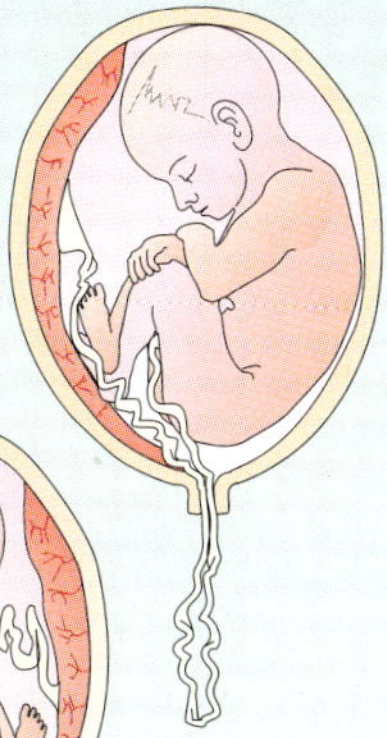

1. Protrahierter Geburtsverlauf

2. Nabelschnurvorfall

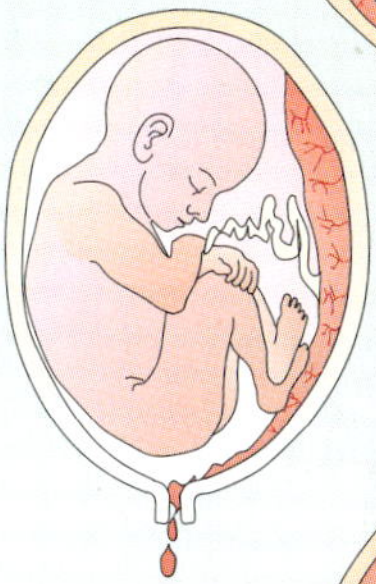

3. Vorzeitige Plazentalösung

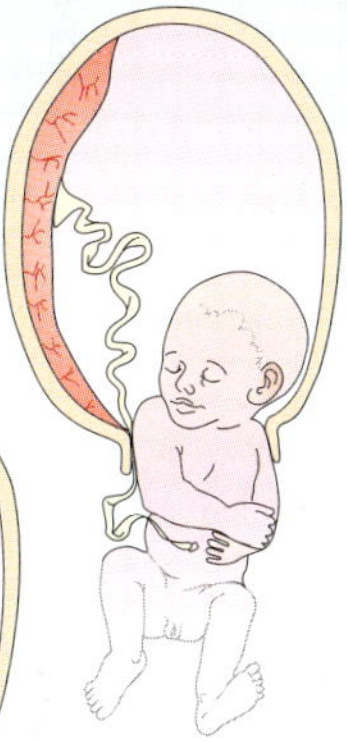

4. Nabelschnurkompression

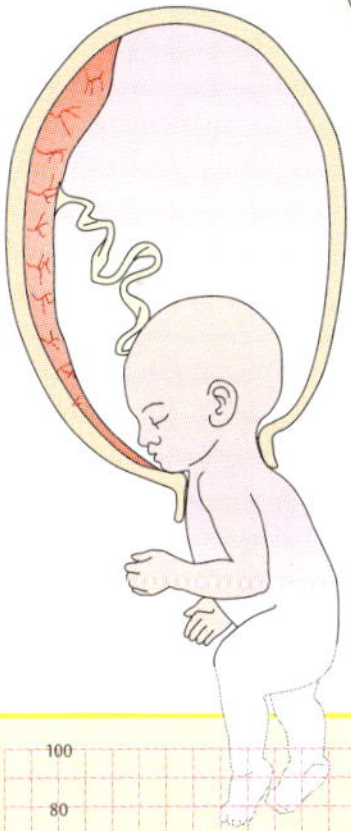

5. Druck- und Zugbelastung

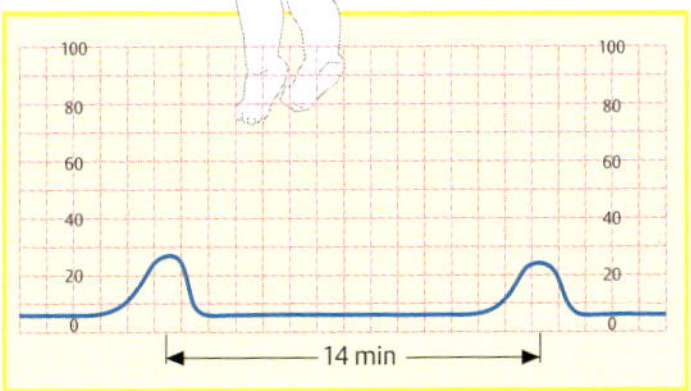

6. Wehenschwäche

B. Risiken

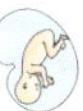

A. Ätiologie

Bei der Querlage (Häufigkeit etwa 0,7 % der Geburten) steht die Längsachse des Kindes in einem Winkel von 90° zur Längsachse der Mutter bzw. des Uterus. Eine vaginale Geburt ist nicht möglich („geburtsunmögliche Lage"). Wichtige Ursachen der Querlage sind:

- Mehrlinge: Oft liegt der zweite Zwilling in Querlage neben oder über dem ersten Kind. Nur bei dieser Form ist die vaginale Geburt nach einer inneren Wendung möglich (s. u.).
- Plazentasitz: Bei Placenta praevia oder einer großen Fundusplazenta kann sich durch die mechanische Behinderung eine Querlage einstellen.
- Großzügige Platzverhältnisse: Wenn das Kind klein ist (z. B. SGA, Frühgeburt), ein Polyhydramnion vorliegt oder die Schwangere schon mehrere Kinder geboren hat, hat das Kind reichlich Platz und nimmt eine beliebige Lage ein – längs, schräg oder quer.
- Mechanische Behinderung: Uterusfehlbildungen (z. B. Uterus subseptus, Uterus arcuatus; S. 11), Beckendeformitäten (insbesondere ein enger Beckeneingang, z. B. beim androgynen Becken) oder Uterusmyome begünstigen ebenfalls eine Querlage des Kindes.

B. Diagnostik

Schon äußerlich lassen verschiedene Zeichen eine Querlage vermuten. Dieser Verdacht muss grundsätzlich durch weitere Untersuchungen gesichert werden.

Inspektion, Auskultation. Der Bauch ist queroval gespannt, und die Herztöne sind in der Mittellinie oder direkt daneben am lautesten zu hören.

Palpation. Die Kindsbewegungen sind nicht streng einer Seite zuzuordnen. Der Fundus steht ungewöhnlich tief (1. Leopold-Handgriff), große Teile sind links **und** rechts zu tasten (Kopf und Steiß, 2. Leopold-Handgriff), es findet sich kein vorangehender Kindsteil (3. Leopold-Handgriff), und das kleine Becken ist leer (4. Leopold Handgriff).

Diagnosesicherung. Die Diagnose wird dann sonographisch gesichert und dabei auch gleich die Stellung des kindlichen Rückens festgestellt. Man unterscheidet:

- die dorsoanteriore QL: Rücken zeigt nach vorn, also zu den Bauchdecken der Mutter,
- die dorsoposteriore QL: Rücken zeigt nach hinten, die kleinen Teile zur mütterlichen Bauchdecke,
- die dorsoinferiore QL: Rücken zeigt zum Beckeneingang,
- die dorsosuperiore QL: Rücken zeigt zum Kopf der Mutter.

Vaginale Untersuchung. Bei der vaginalen Untersuchung ist das Becken leer; ggf. können der Rücken oder kleine Teile erreicht werden.

C. Risiken und Vorgehen

Da es sich bei einer Querlage um eine prinzipiell geburtsunmögliche Lage handelt, ist eine Entbindung per Kaiserschnitt notwendig. Nur wenn die Fruchtblase noch nicht gesprungen, ausreichend Platz vorhanden und die Herztöne unauffällig sind, kann in Sectiobereitschaft eine äußere Wendung (S. 204) versucht werden. In jedem anderen Fall ist eine frühzeitige Klinikaufnahme zur geplanten Sectio caesarea anzuraten, z. B. 2–3 Wochen vor dem errechneten Geburtstermin.

Verschleppte Querlage. Wenn die Fruchtblase springt und Wehen einsetzen, besteht das Risiko des Nabelschnur- und Armvorfalls sowie der Schultereinkeilung im Becken. Man spricht dann von einer verschleppten Querlage, bei der die Gefahr der Uterusruptur mit hoher kindlicher und mütterlicher Mortalität und Morbidität besteht. In manchen Lehrbüchern wird diese Komplikation deshalb auch als die „Katastrophenphase" der Querlage bezeichnet.

Deshalb sind im Falle eines Blasensprungs bei Querlage sofort eine hochdosierte Tokolyse und umgehend die Sectio caesarea durchzuführen, um die Ruptur abzuwenden. Ein Wendungsversuch ist absolut kontraindiziert.

Zwilling in Querlage. Bei Zwillingsgeburten kann es nach der Geburt des ersten Kindes aus Schädellage aufgrund des dann reichlich vorhandenen Platzes zur Querlage des zweiten Kindes kommen. Da der Muttermund vollständig eröffnet ist, führt man in diesen Fällen eine innere oder kombinierte Wendung des Kindes durch. Hierzu wird meist ein Füßchen gegriffen und das Kind dann am Bein extrahiert (sog. „Wendung auf den Fuß und ganze Extraktion"). Bei erheblicher Größendifferenz zwischen den Kindern (zweites Kind deutlich größer als das erste) oder Komplikationen bei der Geburt des ersten Zwillings sollte allerdings eine Sectio caesarea bevorzugt werden.

Querlage

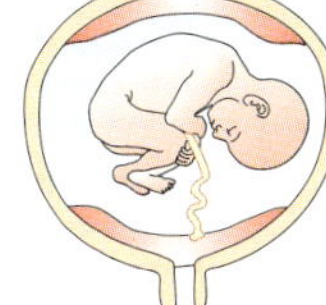

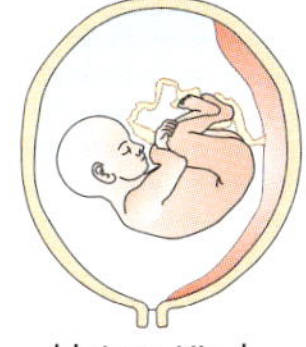

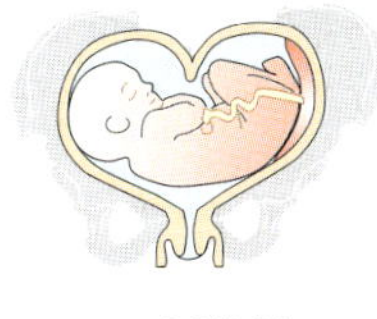

– Mehrlinge

– Fundusplazenta
– Placenta praevia

– kleines Kind
– Frühgeburt
– Polyhydramnion

– Uterusfehlbildung
– große Myome
– Beckendeformität

A. Ätiologie

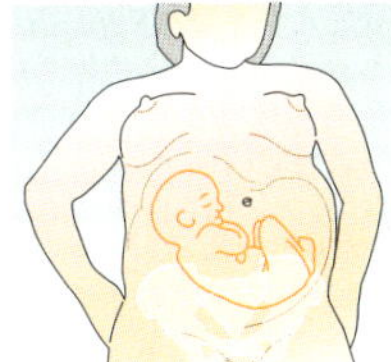

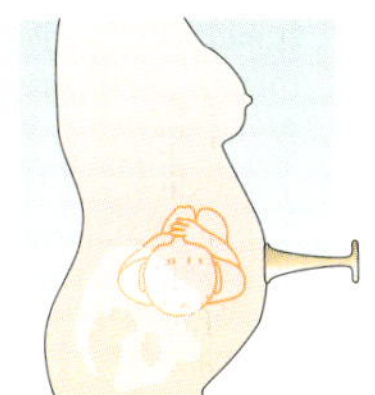

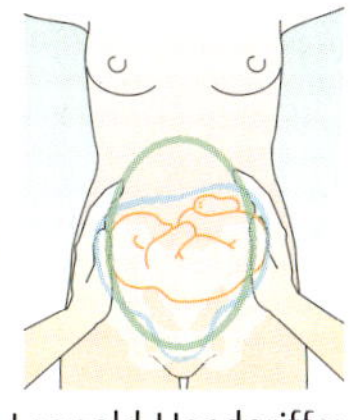

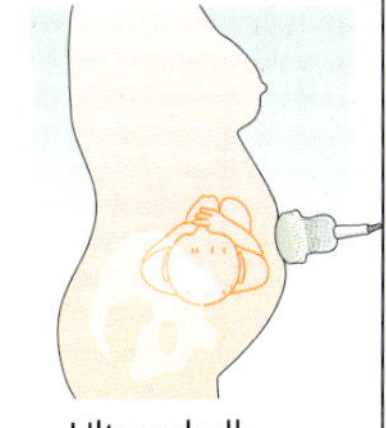

Inspektion:
Bauch queroval

Auskultation:
Herztöne
im Nabelbereich

Leopold-Handgriffe:
Fundusstand:
normal Querlage

Ultraschall:
Kopf? Steiß?

B. Diagnostik

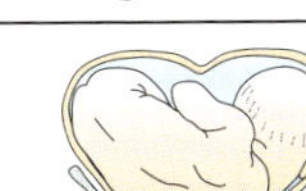

kein Blasensprung

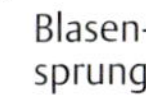

frühzeitige Aufnahme

Beckenhochlagerung

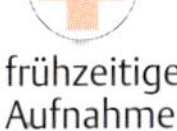

primäre Sectio caesarea

Blasensprung

hochdosierte Tokolyse

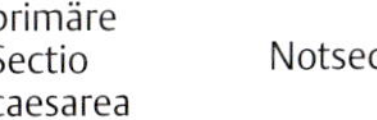

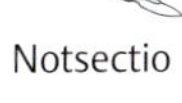

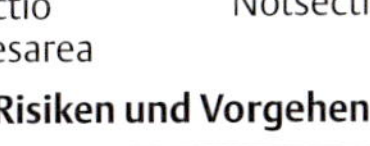

Notsectio

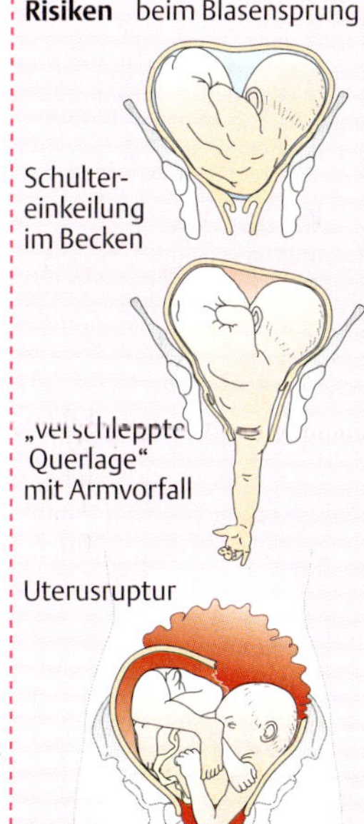

Risiken beim Blasensprung

Schultereinkeilung im Becken

„verschleppte Querlage“ mit Armvorfall

Uterusruptur

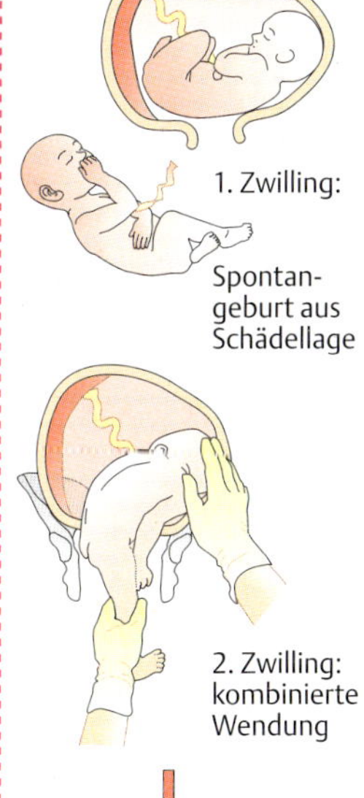

1. Zwilling:
Spontangeburt aus Schädellage

2. Zwilling:
kombinierte Wendung

vaginale Entbindung

C. Risiken und Vorgehen

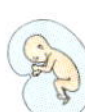

Die Schulterdystokie (Häufigkeit etwa 0,3 % aller Geburten) ist ein akutes geburtshilfliches Problem, welches mit einer erheblichen Gefährdung des Kindes einhergeht, v. a. durch den Sauerstoffmangel bei komprimierter Nabelschnur. Nach Feststellung einer Schulterdystokie muss deshalb die Geburt innerhalb der nächsten Minuten beendet werden.

A. Formen und Risiken

Man unterscheidet im Wesentlichen zwei Formen:

- hoher Schultergeradstand,
- tiefer Schulterquerstand.

Hoher Schultergeradstand. Hierbei hat sich das Kind im Becken nicht gedreht, und die vordere Schulter ist an der Symphyse hängengeblieben. Statt sich dem querovalen Beckeneingang anzupassen, steht der Schultergürtel also gerade. Erkennbar wird dieser Zustand durch die Tatsache, dass der Kopf geboren, der Hals aber noch nicht sichtbar und die äußere Drehung des Kopfes als Zeichen der gesamten Rotation des Kindes nicht komplett ist. Die Pfeilnaht steht bei der Kopfgeburt oft nicht gerade, sondern schräg.

Tiefer Schulterquerstand. Kommt es nach der Kopfgeburt nicht zur Rückdrehung des Kindes, sodass die Schultern am längsovalen Beckenausgang weiterhin quer stehen, spricht man vom tiefen Schulterquerstand. Hierbei bleibt die äußere Drehung des Kopfes komplett aus; das Kind hat zwar die Deflexionsbewegung des Kopfes um die Symphyse herum durchgeführt und der Hals ist sichtbar, die quer stehenden Schultern können aber nicht geboren werden.

Risikofaktoren. Bestimmte Faktoren begünstigen eine Schulterdystokie:

- Gewicht des Kindes über 4000 g (Makrosomie; je schwerer das Kind, desto höher das Risiko),
- Adipositas der Mutter,
- Beckendeformitäten, insbesondere das platt-rachitische Becken,
- enger Beckenausgang,
- kleiner kindlicher Kopf.

Risiken. Die Hauptrisiken für das Kind liegen in der Hypoxie, weswegen bei einer Schulterdystokie zügiges, aber dennoch für das Kind schonendes Handeln notwendig ist. Aufgrund der mechanischen Verhältnisse kann es bei der Schulterdystokie auch zu Armplexusläsionen und Frakturen, insbesondere der Klavikula und des Humerus kommen.

B. Vorgehen

Wichtig: Ruhe bewahren. Um die Situation nicht zu verschlimmern, darf bei einer festgestellten Schulterdystokie **keinesfalls** am Kopf gezogen oder der Kristeller-Handgriff angewandt werden. Diese Maßnahmen würden die Schulter nur noch enger an das mütterliche Becken drücken und dadurch die Problematik verschärfen. Sämtliche Maßnahmen bei der Schulterdystokie zielen darauf hin, die Platzverhältnisse zu erweitern und damit die festhängende Schulter zu lösen.

Hoher Schultergeradstand. Folgende Maßnahmen in der angegebenen Reihenfolge sinnvoll:

- Tokolytika im Bolus geben, um die eventuell bestehende Dauerkontraktion der Gebärmutter zu durchbrechen und für die Schulter Platz zu gewinnen,
- Anlegen bzw. Vergrößern einer bereits angelegten Episiotomie, um im Dammbereich ebenfalls zusätzlich Platz zu gewinnen,
- die mütterlichen Beine im Hüftgelenk überstrecken; hierzu muss häufig der Kopfteil des Kreißbetts heruntergefahren werden,
- anschließend maximale Beugung der Beine im Hüftgelenk,
- äußere Überdrehung des kindlichen Kopfes, wobei hierzu die Hände flach an den Kopf angelegt werden, bis die Schulter unter der Symphyse hervorgleiten kann,
- rhythmischer Druck direkt über der Symphyse durch eine Hilfsperson, um die Schulter freizubekommen,
- als Ultima ratio manuelle Lösung der Schulter unter der Symphyse, indem der Geburtshelfer mit der Hand eingeht und vom kindlichen Rücken her die Rotation unterstützt („innere Rotation").

Sollten diese Maßnahmen keinen Erfolg zeigen, ist ggf. die Einleitung einer Narkose zur maximalen Relaxierung der Mutter sinnvoll.

Tiefer Schulterquerstand. Beim tiefen Schulterquerstand, der seltener auftritt, ist meist die Unterstützung der ausgebliebenen Rotation durch Drehung des Kopfes ausreichend, sodass die Schultern dann am Beckenausgang schräg geboren werden können. Im Ausnahmefall ist aber auch hier die innere Rotation durch den Geburtshelfer notwendig.

Schulterdystokie

Risiken
– Hypoxie
– Armplexus-paresen
– Klavikula-, Humerus-fraktur
1. Hoher Schultergeradstand
2. Tiefer Schulterquerstand

A. Formen und Risiken

Tokolytika im Bolus
großzügige Episiotomie
Episiotomie erweitern
Ausgangsstellung
äußere Drehung
+ 1,5 cm
Strecken
Kristeller-Handgriff
+ 1,5 cm
Beugen

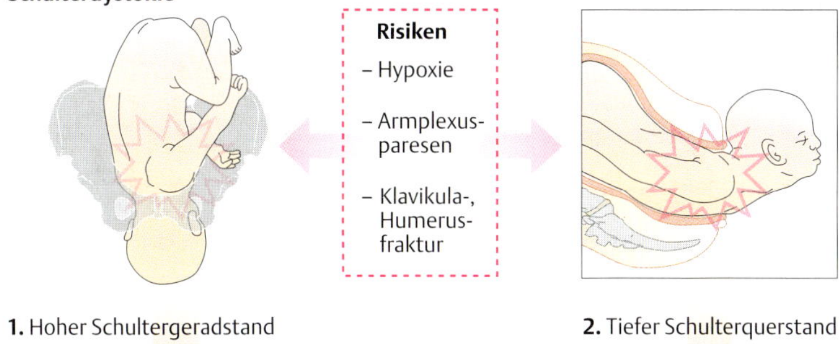

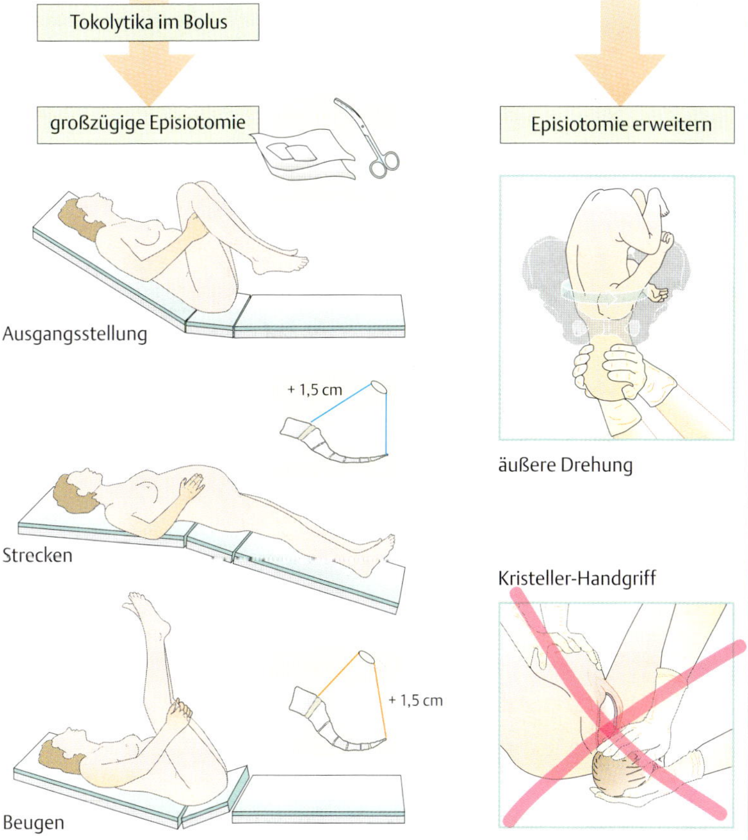

B. Vorgehen

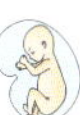

Ist der Fetus mit Sauerstoff unterversorgt, spricht man von einer Hypoxie. Hierbei unterscheidet man die chronische Form – meist auf dem Boden mütterlicher Erkrankungen mit entsprechender fetaler Wachstumsretardierung – und die *akuten Formen*, bei denen das Kind akut gefährdet ist.

A. Ursachen

Als Ursachen kommen drei verschiedene Mechanismen infrage:

- unzureichendes mütterliches O_2-Angebot für das Kind,
- Probleme beim O_2-Transfer zum Kind,
- kindliche O_2-Verwertungs- bzw. -Transportprobleme.

Mütterliche Ursachen. Der von der Mutter angebotene Sauerstoff reicht für die Versorgung des Kindes nicht aus. Dies ist z. B. oft bei chronischen Lungenerkrankungen der Mutter (Asthma bronchiale), Herzerkrankungen (Herzvitien, Herzinsuffizienz), mütterlicher Anämie oder Gefäßveränderungen (z. B. bei Hypertonus, Diabetes mellitus, Eklampsie) der Fall. Auch das Vena-cava-Kompressionssyndrom führt zu einer akuten fetalen Hypoxie.

Probleme des Gastransfers. Hier sind insbesondere chronische Störungen der Plazentaperfusion (z. B. bei Infektionen, Hypertonie, Gestose), akute plazentare Probleme (vorzeitige Plazentalösung,) und Probleme von Seiten der Nabelschnur (u. a. Kompression z. B. bei Beckenendlage, Insertio velamentosa) anzutreffen.

Kindliche Probleme. Mögliche Hypoxieursachen sind die fetale Anämie oder Hämolyse, Herzvitien oder angeborene Stoffwechselerkrankungen (z. B. Diabetes mellitus).

B. Diagnostik

Chronische intrauterine Hypoxie. Verschiedene Faktoren können diagnostische Hinweise auf eine chronische Hypoxie des Fetus liefern, die z. T. auch zum Nachweis eines Therapieerfolgs bzw. zur Verlaufsbeobachtung wichtig sind:

- die Anamnese (Hypertonus? Bekannte Herzfehler? Stoffwechselerkrankungen der Mutter?),
- eine gute sonographische Überwachung in der Schwangerschaft (S. 20f; fetale Wachstumsretardierung? Kind proportioniert?),
- Doppler-Untersuchungen mütterlicher, plazentarer und/oder fetaler Gefäße (S. 22f).

Unter der Geburt ist bei einer bereits in der Schwangerschaft bestehenden fetalen Hypoxie kaum noch mit kindlichen Reserven zu rechnen. Somit muss die Geburtsüberwachung sehr sorgfältig erfolgen und ggf. die Indikation zur operativen Entbindung entsprechend großzügiger gestellt werden.

Akute fetale Hypoxie. Eine akute Hypoxie ist in aller Regel durch entsprechende CTG-Veränderungen erkennbar (Bradykardie, Dezelerationen). Eine zurückliegende hypoxische Phase kann sich auch amnioskopisch (S. 33**B.**) durch die Grünfärbung des Fruchtwassers bemerkbar machen. Sinnvoll ist häufig, das Hypoxieausmaß durch eine Mikroblutuntersuchung (S. 30f**B.**) zu objektivieren, um daraus die therapeutischen Konsequenzen abzuleiten **(C.)**.

Auch die Pulsoxymetrie bietet sich als Verfahren zur Kontrolle der kindlichen Sauerstoffversorgung an, insbesondere bei einem pathologischen CTG.

C. Vorgehen bei akuter Hypoxie

Im Falle einer akuten Sauerstoffminderversorgung unter der Geburt sollte versucht werden, die plazentare Perfusion zu verbessern. Dies geschieht akut durch folgende Maßnahmen:

- Lagewechsel der Mutter, insbesondere bei Rückenlage und vermutetem Vena-cava-Kompressionssyndrom,
- Sauerstoffgabe über eine Maske,
- Tokolytika verabreichen, um Kontraktionen der Gebärmutter zu verhindern und damit sowohl die uterine wie die plazentare Perfusion zu verbessern,
- ggf. Becken hoch lagern, wenn die Nabelschnur komprimiert ist.

Besteht die kindliche Gefährdung fort, bleibt als wichtigste Maßnahme nur die schnelle Geburtsbeendigung. Hierbei spielen zur Entscheidungsfindung über den Geburtsmodus neben dem vermuteten Ausmaß der Hypoxie auch die Parität, der bisherige Geburtsfortschritt und die Schwangerschaftswoche eine erhebliche Rolle. In der Eröffnungsphase bleibt bei akuter fetaler Hypoxie meist nur die Sectio caesarea, in der Austreibungsphase je nach Höhenstand des Kopfes auch die vaginal-operativen Entbindungsverfahren (S. 216ff) als Lösungswege.

Perinatale Hypoxie

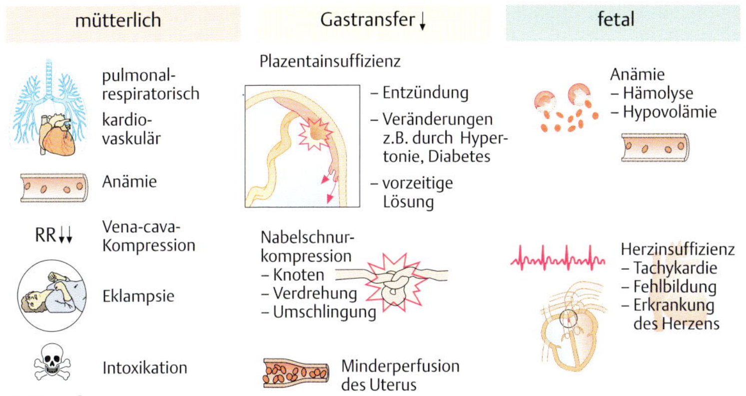

mütterlich
Gastransfer ↓
fetal
pulmonal-respiratorisch
kardio-vaskulär
Anämie
RR↓↓
Vena-cava-Kompression
Eklampsie
Intoxikation
Plazentainsuffizienz
– Entzündung
– Veränderungen z.B. durch Hyper-tonie, Diabetes
– vorzeitige Lösung
Nabelschnur-kompression
– Knoten
– Verdrehung
– Umschlingung
Minderperfusion des Uterus
Anämie
– Hämolyse
– Hypovolämie
Herzinsuffizienz
– Tachykardie
– Fehlbildung
– Erkrankung des Herzens

A. Ursachen

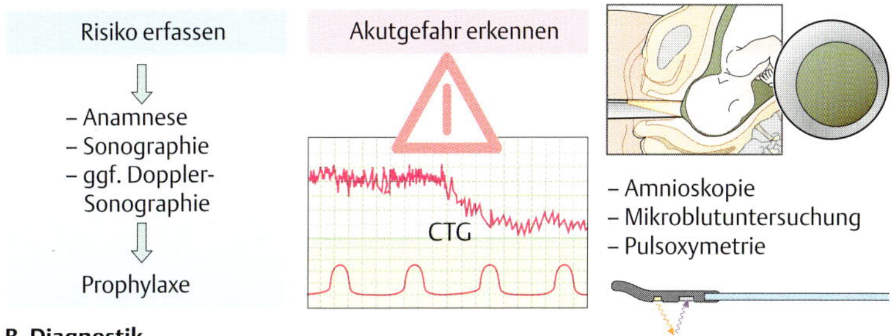

Risiko erfassen
– Anamnese
– Sonographie
– ggf. Doppler-Sonographie
Prophylaxe
Akutgefahr erkennen
CTG
– Amnioskopie
– Mikroblutuntersuchung
– Pulsoxymetrie

B. Diagnostik

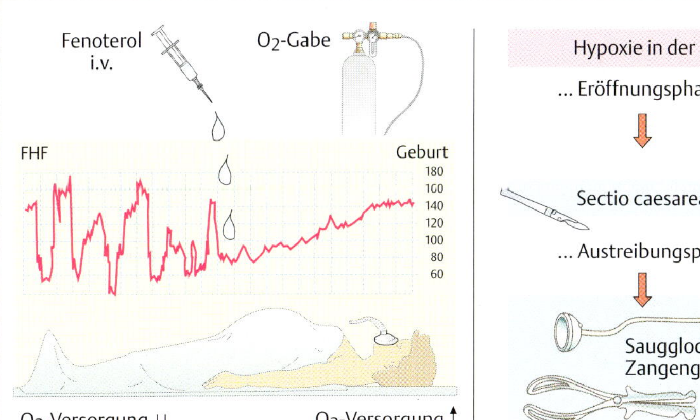

Fenoterol i.v.
O2-Gabe
FHF
Geburt
180
160
140
120
100
80
60
O2-Versorgung ↓↓
O2-Versorgung ↑
1. Intrauterine Reanimation
Hypoxie in der ...
... Eröffnungsphase
Sectio caesarea
... Austreibungsphase
Saugglocken-, Zangengeburt
2. Operative Geburtsbeendigung

C. Vorgehen bei akuter Hypoxie

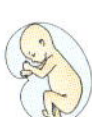

Die Episiotomie (Dammschnitt) ist wohl mit das am meisten diskutierte geburtshilfliche Thema der letzten Jahre. Insbesondere die Frage, ob die obligat durchgeführte Episiotomie das spätere Auftreten von Senkungsbeschwerden und eine Inkontinenz verhindern kann, ist nicht abschließend geklärt.

A. Indikationen und Durchführung

Indikationen. Zweifellos ist die Episiotomie eine bewährte Maßnahme zur Vergrößerung des Beckenausgangs, die insbesondere bei kindlicher Hypoxie in der Austreibungsphase den Geburtsverlauf beschleunigen kann (drohende Asphyxie, *kindliche Indikation* zur Episiotomie). Für eine vaginal-operative Entbindung (S. 216ff), bei Frühgeburten und bei Lage- (BEL) oder Einstellungsanomalien (Deflexionslagen) stellt der Dammschnitt sogar eine notwendige Voraussetzung für die Geburt dar.

Um einen Dammriss zu verhindern, wird die Episiotomie aus *mütterlicher Indikation* angelegt. Ein Dammriss droht, wenn sich unter der Geburt die Dammhaut soweit anspannt, dass sie akut weiß wird.

Frühzeitige Episiotomie. Vom Zeitpunkt des Anlegens her sind zwei Episiotomieformen zu unterscheiden. Der frühzeitige Dammschnitt wird vor dem Einschneiden des Kopfes angelegt (Kopf ist in der Presswehe sichtbar, zieht sich in der Wehenpause aber noch zurück), also noch bevor der Damm maximal angespannt ist. Dazu ist immer eine entsprechende Anästhesie notwendig, entweder als lokale Infiltration oder regional als Pudendusblock bzw. im Rahmen einer Peridural- oder Spinalanästhesie.

Rechtzeitige Episiotomie. Der rechtzeitige Dammschnitt wird beim Einschneiden des Kopfes durchgeführt, wenn also die Dammhaut maximal angespannt ist. Wenn auf dem Höhepunkt einer Wehe geschnitten wird, ist keine Analgesie notwendig.

Schnittführung. Es gibt drei Formen:

- mediane Episiotomie: Schnitt in Verlängerung der Scheide auf den Anus zu,
- mediolaterale Episiotomie: Schnitt von der Mitte des Scheidenausgangs zur Seite,
- laterale Episiotomie: seitliche Schnittführung, die im unteren Vulva-Drittel beginnt.

Wundversorgung. Die Episiotomie wird nach der Plazentageburt in mindestens drei Schichten genäht:

- vaginale Naht,
- tiefe Dammnaht,
- Hautnaht am Damm.

Ggf. kann noch eine oberflächliche Dammnaht hinzugefügt werden. Möglich sind fortlaufende oder Einzelknopfnähte, wobei die Haut am günstigsten fortlaufend intrakutan genäht wird. Man verwendet resorbierbares Nahtmaterial.

Kontrollen. Wegen der engen anatomischen Beziehung zum Rektum darf auf die abschließende rektale Tastuntersuchung nicht verzichtet werden, um ein eventuelles Mitfassen der Rektumschleimhaut mit der Naht erkennen zu können. Sollte dies der Fall sein, muss die Naht gelöst und der Schnitt neu vernäht werden.

B. Vorteile und Nachteile

Alle Schnittführungen der Episiotomie haben Vor- und Nachteile (s. Tabelle rechts).

Laterale Episiotomie. Sie wird heute in aller Regel nicht mehr durchgeführt, da die Probleme bei der Wundversorgung (sehr asymmetrische Wundränder) und insbesondere die spätere Narbenbildung mit u.U. erheblichen Beschwerden (z. B. Schmerzen beim Sitzen, Kohabitationsprobleme) die Vorteile des maximalen Raumgewinns nicht aufwiegen.

Mediane Episiotomie. Die mediane Schnittführung zeichnet sich durch die geringste Verletzung der Dammstrukturen aus (weder Muskeln, noch Nerven, kaum Gefäße). Die Blutung ist deshalb geringer und die Naht technisch einfacher. Meist haben die Frauen mit dieser Art der Schnittführung die geringsten postpartalen Probleme, z. B. in Bezug auf Schmerzen oder Narbenbildung.

Als wesentlicher Nachteil ist die Gefahr des Weiterreißens in den Sphincter ani zu nennen (sog. Dammriss III. Grades; S. 220f), der auch bei korrekter Versorgung in bis zu 8 % mit einer späteren Stuhlinkontinenz einhergeht.

Mediolaterale Episiotomie. Sie kann bei weiterem Platzbedarf besser erweitert werden als die mediane Form. Allerdings ist der Blutverlust größer, die Beschwerden bezüglich der Wundheilung (Sitzen in den ersten Tagen p.p., Narbenbildung) stärker und die Naht wegen der Asymmetrie komplizierter.

Die Wahl der Schnittführung ist neben den anatomischen Verhältnissen (z. B. Höhe des Damms, Vorhandensein von Varizen) ganz entscheidend von der Präferenz des jeweiligen Geburtshelfers abhängig.

Episiotomie

Dammschnitt

frühzeitig

vor Einschneiden des Kopfes

Pudendusblock
Damminfiltration

rechtzeitig

beim Einschneiden des Kopfes

keine Anästhesie nötig

Indikationen

drohender Dammriss

- großes Kind, hoher Damm
- Zangengeburt
- Saugglockengeburt

Schutz des Kindes

- Frühgeburt
- Zwillingsgeburt
- Geburt aus Beckenendlage

1. Schnittführung

2. Naht (mediolateral)

A. Indikationen und Durchführung

	durchtrennte Muskeln	Vorteile	Nachteile
median	– keine	– leicht zu versorgen – gute Abheilung	– kann zum Dammriss Grad III weiterreißen
medio-lateral	– M. bulbospongiosus – M. transversus perinei superficialis	– mehr Raumgewinn als median – Risiko des Weiterreißens ↓	– stärkere Blutung – schwieriger zu versorgen – schlechtere Heilung
lateral	– wie mediolateral und M. levator ani	– größter Raumgewinn	– stärkste Blutung – schwierigste Versorgung – evtl. Komplikationen – größte Beschwerden

B. Vorteile und Nachteile

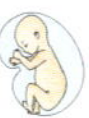

Die Zangen- oder Forcepsentbindung ist eine Maßnahme, die in der Austreibungsphase eine schnelle Geburtbeendigung ermöglicht. Hierzu wird eine Metallzange um das kindliche Köpfchen gelegt, die weniger den Kopf „packen“ oder festhalten soll, als vielmehr wie ein Metallkäfig den Druck der mütterlichen Muskulatur auf den Kopf mindern kann und damit die Geburt beschleunigt.

Verletzungen. Häufigste mütterliche Komplikation ist die Verletzung von Scheide und Muttermund durch den zusätzlichen Platzbedarf. Kindliche Verletzungen kommen bei korrekter Zangenlage praktisch nie vor; möglich sind Facialis- oder Armplexusläsionen bei forciertem Zug.

A. Voraussetzungen

Um eine Zange (oder Saugglocke; S. 218f) anwenden zu können, müssen bestimmte Voraussetzungen erfüllt sein:

- Das Kind muss in Schädellage liegen, eine Zange am Steiß ist nicht möglich, da sie hier keinen ausreichenden Halt findet.
- Der kindliche Kopf muss die engste Stelle des Beckens (Beckenmitte) passiert haben.
- Der Muttermund muss vollständig eröffnet sein, da sonst die Verletzungsgefahr für die Mutter erheblich ist.
- Die Fruchtblase muss gesprungen sein.
- Eine adäquate Analgesie ist für einen gut entspannten Beckenboden wichtig.
- Eine Episiotomie schafft den nötigen zusätzlichen Platz.
- Es muss eine zwingende Indikation zur Zangengeburt vorliegen.

Indikationen. Die wichtigste Indikation zur vaginal-operativen Entbindung ist die fetale Hypoxie (S. 212f). Hier kann die Geburt mit der Zange schnell beendet und das Kind dann extrauterin adäquat versorgt werden. Auch bei mütterlicher Erschöpfung, sekundärer Wehenschwäche oder – selten – im Falle mütterlicher Erkrankungen, bei denen ein Mitpressen nicht möglich ist (z. B. Herzvitien, Augenerkrankungen mit Gefahr der Netzhautablösung), kann die Indikation für eine vaginal-operative Entbindung gegeben sein.

Bei bekannter Hepatitis oder HIV-Infektion der Mutter sollte, um mütterliche Verletzungen mit Austritt von infektiösem Blut zu vermeiden, eher eine Vakuumextraktion (S. 218f) durchgeführt werden, sofern die geburtshilfliche Situation dies zulässt.

B. Naegele-Zange

Die am häufigsten verwendete Zange ist das Modell nach Naegele. Es besteht aus zwei einzelnen Löffeln, die nacheinander um das Köpfchen gelegt und dann geschlossen (vereinigt) werden. Hierbei muss immer zuerst der linke Löffel (mit Schloss) und dann erst der rechte angelegt werden **(C.)**. Beide Löffel weisen zwei Krümmungen auf: Kopf- und Beckenkrümmung. Diese erleichtern das Anlegen wesentlich, da die Zange damit sowohl an den runden Kopf als auch an den nach schräg oben verlaufenden Geburtskanal optimal angepasst ist.

C. Durchführung

Eine Zangengeburt findet fast immer in einer fetalen Notfallsituation statt. Wichtig ist deshalb das ruhige, überlegte Vorgehen des Geburtshelfers. Typischer Ablauf:
→ Ausreichende Analgesie und vaginale Untersuchung, um Höhenstand, Leitstelle und Pfeilnaht sowie die vollständige Eröffnung des Muttermundes zu ertasten. → Der Geburtshelfer muss sich vor seinem geistigen Auge die angestrebte Lage der Zange am kindlichen Köpfchen genau vorstellen; dazu hält er die geschlossene Zange so vor die Vulva, wie sie später angelegt werden soll. → Der *linke* Löffel wird mit der *linken* Hand an die *linke* Vaginalwand der Mutter eingelegt (Merkspruch: links – links – links). Die rechte Hand schützt das Genitale. → Dann legt die *rechte* Hand den *rechten* Löffel an die *rechte* Vaginalwand ein (Merkspruch: rechts – rechts – rechts). Die linke Hand schützt das Genitale. → Die Zange wird geschlossen; hierzu kann ggf. eine leichte Schrägstellung der Löffel noch ausgeglichen werden (sog. Brot brechende Bewegung). → Durch Nachtasten prüft man, ob etwa mütterliche Weichteile mitgefasst sind und ob die Zange korrekt am Köpfchen liegt. → Probezug (folgt der Kopf dem Zug der Zange?); dann wehensynchroner Zug steil nach unten, was der Krümmung des Geburtskanals entspricht. → Ggf. Anlegen einer Episiotomie und Dammschutz entweder durch die Hebamme oder mit der linken Hand, während die rechte weiterhin den Zug aufrecht erhält. → Wenn das Hinterhaupt geboren ist, ändert sich die Zugrichtung nach vorn, wenn der Kopf geboren ist, wird die Zange abgenommen und das Kind wie bei einer Spontangeburt entwickelt.

Nach der Geburt ist die Spiegeleinstellung obligat, um keinen Scheiden- oder Zervixriss zu übersehen.

Zangengeburt

Schädellage

Kopf:
- zu groß
- zu klein
- „zangengerecht“

adäquate Anästhesie

Harnblase entleert

MM vollständig

Fruchtblase offen

Kopfstand
- tief in BM
- auf BB

BE

BM

BB

A. Voraussetzungen

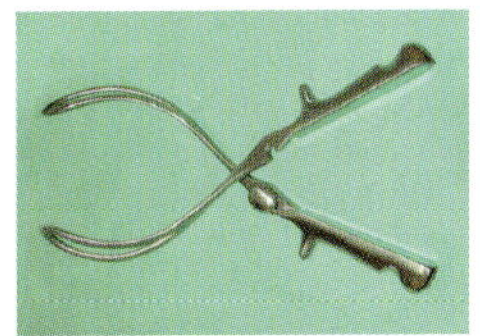

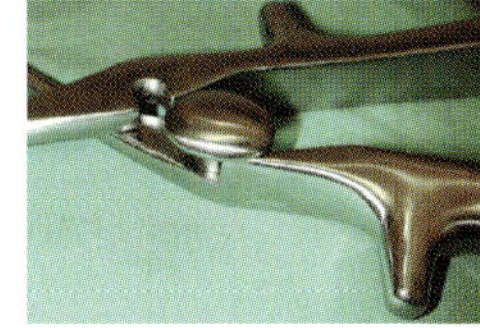

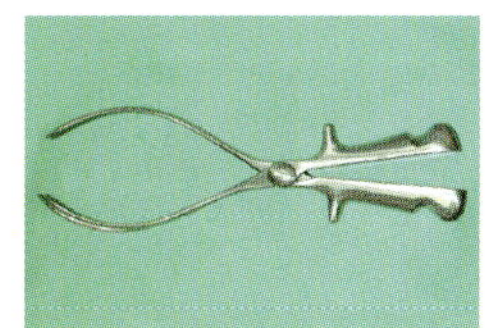

B. Naegele-Zange

wie muss die Zange am Köpfchen liegen?

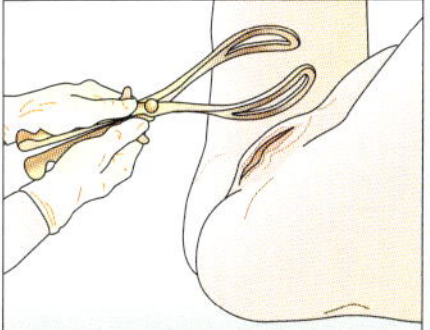

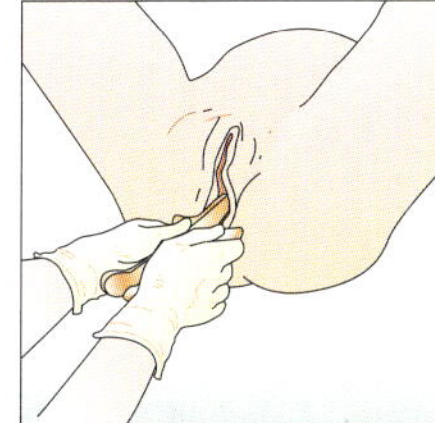

Zange schließen, nachtasten:
- Weichteile eingeklemmt?
- Lage in Ordnung?

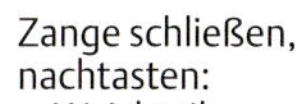

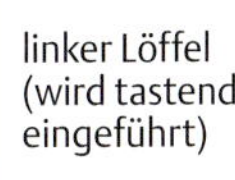

linker Löffel (wird tastend eingeführt)

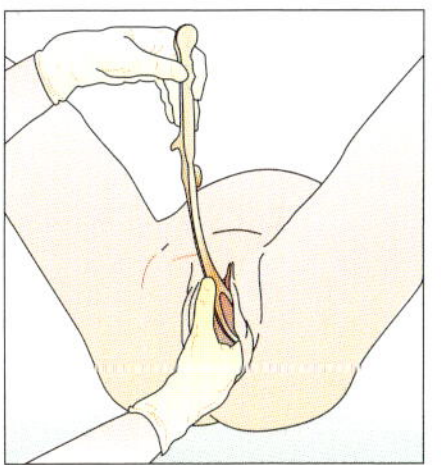

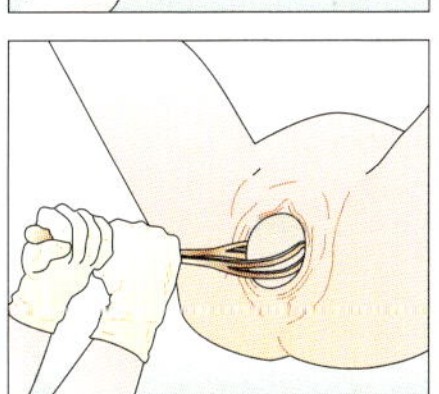

wehen-synchroner Zug nach unten

Hinterhaupt ist geboren

rechter Löffel analog

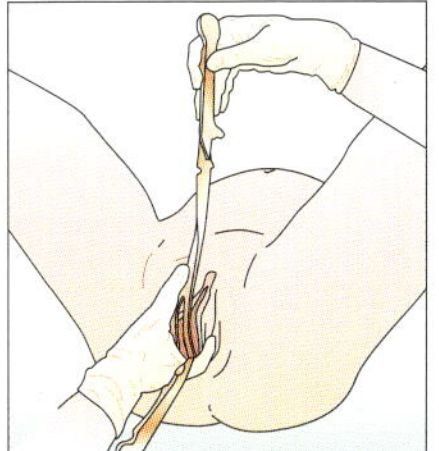

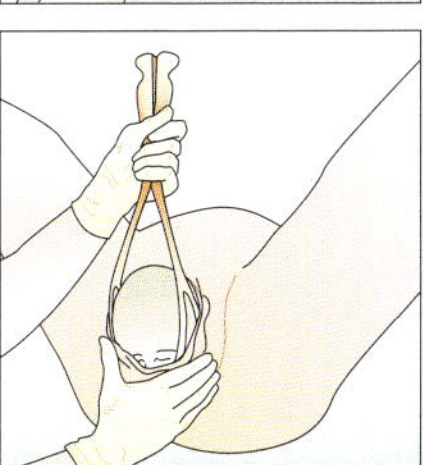

wehen-synchroner Zug nach vorn

Kopf ist geboren

Schluss der Extraktion

Zange abnehmen

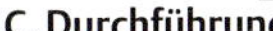

C. Durchführung

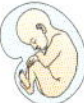

Die Saugglockenentbindung oder Vakuumextraktion ist, wie die Zangengeburt (S. 216f), eine Form der Entbindung, bei der die Austreibungsphase unterstützt und verkürzt werden soll. Somit sind die Indikationen bei beiden vaginal-operativen Entbindungsformen gleich. Auch die auf S. 216 genannten Voraussetzungen gelten für die Saugglockengeburt. Der wesentliche Unterschied besteht darin, dass die Glocke am vorangehenden Teil angesetzt wird, und damit neben dem Köpfchen kein zusätzlicher Platzbedarf besteht. Andererseits benötigen das Anlegen der Glocke und das Erreichen des nötigen Unterdrucks mehr Zeit als die Anlage einer Zange. Durch ein Forceps kann außerdem eine eventuell vorhandene fehlende Rotation des Kopfes ausgeglichen werden, was mit der Saugglocke nicht möglich ist.

Eine wichtige Kontraindikation ist die Frühgeburt; hier sollte man als vaginal-operative Methode die Zangenentbindung vorziehen.

A. Saugglocke

Die Saugglocke ist ein Metall- oder Kunststoffkörper, der mit dem Hohlraum über dem kindlichen Köpfchen platziert und dann mit einer Pumpe verbunden wird, die den Unterdruck erzeugt. Dadurch entwickelt sich am Kopf eine ödematöse Geburtsgeschwulst, die Glocke und Kind fest miteinander verbindet. Durch mittelbaren Zug über eine Kette, die entweder separat in die Glocke eingehängt wird oder im Schlauch integriert ist, wird dann die Geburt unterstützt. Der Sog wird auf 0,8 kg/cm^2 oder 8 m Wassersäule bzw. 80 kPa aufgebaut. Die notwendigen Kräfte – auch die, die der Geburtshelfer anwenden muss – sind also mit dem Wasserdruck in 8 m Tiefe vergleichbar. Saugglocken stehen mit einem Durchmesser von 40, 50 und 60 mm zur Verfügung, man spricht dann entsprechend von einer 4er-, 5er- oder 6er-Glocke.

B. Durchführung

Vorbereitung. Zunächst muss die Indikation gestellt bzw. überprüft werden, dann folgt die vaginale Untersuchung, um Höhenstand, Leitstelle und Pfeilnaht sowie die vollständige Eröffnung des Muttermundes zu ertasten. Außerdem ist eine ausreichende Analgesie notwendig. Größtmögliche Glocke wählen (meist 6er) und über dem Hinterhaupt anlegen (i. d. R. in Führungslinie). Ist der Kopf nur unzureichend gebeugt, kann die Glocke auch außerhalb der Führungslinie angelegt und dann durch den Zug versucht werden, die Flexion zu unterstützen.

Korrekter Glockensitz. Zunächst wird ein leichter Sog angelegt (ca. 0,1–0,2 kg/cm^2) und dann vaginal geprüft, ob mütterliche Weichteile eingeklemmt sind. In solchen Fällen muss die Glocke neu positioniert werden, da sonst erhebliche mütterliche Verletzungen auftreten können. Anschließend wird der Sog langsam (über 1–2 min) auf 0,8 kg/cm^2 erhöht. Ein wehensynchroner Probezug soll feststellen, ob der Kopf dem Zug folgt, die Glocke also fest mit dem Köpfchen verbunden ist.

Kopfentwicklung. Wehensynchron zieht der Geburtshelfer dem Geburtskanal folgend zunächst nach unten, und in der Wehenpause hält er den Kopf mit der Glocke. Ggf. wird nun eine Episiotomie angelegt. Mit dem Tiefertreten des Kopfes ändert sich auch die Zugrichtung. Nach der Geburt des Hinterhaupts zeigt sie nach vorn. Wenn der Kopf vollständig geboren ist, wird der Sog langsam (über ca. 1 min, um größere Druckschwankungen zu vermeiden) abgelassen und die Glocke entfernt. Die weitere Entwicklung des Kindes geht wie bei einer Spontangeburt vor sich (S. 190f).

Zur Unterstützung des Geburtsverlaufs kann zusätzlich der Kristeller-Handgriff (S. 194f) angewendet werden. Ein Abreißen der Glocke durch zu starken Zug muss unbedingt vermieden werden, da sonst beim Kind extreme intrakraniale Druckschwankungen mit der Gefahr des subduralen Hämatoms auftreten.

C. Unterstützende Maßnahmen

Eine vaginal-operative Entbindung ist meist in einer kindlichen Notfallsituation indiziert. Zügiges Handeln ist notwendig, Hektik jedoch kontraproduktiv. Klare, sachliche Anweisungen an das Personal, eine ruhige und sachliche Information der Mutter bzw. der Eltern und die Ausstrahlung von Souveränität und Ruhe sind deshalb für alle Beteiligten sehr hilfreich. Unter der Geburt sollte klar abgesprochen sein, wer den Dammschutz durchführt (Geburtshelfer/Hebamme); eine ausreichende Analgesie und ggf. die Episiotomie dürfen nicht vergessen werden. Schon während der Geburt sollte sich der Geburtshelfer auf die evtl. notwendig werdende Reanimation des Neugeborenen einstellen, und innerhalb von 24 h muss eine pädiatrische Untersuchung mit Schädelsonographie zum Ausschluss einer intrakranialen Blutung durchgeführt werden.

Saugglockengeburt

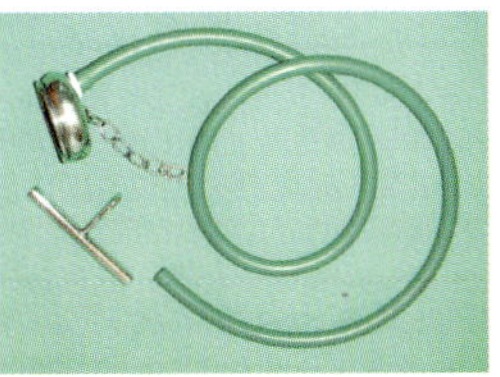
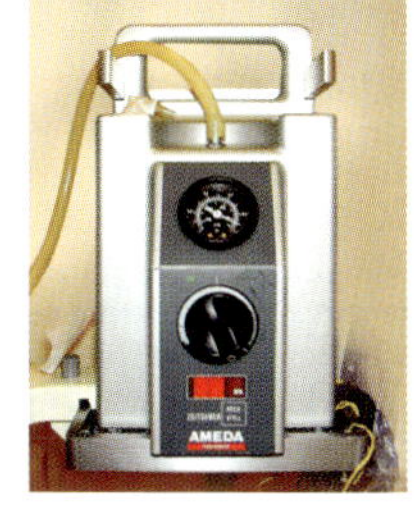

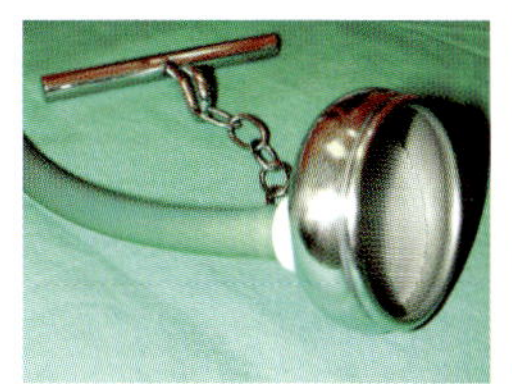

A. Saugglocke

größtmögliche Glocke wählen (z.B. 60 mm)

am Hinterkopf anlegen (Führungslinie)

leichten Sog erzeugen 0,2 kg/cm^2)

nachtasten: Weichteile eingeklemmt?

Sog auf 0,8 kg/cm^2 erhöhen (1 min), warten, bis Probezug positiv

Geburtsgeschwulst passt sich an

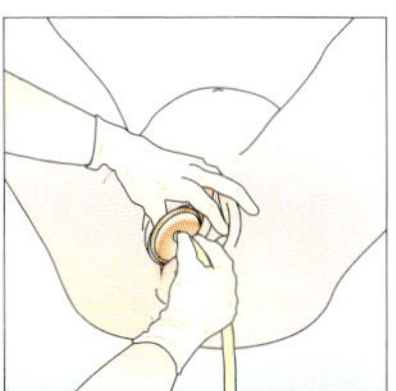
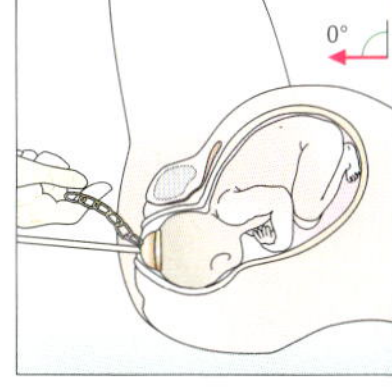

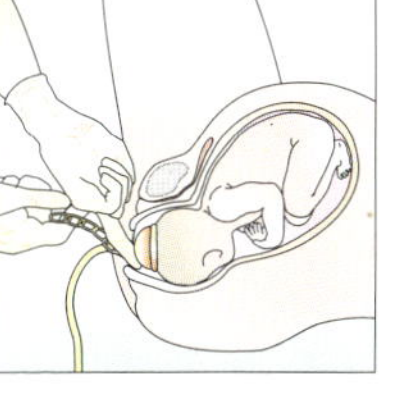
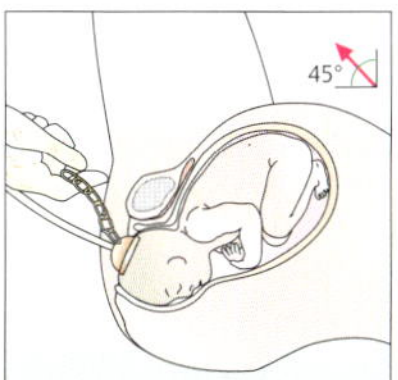

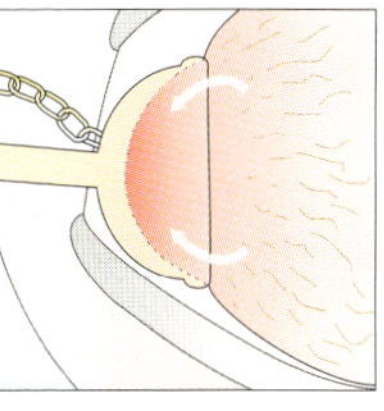
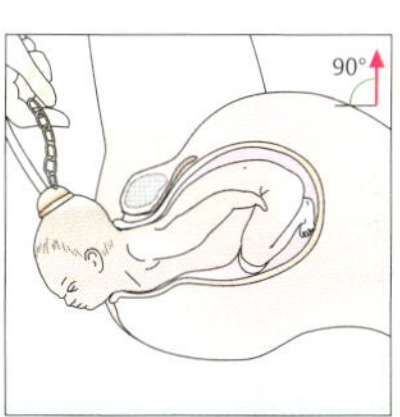

wehensynchroner Zug …

… nach unten

… nach vorn-unten

… nach vorn

nach Kopfgeburt Sog langsam ablassen und Glocke entfernen

B. Durchführung

Eingriff

1. vor

- Ruhe bewahren
- Ruhe ausstrahlen
- Eltern ruhig und sachlich informieren

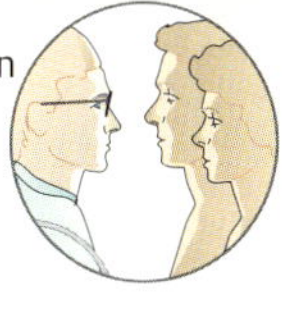

2. während

- Episiotomie
- Dammschutz

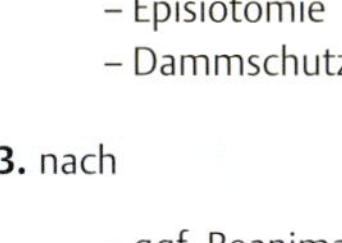

3. nach

- ggf. Reanimation
- Pädiater innerhalb 24 h

C. Unterstützende Maßnahmen

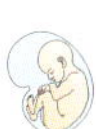

A. Risiken, pathogenetische Faktoren

Geburtsverletzungen betreffen i.d.R. den Damm bzw. die Geburtswege. Sie sind Folge eines mechanischen Traumas durch einen im Verhältnis zum Geburtskanal relativ zu großen kindlichen Platzbedarf. Auch der Faktor Zeit spielt eine Rolle. Folgende Aspekte können deshalb Geburtsverletzungen begünstigen:

Kindlicher Kopfumfang. Er vergrößert sich insbesondere bei Deflexionslagen. Nur bei der Hinterhauptslage ist jedoch das Durchtrittsplanum des Kopfes optimal klein.

Großes Kind. Ab einem Geburtsgewicht von 4000 g steigt das Risiko für mütterliche Verletzungen erheblich an. Insbesondere Dammrisse und Symphysenlockerungen kommen vermehrt vor.

Schnelle Geburt. Wegen einer fetalen Hypoxie wird u.U. der Geburtsverlauf beschleunigt, z. B. durch Kontraktionsmittelgaben oder vaginal-operative Entbindungsmaßnahmen. Das mütterliche Gewebe kann sich nicht so schnell dehnen und reißt leichter.

Zu frühes Pressen. Wenn die Kreißende dem Pressdrang nachgibt, bevor der Muttermund vollständig offen ist, entstehen Zervix- und Scheidenrisse.

Dammschutz. Wichtigste Maßnahme zur Verhinderung von Dammrissen ist der Dammschutz. Bei unzureichender Ausführung – v. a. wenn der Kopfdurchtritt durch die bremsende Hand am Köpfchen kaum verzögert wird – ist ein Dammriss nahezu unvermeidlich.

Episiotomie. Eine unzureichende oder trotz Indikation nicht durchgeführte Episiotomie begünstigt die Entstehung von Dammriss, Scheidenriss oder Labienschürfung.

B. Verletzungsformen

Dammriss. Je nach Ausprägung unterscheidet man vier Grade:

- Dammriss I: oberflächliche Verletzung der Haut im Dammbereich,
- Dammriss II: Riss von Scheidenhaut und Haut im Dammbereich; muss immer chirurgisch versorgt werden,
- Dammriss III: zusätzlicher Riss des M. sphincter ani externus; um eine spätere Stuhlinkontinenz zu vermeiden, ist eine subtile Nahttechnik zur Rekonstruktion des Muskels extrem wichtig,
- Dammriss IV: zusätzlicher Riss der vorderen Rektumschleimhaut; er kann oft nur in Narkose korrekt versorgt werden.

Zervix- und Scheidenriss. Der Zervix- oder Muttermundsriss entsteht durch zu frühes Pressen und muss genäht werden. Der Scheidenriss ist entweder Folge eines Dammrisses oder tritt isoliert auf. Er kann in Extremfällen im seitlichen Scheidengewölbe bis zu den Beckengefäßen reichen und mit erheblichen Blutungen einhergehen.

Klitoris- und Labienriss. Rissverletzungen im Klitorisbereich bluten meist sehr stark, sodass sie fast immer genäht werden müssen. Labienrisse treten häufig als oberflächliche Schürfung auf. Eine Naht ist nur bei tiefen Rissen oder Blutungen notwendig.

Inversio uteri. Sie ist keine Geburtsverletzung im eigentlichen Sinn, sondern eine komplette Ausstülpung der Gebärmutterinnenfläche in die Scheide und extrem selten. Therapie ist die manuelle Reposition.

Symphysenlockerung/-sprengung. Bei extremer Makrosomie des Kindes oder vorbestehender Beckendeformität können die Schambeinäste an der Symphyse auseinanderweichen und das Becken destabilisieren.

C. Klinik und Vorgehen

Rissverletzungen. Geburtsverletzungen äußern sich meist durch Schmerzen und/oder Blutungen. Beide Symptome können aber auch vollkommen fehlen, z. B. bei einem Zervixriss. Die Diagnose wird durch sorgfältige Inspektion, ggf. unter Zuhilfenahme von Spekula gestellt; eine entsprechende Untersuchung ist z. B. nach jeder vaginal-operativen Entbindung oder bei einer verstärkten postpartalen Blutung obligat. Die Risse werden anatomisch korrekt durch eine Naht verschlossen. Je nach Lokalisation kann dies mehr oder weniger kompliziert und langwierig sein. Rissverletzungen heilen in der Regel unkompliziert innerhalb weniger Wochen ab, lediglich beim Zervixriss kann es zu Vernarbungen (sog. Emmet-Riss) kommen, die später durch eine fortwährende Sekretion auffallen und dann ggf. erneut operativ versorgt werden müssen.

Symphysenschäden. Sie äußern sich durch Schmerzen und v. a. durch einen instabilen Gang (sog. „Entengang", oft ist kein Einbeinstand möglich). Die Diagnose wird anhand der klinischen, sonographischen und radiologischen Untersuchung gestellt. Im Falle einer Symphysenlockerung ist eingeschränkte Bettruhe, bei der Symphysensprengung absolute Bettruhe und Anpassen eines Stützkorsetts in Kooperation mit einem Orthopäden anzuraten.

Geburtsverletzungen

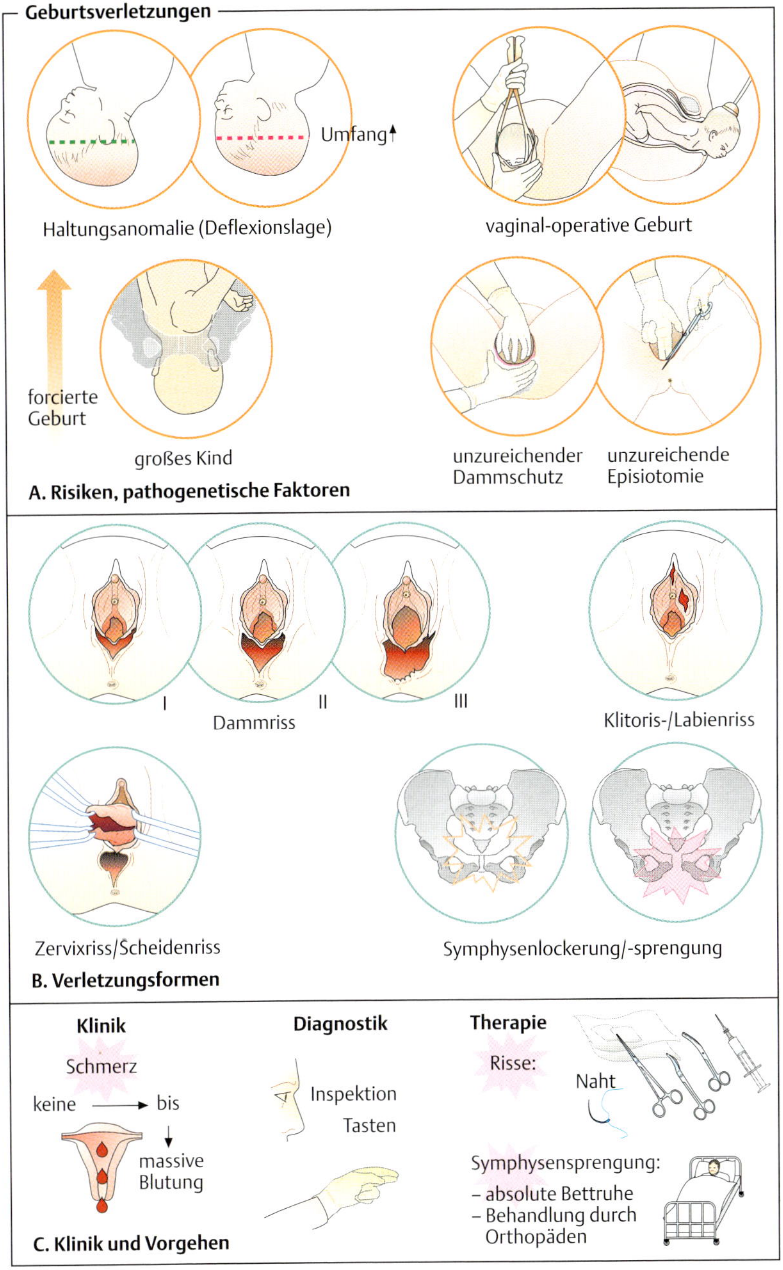

Umfang↑

Haltungsanomalie (Deflexionslage)

vaginal-operative Geburt

forcierte Geburt

großes Kind

unzureichender Dammschutz

unzureichende Episiotomie

A. Risiken, pathogenetische Faktoren

I

Dammriss

II

III

Klitoris-/Labienriss

Zervixriss/Scheidenriss

Symphysenlockerung/-sprengung

B. Verletzungsformen

Klinik

Schmerz

keine ⟶ bis

massive Blutung

Diagnostik

Inspektion

Tasten

Therapie

Risse:

Naht

Symphysensprengung:

– absolute Bettruhe
– Behandlung durch Orthopäden

C. Klinik und Vorgehen

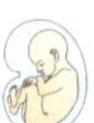

A. Definition und Indikation

Beim Kaiserschnitt (Sectio caesarea) ist die primäre (geplante) von der sekundären, also der sich erst im Geburtsverlauf als notwendig ergebenden Sectio zu unterscheiden.

Indikationen zur primären Sectio. Die *Placenta praevia totalis* ist eine absolute Indikation; meist in der 34.–36. SSW, um Mutter und Kind nicht zu gefährden. Auch höhergradige *Mehrlinge* (ab Drillingen) sollten immer per Sectio geboren werden, da die Gefahr einer Kindskollision und der vorzeitigen Plazentalösung nach Geburt des ersten für die folgenden Kinder extrem hoch ist. Dies gilt auch für *Zwillinge* in einer Lage, die besonders kollisionsgefährdet ist: wenn das erste Kind in Beckenend- und das zweite in Schädellage liegt. Typische *Lageanomalien* mit Sectioindikation sind Querlage, Schräglage oder Beckenendlage bei großem Kind. Wenn die Schwangere eine *Uterusoperation* hatte, die eine große Myometriumnarbe hinterlassen hat (z. B. Fehlbildungskorrekturen, Enukleation großer Myome) sollte zur primären Sectio geraten werden. Bei präpartal festgestellten *fetalen Fehlbildungen*, bei denen durch eine vaginale Geburt eine Verschlechterung zu befürchten oder eine vaginale Geburt anatomisch nicht möglich ist (z. B. Omphalozele, Meningozele, Hydrozephalus, Steißteratom), ist ebenfalls die primäre Sectio indiziert.

Ein Kaiserschnitt auf Wunsch der Mutter wird zunehmend diskutiert. Dieser Wunsch entspringt meist der Angst vor langen schmerzhaften Geburtsverläufen, Beckenbodenläsionen oder einer fetalen Hypoxie unter der Geburt. Ob ihm im Einzelfall stattgegeben werden kann, muss individuell entschieden werden.

Indikationen zur sekundären Sectio. Häufigste Indikation ist die fetale Hypoxie unter der Geburt, die sich im CTG und durch entsprechende Befunde der Mikroblutuntersuchung äußert (S. 212f). Auch der Geburtsstillstand (z. B. bei relativem Missverhältnis zwischen Kindsgröße und Becken), eine geburtsunmögliche Einstellung (z. B. hoher Geradstand, Gesichtslage) und mütterliche Komplikationen (z. B. schwere Präeklampsie, HELLP-Syndrom) erfordern eine sekundäre Sectio.

B. Vorgehen

Nach der Indikationsstellung sind die Form der Narkose zu klären (Regionalanästhesie oder Vollnarkose) und ggf. bei vermuteter fetaler Gefährdung der Pädiater zu informieren. Die kindlichen Herztöne werden bis zum Abwaschen (Desinfektion) und sterilen Abdecken der Bauchdecken per CTG kontrolliert.

Vorbereitung. Ggf. Regionalanästhesie legen, ggf. Tokolytika applizieren (z. B. bei fetaler Hypoxie), Rasur und Entleerung der Harnblase. Die Patientin wird auf einem leicht nach links geneigten OP-Tisch gelagert, um ein Vena-cava-Kompressionssyndrom zu vermeiden. Steriles Abwaschen der Bauchdecken, Abdecken mit sterilen Tüchern. Dann erst ggf. die Vollnarkose einleiten bzw. bis zum vollen Wirkungseintritt der Regionalanästhesie warten.

Zugang. Hautschnitt 2 Querfinger oberhalb der Symphyse (sog. Pfannenstiel-Schnitt), Eröffnen der Bauchdecken (Fettgewebe, Muskelfaszie, Peritoneum) und des Uterus (Uterotomie mit dem Skalpell und stumpfe Erweiterung mit den Fingern nach lateral).

Kindesentwicklung. Der Operateur greift mit der Hand unter das Köpfchen, hebt das Kind aus dem Uterus, wobei evtl. der Assistent durch Druck auf den Fundus uteri die Entwicklung unterstützt, und übergibt es dann an die Hebamme und ggf. die Mutter (bei Regionalanästhesie und kindlichem Wohlbefinden) oder an den Pädiater. Der Vater kann im Falle einer Regionalanästhesie die ganze Zeit am Kopfende seiner Partnerin im OP bleiben und das Kind mit in Empfang nehmen.

Weiteres Vorgehen. Gabe von Oxytocin im Bolus, manuelle Plazentalösung, Anlegen eines Oxytocin-Tropfs, Naht der Uterotomie, Inspektion der Adnexe und der sichtbaren Bauchorgane (z. B. Appendix, um Erkrankungen auszuschließen), Verschluss des parietalen Peritoneums, schichtweiser Verschluss der Bauchdecken, Hautnaht.

Nachsorge. Nach Abschluss der Operation kann der Dauerkatheter entfernt werden. Die Mutter wird meist noch 8–12 h im Kreißsaal überwacht, um Kreislaufprobleme oder Blutungsstörungen (Atonie) erkennen zu können. Bei komplikationslosem Verlauf können Mutter und Kind am 5. Tag aus der stationären Behandlung entlassen werden.

Sectio caesarea

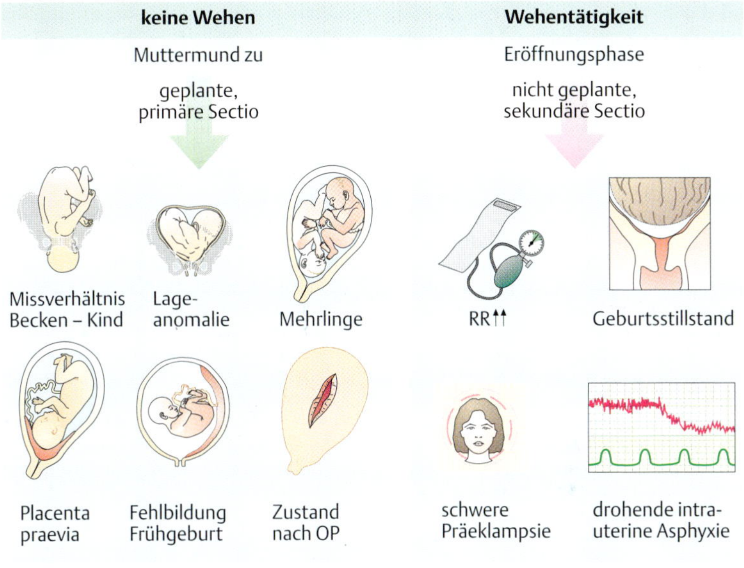

keine Wehen	Wehentätigkeit
Muttermund zu	Eröffnungsphase
geplante, primäre Sectio	nicht geplante, sekundäre Sectio

Missverhältnis Becken – Kind

Lage-anomalie

Mehrlinge

RR↑↑

Geburtsstillstand

Placenta praevia

Fehlbildung Frühgeburt

Zustand nach OP

schwere Präeklampsie

drohende intra-uterine Asphyxie

A. Definition und Indikation

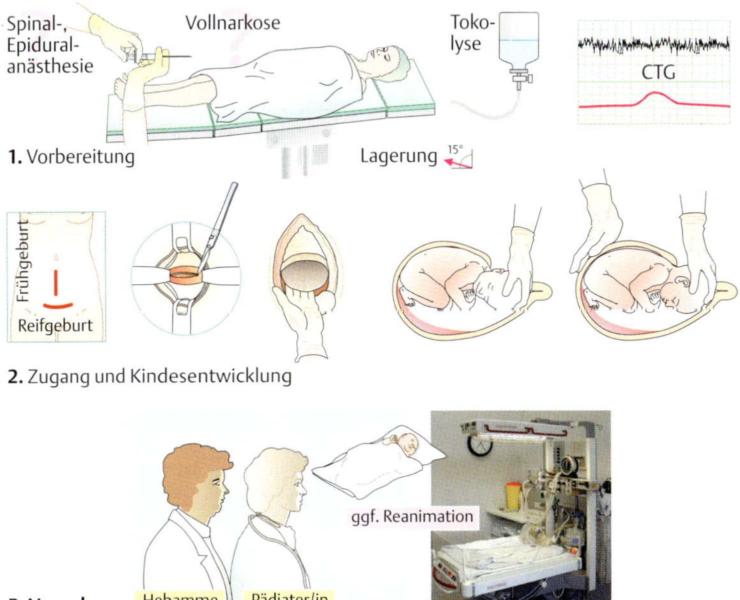

Spinal-, Epidural-anästhesie

Vollnarkose

Toko-lyse

CTG

1. Vorbereitung

Lagerung 15°

Frühgeburt

Reifgeburt

2. Zugang und Kindesentwicklung

ggf. Reanimation

Hebamme

Pädiater/in

B. Vorgehen

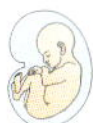

Die Geburt ist erst mit der vollständigen Entwicklung der Plazenta beendet. Nach der Kindsgeburt darf die Überwachung der Plazentarphase, insbesondere wegen der möglichen Störungen, nicht vernachlässigt werden. Die Zeit bis zur Plazentageburt beträgt normalerweise 20 min; sie sollte 30 min nicht übersteigen.

A. Physiologische Ablösungsformen

In aller Regel folgt der Geburt des Kindes zunächst eine Wehenpause von 5–10 min. Danach kontrahiert sich der Uterus erneut (Nachgeburtswehen). Dadurch treten zwischen der Plazentahaftfläche und der sich verkleinernden Uterusfläche Scherkräfte auf, die zur Ablösung des Mutterkuchens führen. Man unterscheidet zwei Lösungsmechanismen:

Laterale Lösung nach Duncan. (ca. 20 %) Zuerst lösen sich die Randanteile der Plazenta, meist zunächst die kaudalen. Dies ist in der Regel durch eine vaginale Lösungsblutung erkennbar. Die Ablösung setzt sich dann durch die weitere Uteruskontraktion nach kranial fort, und die Plazenta wird mit der mütterlichen (= „blutigen“) Seite zuerst geboren (S. 227 **A**).

Zentrale Lösung nach Schultze. (ca. 80 %) Während der Rand noch an der Uteruswand haftet, löst sich die Plazenta durch die Uteruskontraktion zentral. Etwa in der Plazentamitte bildet sich ein retroplazentares Hämatom; eine Lösungsblutung nach außen fehlt oder ist sehr gering. Die Plazenta wird mit der kindlichen Seite zuerst geboren (S. 227 **A**).

Begutachtung. Nachdem die Plazenta geboren ist, überprüft die Hebamme sorgfältig, ob sie vollständig ist. Schon ein bohnengroßes im Uterus zurückgebliebenes Stück kann eine Atonie der Gebärmutter mit entsprechender Blutung verursachen (S. 226f). Auch der Rand der Eihäute muss genau auf abgehende Gefäße untersucht werden, um eine (ggf. abgerissene) Nebenplazenta nicht zu übersehen.

Die histologische (feingewebliche) Untersuchung der Plazenta ist nicht üblich und wird nur bei besonderen Fragestellungen (z. B. V.a. Infektion, SGA-Kind) veranlasst.

B. Mechanismus der Blutstillung

Da nach Lösung der Plazenta eine sehr große Wundfläche an der Gebärmutterinnenseite entsteht, ist hier eine gute und rasche Blutstillung unabdingbar. Hierzu tragen mehrere Faktoren bei:

- Die Kontraktionen (Nachwehen) führen zu einer deutlichen Verkleinerung des Uterus und damit auch der Wundfläche.
- Mit den Kontraktionen werden auch die Gefäße komprimiert und der Blutfluss vermindert.
- Durch die gleichzeitige Aktivierung des Gerinnungssystems werden kleine Gefäße schnell durch einen Thrombus verschlossen.
- Das Anlegen der Nabelschnurklemme (Abnabelung) minimiert den Blutverlust; gleichzeitig erhöht sich der Druck in den Nabelgefäßen („Rückstau“) und führt ebenfalls zu einem verringerten Blutfluss (Stase).
- Wenn das Kind an der Brust saugt, löst das die Ausschüttung von Oxytocin aus dem Hypophysenhinterlappen aus und unterstützt damit die Uteruskontraktionen. Das Neugeborene sollte u. a. deshalb noch im Kreißsaal erstmals angelegt werden.
- Kontraktionsmittelgabe (Oxytocin, Methylergometrin).

C. Zeichen der Plazentalösung

Erst wenn die Plazenta komplett gelöst ist, kann durch manuelle Kompression des Uterus (Bear-Handgriff; dabei wird der Fundus uteri durch die Bauchdecken nach unten gedrückt) die Expression der Plazenta unterstützt werden. Zug an der Nabelschnur ist obsolet, da dies zu ihrem Abriss mit massiver Blutung führen kann.

Es gibt eine Reihe klinischer Zeichen, um die Lösung der Plazenta von außen erkennen zu können. Die wichtigsten sind:

Schröder-Zeichen. Nachdem die Plazenta sich gelöst hat, steigt der Fundus uteri nach oben. Die Kante ist fest und meist nach rechts oder links verzogen zu tasten.

Ahlfeld-Zeichen. Direkt nach der Geburt befestigt man auf Höhe der Vulva ein Bändchen oder eine Klemme an der Nabelschur. Es/sie wandert nach Lösung des Mutterkuchens deutlich nach unten.

Küstner-Zeichen. Wenn man mit der Handkante direkt oberhalb der Symphyse die Bauchdecke eindrückt, so zieht sich bei gelöster Plazenta die Nabelschnur nicht mehr zurück.

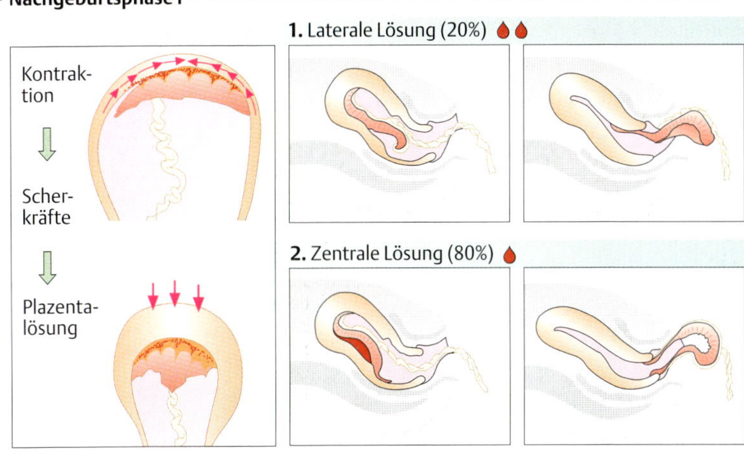

A. Physiologische Plazentalösung

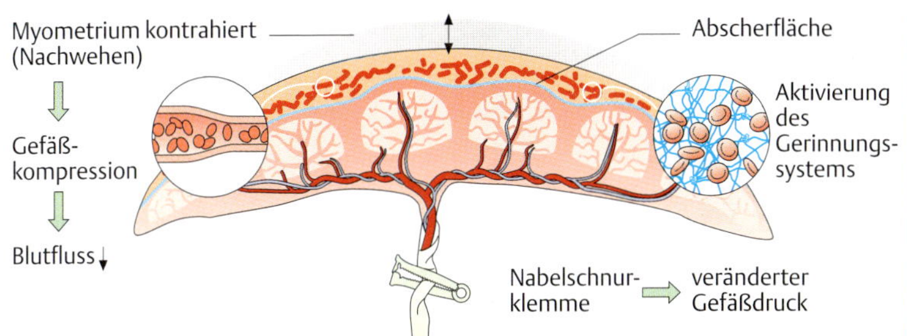

B. Mechanismus der Blutstillung

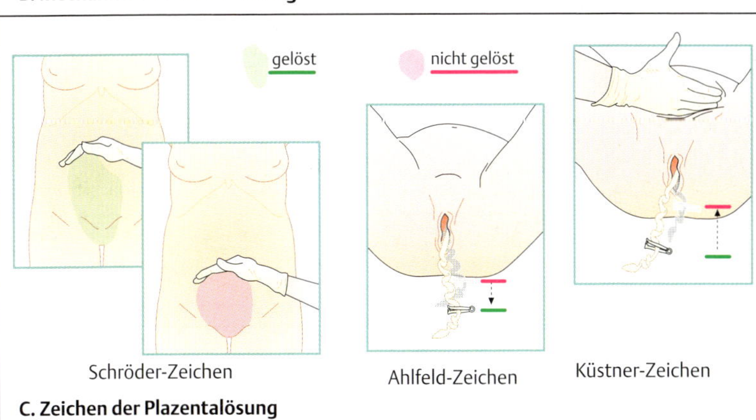

C. Zeichen der Plazentalösung

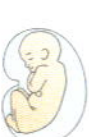

A. Lösungsstörungen der Plazenta

Lösungsstörungen der Plazenta gehen meist mit einem erheblichen Blutverlust einher und stellen damit eine akute Notfallsituation unter der Geburt dar.

Klinik. Zeichen der mangelnden Plazentalösung sind:

- die starke vaginale Blutung,
- die fehlenden Lösungszeichen (S. 224f),
- der große, weiche Uterus,
- die ausbleibende Plazentageburt.

Es gibt unterschiedliche Störungsformen:

Plazentaretention. Die gelöste Plazenta passiert den mittlerweile schon wieder etwas geschlossenen Muttermund nicht. Dies ist die einfachste und unproblematischste Form der Lösungsstörung, da nur es nur geringfügig stärker blutet.

Placenta adhaerens. Die Plazenta ist nicht oder nur unvollständig gelöst. Ursache sind meist mangelnde Uteruskontraktionen. Hierbei treten häufig verstärkte Blutungen auf.

Placenta accreta. Die Plazenta ist mit den obersten Schichten des Myometriums verwachsen. Dies ist meist Folge einer Einnistungsstörung, die wiederum durch vorausgegangene Operationen am Uterus oder schwere Infektionen mit entsprechender Vernarbung der Uteruswand (z. B. septischer Abort) bedingt sein kann.

Placenta increta. Die Plazenta ist in das Myometrium hineingewachsen. Von der Placenta accreta ist sie nur durch eine histologische Untersuchung zu unterscheiden und hat auch dieselben Ursachen.

Vorgehen. Das Vorgehen folgt einem Stufenplan: Wenn eine Maßnahme nicht oder nur unzureichend wirkt, folgt die nächste Stufe. Die Wartezeiten dazwischen richten sich nach der Blutungsstärke. Die Maßnahmen im Einzelnen:

Kontraktionen durch Eisblase, Anreiben oder Anlegen des Kindes (Oxytocinausschüttung) anregen → Kontraktionsmittel geben (nur Oxytocin; Methylergometrin führt eher zu einer Muttermundsverengung!) → Harnblase entleeren (ggf. durch Katheter, wenn die Frau nicht spontan Urin lassen kann, da eine volle Blase die Uteruskontraktion reflektorisch hemmt) → Credé-Handgriff zur Kompression und Entleerung des Uterus anwenden (dosierter leichter Zug an der Nabelschnur möglich) → Narkose einleiten (bei der Plazentaretention entspannt sich der Muttermund u.U. soweit, dass die Plazenta spontan geboren wird) → manuelle Plazentalösung: In Narkose wird mit der Hand die Plazenta abgelöst und extrahiert. Hierzu geht man mit der Hand entlang der Nabelschnur in den Uterus ein und löst mit der Handkante oder den Fingern schrittweise die Plazenta von der Uteruswand. Erst wenn sie vollständig gelöst ist, wird sie gefasst und herausgezogen → instrumentelle Nachkürettage, um ggf. verbliebene Plazentareste zu entfernen (obligat!) → erneute Kontraktionsmittelgabe (als Dauerinfusion) → Hysterektomie: wenn die Plazenta manuell nicht zu lösen ist, liegt eine Placenta accreta oder increta vor, und die Gebärmutter muss entfernt werden.

B. Uterusatonie

Definition. Nach der Plazentageburt kontrahiert sich die Gebärmutter nicht ausreichend, sodass für die Mutter wegen des extremen Blutverlusts aus der Plazentahaftfläche (bis zu 500 ml in 10 min) eine akut lebensbedrohliche Situation entsteht.

Disponierende Faktoren. Risiken für die Atonie sind alle Faktoren, die mit einer Überdehnung der Gebärmutterwand oder Relaxierung der Uterusmuskulatur einhergehen, z. B. protrahierte Geburt (erschöpftes Myometrium), intrauterine Plazentareste (ein bohnengroßes Stück genügt bereits), Überdehnung der Uteruswand (z. B. Mehrlinge, Polyhydramnion, fetale Makrosomie, Mehrgebärende), Myome (können die suffiziente Kontraktion verhindern), Überdosierung von Kontraktionsmitteln unter der Geburt (Oxytocin kann keine Wirkung mehr entfalten, da die Rezeptoren alle besetzt sind).

Klinik und Vorgehen. Die klinischen Zeichen der Atonie und das therapeutische Vorgehen entsprechen im Wesentlichen denen bei Plazentalösungsstörung **(A.):**

Kontraktionsmittelgabe (Oxytocin *und* Methergin, da die Plazenta bereits geboren ist) → Harnblase entleeren → Wehen anregen, ggf. Kompression/Halten des Uterus (s. Tafel) → Applikation von Prostaglandinen (Sulproston, $PGF_2\alpha$) → Volumensubstitution (z. B. HES) → Blutkonserven (bei massiver Blutung oder kreislaufwirksamem Blutverlust) → bei fortbestehender Atonie: Hysterektomie als Ultima ratio.

Nachgeburtsphase II

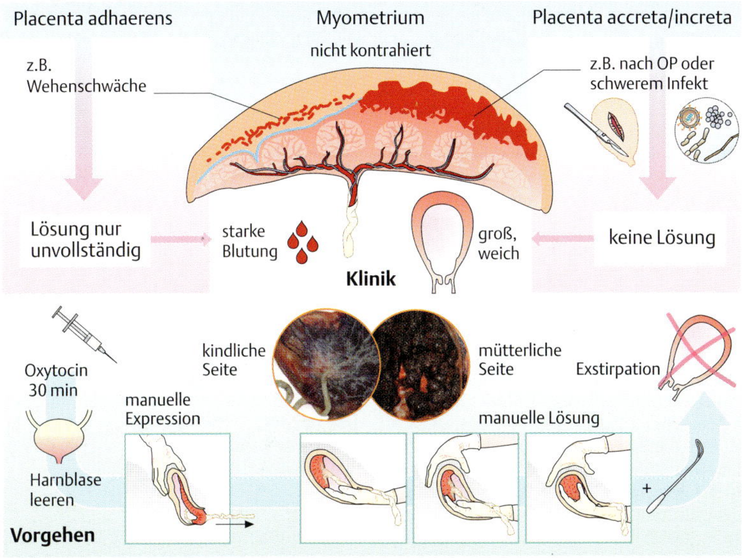

Placenta adhaerens
Myometrium
Placenta accreta/increta

z.B. Wehenschwäche
nicht kontrahiert
z.B. nach OP oder schwerem Infekt

Lösung nur unvollständig
starke Blutung
groß, weich
keine Lösung

Klinik

Oxytocin 30 min
kindliche Seite
mütterliche Seite
Exstirpation

Harnblase leeren
manuelle Expression
manuelle Lösung
+

Vorgehen

A. Lösungsstörungen der Plazenta

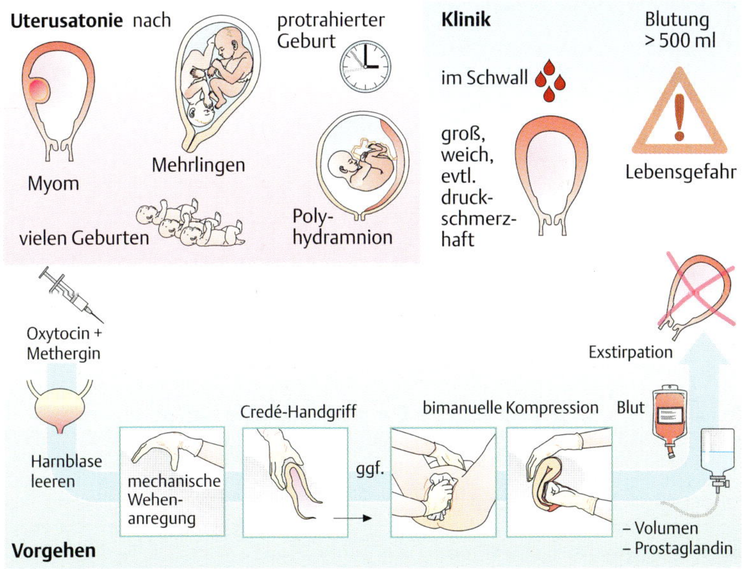

Uterusatonie nach
Myom
Mehrlingen
vielen Geburten
protrahierter Geburt
Poly-hydramnion

Klinik
im Schwall
groß, weich, evtl. druck-schmerz-haft
Blutung > 500 ml
Lebensgefahr

Oxytocin + Methergin
Harnblase leeren
mechanische Wehen-anregung
Credé-Handgriff
ggf.
bimanuelle Kompression
Blut
Exstirpation
– Volumen
– Prostaglandin

Vorgehen

B. Uterusatonie

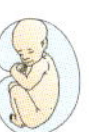

Wenn die Plazenta vollständig ausgestoßen ist, beginnt die Phase des Wochenbetts; die Mutter wird nun als Wöchnerin bezeichnet.

In den ersten zwei Stunden nach der Geburt, der Postplazentarperiode, sollte sie besonders intensiv beobachtet werden, um Störungen früh genug erkennen und behandeln zu können, z. B. eine Uterusatonie (S. 226f) oder Kreislaufbeschwerden. In den meisten Kliniken bedeutet dies, dass Mutter und Kind noch zwei Stunden lang im Kreißsaal unter Hebammenaufsicht bleiben, bevor sie auf die Wochenstation verlegt werden.

A. Betreuung im Kreißsaal

Je nach Management in der Klinik gibt es eine Reihe unterschiedlicher Vorgehensweisen. Meist ist die Mutter nach der Geburt erschöpft, und möchte sich zunächst ausruhen. Das Kind sollte in dieser Zeit möglichst bei ihr bleiben, und kann während dieser Phase z. B. mit der Mutter gemeinsam gewaschen, gewogen und gemessen werden. Auch das frühzeitige Anlegen im Kreißsaal ist sinnvoll.

Lagerung. Obligat ist zunächst die Lagerung nach Fritsch: Die Frau liegt mit überkreuzten Unterschenkeln auf dem Rücken, vor der Vulva befindet sich eine große Vorlage, und das Gesäß ist nach unten ausgestrichen. Eine stärkere Blutung wird in dieser Lage sofort erkannt, da das Blut hochsteigt und sich im Dreieck zwischen Oberschenkeln und Mons pubis sammelt.

Funduskontrolle. Der Fundus uteri sollte etwa alle 15 min kontrolliert werden, um eine Atonie rechtzeitig zu erkennen. Hier genügt es, Fundusstand und Konsistenz durch die Bauchdecken hindurch zu untersuchen: Der Fundus sollte am Nabel oder etwas darunter stehen, der Uterus selbst fest kontrahiert zu tasten sein.

Wasserlassen. Da viele Frauen nach der Geburt Probleme mit der Entleerung der Harnblase haben, muss auf den Spontanurin ebenfalls geachtet werden. Durch ein Vulvaödem, die Manipulationen am Scheideneingang bei der Geburt und die eventuelle Naht einer Episiotomie kommt es häufig zum Harnverhalt. Ggf. muss die Blasenentleerung durch einen Einmalkatheter unterstützt werden, da eine volle Blase die Uteruskontraktionen reflektorisch hemmt.

Thromboseprophylaxe, Kreislaufreaktion. Zur Thromboseprophylaxe ist es sinnvoll, die Frau nach einer gewissen Ruhephase (z. B. 2–3 h) zum Aufstehen zu motivieren. Dies wird meist mit einem Gang zur Dusche und/oder Toilette kombiniert. Durch die Anstrengung und den evtl. vorhandenen Blutverlust unter der Geburt sind Kreislaufreaktionen jedoch häufig. Die Mutter sollte deshalb das erste Mal nur im Beisein der Hebamme oder des Pflegepersonals aufstehen. Die Prüfung der Vitalparameter (Puls, Blutdruck, Gesichtsfarbe, ggf. Temperatur) dient ebenfalls der Kreislaufkontrolle.

Zuwendung. Neben der rein körperlichen Betreuung durch die Hebamme ist das Eingehen auf die psychischen Besonderheiten unmittelbar postpartal mindestens ebenso wichtig. Viele Frauen haben eine Reihe von Fragen, die die Betreuung des Neugeborenen, das weitere Procedere im Kreißsaal oder in der Klinik bzw. den eignen Körper betreffen. Hier ist die Hebamme wichtige Ansprechpartnerin und sollte sich möglichst die Zeit nehmen, die Fragen ausführlich zu beantworten.

B. Bonding

Nachdem notwendige medizinische Maßnahmen (z. B. Dammnaht) und die Erstversorgung des Neugeborenen (S. 232f) abgeschlossen sind, sollten die Mutter und der Vater, wenn irgend möglich, die Zeit und Gelegenheit erhalten, ihr Kind in Ruhe anzusehen, in den Arm zu nehmen, zu berühren und anzulegen. Diese Phase, in der nun auch „die Familie geboren wird", ist sehr wichtig, da hier die Wurzeln für das spätere Familienleben und die Beziehung der Eltern zu ihrem Kind gelegt werden. Um die intensive Kontaktaufnahme zu fördern, sind bestimmte Rahmenbedingungen sinnvoll:

- ein Einzelraum damit keine weiteren Personen diesen Prozess stören,
- Ruhe, v. a. auch vor Störungen durch das Personal; dabei ist es manchmal nicht einfach, den Kompromiss zwischen der notwendigen Überwachung und dem Bedürfnis nach Ruhe zu finden, sodass immer für den Einzelfall entschieden werden muss,
- gedämpftes Licht, das eine freundliche, ruhige Atmosphäre schafft, die ggf. auch durch leise Musik gefördert werden kann.

Oft haben Erstgebärende eine gewisse Angst, etwas falsch zu machen. Hier ist die einfühlsame Erfahrung einer Hebamme von großem Nutzen, um die Scheu vor dem Neuen zu überwinden.

Postplazentarperiode

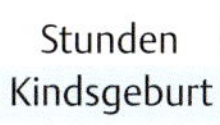

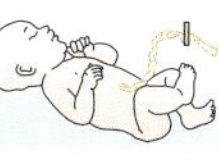

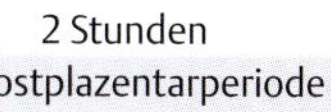

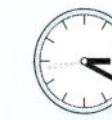

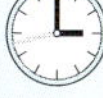

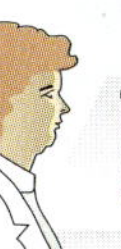

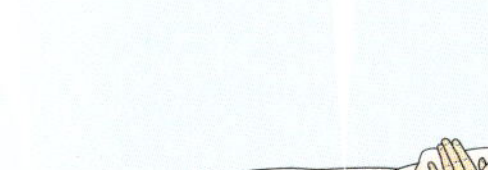

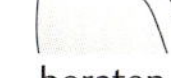

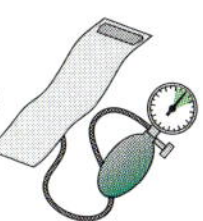

A. Betreuung im Kreißsaal

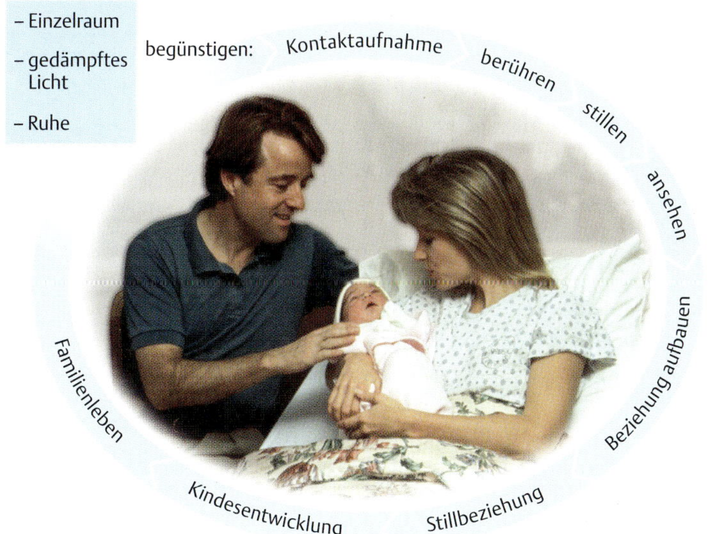

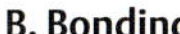

B. Bonding

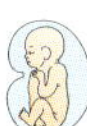

VII

Das Neugeborene

A. Erstversorgung

Die Erstversorgung des neugeborenen Kindes hängt ganz entscheidend vom kindlichen Zustand ab. Einige Regeln sind jedoch allgemein gültig:

Freimachen der Atemwege. Damit das Kind problemlos durch den ersten Atemzug die Lunge entfalten kann und damit zur Umstellung des fetalen auf den Kreislauf des Neugeborenen beiträgt (S. 236f), sollten die Atemwege gut passierbar sein. Früher war es in den meisten Kliniken üblich, die Neugeborenen generell oral abzusaugen; dies unter der Vorstellung, dass der unter der Geburt durch die Kompression des Thorax in die Mundhöhle gelangte Schleim mit Fruchtwasserresten damit gut entfernt werden könne. Es gibt allerdings keine wissenschaftlich belegten Daten, die die Wirksamkeit dieser Methode nachweisen. Somit ist man in den meisten Kliniken dazu übergegangen, auf das generelle Absaugen bei reifen Neugeborenen zu verzichten und nur oral und ggf. tracheal abzusagen, wenn sich bei der Auskultation der kindlichen Lunge Rasselgeräusche finden. Kinder, die per Sectio caesarea geboren sind, werden allerdings generell bereits am OP-Tisch abgesaugt, da ihnen die geburtsbedingte Thoraxkompression fehlt.

Warmhalten. Das Neugeborene ist wegen seiner ungünstigen Relation von Körpergewicht zu Körperoberfläche, des „Temperatursturzes" von fast 20 °C und der Tatsache, dass es nass zur Welt kommt, durch Auskühlung extrem gefährdet. Deshalb müssen die Kinder baldmöglichst abgetrocknet und in ein warmes Tuch gewickelt werden. Kann die Mutter das Kind nicht selbst halten (z. B. während der Dammnaht), sollte das Neugeborene in ein Wärmebettchen gelegt oder dem Vater gegeben werden.

Abnabeln. Geht es dem Kind gut, kann mit dem Abnabeln gewartet werden, bis die Nabelschnur aufhört zu pulsieren (nach 1–1,5 min). Dabei erhält das Kind durch die Kontraktion der Gebärmutter noch das in der Plazenta enthaltenen Blut – ein Volumen, das in etwa dem zusätzlichen Bedarf durch die Entfaltung der kindlichen Lunge entspricht. Zum vorläufigen Abnabeln werden zwei Klemmen auf die Nabelschnur gesetzt, die erste in etwa 10 cm Abstand vom kindlichen Bauchnabel. Danach wird die Nabelschnur z. B. durch den anwesenden Vater zwischen den Klemmen mit der Schere durchtrennt. Der zunächst noch recht lange Nabelschnurrest ermöglicht ggf. die Anlage eines Nabelvenenkatheters: ein einfach zu legender zentraler Zugang in kindlichen Notfallsituationen.

Blutentnahme. Aus dem plazentaren Anteil der Nabelschnur (Arterie) wird dann Blut entnommen, um pH-Wert, Base Excess und kindliche Blutgruppe mit Rhesus-Faktor zu bestimmen. Vermutet man eine intrauterine Infektion, können auch Leukozyten, CRP oder – bei speziellen Fragestellungen – entsprechende Antikörper (z. B. Toxoplasmose, Röteln) bestimmt werden.

Credé-Prophylaxe. Die früher gesetzlich vorgeschriebene Credé-Prophylaxe mit Silbernitrat-Augentropfen (Vermeidung einer kindlichen Konjunktivitis durch im Geburtskanal übertragene Gonokokken) ist seit 1995 als obligate Maßnahme verlassen worden. In den seltenen Fällen einer bekannten mütterlichen Gonokokken- oder Chlamydieninfektion werden heute z. B. Tetrazyklin-Augentropfen verwendet.

Weitere Maßnahmen. Neben der Zustandsbeurteilung anhand des Apgar-Scores (S. 234f) und der ersten Untersuchung (U1) sind bei deprimierten Neugeborenen sofort Reanimationsmaßnahmen einzuleiten (S. 244f) bzw. ein Pädiater zu informieren.

Beim lebensfrischen, gesunden Neugeborenen steht dagegen die Förderung der Mutter-Kind-Beziehung im Vordergrund: Das Kind sollte, nachdem es kurz untersucht wurde, warm eingepackt auf den Bauch der Mutter gelegt und baldmöglichst auch zum Stillen angelegt werden (s.a. S. 228f; Bonding). Das Kind kann dann später weiter versorgt werden:

Endgültiges Abnabeln. Etwa 2 Querfinger von der Haut entfernt setzt man eine Kunststoffklemme auf die Nabelschnur und schneidet den Rest etwa 1 cm darüber ab (die Klemme darf beim Eintrocknen des Nabelschnurstumpfes nicht abrutschen können). Der Stumpf wird dann nach dem Baden z. B. mit einer sterilen Kompresse abgedeckt (s.a. S. 238f) und mit eine Nabelbinde oder einem Netzverband fixiert (Klemme nicht über dem Leberrand fixieren).

Baden. Möglichst im Beisein der Mutter und/oder des Vaters. Die evtl. noch vorhandene Käseschmiere sollte nicht entfernt werden.

Wiegen, Messen. Neben dem Körpergewicht werden Länge und Kopfumfang des Kindes gemessen sowie seine Temperatur und die Pulsfrequenz festgehalten.

Danach folgen Reifebeurteilung und die erste Untersuchung (U1; S. 234f).

Erstversorgung des Neugeborenen

Atemwege freimachen
Auskühlen vermeiden
Nabelschnurblut entnehmen
pH ≥ 7,20?
Blutgruppe?
Einmal-
klemme
ggf. Credé-Prophylaxe
vorläufig abnabeln
APGAR?
O_2
guter Zustand,
lebensfrisch
Zustand
behandlungs-
bedürftig

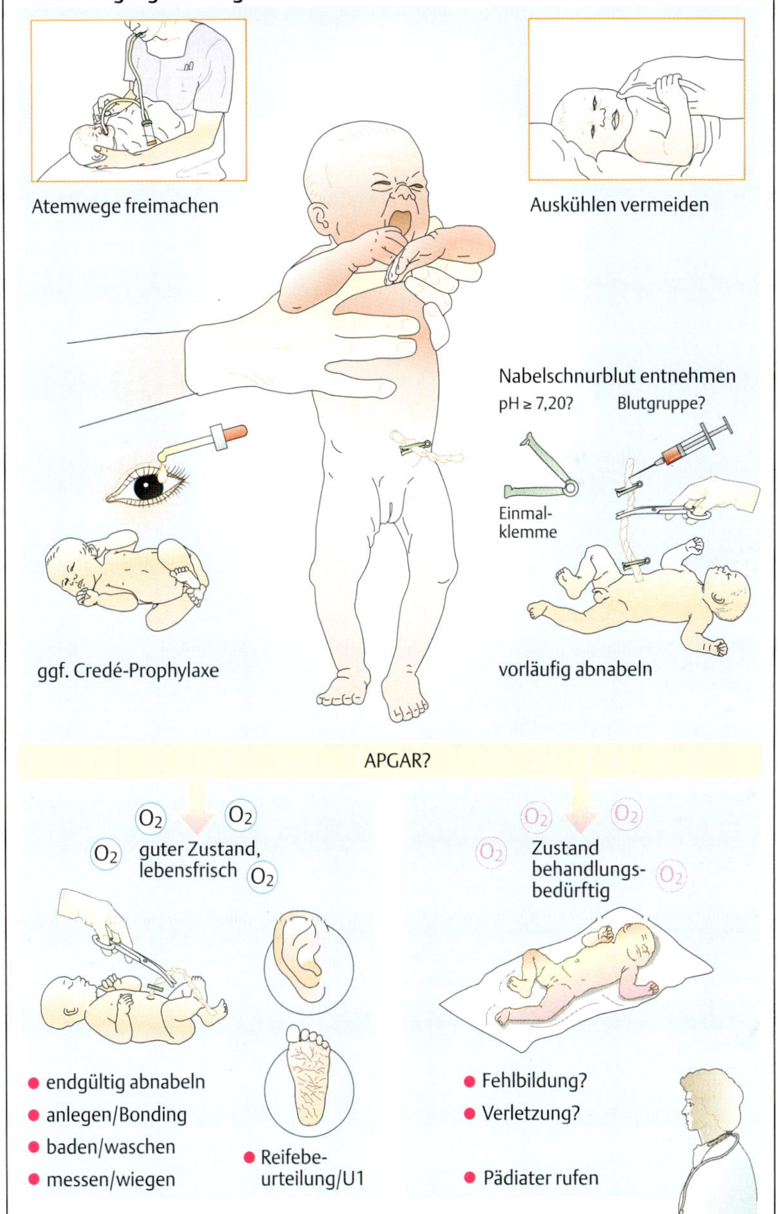

- endgültig abnabeln
- anlegen/Bonding
- baden/waschen
- messen/wiegen
- Reifebeurteilung/U1
- Fehlbildung?
- Verletzung?
- Pädiater rufen

A. Erstversorgung

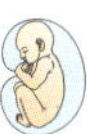

A. Zustandsbeurteilung

Apgar-Score. Zur Zustandsbeurteilung des Neugeborenen hat sich weltweit das von der Bostoner Anästhesistin Virginia Apgar vorgeschlagene Schema durchgesetzt. Hierbei werden 5 Kriterien 1, 5 und 10 min nach der Geburt beurteilt, mit je 0, 1 oder 2 Punkten bewertet und addiert, sodass am Ende drei Summenwerte vorliegen. Sollten Reanimationsmaßnahmen (S. 240f) durchgeführt worden sein, so ist dies unbedingt zu dokumentieren.

Der Name „Apgar" wird auch als Merkwort für die Kriterien verwandt (s. Tabelle unten). Kinder mit einem Punktwert > 7 bezeichnet man als *lebensfrisch*, mit 4–7 als *deprimiert* und < 4 als *schwer deprimiert*.

Nabelschnurarterien-pH. Dieser wird zur weiteren Zustandsbeurteilung herangezogen. Hierbei gelten nach Saling folgende Kriterien:

pH	Bewertung
> 7,30	optimal
7,20–7,29	noch normal
7,10–7,19	leichte Azidose
7,00–7,09	mittelgradige Azidose
< 7,00	schwere Azidose

B. Reifebeurteilung

Zur genaueren Beurteilung der kindlichen Reife wendet man bei Terminunsicherheit z. B. das Schema nach *Farr/Nicolopulos* an. Hierbei werden in 9 verschiedenen Kriterien nach einem Punkteschema zwischen 0 und maximal 2–4 Punkte vergeben, je nach Kriterium. Mit der Punktsumme kann dann in einer Tabelle das geschätzte Gestationsalter abgelesen werden. Die Kriterien sind:

Hautfarbe/-durchsichtigkeit. Nicht nach dem Schreien beurteilen. Sind Venen oder Venolen am Bauch durch die Haut hindurch sichtbar? Je unreifer das Kind ist, desto durchsichtiger erscheint die Haut. *Hautbeschaffenheit:* Durch Anheben einer Hautfalte am Bauch prüfen: Je dünner die Haut ist, desto unreifer ist das Kind. *Lanugobehaarung:* Je mehr Lanugohaare, umso unreifer das Kind. Am besten beurteilbar, wenn das Licht schräg zur Haut einfällt. *Ohrform/-festigkeit:* Inspektion und Palpation der Ohrmuschel oberhalb des Gehörgangs; bei Frühgeburten ist die Ohrmuschel sehr weich und biegsam. *Brustwarze:* Erhabenheit bzw. Vorhandensein der Areola; je reifer das Kind ist, desto mehr wölbt sich die Areola vor. *Brustdrüsengewebe:* Zwischen Daumen und Finger tasten; je reifer das Kind ist, umso mehr Gewebe ist vorhanden. *Fußsohlenfurchung:* Streckung der Sohlenhaut, welche Furchen bleiben bestehen? Bei unreifen Kindern ist nahezu keine Furchung vorhanden.

Andere Schemata nehmen in die Beurteilung noch das Genitale (Hoden deszendiert? Überdecken die Labien den Introitus?) oder die Kopfbehaarung mit auf.

C. Erstuntersuchung (U1)

Die Erstuntersuchung des Neugeborenen, die i.d.R. vom Geburtshelfer in den ersten Stunden nach der Geburt durchgeführt wird, soll kindliche Fehlbildungen und Geburtstraumata erkennen. Folgende Punkte werden systematisch geprüft und dokumentiert:

Aussehen, Farbe, Veränderungen (z. B. Naevus, Hämangiom) sowie Turgor der *Haut*. Am *Schädel* Palpation der Fontanellen (gespannt? eingesunken?); Geburtsverletzungen? *Gesicht:* Asymmetrie (Facialisparese)? *Augen:* Konjunktivitis? Normal geformte Iris? Ist am *Mund* eine Gaumenspalte tastbar? Fallen am *Hals* ein Schiefhals oder eine Struma auf? *Thorax:* Auskultation von Herz und Lunge. Atmung regelmäßig? Klavikulafraktur? *Abdomen:* Inspektion des Nabels (Omphalozele?), Anzahl der Nabelschnurgefäße, Tastuntersuchung der Leber und der Milz, Resistenzen im Bauchraum? Analöffnung vorhanden? Temperatur anal?

Ferner werden die *Extremitäten* einschließlich Finger und Zehen inspiziert sowie orientierend die *Hüften* geprüft: Faltenasymmetrie? V.a. Hüftdysplasie (Ortolani-Zeichen)? Die Untersuchung von *Wirbelsäule* (Inspektion und Palpation, Spina bifida?) und *Genitale* (Vaginalatresie? Hoden deszendiert? Hypo- oder Epispadie?) sowie die orientierende *neurologische Untersuchung* (kurzer Reflexstatus) schließen die U1 ab: Pupillenreaktion auf Licht, Saugreflex, Moro-Reflex, Hand- und Fußgreifreflex.

Kriterium	0 Punkte	1 Punkt	2 Punkte
Aussehen	blass-blau	Stamm rosig, Extremitäten blau	rosig
Puls	fehlt	< 100/min	> 100/min
Gesichtsreaktion	fehlt	reduziert	Husten, Niesen Schreien
Aktivität	schlaff	reduziert	aktive Bewegungen
Respiration	keine	unregelmäßig	regelmäßig

Apgar-Score, Reifezeichen, U1

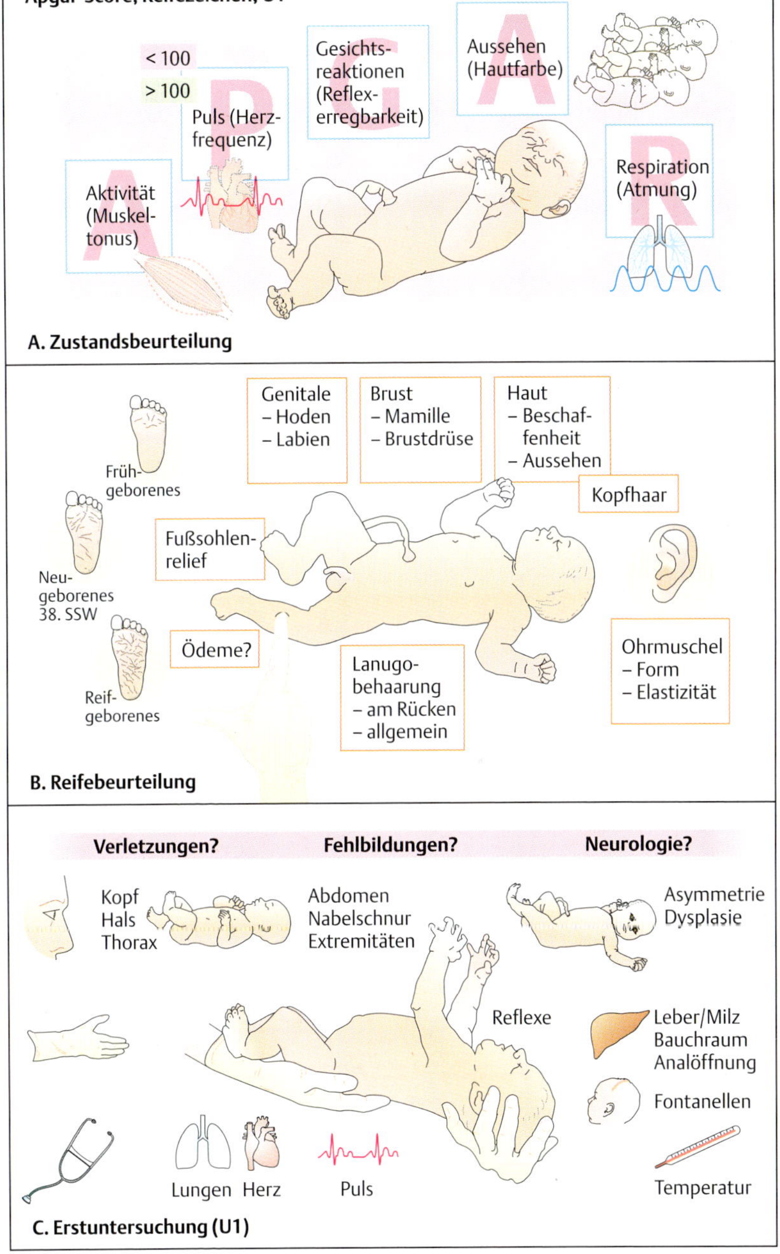

A. Zustandsbeurteilung

B. Reifebeurteilung

C. Erstuntersuchung (U1)

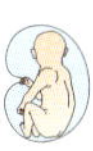

Kreislauf/Lunge

Die wichtigste und notwendigste Umstellung direkt nach der Geburt betrifft den Kreislauf und die Lungen (s.a. S. 100f). Da die Lunge intrauterin nicht belüftet und damit auch nicht entfaltet ist, sind auch die Gefäße komprimiert und zeigen einen sehr hohen Gefäßwiderstand. Somit fließt ein Großteil des Blutes nicht über die Lunge, sondern über die entsprechenden Shunts: das Foramen ovale und den Ductus arteriosus Botalli (S. 100f).
Innerhalb von 20 s nach der Geburt entfaltet sich die Lunge mit dem ersten Atemzug des Kindes. Durch die einströmende Luft werden die Alveolen gedehnt, und damit auch die sie umgebenden Kapillargeflechte und die übrigen Lungengefäße. Der Gefäßwiderstand sinkt schlagartig, das Blut strömt nun vom rechten Herzen komplett und direkt in die Lunge und über die Lungenvenen zurück in den linken Vorhof. Die Druckverhältnisse zwischen den Vorhöfen sind damit durch die geänderten Volumina umgekehrt worden: Im rechten Vorhof herrscht jetzt ein niedrigerer Druck als im linken. Der membranöse Anteil des Foramen ovale verschließt es nun, sodass keine direkte Verbindung mehr zwischen den Vorhöfen besteht. In den meisten Fällen (70%) verklebt dann das Foramen ovale vollständig.

Ebenso wird der Ductus arteriosus Botalli nicht mehr durchflossen, da nun das Blut in die Lunge einströmen kann. Er obliteriert innerhalb weniger Tage und wird mit der Zeit zu einem Bindegewebsstrang „umgebaut" (Lig. arteriosum).

Leber

Vor der Geburt ist die fetale Leber vorwiegend mit dem Abbau von Glucose und der Proteinsynthese beschäftigt, um die zum Aufbau und zur Entwicklung des kindlichen Körpers notwendige Energie und die „Baustoffe" zur Verfügung zu stellen. Die nach der Geburt im Vordergrund stehenden Funktionen wie Glukoneogenese und Entgiftung spielen nur eine untergeordnete Rolle, da diese noch von der mütterlichen Leber bzw. der Plazenta übernommen werden. In dieser Hinsicht ist die kindliche Leber zum Geburtszeitpunkt also unreif und muss nach der Geburt noch reifen. Durch die Produktion der notwendigen Enzyme versetzt sich die Leber selbst in die Lage, die neuen Stoffwechselwege für die Entgiftungsfunktionen und die Zuckerspeicherung aufzubauen. Dieser Prozess braucht mehrere Wochen.

Direkt nach der Geburt ist der Abbau des fetalen Hämoglobins, welches in den Erythrozyten zunehmend durch die adulte Form ersetzt wird, vordringlichste Aufgabe der Leber. Die Fähigkeit, das anfallende Bilirubin zu konjugieren und damit über die Galle und mit dem Urin ausscheiden zu können, reicht für die recht großen anfallendenMengen oft noch nicht aus; es kommt deshalb zum Icterus neonatorum (S. 240f).

Magen-Darm-Trakt

Vorgeburtlich enthält der Magen vorwiegend verschlucktes Fruchtwasser, der übrige Darmtrakt noch zusätzlich Lanugohaare, Epithelien und Gallenfarbstoffe, die zusammen das Mekonium bilden. Eine bakterielle Besiedlung hat noch nicht stattgefunden, ebenso wenig findet sich Luft im Magen-Darm-Trakt.

Durch Absinken des Sauerstoff-Partialdrucks unter oder kurz nach der Geburt wird nun die Peristaltik angeregt, und Mekonium geht ab. Dies kann bei Sauerstoffmangel (Hypoxie) auch bereits intrauterin geschehen; das Fruchtwasser ist dann grün verfärbt (S. 32f, 212f). Wenige Stunden nach der Geburt sind sowohl eine bakterielle Besiedlung als auch eine zunehmende Luftfüllung des Darms festzustellen. Das restliche Mekonium geht ab, und die normale Verdauung setzt ein. Da das Mekonium sehr zäh ist, wird es landläufig auch als „Kindspech" bezeichnet.

Harntrakt

Die Nieren sind vor der Geburt zwar mit der Produktion von Harn beschäftigt, aber noch kaum in der Lage, ihn zu konzentrieren und zu entgiften, da diese Funktionen von den entsprechenden mütterlichen Organen und der Plazenta übernommen werden. Erst nach der Geburt reifen die Nieren so weit, dass sie harnpflichtige Substanzen adäquat filtrieren und den Urin zunehmend konzentrieren können. Als Zeichen der Unreife können sich zunächst noch generalisierte Ödeme ausbilden, insbesondere bei Frühgeborenen.

Adaptation des Neugeborenen

unreif
im Aufbau
Wärmeregulationszentrum
Immunabwehr
Kreislauf/Lunge
Leber
Magen-Darm-Trakt
Harntrakt
Lunge nicht belüftet
Gefäße verknäuelt
Gefäßwiderstand ↑
20 s
1. Atemzug
Lunge entfaltet
Gefäße entknäuelt
Widerstand ↓
fetale Kurzschlüsse ↓
unreife Leber
Glucoseabbau ↑
Proteinsynthese ↑
Glukoneogenese ↓
Entgiftung ↓
Geburt
allmähliche Reifung:
Enzyme
Stoffwechselwege
Unreifezeichen:
Icterus neonatorum nach 3 Tagen
Fruchtwasser
ø Luft
Mekonium
– Sekrete
– Epithelien
– Gallenfarbstoff
– Lanugohaare
ø Bakterien
Geburt
O2-Mangel
Peristaltik ↑
Mekoniumabgang
einige Stunden
Luftfüllung
Besiedlung mit Darmbakterien
Mekoniumabgang
Verdauung
unreife Nieren
Harnproduktion ↑
Entgiftung ↑
Geburt
allmähliche Reifung:
Konzentration
Filtration
Unreifezeichen:
Ödemneigung

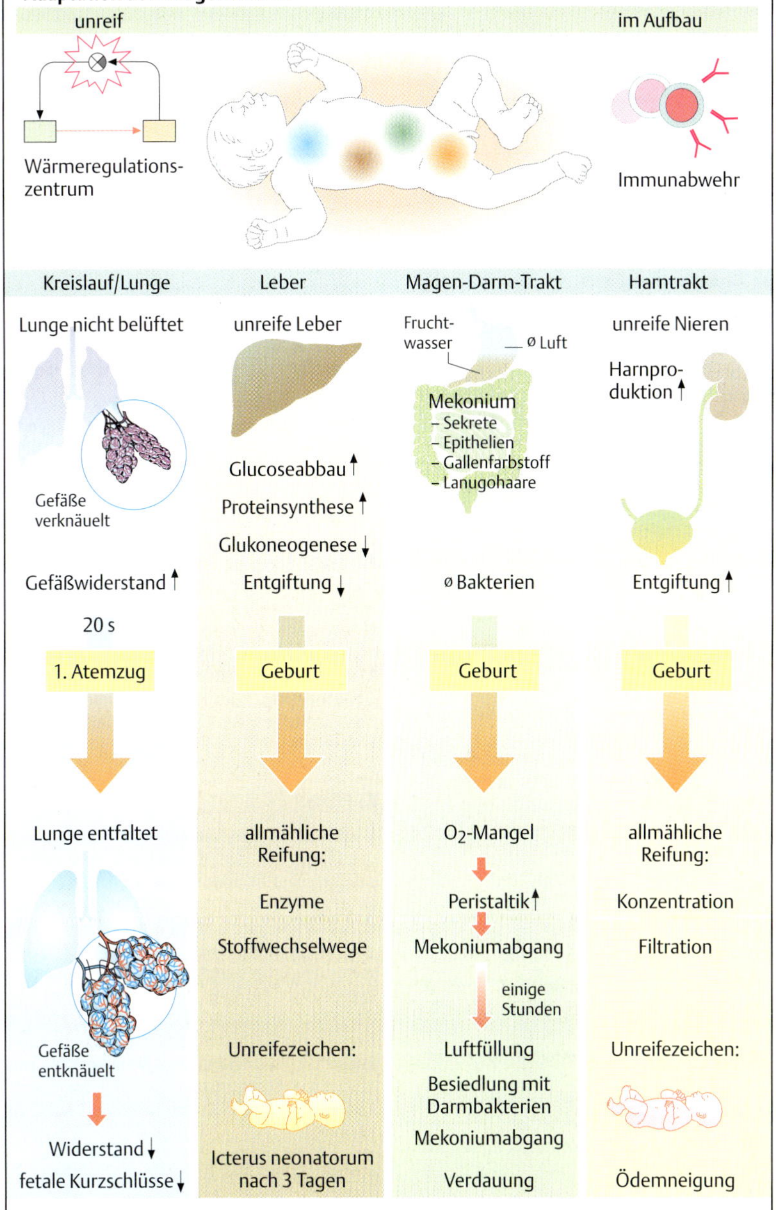

A. Adaptationsschritte nach der Geburt

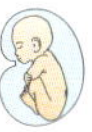

A. Kinderzimmer/Rooming in

Rooming in. In den meisten Krankenhäusern wird, sofern die Mutter keine ambulante Geburt wünscht, das Rooming in angeboten. Dies ist eine Form der Kinderbetreuung, bei der das Neugeborene ständig im Zimmer der Mutter bleibt, und diese die Versorgung mit Unterstützung der Hebammen, Kinderschwestern und des Pflegepersonals der Station komplett übernimmt. Dazu sind die Zimmer mit Kinderbetten, Wickeleinheit und ggf. Bademöglichkeit für das Kind ausgestattet. Um eine enge Mutter-Kind-Beziehung zu fördern ist diese Form der Versorgung zu favorisieren.

Kinderzimmer. Alternativ dazu kann das Neugeborene in einem Kinderzimmer unter professioneller Aufsicht von Kinderkrankenschwestern versorgt und nur zu den Stillzeiten in das Zimmer der Mutter gebracht werden.

Alternativen. Als günstig hat sich aber auch eine Kombination beider Verfahren herausgestellt: So kann die Mutter z. B. das Kind in der ersten Nacht (bei Bedarf auch in einer/mehreren Folgenächten) nach der Geburt in die Obhut des Kinderzimmers geben, um sich selbst ausruhen zu können, und dann z. B. ab dem zweiten Tag das Rooming in Anspruch nehmen.

B. Kleidung, Lagerung

Kleidung. Bei der Auswahl für das Neugeborene sollte man beachten:

- Naturfasern wählen; sie sind in der Regel weniger allergieauslösend, atmungsaktiv und bequem,
- chemische Zusätze meiden; das ist für den Laien allerdings oft nur sehr schwer zu überprüfen, da die Angaben in den Etiketten oft nicht ausreichen (am besten greift man auf entsprechende Testergebnisse unabhängiger Labors zurück, z. B. Stiftung Warentest, Öko-Test),
- pflegeleichte Materialien und Zuschnitte wählen, da die Wäsche häufig gewechselt und gewaschen werden muss.

Kinderbett. Auch das Bettchen sollte einige wichtige Kriterien erfüllen:

- Standsicherheit: Wichtig ist, dass das Bett auch bei Bewegung des Kindes oder durch unabsichtliches Anstoßen von außen nicht umkippen kann.
- Ecken/Kanten: Um die Verletzungsgefahr zu minimieren, sollten keine scharfen Kanten und Ecken am Bett vorhanden sein.
- Matratze: Eine zu weiche Lagerung und auch die Verwendung eines Kopfkissens begünstigen Wirbelsäulenschäden.
- Lagerung: Heute wird empfohlen, das Neugeborene auf die Seite zu legen, wobei die Seiten regelmäßig gewechselt werden sollten. Alternativ kommt zum Schlafen die Rückenlage infrage. Die reine Bauchlage wird abgelehnt, da hier über vermehrte Fälle von plötzlichem Kindstod (SIDS) berichtet wurde. Allerdings ist ein Zusammenhang bis jetzt noch nicht endgültig gesichert.

Füttern

Die ideale Nahrung für das Kind bis zum 6. Lebensmonat ist die Muttermilch. Ihre Zusammensetzung ändert sich im Laufe der Stillzeit, sodass sie die kindlichen Bedürfnisse stets optimal befriedigt (S. 250f). Im Gegensatz zu früher, als feste Stillzeiten für die beste Lösung gehalten wurden, hat sich die bedarfsgerechte Fütterung (Feeding on Demand) durchgesetzt, wofür das Rooming in ebenfalls günstig ist. Hierbei bestimmt das Kind Zeitpunkt und Menge der Nahrungsaufnahme selbst. Das früher gebräuchliche Wiegen vor und nach jeder Mahlzeit ist unnötig. Um einen übermäßigen Gewichtsverlust des Kindes erkennen zu können, genügt es, das Gewicht 2-mal/Woche zu kontrollieren.

C. Pflege

Viele Mütter sind verunsichert, wenn es um die Pflege und den Umgang mit dem Nabelschnurrest geht. Hier sollten Feuchtigkeit und Druckstellen durch die Nabelklemme vermieden werden, am Einfachsten durch die Verwendung von Kompressen, die unter der Klemme durchgezogen und dann locker darüber gelegt werden. Am 4.–6. Tag nach der Geburt fällt der Nabelschnurrest i.d.R. trocken ab. Wichtig ist auch das Einhalten einfacher Hygienemaßnahmen – z. B. Händewaschen, Kontakt mit kindlichem Stuhl meiden – um eine bakterielle Kontamination und Entzündung des Nabels zu vermeiden.

Versorgung und Betreuung des Neugeborenen

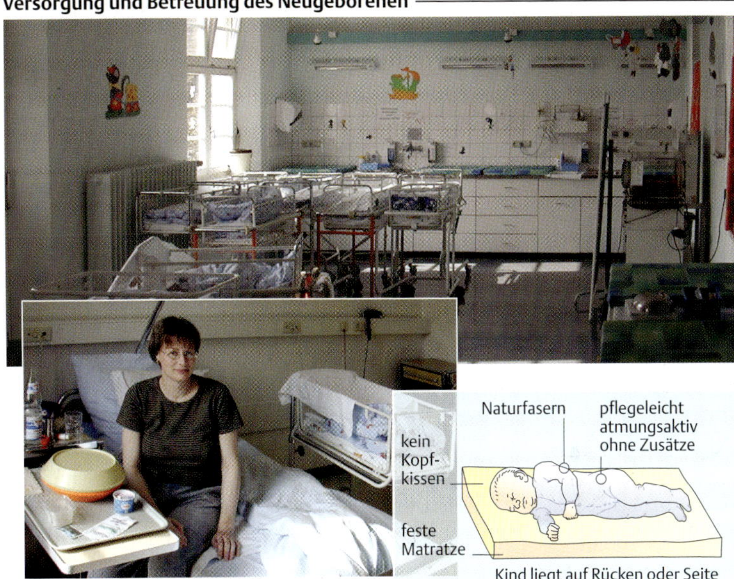

A. Kinderzimmer/Rooming-in

Naturfasern
pflegeleicht
atmungsaktiv
ohne Zusätze
kein
Kopf-
kissen
feste
Matratze
Kind liegt auf Rücken oder Seite

B. Kleidung, Lagerung

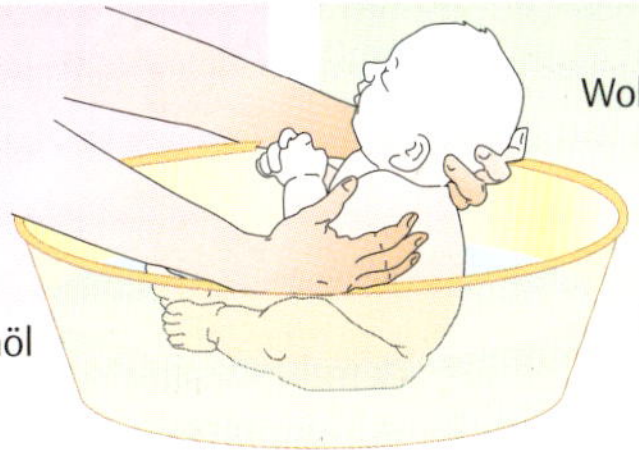

Beachten
37°C
2 – 3-mal/Woche
ohne Zusätze
evtl. Milch, Olivenöl
Effekte
Wohlbefinden ↑
Blutzirkulation ↑
Entspannung ↑

1. Baden/Waschen

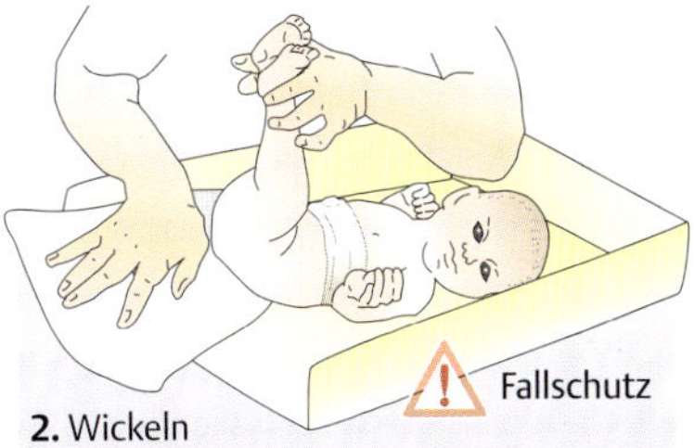

Einmalwindel oder Stoffwindel
Fallschutz

2. Wickeln

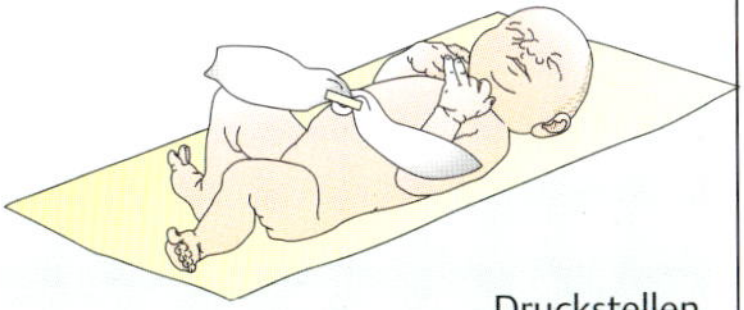

Hygiene, offene Pflege
Druckstellen
Feuchtigkeit

3. Nabelpflege

C. Pflege

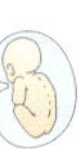

Nach der Geburt ist es wichtig, Anpassungsstörungen des Kindes an das extrauterine Leben rechtzeitig zu erkennen und ggf. zu behandeln. Hierzu dienen neben der Anamnese der Schwangerschaft und des Geburtsverlaufs auch die Beurteilung der Reifezeichen (S. 234f) und des Apgar-Scores sowie die genaue Untersuchung des Neugeborenen (**B.**).

A. Anamnese/Risiken

Schon aus der Krankenvorgeschichte der Mutter sowie dem Schwangerschafts- und Geburtsverlauf lassen sich Risiken erkennen, die ggf. die präpartale Einweisung Mutter in ein Perinatalzentrum mit angeschlossener Kinderklinik oder Kinderchirurgie veranlassen. In anderen Fällen kann es sinnvoll sein, einen Pädiater bereits zur Geburt hinzuzuziehen.

Mütterliche Faktoren. Diabetes mellitus, hypertensive Erkrankung (SIH), Fieber unter der Geburt.

Kindliche Faktoren. bekannte Fehlbildung oder Chromosomenaberration, Rh-Inkompatibilität, vermutete Mangelgeburt, pathologisches CTG unter der Geburt, pathologische MBU, grünes Fruchtwasser, Frühgeburt, Mehrlinge.

Andere Faktoren. Poly-, Oligohydramnion, Lage- und Einstellungsanomalien, vaginal-operative Entbindung, protrahierte Geburt.

Manche Notsituationen ergeben sich allerdings erst unter der Geburt. Sobald eine kindliche Gefährdung auch nur möglich erscheint, sollte ein Pädiater informiert werden.

B. Befunde

Nach der Geburt wird das Kind gründlich untersucht und dann entschieden, ob und welche weiteren Maßnahmen notwendig sind. V.a. Atmung und Herzfrequenz sind initial wichtig; liegt keine Atemstörung oder Kreislaufinsuffizienz vor, kann zunächst unter enger Beobachtung abgewartet werden. Bei der Untersuchung achtet man v. a. auf:

Zeichen einer Atemstörung. Unregelmäßige Atmung, starke Baucheinziehung bei der Inspiration, Nasenflügelatmung, Stöhnen, ungleichmäßige Belüftung (Auskultation).

Kardiale Probleme. Herzfrequenz > 140 oder < 100/min, Herzgeräusch, generalisierte oder isolierte (Extremitäten oder untere Körperhälfte) Zyanose.

Zeichen der Frühgeburtlichkeit. Reifeindex (S. 234f), Gewicht, Größe.

Dystrophie. Kindsgewicht < 10. Perzentile, Dysproportion zwischen Rumpf- und Kopfgröße (SGA), Neugeborenenkrämpfe.

Geburtsgeschwulst. Auch nach Vakuumextraktion i.d.R. unproblematisch, allerdings von einem echten Hämatom (z. B. nach Geburtstrauma) initial evtl. schwer zu unterscheiden.

Verletzungen. Äußerlich sichtbar (v. a. nach vaginal-operativen Geburten), z. B. Frakturen (Klavikula, Humerus) oder Nervenschäden (z. B. Armplexuslähmung nach Erb/Klumpke)?

Fehlbildungen. Sichtbare äußere Fehlbildungen (z. B. Omphalozele, Gesichtsdeformitäten)? Sie können auch mit inneren Fehlbildungen (z. B. Herzvitien) einhergehen.

C. Handeln

Je nach Schweregrad der kindlichen Störung sind möglich:

Abwartendes Verhalten mit Überwachung. Z.B. bei leichten Problemen wie Mehrlingsgeburt, Frühgeburt zwischen 34. und 36. SSW. Hierbei sollte die Mutter und ggf. der Partner einbezogen werden; das Kind kann in der Regel bei der Mutter bleiben.

Engmaschige Überwachung. Z.B. bei bekanntem Diabetes mellitus der Mutter mit regelmäßiger BZ-Kontrolle oder bei Dystrophie ohne weitere Probleme; v. a. Atmung und Herzfunktionen werden überwacht. Hier ist eine genaue Beobachtung des Kindes durch Geburtshelfer und Hebamme in regelmäßigen Abständen (z. B. alle 10 min) sinnvoll.

Absaugen und O_2-Gabe. Bei leichten Anpassungsstörungen und schneller Erholung des Kindes. Entweder im Kreißsaal selbst oder an einem Reanimationsplatz (S. 244f) durchführen.

Hinzuziehen des Pädiaters. Z.B. bei schwerer Anpassungsstörung, Frühgeburt < 34. SSW, präpartal bekannter Fehlbildung; dies sollte möglichst schon vor der Geburt mit ausführlicher Information der Kinderärzte geschehen.

Reanimation. Bei schweren Atem- oder Kreislaufstörungen (S. 244f).

Hinzuziehen anderer Fachärzte. Z.B. Orthopäde bei Fußfehlstellungen (möglichst innerhalb 24 h), Kinderchirurg bei schweren Fehlbildungen (z. B. Omphalozele) bzw. Neurochirurg (z. B. bei Hydrozephalus); Letztere möglichst bereits präpartal informieren.

Verlegung. Nach Stabilisierung der Situation im Kreißsaal im Transportinkubator in die Kinderklinik zur weiteren Therapie oder zur Überwachung.

Adaptationsstörungen

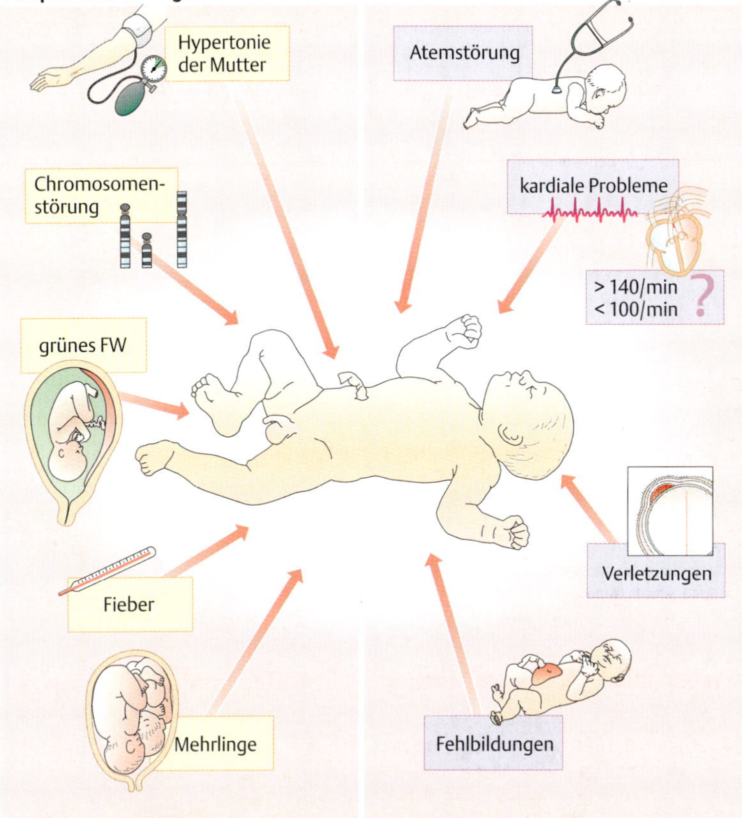

Hypertonie der Mutter

Chromosomen-störung

grünes FW

Fieber

Mehrlinge

A. Anamnese/Risiken

Atemstörung

kardiale Probleme

> 140/min
< 100/min ?

Verletzungen

Fehlbildungen

B. Befunde

1. Abwarten, Überwachen

2. Pädiater heranziehen

3. Reanimation

4. Verlegung in Kinderklinik

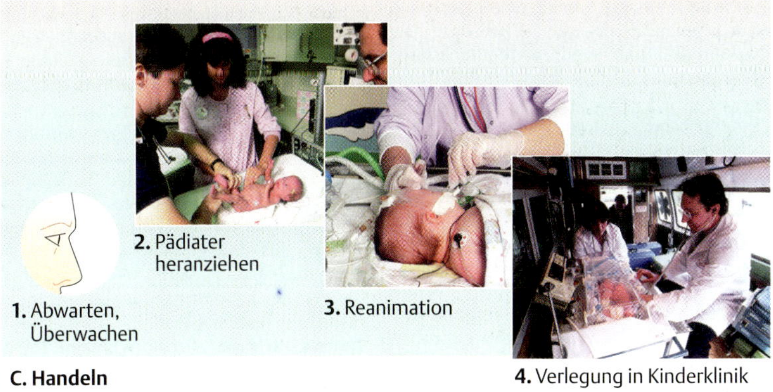

C. Handeln

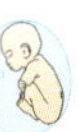

A. Hyperbilirubinämie

Angesichts des vermehrt anfallenden fetalen Hämoglobins (HbF) aus den untergegangenen Erythrozyten **(1.)** und der Unreife der kindlichen Leber ist Letztere in den ersten Lebenstagen noch nicht in der Lage, die gesamte Bilirubinmenge zu konjugieren und damit ausscheidbar zu machen. Deshalb leiden alle Neugeborenen mehr oder weniger stark an einer Gelbsucht (Icterus neonatorum), die mit einer infektiösen Gelbsucht (Hepatitis) nichts zu tun hat. Bei bestimmten Blutgruppenkonstellationen (Mutter Rh-negativ, Kind Rh-positiv; Mutter mit Blutgruppe 0), neonatalen Infektionen, vermehrtem Bilirubinanfall (Polyzythämie, Hämatome) oder bei stillenden Müttern fällt der Ikterus häufig stärker aus.

Risiken. Ab einem gewissen Schwellenwert kann das Bilirubin die Blut-Hirn-Schranke überwinden und sich in wichtigen Strukturen des Gehirns und Rückmarks ablagern (Kernikterus, s.a. S. 160f). Vor Erreichen solch hoher Blutwerte ist deshalb die Bilirubinkonzentration im kindlichen Blut unbedingt zu senken. Die kritische Konzentration ist sowohl vom Lebensalter des Kindes abhängig (die Blut-Hirn-Schranke entwickelt sich v. a. in den ersten Lebenstagen relativ rasch), als auch von der SSW bei der Geburt bzw. dem Gewicht des Kindes, da bei Frühgeburten diese Entwicklung langsamer vonstatten geht.

Phototherapie. Durch Einwirkung ultravioletten Lichts wandelt sich Bilirubin in der Haut in wasserlösliche, nichttoxische Mono- und Dipyrrole um. Aus der zufälligen Beobachtung, dass „gelbe Babys", die mehr Sonnenlicht abbekamen als andere, auch schneller wieder ihre normale Hautfarbe annahmen, hat sich die Phototherapie **(2.)** entwickelt. Dabei wird das Neugeborene – mit einem lichtundurchlässigen Augenschutz (Gefahr der Netzhautschädigung) – mit UV-Licht der Wellenlänge 425–475 nm behandelt. Es ist nackt, damit eine möglichst große Hautfläche bestrahlt wird.

Blutaustausch. Erreichen die Bilirubinwerte im Blut bestimmte Höchstwerte, kann auch die Phototherapie einen Kernikterus nicht mehr verhindern. In diesen Fällen ist eine Blutaustauschtransfusion **(3.)** indiziert. Hierbei wird dem Neugeborenen über einen Nabelvenenkatheter in kleinen Portionen Blut entnommen, das jeweils anschließend durch Rh-negatives Blut ohne Antikörper ersetzt wird.

Die Phototherapie kann meist in der Geburtsklinik durchgeführt werden, die Austauschtransfusion nur in einer Kinderklinik.

Weitere Maßnahmen. Kinder mit Hyperbilirubinämie sollten ausreichend Flüssigkeit erhalten, da sie eher schlaff und trinkfaul sind, andererseits aber die Flüssigkeit zur Ausscheidung des Bilirubins unbedingt brauchen.

Laboruntersuchungen. Unter der Phototherapie sollten die Bilirubinwerte alle 6–8 h, nahe der Austauschgrenze alle 2–4 h kontrolliert werden. Vor Einleiten einer Therapie sind weitere Blutuntersuchungen notwendig:

- Bilirubin gesamt und direkt,
- BB, CRP, BSG (Mikrosenkung),
- Hämatokrit, Thrombozyten, Retikulozyten,
- direkter Coombs-Test (S. 19),
- Blutgruppe mit Rhesusfaktor.

B. Neugeborenenscreening

Stoffwechselerkrankungen. Alle Neugeborenen werden am 5. Lebenstag (u.U. früher) auf Stoffwechselerkrankungen untersucht (sog. Guthrie-Test). Hierzu muss das Kind zumindest 2 Tage lang eiweißhaltig ernährt worden sein (Milchnahrung). Etwa 1–2 h nach einer Mahlzeit lässt man Blut aus der Ferse auf eine spezielle Testkarte tropfen und gibt diese ins Labor. Bei einem positiven Screeningergebnis muss die Verdachtsdiagnose durch weiterführende Analysen bestätigt werden. Der Test sucht folgende Erkrankungen:

- Hypothyreose: Häufigkeit 1:3000; bei rechtzeitiger Therapie mit L-Thyroxin entwickelt sich das Kind normal, sonst drohen Struma, Intelligenzdefekte, Kleinwuchs (Kretinismus),
- Phenylketonurie: Häufigkeit 1:10 000; unter streng phenylalaninarmer Diät (über ca. 10 Jahre) normale Entwicklung, sonst droht eine schwere geistige Retardierung,
- Galaktosämie: Häufigkeit 1:40 000; sofortige lactosefreie Diät (lebenslang), sonst Retardierung, Erblindung, Tod infolge Leberzirrhose,
- Biotinidasemangel: Häufigkeit 1:60 000; unter Medikation mit Biotin normale geistige Entwicklung möglich.

Hüftdysplasie. Neben dem Stoffwechselscreening wird auch ein sonographisches Hüftscreening zur Erkennung der kindlichen Hüftdysplasie durchgeführt. Dies ist ab dem 1. Lebenstag möglich und sollte nach etwa 12 Lebenswochen wiederholt werden.

Weitere Suchtests. Ein Hörscreening für alle Kinder ist wie ein Nierenscreening zwar prinzipiell sinnvoll, wird aber derzeit nur im Rahmen von Studien durchgeführt.

Hyperbilirubinämie, Neugeborenenscreening

Hämo-
globin
Abbau
freies Bilirubin
Leber
konjugiertes
Bilirubin
1. Abbau des
fetalen
Hämoglobins
425 – 475 nm
Ikterus
Mono-/Dipyrrole
Niere
2. Phototherapie
Frischblut
4-Wege-Hahn
Nabel-
venen-
katheter
Abfall
unkonjugiertes Bilirubin mg/dl
Phototherapiegrenzen
Austauschgrenzen
gesunde Neugeborene
kranke Neugeborene
0
5
10
15
20
25
30
500
1000
1500
2000
2500
3000
Geburtsgewicht g

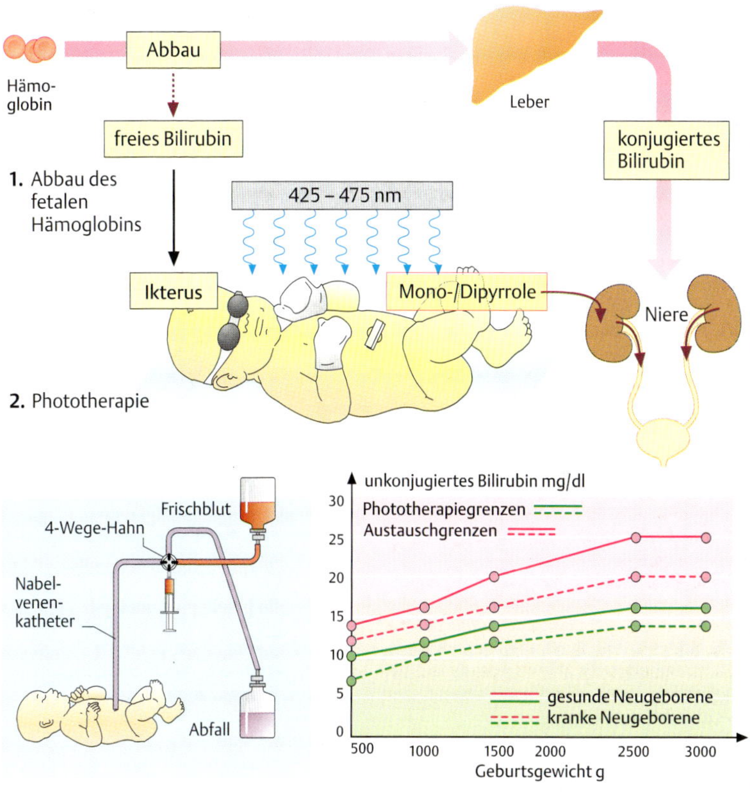

3. Austauschtransfusion (Schema und Grenzwerttabelle)

A. Hyperbilirubinämie

Geburt
Stillen
Blut aus der Ferse
Hüft-
screening
Testkarte
Geburt
1.
2.
3.
4.
5.
6.
Tage

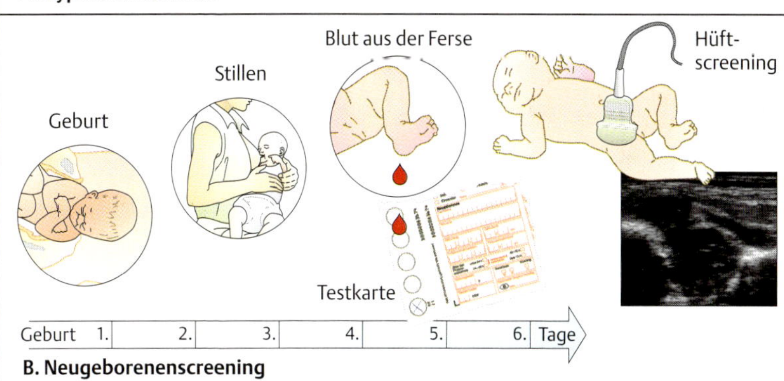

B. Neugeborenenscreening

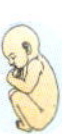

A. Reanimationsplatz

Da sich Notfälle auch in der Perinatalmedizin unvorhergesehen ereignen, sind die Vorbereitung und regelmäßige Kontrolle eines Reanimationsplatzes für Neugeborene sehr wichtig. Insbesondere die Geräte müssen überprüft und einsatzbereit sowie die Verbrauchsmaterialien aufgefüllt sein.

Ausstattung. Zur Ausstattung eines Reanimationsplatzes gehören:

- eigener Raum, konstant auf 25 °C geheizt,
- gute Beleuchtung,
- Heizstrahler, möglichst Wärmematte, die ständig angeschaltet sein sollte,
- Pulsoxymeter zur Überwachung,
- Laryngoskop mit Ersatzbatterien/-birnen,
- Tuben für orale und nasale Intubation (6,5–12 cm Länge), verschiedene Größen für unterschiedliche Geburtsgewichte (2,0–3,5 mm Durchmesser),
- Beatmungsbeutel, verschiedene Masken,
- Sauerstoffanschluss,
- Absaugvorrichtung, Absaugkatheter verschiedener Größen,
- Nabelvenenkatheter und i. v.-Zugänge verschiedener Größen,
- Medikamente: Adrenalin (z. B. Suprarenin), Naloxon (z. B. Narcanti als Antidot bei V.a. Atemdepression durch Opiate), Atropin, Humanalbumin 5 % als Plasmaexpander bei Volumenmangel, Natriumbicarbonat zur Azidosebekämpfung.

B. Ursachen der Asphyxie

Deprimierte Neugeborene erfordern vom Geburtshelfer/Pädiater (Neonatologen) ein schnelles, zielgerichtetes Handeln. Bei bestimmten Risikokonstellationen muss mit einem asphyktischen Kind gerechnet werden:

- Frühgeburt, v. a. wenn vorher keine Lungenreifebehandlung möglich war (S. 168ff),
- Übertragung (S. 172f),
- Dystrophie, SGA-Kind,
- Diabetes mellitus der Mutter,
- Mehrlinge (v. a. das zweite Kind ist asphyxiegefährdet),
- intrapartale Opiatgabe an die Mutter,
- intrapartaler Blutverlust, z. B. bei vorzeitiger Plazentalösung, Insertio velamentosa,
- Mekoniumaspiration,
- intrauterine Infektion, Amnioninfektionssyndrom (AIS),
- intrakraniale Blutung, z. B. bei schwerer vaginal-operativer Entbindung.

C. Vorgehen

Neben dem Apgar-Score (S. 234f) sind vor allem die Leitsymptome *Zyanose* (Betrachtung der Haut), *Atemfrequenz* (Beobachtung und Auskultation) und *Herzfrequenz* (Palpation oder Auskultation) für die Entscheidung zur Reanimation wichtig.

Vorgehen bei Zyanose.

- Kind abtrocknen, um weiteren Wärmeverlust zu vermeiden und das Atemzentrum zu stimulieren,
- Atmung durch Reiben der Fußsohlen und des Rückens stimulieren, ggf. auch durch Kältereize (mit kaltem Wasser bespritzen),
- den pharyngealen Schleim absaugen (cave: bei grünem Fruchtwasser unter Spekulum-Einstellung des Larynx noch möglichst vor dem ersten Atemzug, um eine Mekoniumaspiration zu vermeiden),
- über eine Maske Sauerstoff geben (Maske locker vorhalten, um die Atemluft mit Sauerstoff anzureichern).

Vorgehen bei Ateminsuffizienz.

- Über eine Maske die Lunge in 3 kurzen Atemstößen blähen, um die Entfaltung zu unterstützen,
- Kind weiter über die Maske beatmen,
- ggf. Intubation (möglichst nasal),
- ggf. Naloxon geben, wenn die Atemdepression vermutlich durch mütterliche Opiate hervorgerufen wurde (s. **B.**).

Vorgehen bei Kreislaufinsuffizienz.

- Venenkatheter legen,
- Volumen geben, z. B. Humanalbumin 5 %,
- Herzmassage: Druck mit Mittel- und Zeigefinger auf die untere Sternumhälfte, etwa 1–2 cm tief, 2-mal/s (= Frequenz von 120/min),
- etwa alle 5–6 s 2-mal über Maske mit reinem Sauerstoff beatmen, dann mit der Herzmassage fortfahren,
- Adrenalingabe (0,1–0,2 ml/kg i. v. oder über den Tubus endotracheal),
- Bicarbonat je nach Blutgasanalyse geben (Faustregel: negativer BE×kg KG×0,35 = ml Natriumbicarbonat 8,4 %).

Nach jeder Behandlung wegen Ateminsuffizienz und erst recht nach jeder Reanimation wird das Neugeborenen zur weiteren Überwachung auf eine neonatologische Intensivstation verlegt.

Asphyxie, Reanimation

i.v. Zugang
Sauerstoff-anschluss
Absauger
Medikamente
Heizstrahler
Intubations-besteck
Beatmungs-beutel/Maske
im Notfall einsatzbereit?

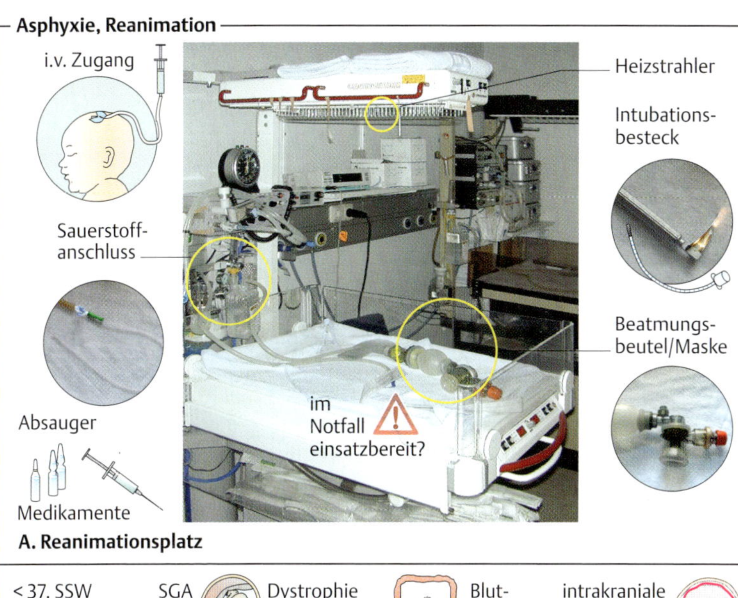

A. Reanimationsplatz

< 37. SSW
> 42. SSW
SGA
Dystrophie
Blut-verlust
intrakraniale Blutung
Diabetes mellitus
Medikamente (z.B. Opiate)
Aspiration (z.B. Mekonium)

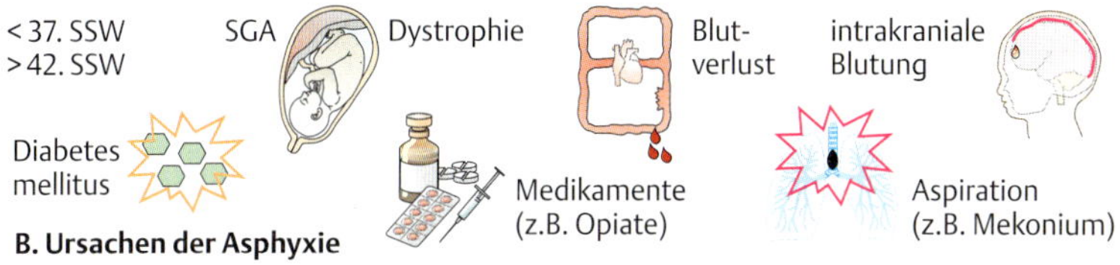

B. Ursachen der Asphyxie

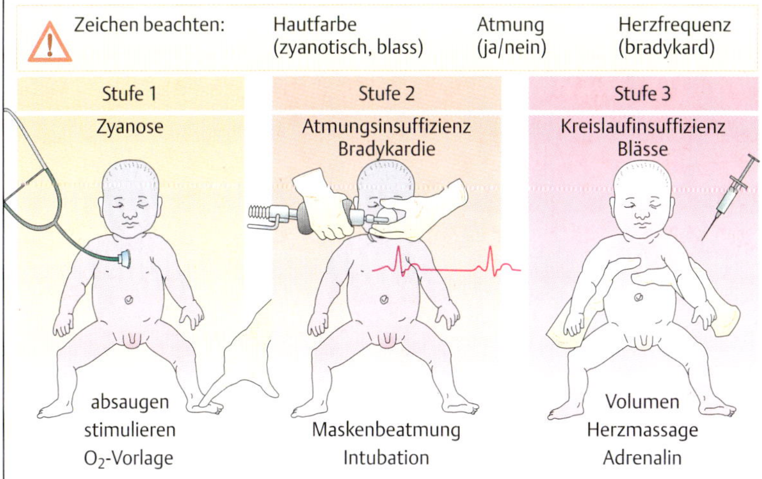

Zeichen beachten:
Hautfarbe (zyanotisch, blass)
Atmung (ja/nein)
Herzfrequenz (bradykard)
Stufe 1
Zyanose
absaugen
stimulieren
O2-Vorlage
Stufe 2
Atmungsinsuffizienz
Bradykardie
Maskenbeatmung
Intubation
Stufe 3
Kreislaufinsuffizienz
Blässe
Volumen
Herzmassage
Adrenalin

C. Vorgehen

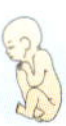

VIII

Wochenbett

Uterusinvolution, Wochenfluss

Uterusinvolution. Direkt nach der Geburt der Plazenta entfallen auch die großen Östrogen- und Progesteronmengen, die von ihr gebildet wurden. Der Gebärmuttermuskulatur fehlt somit die hormonelle Stimulation, und der Uterus wird rasch kleiner. Diesen Prozess bezeichnet man als Involution. Unterstützend wirken hierbei Gebärmutterkontraktionen (Wochenbettwehen oder Nachwehen), die durch das aus dem Hypophysenhinterlappen freigesetzte Oxytocin verursacht werden. Das Saugen des Kindes an der mütterlichen Brust stimuliert die Hypophyse zur Oxytocinausschüttung. Insbesondere Mehrgebärende empfinden die Nachwehen oft als sehr schmerzhaft.

Wochenfluss. Im Bereich der Plazentahaftfläche bleiben nach der Geburt noch Deziduareste zurück, die sich durch die Einwanderung von Leukozyten langsam auflösen und mit dem Wochenfluss (Lochien) aus dem Uterus gespült werden. Das nekrotische Gewebe ist dabei ein guter Nährboden für Bakterien, und lediglich die Leukozytenbarriere verhindert hier ein Eindringen der Keime in die Uteruswand und den mütterlichen Körper. Die Lochien sind deshalb spätestens 24 h nach der Geburt als infektiös anzusehen. Im Laufe des Wochenbetts verändern sie sich (s. Tabelle unten).

Kontrollen. Die regelrechte Uterusrückbildung wird durch Palpation des Fundusstandes kontrolliert: Nach der Geburt befindet er sich etwa 1–2 QF unterhalb des Nabels, am ersten Tag p.p. 1 QF oberhalb, etwa am 5. Tag zwischen Nabel und Symphyse und 10 Tage p.p. knapp oberhalb der Symphyse.

Laktation

Galaktogenese. Während der Schwangerschaft werden von der Hypophyse große Mengen Prolaktin gebildet. An der Brustdrüse entfalten sie jedoch nur eine geringe Wirkung, da sie durch die hohen Östrogen- und Progesteronspiegel gehemmt werden. Mit der Plazentageburt und dem Wegfall der Hemmwirkung stimuliert das Prolaktin die Galaktogenese, also die Milchbildung in der Brustdrüse. Meist schießt dann am 3.–4. postpartalen Tag die Milch ein, was sich durch eine deutliche Brustvergrößerung und schmerzhafte Spannung, gelegentlich auch durch leichtes Fieber bemerkbar macht (S. 256).

Galaktopoese. Als Galaktopoese bezeichnet man die Aufrechterhaltung der Milchproduktion: Einerseits vermindert sich durch das Leertrinken der Alveolen die Kompression auf die Kapillaren, es strömt vermehrt Blut ein und die Milchproduktion wird angeregt. Außerdem werden durch den Saugreiz große Prolaktinmengen von der Hypophyse gebildet, die die Milchbildung fördern.

Galaktokinese. Neben Prolaktin setzt die Hypophyse auf den Saugreiz hin auch Oxytocin frei, das neben der Wirkung auf den Uterus (s. o.) auch die Kontraktion der Myoepithelien in der Brust bewirkt. So kann die Milch von den Alveolen und kleineren Milchausführungsgängen in die brustwarzennahen Milchseen transportiert werden. Diesen Vorgang nennt man Galaktokinese. Die gebildete Milchmenge wird also im Wesentlichen über den Trinkvorgang selbst und die Menge getrunkener Milch gesteuert. So spielt sich innerhalb weniger Tage ein gutes Gleichgewicht zwischen mütterlicher Milchsekretion und kindlichem Bedarf ein. Als Anhaltswerte gelten folgende Mengen:

- am 1. Tag etwa 80 g Milch,
- am 2. Tag 120 g Milch,
- am 3. Tag 180 g Milch,
- am 4. Tag 300 g Milch,
- ab dem 7. Tag 500 g Milch.

Viele weitere Faktoren können die Muttermilchbildung beeinflussen:

Milchmenge. Mütterlicher Stress bewirkt eine Verminderung, ebenso eine zu geringe Trinkmenge: Ein Minimum von 2 l/d ist für eine ausreichende Milchproduktion notwendig.

Milchzusammensetzung. Die Mutter sollte blähende Speisen (z. B. Hülsenfrüchte) meiden, da diese auch beim Kind zu Blähungen führen können, und Früchtetees oder -säfte wegen ihres Säuregehalts nur in kleinen Mengen trinken, da sie zum Wundsein des Kindes beitragen können. Viele *Medikamente* gehen in die Muttermilch über; deshalb sind Medikamente grundsätzlich nur nach Rücksprache mit dem Arzt einzunehmen.

Zeitraum p.p.	Farbe der Lochien	Bezeichnung	Bestandteile
1.–5. Tag	blutig	Lochia rubra	Blut, Eihaut, Dezidua, Bakterien
ab 7. Tag	bräunlich-serös	Lochia fusca	Blut, Lymphe, Dezidua, Leukozyten
ab 14. Tag	schmutzig-gelblich	Lochia flava	nekrotische Dezidua, Schleim
ab 21. Tag	grauweiß	Lochia alba	Schleim, Leukozyten

Uterusinvolution, Laktation

Hypophyse

Saugreiz

Galakto-
kinese

Oxytocin ↑

Kontraktion

Galakto-
poese

Galakto-
genese

Prolaktin ↑

Östrogen ↓

Progesteron ↓

1. Tag p.p.

direkt p.p.

5. Tag p.p.

10. Tag p.p.

1. Tag	1 Woche	2 Wochen	4 Wochen	6 Wochen
1 kg	500 g	350 g	150 g	50 g
Lochia rubra	Lochia fusca	Lochia flava	Lochia alba	

20 cm

6 cm

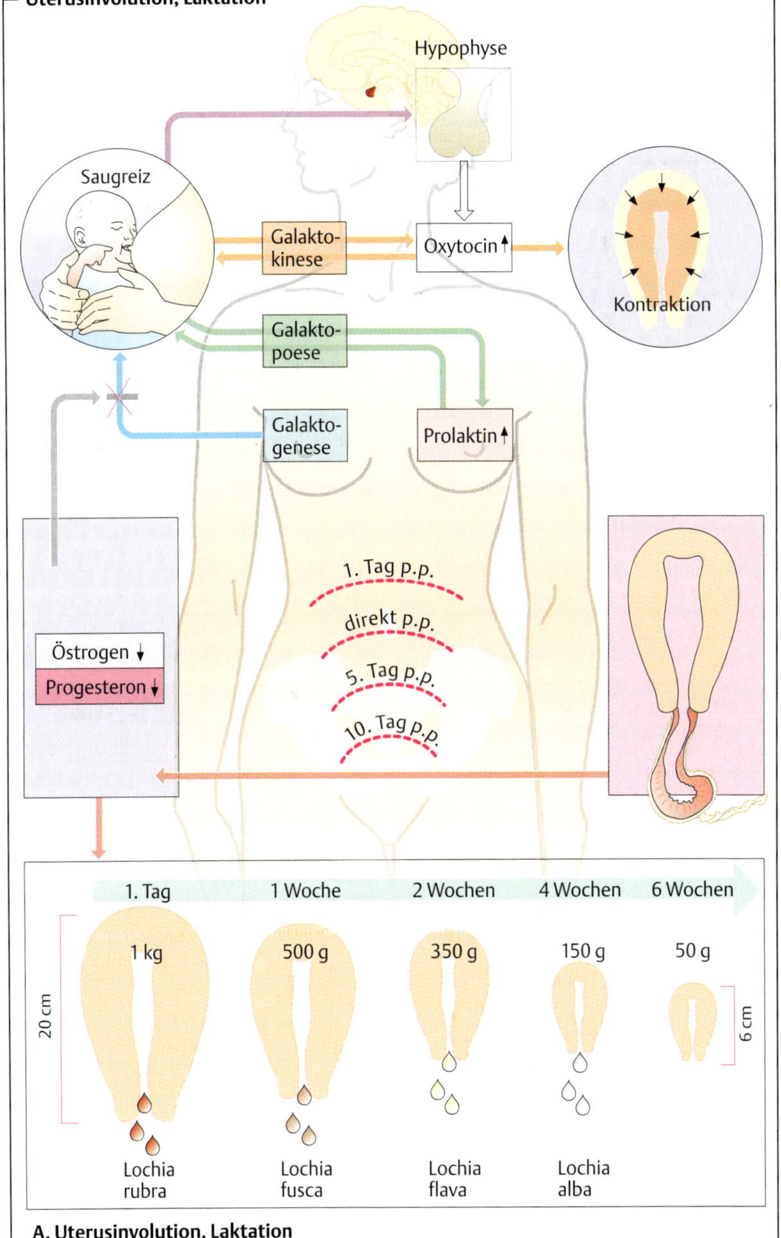

A. Uterusinvolution, Laktation

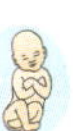

A. Stillen

Stillen ist die beste Art der Neugeborenenernährung. Folgende Faktoren sprechen dafür:

Zusammensetzung. Muttermilch ist je nach Lebensalter des Kindes unterschiedlich zusammengesetzt und bietet damit die jeweils optimale Kombination an Kohlenhydraten (Lactose), Fett, Eiweiß und Mineralien für das Kind an. In den ersten Tagen enthält die Vormilch (Kolostrum) z. B. viel Eiweiß und Mineralien, dagegen wenig Fett, welches der Verdauungstrakt des Neugeborenen wegen der mangelnden Enzyme auch nicht ausnutzen könnte. Danach nimmt der Fettgehalt zu, um die notwendigen Kalorien bereitzustellen.

Mutter-Kind-Kontakt. Schon der Name „Stillen" beinhaltet die Beruhigung des Kindes, auch durch die Wärme und Geborgenheit bei der Mutter. So kann ein für die spätere kindliche Entwicklung wichtiges Urvertrauen in die mütterliche Fürsorge entstehen.

Optimale Hygiene. Die Brusternährung ist bei Beachtung einfacher Hinweise (s. u.) bezüglich einer bakteriellen Kontamination völlig unproblematisch. Die Milch ist steril „verpackt", stets vorrätig und immer richtig temperiert. Im Gegensatz zur Flaschennahrung entfallen das Auskochen der Flaschen/Sauger, das unbedingt saubere Arbeiten bei der Zubereitung der Nahrung und die Probleme mit der Lagerung.

Trinkmenge. Beim „Feeding on Demand", dem Füttern nach kindlichem Bedarf, spielt sich nach wenigen Tagen eine Balance zwischen „Nachfrage und Angebot" an Muttermilch ein. So erhält das Kind immer die optimale Menge, ein Überfüttern oder eine Unterernährung ist nahezu ausgeschlossen.

Immunschutz. Nicht zuletzt erhält das Kind über die Muttermilch einen geliehenen Schutz vor Infektionskrankheiten: Insbesondere die Vormilch, aber auch die Muttermilch der ersten Wochen enthält mütterliche Antikörper (Immunglobuline), und die Vormilch zusätzlich viele Leukozyten, v. a. Makrophagen.

B. Stillberatung

Um eine möglichst unproblematische Stillzeit zu ermöglichen, führen in vielen Kliniken Hebammen, Kinderkrankenschwestern oder andere Mitarbeiter eine Stillberatung durch. Hierbei sollte die Mutter zum Stillen animiert, aber nicht gedrängt werden.

Hygiene. Da v. a. der Wochenfluss bakteriell kontaminiert ist, muss die Mutter nach Kontakt mit Vorlagen oder nach dem Toilettengang auf eine gute Handreinigung achten. Im Normalfall genügt die konsequente Anwendung von Wasser und Seife. Händedesinfektionsmittel sind unnötig, aber üblich (Hospitalkeime).

Stillposition. Um die Brustwarzen zu entlasten, sollte die Haltung des Kindes häufiger gewechselt werden.

Ende des Stillens. Um die Brustwarze zu schonen, ist es am Ende der Mahlzeit günstig, erst den durch das „Festsaugen" entstandenen Unterdruck zu entlasten, bevor man das Kind abnimmt. Dazu schiebt man vorsichtig seitlich einen Finger in den kindlichen Mund.

Seitenpräferenz. Um eine gleichmäßige Entleerung der Brust zu gewährleisten, sollte konsequent abgewechselt werden: Eine Seite leertrinken lassen, den Restbedarf des Kindes über die andere Seite stillen. Beim nächsten Mal dann mit dieser Seite beginnen.

Milchstau. Um einen Milchstau zu vermeiden, ist es sinnvoll, die Brust am Ende des Stillvorgangs nochmals aus allen vier Quadranten in Richtung Brustwarze auszustreichen, damit auch die peripheren Milchgänge entleert sind.

Pflege. Nach dem Stillen sollten die letzten Milchtropfen an der Brust nicht abgewischt, sondern um die Mamille herum verteilt werden und dann an der Luft trocknen. Die Brustwarzen werden dadurch seltener wund.

Still-BH. Um das Stillen zu vereinfachen, empfiehlt es sich, spezielle Still-BHs zu tragen.

C. Ersatznahrung

Sollte die Milchmenge nicht ausreichen oder die Mutter aus anderen Gründen nicht stillen können oder wollen (z. B. Medikamenteneinnahme, Z.n. Brustoperation, HIV-Infektion), kann auf eine im Handel erhältliche Nahrung ausgewichen werden; bei familiärer Neigung zu Allergien z. B. auf hypoallergene Nahrung. Heute erhältliche Produkte erfüllen auch spezielle Anforderungen i.d.R. recht gut. Bei der Zubereitung ist auf peinlich genaue Sauberkeit zu achten, und es sollte immer nur die benötigte Menge pro Mahlzeit zubereitet werden. Ab dem 4. Monat, je nach Bedarf des Kindes, wird dann Brei zugefüttert. Spätestens ab dem 6. Monat wird auf selbst hergestellte und/oder Gläschenkost umgestellt. Ab diesem Zeitpunkt ist auch vermehrt mit einer Schadstoffbelastung der Muttermilch zu rechnen, da im mütterlichen Fettgewebe gespeicherte Schadstoffe mobilisiert werden und in die Milch übertreten.

Stillen, Stillberatung, Ersatznahrung

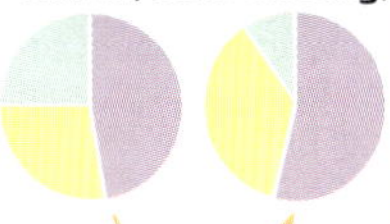

Zusammensetzung der Muttermilch

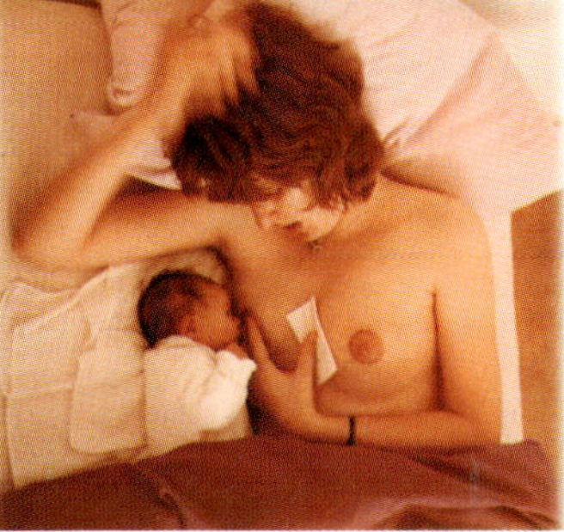

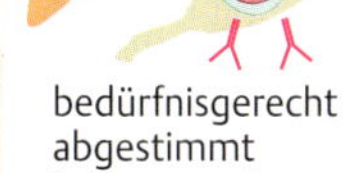

bedürfnisgerecht abgestimmt in Bezug auf:

- Zusammensetzung
- Resorbierbarkeit
- Verträglichkeit
- immunologische Effekte

A. Stillen

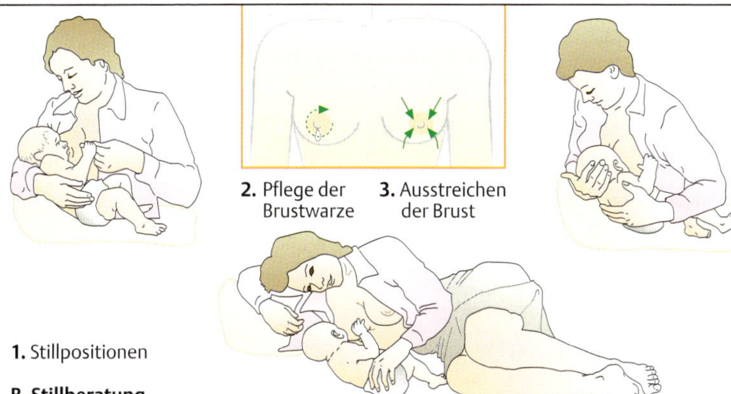

2. Pflege der Brustwarze **3.** Ausstreichen der Brust

1. Stillpositionen

B. Stillberatung

Alter	Anzahl der täglichen Mahlzeiten (Fläschchen, Gläschen, Milchbrei)					
	ca.					Menge
1. Woche	nach Anweisung des Arztes					
2. Woche	Fläschchen	Fläschchen	Fläschchen	Fläschchen	Fläschchen	100 – 120 ml
3.+ 4. Woche	Fläschchen	Fläschchen	Fläschchen	Fläschchen	Fläschchen	ca. 120 ml
5.– 8. Woche	Fläschchen	Fläschchen	Fläschchen	Fläschchen	Fläschchen	ca. 160 ml
3.+ 4. Monat	Fläschchen	Fläschchen	Fläschchen	Fläschchen	Fläschchen	ca. 200 ml
5. Monat	Fläschchen	Fläschchen	Gläschen	Fläschchen, Milchbrei	Fläschchen	ca. 240 ml
	ca.					
6. Monat	Fläschchen	Gläschen	Gläschen	Fläschchen	Fläschchen, Milchbrei	ca. 240 ml
ab 7. Monat	Fläschchen	Gläschen	Gläschen	Gläschen	Fläschchen, Milchbrei	ca. 240 ml

C. Ersatznahrung Beispiel eines Ernährungsplans

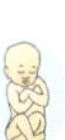

A. Die ersten Wochenbetttage

Die ersten Tage des Wochenbetts sind v. a. durch viele körperliche und psychische Umstellungsvorgänge geprägt. Zusätzlich muss sich die Familie auf das Neugeborene einstellen, was häufig eine erhebliche Veränderung bedeutet. Neben den Rückbildungsprozessen des Uterus (S. 248f) und dem Laktationsbeginn (S. 250f) bemerkt die Mutter weiter:

Vermehrte Wasserausscheidung. Mit Wegfall der plazentaren Östrogene kann der Körper nun viel Flüssigkeit ausscheiden. So nehmen in den ersten postpartalen Tagen der Harnfluss zu und das Gewicht deutlich ab (4–5 kg).

Obstipationsneigung. Durch die verkleinerte Gebärmutter verändert sich die Lage des Darms; zusätzlich wird durch die insgesamt eingeschränkte Mobilität, die verminderte Nahrungszufuhr und die vermehrte Wasserausscheidung die Darmfunktion weiter beeinträchtigt. Andererseits hat die Mutter um die Geburt nur wenig gegessen und außerdem oft einen Einlauf hinter sich, sodass auch wenig auszuscheiden ist.

Miktionsprobleme. Schwellungen oder auch Verletzungsfolgen im Genitalbereich erschweren vielen Frauen in den ersten Tagen das Wasserlassen. Da die Urinmenge zusätzlich größer ist, sollten die Spontanmiktion überwacht und ggf. die Restharnmenge sonographisch kontrolliert werden. Ist Letztere erhöht, besteht die Gefahr der Harnwegsinfektion.

Hämodilution. Das Einströmen extravasaler Flüssigkeit ins Blut führt zu einem Verdünnungseffekt, was sich in absinkenden Hb- und Hämatokritwerten äußert.

Wochenbettvisite

Der Mutter steht nach der Geburt über 10 Tage die Betreuung durch eine Hebamme zu, auch zu Hause. Die Hebamme kümmert sich dabei insbesondere um

- die Stillberatung, die zu Hause mit mehr Ruhe möglich ist, sowie ggf. die Stillprobleme,
- die Anleitung zur Wochenbettgymnastik,
- die Hilfe und Beratung bei der Pflege des Neugeborenen,
- die Kontrolle der Gebärmutterrückbildung,
- die Überwachung der Geburtswunden (Dammschnitt/-riss, Sectionarbe),
- die Überwachung der Mobilisation, v. a. zur Thrombose-/Pneumonieprophylaxe,
- die Überwachung des Neugeborenen: eine Gewichtskontrolle wöchentlich (bei normaler Ernährung); Temperaturkontrollen einmal am Tag in den ersten Tagen, um eine Infektion des Neugeborenen frühzeitig zu erkennen (bis < 38 °C sind normal).

Durch eine einfühlsame Anamnese erfasst die Hebamme ggf. auch eine psychische Labilität der Mutter und beantwortet die vielen Fragen, v. a. wenn es sich um das erste Kind handelt.

B. Kontrazeption

Das Stillen stellt keinen zuverlässigen Schutz vor einer erneuten Schwangerschaft dar. Stillt eine Frau nicht, ist etwa 6–8 Wochen post partum mit der ersten Ovulation zu rechnen; andernfalls ist dieser Zeitraum sehr unterschiedlich (8 Wochen bis mehrere Monate). Da heute zwischen zwei Schwangerschaften eine Pause von mindestens 6, nach einer Sectio von 12 Monaten empfohlen wird, sollte das Paar wirksame kontrazeptive Maßnahmen anwenden:

Barrieremethoden. Das Kondom ist dem Diaphragma vorzuziehen, da die Rückbildungsvorgänge der Genitalorgane oft noch nicht abgeschlossen sind und das Diaphragma nicht angepasst werden kann. Der Pearl-Index (Schwangerschaftshäufigkeit, wenn 100 Paare die Methode ein Jahr lang anwenden) liegt für Kondome bei 3–3,5.

Spirale. Etwa 6 Wochen nach der Geburt ist die Gebärmutter so klein, dass die Spirale (IUP) eingelegt werden kann. Hauptrisiken sind gehäuft auftretende Entzündungen (Adnexitis) und eine höhere Rate an Eileiterschwangerschaften. Pearl-Index: 0,3–2,5.

Minipille. Stillende Mütter sollten keine Kombinationspräparate einnehmen, da Östrogene in erheblichen Mengen in die Muttermilch übergehen. Die sog. Minipille ist jedoch ein reines Gestagenpräparat und problemlos anwendbar. Pearl-Index: 0,3–3.

Depot-Gestagene. Auch Depot-Präparate (z. B. Implanon) sind während der Stillzeit möglich. Häufigste Nebenwirkung sind Zwischenblutungen. Zu beachten ist dabei, dass die Depotwirkung über 2 Jahre anhält. Pearl-Index: 0,1.

Sterilisation. Wenn die Familienplanung abgeschlossen ist, kommt als dauerhafte Kontrazeption auch die Sterilisation infrage. Eine Eileiterunterbindung im Wochenbett wird jedoch nicht empfohlen, da Rekanalisationen häufiger sind. Der ideale Zeitpunkt ist etwa 6 Wochen nach der Geburt: Die laparoskopische Operation kann ambulant durchgeführt werden. Die Versagerquote beträgt etwa 2:1000.

Die ersten Wochenbetttage, Kontrazeption

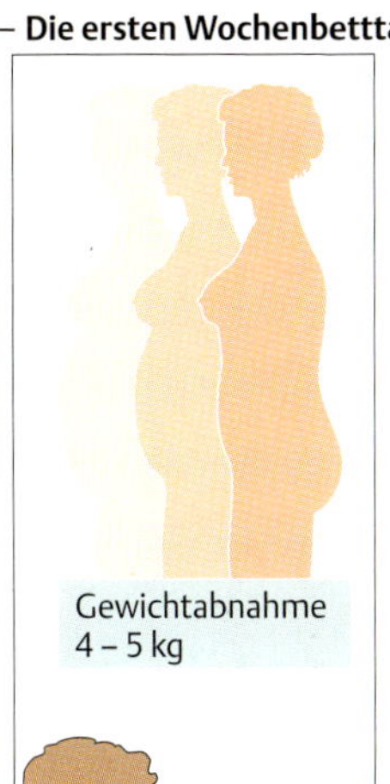
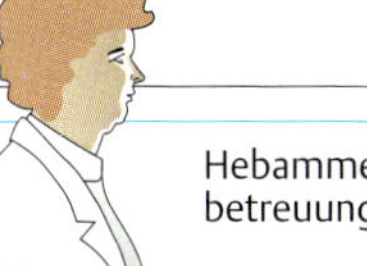

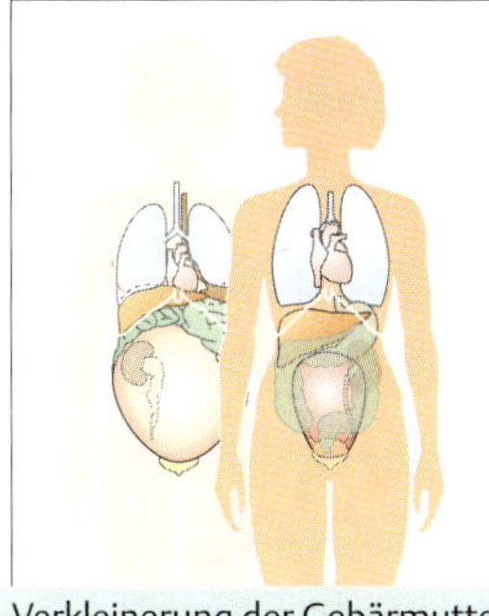
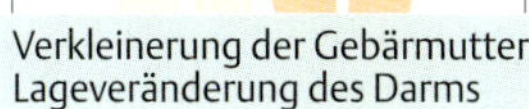

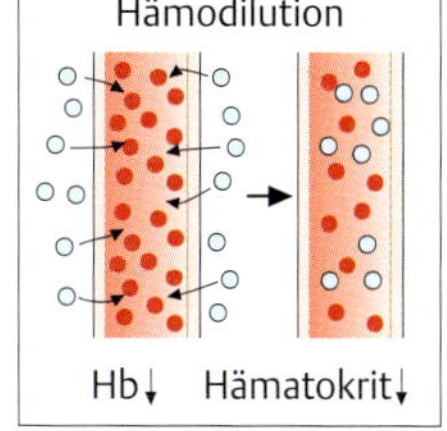

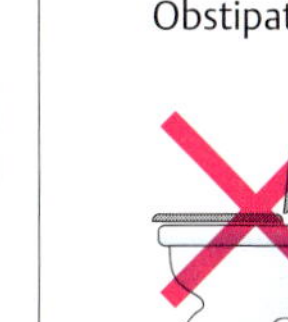

A. Die ersten Wochenbetttage

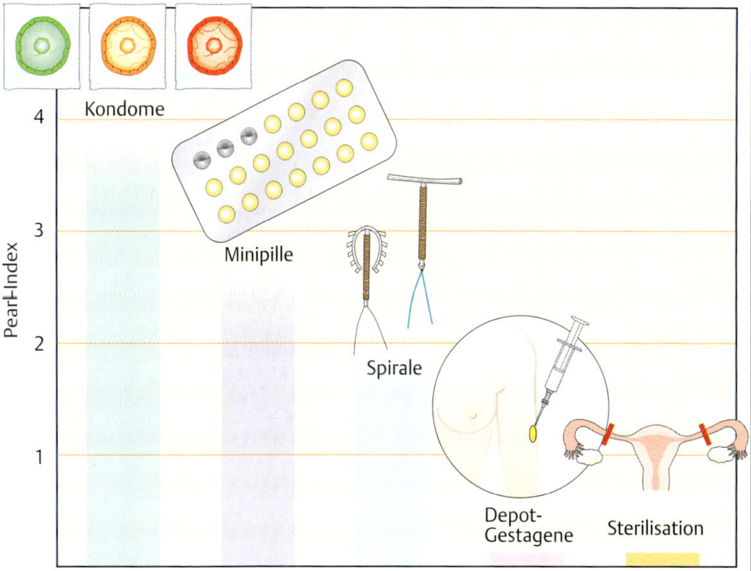

B. Kontrazeption

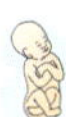

A. Ziele

Um die physiologischen Prozesse im Wochenbett zu unterstützen, ist die Wochenbettgymnastik eine wertvolle Hilfe. Durch Training der Muskulatur werden der Muskelapparat gekräftigt und die durch Schwangerschaft und Geburt entstandene Überdehnung wieder kompensiert. Die Gymnastik dient v. a. zur:

1. Rückbildung des Uterus. Durch gymnastische Übungen lassen sich die Rückbildung unterstützen und der Lochialfluss anregen. Dadurch kommt es weniger häufig zu Lochialstau und Endomyometritis (S. 258f).

2. Rektusdiastase mindern. Durch die Schwangerschaft weichen bei etwa 30 % der Frauen die beiden Bäuche des geraden Bauchmuskels (M. rectus abdominis) auseinander und lassen eine entsprechenden Lücke in der Mittellinie des Bauchs frei. Häufig sind dort post partum Darmschlingen zu tasten, oder sie treten sogar sichtbar in einer Art Bruchsack hervor. Neben den „Problemen mit der Figur" kann es dadurch auch zur Ausbildung einer echten Hernie mit Gefahr der Einklemmung von Darmschlingen kommen.

3. Beckenbodenmuskulatur kräftigen. Durch die Schwangerschaft, insbesondere aber durch die Geburt selbst werden die Muskeln des Beckenbodens extrem beansprucht. Der Druck von Uterus, Kind und Fruchtwasser auf den Beckenboden führt zu einer Dehnung der Muskulatur, und bei der Geburt drängt dann das Kind die Muskeln weit auseinander und dehnt die physiologischen Lücken im Beckenboden weiter auf. Bleibt diese Überdehnung unbehandelt, kommt es später zu einer Senkung der Gebärmutter sowie der vorderen und ggf. der hinteren Scheidenwand (Zysto-, Rektozele). Dies wiederum hat häufig eine Blasenschwäche mit Stressinkontinenz zur Folge (unwillkürlicher Urinabgang beim Husten oder Niesen).

Thromboseprophylaxe. Der beste Schutz vor einer Thrombose (S. 256f) ist das frühzeitige und regelmäßige Aufstehen und normale Bewegen nach der Geburt. Bei starker Varikosis sollten außerdem Stützstrümpfe angepasst und getragen werden.

Wichtig ist, sämtliche Übungen unter Anleitung einer Hebamme oder Krankengymnastin zu erlernen; allerdings sichert nur die konsequente Fortführung über 6–8 Wochen nach der Geburt den Erfolg. 15–20 min tägliche Übungszeit insgesamt reichen aus, wobei es sinnvoll ist, jede Einzelübung über 2–3 min durchzuführen. Zusätzlich zu den unten aufgeführten Übungen ist es sinnvoll, über den Tag verteilt 10–15-mal den Bauch einzuziehen und den Beckenboden anzuspannen.

Bei Problemen nach Dammschnitt oder Dammriss werden die Beckenbodenübungen (s.u,) etwa 7 Tage später als üblich begonnen, bei Z.n. Kaiserschnittentbindung die Übungen für die Bauchmuskulatur etwa 14 Tage nach der Geburt.

B. Übungen

Es gibt eine ganze Reihe verschiedener Übungen, die je nach Klinik, Hebamme oder Krankengymnastin bevorzugt eingesetzt werden. Im Folgenden exemplarisch einige Techniken der Wochenbettgymnastik:

1. Entspannung. Hinknien, dann den Oberkörper langsam nach vorn beugen, bis er aufliegt. Die Arme den Körper entlang führen, dabei sollten die Fersen möglichst das Gesäß berühren.

2. Becken und Hüfte. Rückenlage einnehmen, evtl. den Kopf auf ein flaches Kissen legen. Dann die Beine schließen, anwinkeln und die Fersen etwas anheben. Nun die Beine abwechselnd von rechts nach links schwenken.

Beckenboden. Aus der Rückenlage die Fersen ganz nah an das Gesäß heranziehen, dann den Oberkörper leicht aufrichten und im Wechsel ein Bein heben, das andere dabei abstellen.

In Rückenlage beide Fersen an das Gesäß heranziehen, dann das Becken langsam heben und senken. Zunächst mit liegendem Oberkörper, bei zunehmendem Training kann der Oberkörper dann auch etwas angehoben werden. Dies kräftigt zusätzlich die Bauchmuskulatur.

3. Schräge Bauchmuskeln. Oberkörper etwas aufrichten, dann die Arme abwechselnd rechts und links am Körper vorbeiführen. Dabei sollte dann jeweils das gegenüberliegende Bein gestreckt werden, während das gleichseitige Bein angewinkelt wird.

4. Bauchmuskulatur. Aus der Rückenlage ganz langsam den Oberkörper anheben, dabei nicht mit den Händen unterstützen. Wenn möglich, ohne Abstützen in der Luft mit den Beinen Rad fahren.

5. Brustmuskulatur. Nach dem Abstillen können auch Übungen zur Kräftigung der Brustmuskulatur begonnen werden: Arme z. B. in Brusthöhe anwinkeln, dann die Hände kurzzeitig fest aneinander pressen und wieder locker lassen.

Wochenbettgymnastik

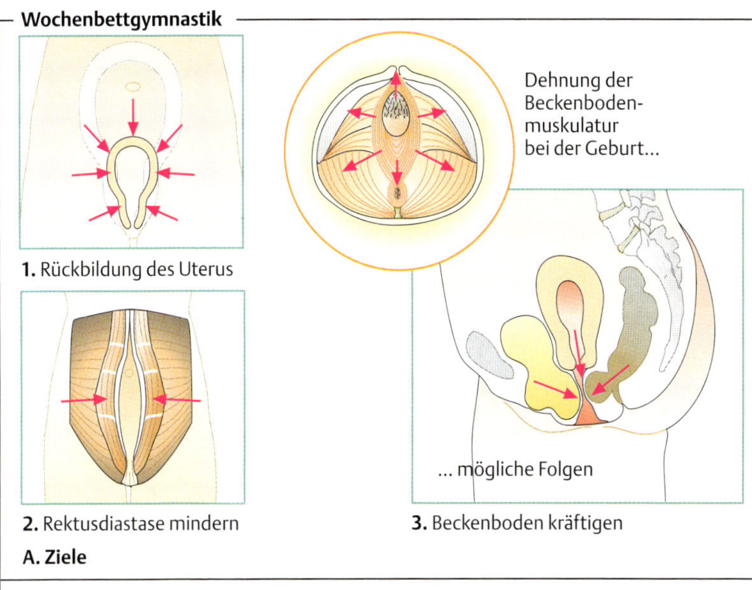

1. Rückbildung des Uterus

2. Rektusdiastase mindern

Dehnung der
Beckenboden-
muskulatur
bei der Geburt…
… mögliche Folgen

3. Beckenboden kräftigen

A. Ziele

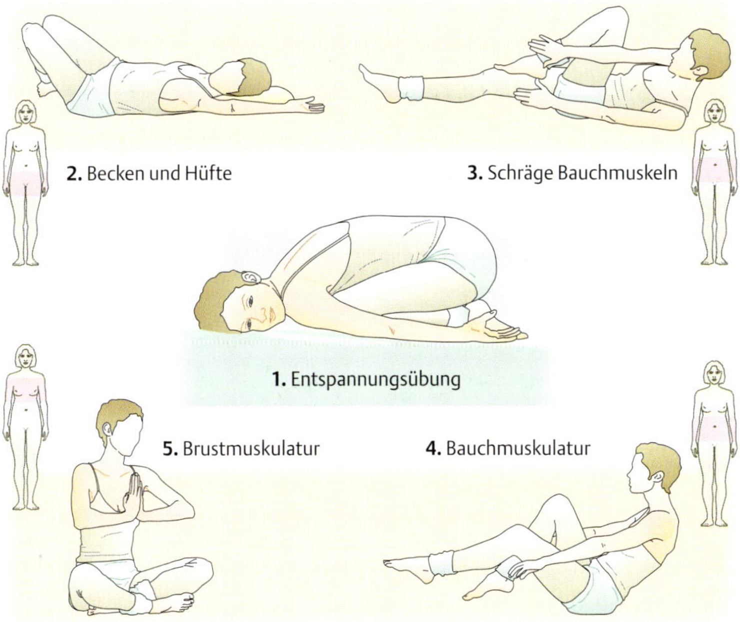

2. Becken und Hüfte
3. Schräge Bauchmuskeln
1. Entspannungsübung
5. Brustmuskulatur
4. Bauchmuskulatur

B. Übungen

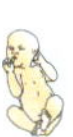

A. Fieber im Wochenbett

Erhöhte Temperaturen bzw. Fieber kommen im Wochenbett recht häufig vor. Neben harmlosen Ursachen können auch schwerwiegende Erkrankungen die Auslöser sein.

Milcheinschuss. Meist am 3. oder 4. Tag p.p. mit typischer Spannung der Brüste, die rasch wieder verschwindet; hilfreich ist, das Kind häufig anzulegen bzw. die Milch abzupumpen.

Milchstau (S. 260f), **Mastitis** (S. 260f). Akuter Fieberanstieg, klinische Symptome.

Lochialstau, Endometritits (S. 258f). Typische Schmerzen am Fundus uteri.

Harnwegsinfektion. Im Wochenbett häufig, wenn postpartal durch Schwellung oder Wunden im Genitalbereich ein Harnverhalt auftritt (S. 252f). Typische *Symptome* sind Dysurie und Pollakisurie. *Therapie:* ausreichende Harnableitung, Antibiose, ausreichende Flüssigkeitszufuhr; bei unzureichender Behandlung kann es zur aufsteigenden Infektion (s. u.) kommen.

Pyelonephritis. Aufsteigender Infekt, der durch die noch bestehende Weitstellung des Harntrakts begünstigt wird. *Symptome* sind Flankenschmerz, Dysurie und ggf. Hämaturie. *Therapie:* Antibiotika i. v. über mindestens 7 Tage.

Durstfieber. Eine zu geringe Trinkmenge der Mutter (Einstellung auf das Neugeborene, Stress durch die ungewohnte Situation, viel Besuch), die vermehrte Ausscheidung (S. 252f) und der zusätzliche Flüssigkeitsbedarf durch das Stillen sind häufige Ursachen für einen leichten Temperaturanstieg im Wochenbett, die *Therapie* besteht in einer ausreichenden Flüssigkeitszufuhr (> 2 l/d).

Infektion der Geburtswunden. Die Wunden von Dammriss, Episiotomie oder Kaiserschnitt können sich infizieren. Typische *klinische Zeichen* sind Rötung, Schwellung, Druckschmerz und Überwärmung. Je nach Ausmaß der Infektion reicht die *Therapie* vom einfachen Kühlen über die Antibiotikagabe bis zur chirurgischen Intervention mit Revision der Naht. Bei Abszessbildung kann die Heilung mehrere Wochen dauern, ggf. ist nach Säuberung der Wunde eine Sekundärnaht sinnvoll.

Pneumonie. Da Mütter postpartal häufig überwiegend liegen, einen relativen Flüssigkeitsmangel haben und gelegentlich auch anämisch sind, wird eine Pneumonie im Wochenbett begünstigt. *Klinisch* stehen Husten, allgemeine Mattigkeit und Fieber sowie Tachypnoe im Vordergrund; Auskultation und Röntgenaufnahme bestätigen die Verdachtsdiagnose. I.d.R. ist eine intravenöse Antibiotikatherapie indiziert, neben ausreichender Flüssigkeitszufuhr und schleimlösenden Medikamenten. Manche Antibiotika erfordern das Abstillen.

Ovarialvenenthrombose. Sie ist eine sehr seltene Komplikation der Endomyometritis (S. 258f) mit Übergreifen auf die Adnexe und septischer Thrombose der (meist rechten) Ovarialvene. *Klinisch* imponieren septische Temperaturen, allgemeines Krankheitsgefühl und ein deutlicher Druckschmerz im Adnexbereich bei der Palpation. Die Diagnose wird durch eine Sonographie oder ein MRT gesichert. *Therapeutisch* sind Antibiotika bzw. bei Versagen der medikamentösen Behandlung auch eine Operation indiziert (Adnexektomie).

B. Thrombose

Im Wochenbett besteht eine erheblich gesteigerte Thromboseneigung, da:

- bei überwiegend liegender Patientin die Blutflussgeschwindigkeit verlangsamt ist,
- weiterhin eine Hyperkoagulabilität des Blutes besteht,
- subpartal gerinnungsfördernde Substanzen aus der Plazenta eingeschwemmt werden.

Dadurch können sich v. a. in den Beinvenen rasch größere Thromben bilden, die zur Verlegung des kompletten Gefäßlumens führen. Man unterscheidet zwei Formen:

Thrombophlebitis. Thrombose und Entzündung einer oberflächlichen (Bein-)Vene mit typischer Rötung, die als druckschmerzhafter oberflächlich liegender Strang unter der Haut zu tasten ist. Die *Therapie* besteht in kühlenden Umschlägen, Kompression des Beins durch Stützstrümpfe oder Wickeln und heparinhaltigen Salben. Wichtig ist die frühzeitige und ausreichende Mobilisation, um die Apposition weiterer Thromben zu verhindern.

Tiefe Beinvenenthrombose. Verschluss einer tiefen und damit großen Bein- und/oder Beckenvene mit der Gefahr der Lungenembolie. *Klinisch* äußert sie sich als geschwollene, livide verfärbte Extremität und mit einem Druckschmerz in Wadenbereich bzw. Leistenbeuge. Die Diagnose wird durch die Doppler-Sonographie oder Phlebographie gesichert. *Therapeutisch* ist bei akutem Ereignis die operative Thrombektomie oder medikamentöse Lyse-Therapie indiziert, bei länger als 24 h zurückliegender Manifestation strikte Bettruhe und eine therapeutische Heparinisierung (i. v.). Spätfolge kann ein postthrombotisches Syndrom mit Stauungsdermatitis, Beinschwellung und Varikosis sowie Ulkusgefahr sein.

Fieber im Wochenbett

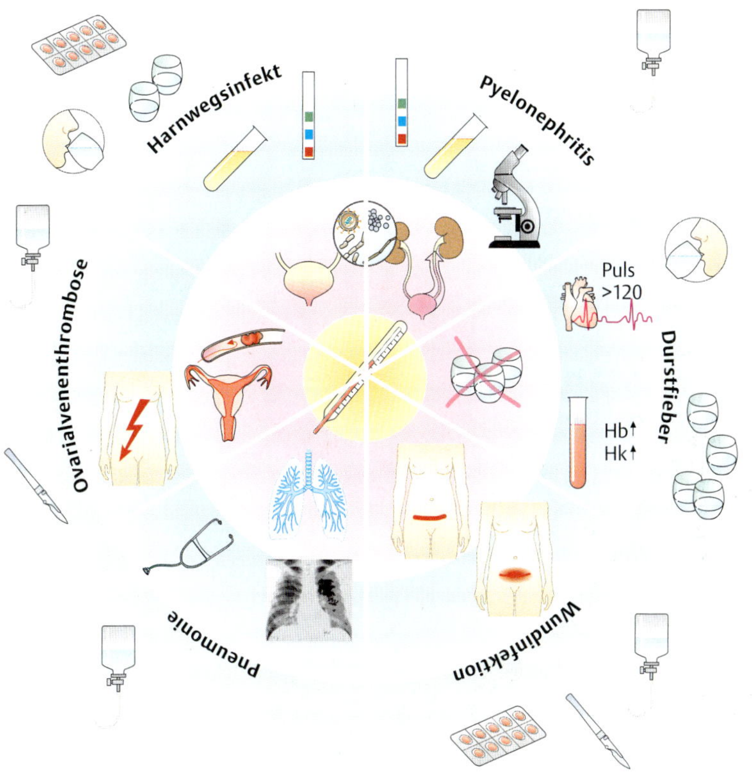

Harnwegsinfekt
Pyelonephritis
Puls
>120
Durstfieber
Hb↑
Hk↑
Wundinfektion
Pneumonie
Ovarialvenenthrombose

A. Fieber im Wochenbett

Bein wickeln
Heparin i.v.
Bettruhe

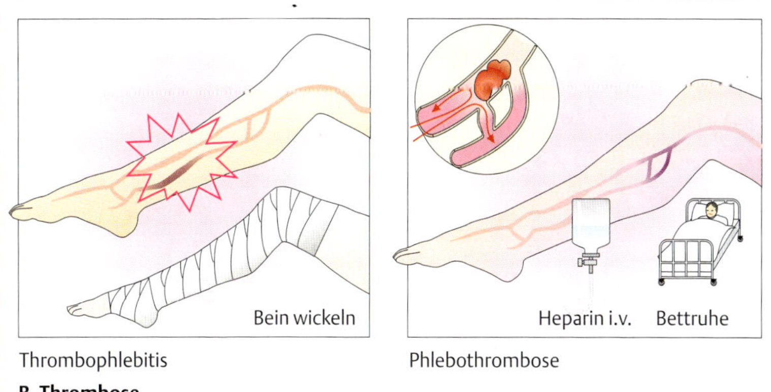

Thrombophlebitis

Phlebothrombose

B. Thrombose

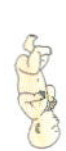

A. Lochialstau

Kommt es zum (vorzeitigen) Verschluss des Muttermunds, z. B. bei primärer Sectio caesarea, oder ist er durch Koagel oder Eihautreste verlegt, so können die Lochien nicht abfließen. Es entwickelt sich ein Rückstau mit konsekutiver Infektion.

Klinik, Diagnostik. Wichtige Zeichen sind:
- Sistieren der Lochien; entweder die Mutter bemerkt dies selbst, oder bei der Kontrolle der Vorlagen bzw. der gynäkologischen Untersuchung fällt der fehlende Wochenfluss auf,
- Uterushochstand; der Fundus steht deutlich höher als es der normalen Rückbildung entsprechen würde (S. 248f),
- diffuse Schmerzen im Abdominalbereich,
- weiche Konsistenz und Druckdolenz; bei der Palpation ist der Uterus auffallend weich, die Uteruskante ist deutlich druckschmerzhaft,
- Kopfschmerzen; typisch ist der ziehende bis stechende Kopfschmerz, vorwiegend im Bereich beider Schläfen,
- Fieber, meist > 40 °C, oft am 5.–7. d p.p.,
- das flüssigkeitsgefüllte Uteruskavum in der Sonographie.

Therapie (2.). Typische Behandlungsschritte:
- Kontraktionsmittel geben; durch Oxytocin und/oder Methergin kontrahiert sich der Uterus, und die Lochien fließen besser ab,
- das Kind häufig anlegen; dies fördert die endogene Oxytocinausschüttung (S. 248f),
- Spasmolytika geben (z. B. Buscopan); der verschlossene Muttermund kann sich dadurch entspannen und wieder öffnen,
- den Muttermund dilatieren; bei der gynäkologischen Untersuchung kann der Muttermund ggf. mit dem Finger oder einer Kornzange vorsichtig gedehnt werden, um die Lochien abfließen zu lassen,
- Mobilisation; die Mutter sollte häufig aufstehen und die Rückbildungsgymnastik konsequent durchführen.

Kontraktionen können auch durch die Massage des Fundus uteri oder eine Eisblase auf dem Unterbauch angeregt werden. Die regelmäßige Harnblasenentleerung ist wichtig, um die Uterusinvolution nicht reflektorisch zu hemmen.

Sofern der Lochialverhalt nicht rechtzeitig erkannt und therapiert wird, kann er – wie die Subinvolutio uteri auch **(B.)** – zur Endomyometritis und im Extremfall zur Puerperalsepsis führen.

B. Subinvolutio, Endomyometritis

Die Subinvolutio uteri bezeichnet eine unzureichende postpartale Gebärmutterkontraktion. Auch hierbei ist der Lochialverhalt typisch.

Verlauf (1.). Da die Lochien und das Cavum uteri bakteriell besiedelt sind, kommt es recht schnell zu einer lokalen Entzündung des Endometriums (Endometritis), die dann auf die Muskulatur übergreifen kann (Endomyometritis, Kindbettfieber). Mit fortschreitender Erkrankung steigt die Gefahr, dass die Infektion auf den gesamten Bauchraum übergreift oder sich eine lebensbedrohliche Pelveoperitonitis bzw. eine Puerperalsepsis entwickelt.

Klinik. Während die Zeichen der Subinvolutio uteri nahezu identisch mit denen bei Lochialstau sind, kommen bei einer Entzündung dazu:
- Fieber, meist > 40 °C, evtl. Schüttelfrost,
- Leukozytose, CRP-Erhöhung,
- allgemeines Krankheitsgefühl mit Mattigkeit, Gliederschmerzen und diffusen Abdominalschmerzen.

Therapie (2.). Sie richtet sich nach der Schwere des Krankheitsbildes. Die Behandlung der Endometritis folgt einem Stufenplan:
- Kontraktionsmittelgabe i. v.: Oxytocin, Methergin,
- Bettruhe, Eisblase, regelmäßige Entleerung der Harnblase,
- Antibiotika i. v., z. B. Ampicillin, Metronidazol oder Cephalosporine,
- engmaschige Kreislaufüberwachung: Blutdruck, Puls, Temperatur,
- Kontrolle der Entzündungsparameter im Blut: Leukozyten, CRP,
- bei Anämie < 80 g/l Transfusion.

Puerperalsepsis und Peritonitis erfordern weitere Maßnahmen. Die Patientin wird dazu auf der Intensivstation überwacht und behandelt:
- zentralvenösen Zugang legen,
- Gerinnungsparameter kontrollieren, da v. a. bei Sepsis die Gefahr einer DIC besteht,
- Heparinisierung (bei Schock intravenös),
- bei Sepsis Blutkultur anlegen, um die relevanten Keime isolieren und im Antibiogramm austesten zu können,
- hochdosierte Antibiotikagabe i. v., z. B. Cephalosporine und Piperacillin oder in Kombination mit Metronidazol oder Aminoglykosiden,
- als Ultima ratio: Hysterektomie nach Stabilisierung der Kreislauf- und Gerinnungssituation, um die Streuquelle der Infektion auszuschalten.

Lochialstau, Subinvolutio uteri, Endomyometritis

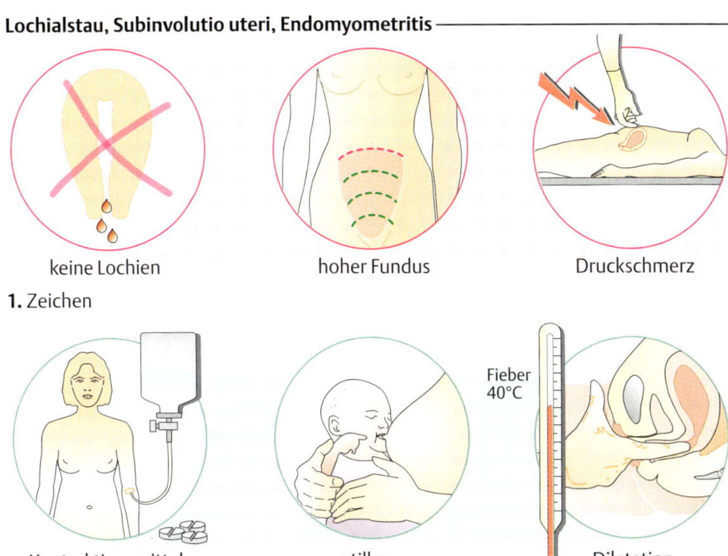

keine Lochien
hoher Fundus
Druckschmerz
1. Zeichen
Kontraktionsmittel
stillen
Fieber
40°C
Dilatation
2. Therapie

A. Lochialstau

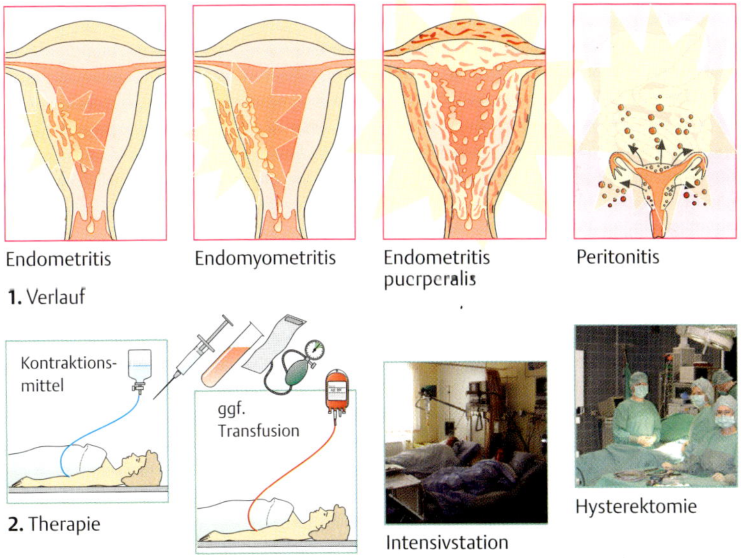

Endometritis
Endomyometritis
Endometritis
puerperalis
Peritonitis
1. Verlauf
Kontraktions-
mittel
ggf.
Transfusion
Intensivstation
Hysterektomie
2. Therapie

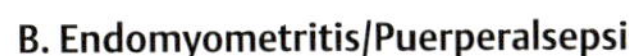

B. Endomyometritis/Puerperalsepsis

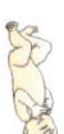

A. Milchstau, Mastitis

Milchstau. Häufigste Ursache für Fieber im Wochenbett ist neben dem Milcheinschuss am 3. oder 4. postpartalen Tag ein Milchstau. Hierbei kommt es entweder durch mangelndes Trinken oder übermäßige Milchproduktion zum Rückstau der produzierten Milch in einem oder mehreren Arealen der Brust. Begünstigt wird ein Milchstau durch Stillprobleme, z. B. bei Hohlwarzen oder wunden Brustwarzen. Klinische Zeichen sind:

- schmerzhafte Schwellung der Brust (strangartig oder knotig verhärtete Areale),
- leichte Überwärmung der Brustdrüse,
- subfebrile Temperaturen, evtl. Fieber bis 39 °C, meist mit axillärer Seitendifferenz,
- allgemeines Unwohlsein mit Mattigkeit.

Zur *Prophylaxe und Therapie* empfiehlt sich:

- die Brust am Ende jedes Stillvorgangs ausstreichen,
- die Seiten beim Stillen konsequent abwechseln, um die Brust zu entlasten,
- die Stillposition variieren (S. 251),
- die Flüssigkeitszufuhr der Mutter reduzieren, um die Milchmenge zu reduzieren,
- feucht-warme Umschläge vor dem Stillen,
- das gestaute Gebiet massieren, indem die Milch von außen zur Brustwarze hin ausgestrichen wird,
- nach dem Stillen kühle Umschläge machen (z. B. mit Quark),
- ggf. überschüssige Milch abpumpen (dadurch wird andererseits die Milchproduktion meist noch mehr angeregt),
- festen BH tragen bzw. Brüste hochbinden,
- Salbeitee (2 Tassen/d), um die Milchmenge zu reduzieren,
- Kind weiter stillen; ein Abstillen ist bei Michstau nicht erforderlich.

Aus einem Milchstau kann sich innerhalb von Stunden eine echte (Stauungs-)Mastitis entwickeln. Deshalb sollte die Mutter darüber aufgeklärt werden und bei Problemen der Brust frühzeitig professionellen Rat einholen, z. B. bei „ihrer" Hebamme.

Mastitis. Die Mastitis ist mit die häufigste Komplikation im Wochenbett. Sie tritt meist am 8.–12. Tag p.p. auf, kann aber während der gesamten Stillzeit vorkommen. Die Erreger, meist Staphylokokken, gelangen aus dem Rachen des Neugeborenen über kleine Verletzungen an der Brustwarze (Rhagaden) in die Milchgänge. Die Infekt-Mastitis (Mastitis puerperalis) tritt in 3/4 der Fälle einseitig auf.

Wichtigste klinische Zeichen sind zusätzlich zum Milchstau:

- Fieber um 40 °C,
- sehr schmerzhafte Schwellung, meist im oberen äußeren Quadranten der Brust, deutlich überwärmt und gerötet,
- Schwellung der axillären Lymphknoten,
- Leukozytose, CRP-Erhöhung im Blut.

Zur *Prophylaxe* empfiehlt sich:

- konsequente Hygiene vor und nach dem Stillen, insbesondere bei jeglichem Kontakt mit den Lochien,
- Behandlung der eventuell vorhandenen Rhagaden (z. B. Dexpanthenol-Salbe),
- den letzten Milchtropfen nach dem Stillen auf der Brustwarze verstreichen und an der Luft trocknen lassen,
- das Kind anfangs nur 5 min/Seite und nur zum Stillen anlegen, nicht nuckeln lassen,
- richtige Stilltechnik (Wechsel der Stillposition und Vermeidung von Rhagaden),
- am Ende des Stillens Unterdruck im Mund des Kindes durch vorsichtiges Einbringen eines Fingers lösen, erst dann das Kind von der Brust nehmen.

Nur in der Frühphase der Mastitis – beim Übergang vom Milchstau – sollte weiter gestillt werden. Bei manifester Mastitis sind das Abstillen (Kühlen und Hochbinden der Brust, Bromocriptintabletten) und eine intravenöse Antibiotikagabe erforderlich.

Evtl. kann 6–8 Wochen nach erfolgreicher Behandlung der Mastitis ein erneuter Stillversuch erfolgen. Meist gelingt es, durch häufiges kurzes Anlegen des Kindes die Milchproduktion wieder in Gang zu bringen.

B. Abszess

Bei massiver Mastitis oder zu spät begonnener Therapie kann die Entzündung einschmelzen und sich ein Abszess bilden. Dabei kapselt sich die Entzündung ab und hat keinen Anschluss mehr an das Milchgangsystem. Klinische Zeichen neben der Mastitis sind:

- extrem druckdolentes, stark gerötetes und überwärmtes umschriebenes Areal,
- bei der Tastuntersuchung fluktuierende Struktur, die im Ultraschall als Abszesshöhle sichtbar ist.

Die Abszesshöhle wird operativ eröffnet, dann offen gelassen und wiederholt gespült. Bei größeren Befunden empfehlen sich die Inzision und Gegeninzision, die dann ggf. durch eine Lasche miteinander verbunden werden; außerdem eine konsequente Antibiotikatherapie.

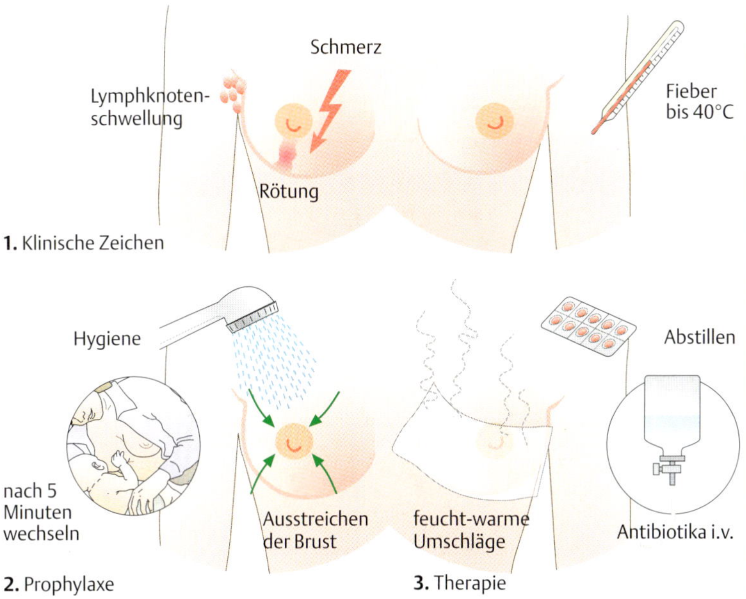

Milchstau, Mastitis

Schmerz
Lymphknoten-
schwellung
Rötung
Fieber
bis 40°C
1. Klinische Zeichen

Hygiene
nach 5
Minuten
wechseln
Ausstreichen
der Brust
2. Prophylaxe

feucht-warme
Umschläge
Abstillen
Antibiotika i.v.
3. Therapie

A. Milchstau, Mastitis

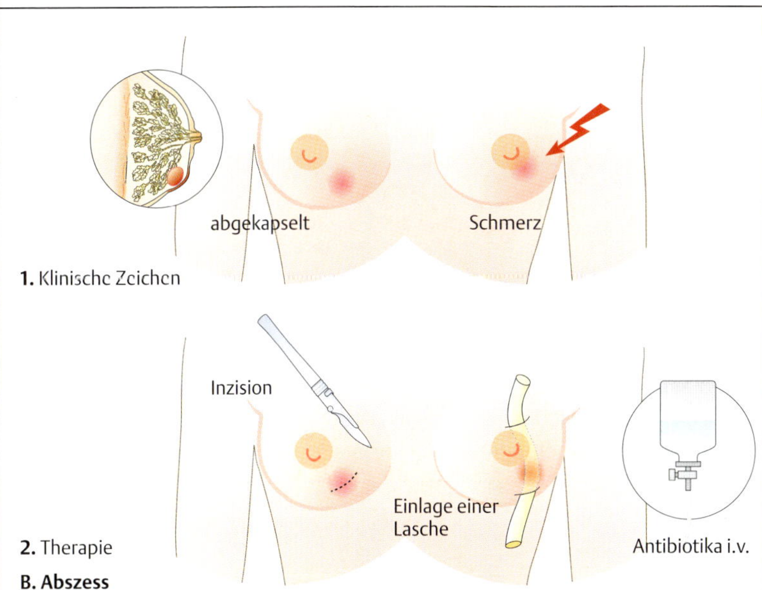

B. Abszess

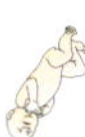

A. Ursachen

Viele Frauen leiden in den ersten Tagen nach der Geburt unter psychischen Problemen, die sich insbesondere in Form von depressiven Verstimmungen (sog. Heultage, „Baby Blues", „Maternity Blues") äußern. Die eigentlichen Ursachen sind immer noch weitgehend ungeklärt; als mögliche Auslöser gelten:

- Reduzierte Hormonspiegel: Die abrupte Umstellung des mütterlichen Körpers von hohen Östrogen-, Progesteron- und Tryptophanspiegeln während der Schwangerschaft kann ein Mitauslöser der Wochenbettdepression sein.
- Hohe Hormonspiegel: Auch die ansteigende Prolaktinkonzentration scheint eine Wirkung auf das psychische Wohlbefinden zu haben.
- Genetische Disposition: Familienuntersuchungen und Zwillingsstudien haben eine gewisse Disposition zur Depression nachweisen können.
- Angst vor Überforderung: Insbesondere Erstgebärende haben direkt nach der Geburt eine gewisse Zukunftsangst; die Anforderungen, die nun durch das Kind oder die ggf. vorhandene Doppelbelastung als Mutter und Berufstätige auf sie zukommen können, scheinen zunächst unüberwindbar zu sein.
- Wegfall der Anspannung: Die in den letzten Wochen der Schwangerschaft entstandene Anspannung, die ganz auf die Geburt gerichtet war, fällt plötzlich weg. Für die junge Mutter entsteht zunächst eine gewisse innere Leere mit dem Bedürfnis nach Neuorientierung.
- Probleme der Laktation: Viele Frauen haben in den ersten Tagen Probleme mit dem Stillen. Bis der Milchfluss richtig in Gang gekommen ist, kann dabei ein Gefühl der Insuffizienz entstehen.
- Mangelnde Nachtruhe: Durch die Bedürfnisse des Neugeborenen und/oder die Unruhe im Krankenhaus durch andere Mütter/Kinder ist ausreichender Schlaf nur selten möglich.
- Wundschmerzen: Postpartal auftretende Schmerzen und Beschwerden können psychische Symptome noch verschlimmern.

B. „Maternity Blues"

Leichte depressive Verstimmungen treten bei etwa 50% der Mütter auf. Sie manifestieren sich meist am 2.–4. Tag nach der Geburt, können sich aber auch bis zu 6 Wochen danach noch entwickeln. Die Heultage zeichnen sich durch folgende Symptome aus:

- Weinerlichkeit und Pessimismus; beim geringsten Anlass fließen Tränen,
- Kopfschmerzen und Müdigkeit, die oft durch die mangelnde Nachtruhe noch verstärkt sind,
- Angst, das Kind nicht suffizient versorgen zu können; sie wird insbesondere bei Erstgebärenden durch Stillprobleme noch verstärkt.

Wichtigste Therapie ist die Aufklärung über die Harmlosigkeit und die Häufigkeit dieses Befindens. Durch gezielte Anleitung zum Stillen, beratende Unterstützung bei der Versorgung des Kindes und Einbeziehung des Partners bzw. der Familie verschwinden die Symptome meist nach wenigen Tagen.

C. Wochenbettpsychose

In 0,2–0,3% der Geburten tritt eine echte Wochenbettpsychose auf. Die Erkrankung manifestiert sich selten direkt nach der Geburt, sondern der Häufigkeitsgipfel liegt am 7.–14. Tag p.p. Hier ist v. a. die betreuende Hebamme bei der Erkennung der Psychose gefragt.

Die wichtigsten Symptome sind:

- Agitiertheit; die Mutter ist innerlich wie äußerlich unruhig und z. T. aggressiv gegen sich und andere, u.U. auch gegen das eigene Kind,
- Verwirrtheit mit Realitätsverlust; die Orientierung in Bezug auf Zeit, Raum und zur Person kann vollständig verloren gehen,
- Halluzinationen, die akustisch und optisch auftreten können.

Da sowohl eine deutlich erhöhte Suizidgefahr als auch eine Gefährdung des Kindes bestehen, muss die Therapie in Zusammenarbeit mit einem Psychiater meist zunächst unter stationären Bedingungen in einem geeigneten Krankenhaus durchgeführt werden. Neben einer Neuroleptikamedikation und der Einleitung einer Psychotherapie muss für das Kind gesorgt werden, das ggf. in einer Pflegefamilie betreut wird.

Die Therapie – sowohl die psychiatrische Betreuung, als auch die Medikamenteneinnahme – dauert meist mehrere Jahre. Die Prognose ist gut, allerdings besteht für eine Folgeschwangerschaft bzw. -geburt ein erhebliches Wiederholungsrisiko.

Psychische Probleme

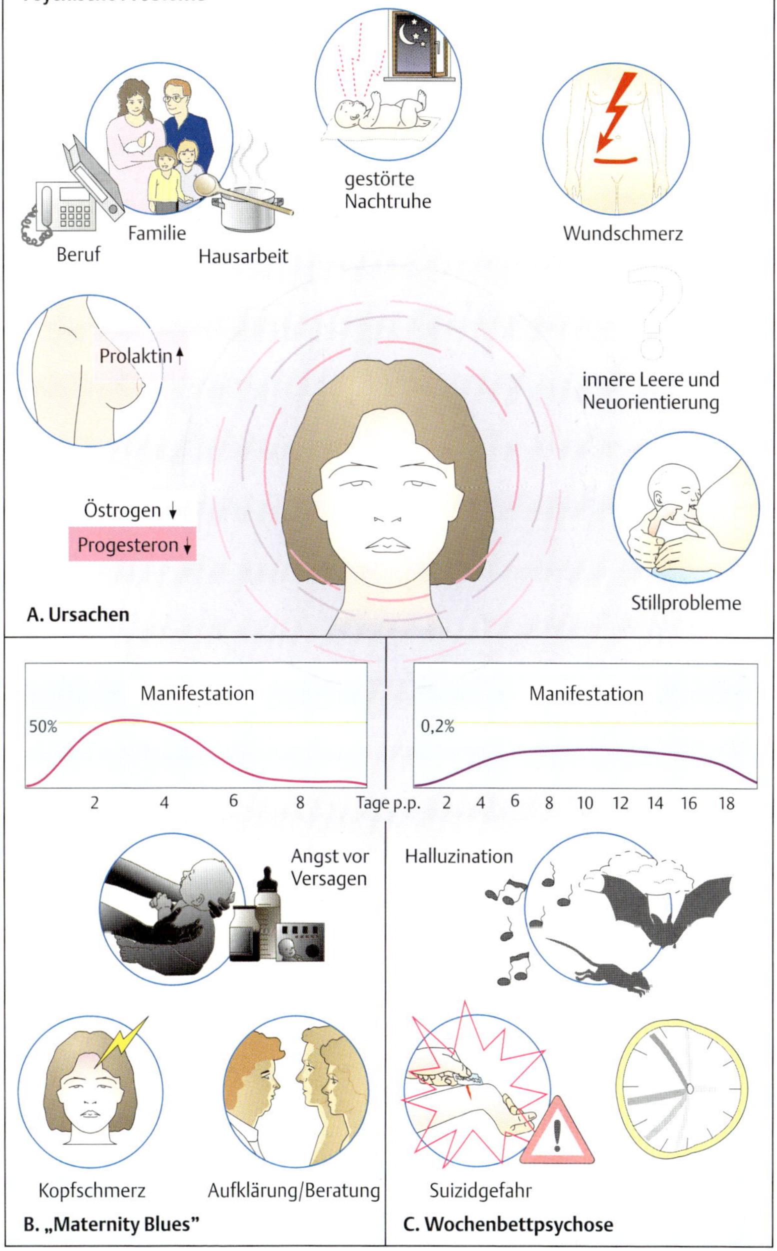

A. Ursachen

B. „Maternity Blues"

C. Wochenbettpsychose

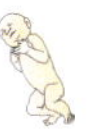

IX

Anhang

Mutterschaftsrichtlinien

des Bundesausschusses der Ärzte und Krankenkassen über die ärztliche Betreuung während der Schwangerschaft und nach der Entbindung („Mutterschafts-Richtlinien")
in der Fassung vom 10. Dezember 1985 (veröffentlicht im Bundesanzeiger Nr. 60 a vom 27. März 1986)
zuletzt geändert am 23. Oktober 1998 (veröffentlicht im Bundesanzeiger Nr. 16 vom 26. Januar 1999), in Kraft getreten am 27. Januar 1999

Die vom Bundesausschuss der Ärzte und Krankenkassen gemäß § 92 Abs. 1 Satz 2 Nr. 4 des Fünften Buches Sozialgesetzbuch (SGB V) i. V. m. § 196 der Reichsversicherungsordnung (RVO) bzw. § 23 des Gesetzes über die Krankenversicherung der Landwirte (KVLG 1972) beschlossenen Richtlinien dienen der Sicherung einer nach den Regeln der ärztlichen Kunst und unter Berücksichtigung des allgemein anerkannten Standes der medizinischen Erkenntnisse ausreichenden, zweckmäßigen und wirtschaftlichen ärztlichen Betreuung der Versicherten während der Schwangerschaft und nach der Entbindung (§§ 2 Abs. 1, 12 Abs. 1, 28 Abs. 1, 70 Abs. 1 und 73 Abs. 2 SGB V).

Allgemeines

1. Durch die ärztliche Betreuung während der Schwangerschaft und nach der Entbindung sollen mögliche Gefahren für Leben und Gesundheit von Mutter oder Kind abgewendet sowie Gesundheitsstörungen rechtzeitig erkannt und der Behandlung zugeführt werden.

Vorrangiges Ziel der ärztlichen Schwangerenvorsorge ist die frühzeitige Erkennung von Risikoschwangerschaften und Risikogeburten.

2. Zur notwendigen Aufklärung über den Wert dieser den Erkenntnissen der medizinischen Wissenschaft entsprechenden ärztlichen Betreuung während der Schwangerschaft und nach der Entbindung sollen Ärzte, Krankenkassen und Hebammen zusammenwirken.

3. Die an der kassenärztlichen Versorgung teilnehmenden Ärzte treffen ihre Maßnahmen der ärztlichen Betreuung während der Schwangerschaft und nach der Entbindung nach pflichtgemäßem Ermessen innerhalb des durch Gesetz bestimmten Rahmens. Die Ärzte sollten diese Richtlinien beachten, um den Versicherten und ihren Angehörigen eine nach den Regeln der ärztlichen Kunst zweckmäßige und ausreichende ärztliche Betreuung während der Schwangerschaft und nach der Entbindung unter Vermeidung entbehrlicher Kosten zukommen zu lassen.

4. Die Maßnahmen nach diesen Richtlinien dürfen nur diejenigen Ärzte ausführen, welche die vorgesehenen Leistungen aufgrund ihrer Kenntnisse und Erfahrungen erbringen können, nach der ärztlichen Berufsordnung dazu berechtigt sind und über die erforderlichen Einrichtungen verfügen. Sofern ein Arzt Maßnahmen nach Abschnitt A. 6. sowie Einzelmaßnahmen nach Abschnitt B., C. und D. nicht selbst ausführen kann, sollen diese von solchen Ärzten ausgeführt werden, die über die entsprechenden Kenntnisse und Einrichtungen verfügen.

5. Die an der kassenärztlichen Versorgung teilnehmenden Ärzte haben darauf hinzuwirken, dass für sie tätig werdende Vertreter diese Richtlinien kennen und beachten.

6. Es sollen nur Maßnahmen angewendet werden, deren diagnostischer und vorbeugender Wert ausreichend gesichert ist; eine Erprobung auf Kosten der Versichertengemeinschaft ist unzulässig.

7. Ärztliche Betreuung im Sinne der §§ 196 RVO und 23 KVLG sind solche Maßnahmen, welche der Überwachung des Gesundheitszustandes der Schwangeren bzw. Wöchnerinnen dienen, soweit sie nicht ärztliche Behandlung im Sinne des § 28 Abs. 1 SGB V darstellen. Im einzelnen gehören zu der Betreuung:

a) Untersuchungen und Beratungen während der Schwangerschaft (Die Untersuchung zum Zwecke der Feststellung der Schwangerschaft ist Bestandteil der kurativen Versorgung.) (siehe Abschnitt A.)

b) Frühzeitige Erkennung und besondere Überwachung von Risikoschwangerschaften – amnioskopische und kardiotokographische Untersuchungen, Ultraschalldiagnostik, Fruchtwasseruntersuchungen usw. – (siehe Abschnitt B.)

c) Serologische Untersuchungen auf Infektionen

- z. B. Lues, Röteln, Hepatitis B
- bei begründetem Verdacht auf Toxoplasmose und andere Infektionen
- zum Ausschluss einer HIV-Infektion; auf freiwilliger Basis nach vorheriger ärztlicher Beratung der Schwangeren

sowie

- blutgruppenserologische Untersuchungen während der Schwangerschaft (siehe Abschnitt C.)

d) Blutgruppenserologische Untersuchungen nach Geburt oder Fehlgeburt und Anti-D-Immunglobulin-Prophylaxe (siehe Abschnitt D.)
e) Untersuchungen und Beratungen der Wöchnerin (siehe Abschnitt F.)
f) Medikamentöse Maßnahmen und Verordnungen von Verband- und Heilmitteln (siehe Abschnitt G.)
g) Aufzeichnungen und Bescheinigungen (siehe Abschnitt H.).

A. Untersuchungen und Beratungen sowie sonstige Maßnahmen während der Schwangerschaft

1. Die Schwangere soll in ausreichendem Maße ärztlich untersucht und beraten werden. Die Beratung soll sich auch auf die Risiken einer HIV-Infektion bzw. AIDS-Erkrankung erstrecken. Dabei soll der Arzt auch über die Infektionsmöglichkeiten und deren Häufung bei bestimmten Verhaltensweisen informieren. Darüber hinaus soll der Arzt im letzten Drittel der Schwangerschaft bedarfsgerecht über die Bedeutung der Mundgesundheit für Mutter und Kind aufklären. In die ärztliche Beratung sind auch ernährungsmedizinische Empfehlungen als Maßnahme der Gesundheitsförderung einzubeziehen. Dabei ist insbesondere auf eine ausreichende Jodzufuhr und den Zusammenhang zwischen Ernährung und Kariesrisiko hinzuweisen.
2. Die erste Untersuchung nach Feststellung der Schwangerschaft sollte möglichst frühzeitig erfolgen. Sie umfasst:
a) Die *Familienanamnese*, die *Eigenanamnese*, die *Schwangerschaftsanamnese*, die *Arbeits- und Sozialanamnese;*
b) Die *Allgemeinuntersuchung*, die *gynäkologische Untersuchung* (einschließlich eines Zervixabstriches zur Untersuchung auf Chlamydia trachomatis mittels eines geeigneten Antigennachweises (Zulassung der Reagenzien durch das Bundesamt für Sera und Impfstoffe – Paul-Ehrlich-Institut) oder eines Nukleinsäurenachweises ohne Amplifikation – sog. Gensonden-Test) und *weitere diagnostische Maßnahmen:*

- Blutdruckmessung,
- Feststellung des Körpergewichts,
- Untersuchung des Mittelstrahlurins auf Eiweiß, Zucker und Sediment, gegebenenfalls bakteriologische Untersuchungen (z. B. bei auffälliger Anamnese, Blutdruckerhöhung, Sedimentbefund),
- Hämoglobinbestimmung und – je nach dem Ergebnis dieser Bestimmung (bei weniger als 11,2 g pro 100 ml = 70 % Hb) – Zählung der Erythrozyten.

3. Ergeben sich im Rahmen der Mutterschaftsvorsorge Anhaltspunkte für ein genetisch bedingtes Risiko, so ist der Arzt gehalten, die Schwangere über die Möglichkeiten einer humangenetischen Beratung und/oder humangenetischen Untersuchung aufzuklären.
4. Die nachfolgenden Untersuchungen sollen – unabhängig von der Behandlung von Beschwerden und Krankheitserscheinungen – im Allgemeinen im Abstand von vier Wochen stattfinden und umfassen:

- Gewichtskontrolle,
- Blutdruckmessung,
- Untersuchung des Mittelstrahlurins auf Eiweiß, Zucker und Sediment,
- gegebenenfalls bakteriologische Untersuchungen (z. B. bei auffälliger Anamnese, Blutdruckerhöhung, Sedimentbefund),
- Hämoglobinbestimmung – im Regelfall ab 6. Monat, falls bei Erstuntersuchung normal –; je nach dem Ergebnis dieser Bestimmung (bei weniger als 11,2 g je 100 ml = 70 % Hb) Zählung der Erythrozyten,
- Kontrolle des Standes der Gebärmutter,
- Kontrolle der kindlichen Herzaktionen,
- Feststellung der Lage des Kindes.

In den letzten zwei Schwangerschaftsmonaten sind im Allgemeinen je zwei Untersuchungen angezeigt.
5. Im Verlauf der Schwangerschaft soll ein Ultraschall-Screening mittels B-Mode-Verfahren durchgeführt werden. Die Untersuchungen erfolgen

- von Beginn der 9. bis zum Ende der 12. SSW (1. Screening)
- von Beginn der 19. bis zum Ende der 22. SSW (2. Screening)
- von Beginn der 29. bis zum Ende der 32. SSW (3. Screening).

Dieses Ultraschall-Screening dient der Überwachung einer normal verlaufenden Schwangerschaft insbesondere mit dem Ziel

- der genauen Bestimmung des Gestationsalters
- der Kontrolle der somatischen Entwicklung des Feten
- der Suche nach auffälligen fetalen Merkmalen
- dem frühzeitigen Erkennen von Mehrlingsschwangerschaften.

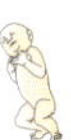

Der Inhalt des Screening ist für die jeweiligen Untersuchungszeiträume in **Anlage 1 a** festgelegt.

Ergeben sich aus dem Screening auffällige Befunde, die der Kontrolle durch Ultraschall-Untersuchungen mit B-Mode oder gegebenenfalls anderen sonographischen Verfahren bedürfen, sind diese Kontroll-Untersuchungen auch außerhalb der vorgegebenen Untersuchungszeiträume Bestandteil des Screening.

Dies gilt insbesondere für Untersuchungen bei den in **Anlage 1 b** aufgeführten Indikationen.

6. Ergibt sich aus den Screening-Untersuchungen – gegebenenfalls einschließlich der Kontrolluntersuchungen – die Notwendigkeit zu einer weiterführenden sonographischen Diagnostik, auch mit anderen sonographischen Verfahren, sind diese Untersuchungen ebenfalls Bestandteil der Mutterschaftsvorsorge, aber nicht mehr des Screening. Dies gilt auch für alle weiterführenden sonographischen Untersuchungen, die notwendig werden, den Schwangerschaftsverlauf und die Entwicklung des Feten zu kontrollieren, um gegebenenfalls therapeutische Maßnahmen ergreifen oder geburtshilfliche Konsequenzen ziehen zu können. Die Indikationen hierfür sind in den **Anlagen 1 c** und **1 d** angeführt.

Die Anwendung dopplersonographischer Untersuchungen zur weiterführenden Diagnostik ist ebenfalls Bestandteil der Mutterschaftsvorsorge. Diese Untersuchungen können nur nach Maßgabe der in **Anlage 1 d** aufgeführten Indikationen durchgeführt werden. Ergibt sich aus sonographischen Untersuchungen die Notwendigkeit zu weiterführender sonographischer Diagnostik durch einen anderen Arzt, sind die relevanten Bilddokumentationen, welche die Indikation zu dieser weiterführenden Diagnostik begründen, diesem Arzt vor der Untersuchung zur Verfügung zu stellen.

7. Untersuchungen nach Nr. 4 können auch von einer Hebamme im Umfang ihrer beruflichen Befugnisse (Gewichtskontrolle, Blutdruckmessung, Urinuntersuchung auf Eiweiß und Zucker, Kontrolle des Standes der Gebärmutter, Feststellung der Lage, Stellung und Haltung des Kindes, Kontrolle der kindlichen Herztöne sowie allgemeine Beratung der Schwangeren) durchgeführt und im Mutterpass dokumentiert werden, wenn der Arzt dies im Einzelfall angeordnet hat oder wenn der Arzt einen normalen Schwangerschaftsverlauf festgestellt hat und daher seinerseits keine Bedenken gegenüber weiteren Vorsorgeuntersuchungen durch die Hebamme bestehen. Die Delegierung der Untersuchungen an die Hebamme entbindet den Arzt nicht von der Verpflichtung zur Durchführung der von ihm vorzunehmenden Untersuchungen (Untersuchung des Urinsediments, gegebenenfalls bakteriologische Untersuchung, Hämoglobinbestimmung, Ultraschalluntersuchung sowie die Untersuchungen bei Risikoschwangerschaft).

8. Der betreuende Arzt soll die Schwangere in der von ihr gewählten Entbindungsklinik rechtzeitig vor der zu erwartenden Geburt vorstellen. Dabei soll die Planung der Geburtsleitung durch den betreuenden Arzt der Entbindungsklinik erfolgen. Dies schließt eine geburtshilfliche Untersuchung, eine Besprechung mit der Schwangeren sowie gegebenenfalls eine sonographische Untersuchung ein.

B. Erkennung und besondere Überwachung der Risikoschwangerschaften und Risikogeburten

1. Risikoschwangerschaften sind Schwangerschaften, bei denen aufgrund der Vorgeschichte oder erhobener Befunde mit einem erhöhten Risiko für Leben und Gesundheit von Mutter oder Kind zu rechnen ist. Dazu zählen insbesondere:

I. Nach Anamnese

a) Schwere Allgemeinerkrankungen der Mutter (z. B. an Niere und Leber oder erhebliche Adipositas)

b) Zustand nach Sterilitätsbehandlung, wiederholten Aborten oder Frühgeburten

c) Totgeborenes oder geschädigtes Kind

d) Vorausgegangene Entbindungen von Kindern über 4000 g Gewicht, hypotrophen Kindern (small for date babies), Mehrlingen

e) Zustand nach Uterusoperationen (z. B. Sectio, Myom, Fehlbildung)

f) Komplikationen bei vorangegangenen Entbindungen (z. B. Placenta praevia, vorzeitige Lösung der Placenta, Rissverletzungen, Atonie oder sonstige Nachgeburtsblutungen, Gerinnungsstörungen, Krämpfe, Thromboembolie)

g) Erstgebärende unter 18 Jahren oder über 35 Jahre

h) Mehrgebärende über 40 Jahre, Vielgebärende mit mehr als vier Kindern (Gefahren: Genetische Defekte, sog. Placentainsuffizienz, geburtsmechanische Komplikationen).

II. Nach Befund (jetzige Schwangerschaft)

a) EPH-Gestose (d. h. Blutdruck 140/90 oder mehr, Eiweißausscheidung 1‰ bzw. 1 g/24 h

oder mehr, Ödeme oder Gewichtszunahme von mehr als 500 g je Woche im letzten Trimenon); Pyelonephritis (Keimzahlen über 100 000 im Mittelstrahlurin)
b) Anämie unter 10 g/100 ml (g%)
c) Diabetes mellitus
d) Uterine Blutung
e) Blutgruppen-Inkompatibilität (Früherkennung und Prophylaxe des Morbus haemolyticus fetalis bzw. neonatorum)
f) Diskrepanz zwischen Uterus- bzw. Kindsgröße und Schwangerschaftsdauer (z. B. fraglicher Geburtstermin, retardiertes Wachstum, Riesenkind, Gemini, Molenbildung, Hydramnion, Myom)
g) Drohende Frühgeburt (vorzeitige Wehen, Zervixinsuffizienz)
h) Mehrlinge; pathologische Kindslagen
i) Überschreitung des Geburtstermins bzw. Unklarheit über den Termin.
2. Aus Risikoschwangerschaften können sich Risikogeburten entwickeln. Bei folgenden Befunden ist mit einem erhöhten Risiko unter der Geburt zu rechnen:
a) Frühgeburt
b) Placenta praevia, vorzeitige Plazentalösung
c) Jede Art von Missverhältnis Kind/Geburtswege.
3. Bei Risikoschwangerschaften können häufigere als vierwöchentliche Untersuchungen (bis zur 32. Woche) bzw. häufigere als zweiwöchentliche Untersuchungen (in den letzten 8 Schwangerschaftswochen) angezeigt sein.
4. Bei Risikoschwangerschaften können neben den üblichen Untersuchungen noch Folgende infrage kommen:
a) Ultraschall-Untersuchungen (Sonographie) (Die Voraussetzungen für die Durchführung von zusätzlichen Ultraschall-Untersuchungen bei Risikoschwangerschaften, die über das sonographische Screening hinausgehen, werden im Abschnitt A. Nr. 6 abgehandelt und sind in den Anlagen 1 c und 1 d zu diesen Richtlinien spezifiziert.)
b) Tokographische Untersuchungen vor der 28. Schwangerschaftswoche bei Verdacht auf vorzeitige Wehentätigkeit oder bei medikamentöser Wehenhemmung
c) Kardiotokographische Untersuchungen (CTG) (Kardiotokographische Untersuchungen können in der Schwangerenvorsorge nicht routinemäßig durchgeführt werden. Sie sind nur nach Maßgabe des Indikationskataloges nach Anlage 2 der Richtlinien angezeigt)
d) Amnioskopien
e) Fruchtwasseruntersuchungen nach Gewinnung des Fruchtwassers durch Amniozentese
f) Transzervikale Gewinnung von Chorionzottengewebe oder transabdominale Gewinnung von Plazentagewebe
5. Von der Erkennung eines Risikomerkmals ab soll ein Arzt die Betreuung einer Schwangeren nur dann weiterführen, wenn er die Untersuchungen nach Nr. 4. a) bis f) erbringen oder veranlassen und die sich daraus ergebenen Maßnahmen durchführen kann. Anderenfalls soll er die Schwangere einem Arzt überweisen, der über solche Möglichkeiten verfügt.
6. Der betreuende Arzt soll die Schwangere bei der Wahl der Entbindungsklinik unter dem Gesichtspunkt beraten, dass die Klinik über die nötigen personellen und apparativen Möglichkeiten zur Betreuung von Risikogeburten und/oder Risikokindern verfügt.

C. Serologische Untersuchungen und Maßnahmen während der Schwangerschaft

1. Bei jeder Schwangeren sollte zu einem möglichst frühen Zeitpunkt aus einer Blutprobe
a) der TPHA (Treponema-pallidum-Hämagglutinationstest) als Lues-Suchreaktion (LSR),
b) der Röteln-Hämagglutinationshemmungstest (Röteln-HAH),
c) gegebenenfalls ein HIV-Test,
d) die Bestimmung der Blutgruppe und des Rh-Faktors D,
e) ein Antikörper-Suchtest (AK)
durchgeführt werden.

➤ Zu a): Ist die Lues-Suchreaktion positiv, so sollen aus derselben Blutprobe die üblichen serologischen Untersuchungen auf Lues durchgeführt werden.

Bei der Lues-Suchreaktion ist lediglich die Durchführung und nicht das Ergebnis der Untersuchung im Mutterpass zu dokumentieren.

➤ Zu b): Immunität und damit Schutz vor Röteln-Embryopathie für die bestehende Schwangerschaft ist anzunehmen, wenn spezifische Antikörper rechtzeitig vor Eintritt dieser Schwangerschaft nachgewiesen worden sind und der Befund ordnungsgemäß dokumentiert worden ist. Der Arzt ist gehalten, sich solche Befunde vorlegen zu lassen und sie in den Mutterpass zu übertragen. Auch nach erfolgter Rötelnschutzimpfung ist der Nachweis spezifischer Antikörper zu erbringen und entsprechend zu

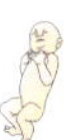

dokumentieren. Liegen Befunde aus der Vorschwangerschaftszeit vor, die auf Immunität schließen lassen (siehe Abs. 2), so besteht Schutz vor einer Röteln-Embryopathie.

Liegen entsprechende Befunde nicht vor, so ist der Immunstatus der Schwangeren unverzüglich mittels des HAH-Tests zu bestimmen. Ein positiver Antikörpernachweis gilt ohne zusätzliche Untersuchungen als erbracht, wenn der HAH-Titer mindestens 1:32 beträgt. Bei niedrigeren HAH-Titern ist die Spezifität des Antikörpernachweises durch eine andere geeignete Methode zu sichern, für welche die benötigten Reagenzien staatlich zugelassen sind (Zulassung der Reagenzien durch das Bundesamt für Sera und Impfstoffe: Paul-Ehrlich-Institut, Frankfurt. Bestätigt diese Untersuchung die Spezifität des Ergebnisses, kann auch dann Immunität angenommen werden. Im serologischen Befund ist wörtlich auszudrücken, ob Immunität angenommen werden kann oder nicht.

Wird Immunität erstmals während der laufenden Schwangerschaft festgestellt, kann Schutz vor Röteln-Embryopathie nur dann angenommen werden, wenn sich aus der gezielt erhobenen Anamnese keine für die Schwangerschaft relevanten Anhaltspunkte für Röteln-Kontakt oder eine frische Röteln-Infektion ergeben. Der Arzt, der die Schwangere betreut, ist deshalb gehalten, die Anamnese sorgfältig zu erheben und zu dokumentieren sowie Auffälligkeiten dem Serologen mitzuteilen. Bei auffälliger Anamnese sind weitere serologische Untersuchungen erforderlich (Nachweis rötelnspezifischer IgM-Antikörper und/oder Kontrolle des Titerverlaufs). Die weiterführenden serologischen Untersuchungen sind nicht notwendig, wenn innerhalb von 11 Tagen nach erwiesenem oder vermutetem Röteln-Kontakt spezifische Antikörper nachgewiesen werden.

Schwangere, bei denen ein Befund vorliegt, der nicht auf Immunität schließen lässt, sollen aufgefordert werden, sich unverzüglich zur ärztlichen Beratung zu begeben, falls sie innerhalb der ersten vier Schwangerschaftsmonate Röteln-Kontakt haben oder an rötelnverdächtigen Symptomen erkranken. Auch ohne derartige Verdachtsmomente soll bei diesen Schwangeren in der 16.–17. Schwangerschaftswoche eine erneute Antikörper-Untersuchung gemäß Abs. 2 durchgeführt werden.

Wird bei einer Schwangeren ohne Immunschutz oder mit ungeklärtem Immunstatus Röteln-Kontakt nachgewiesen oder vermutet, so sollte der Schwangeren zur Vermeidung einer Röteln-Embryopathie unverzüglich Röteln-Immunglobulin injiziert werden. Die Behandlung mit Röteln-Immunglobulin ist aber nur sinnvoll bis zu sieben Tagen nach der Exposition.

Eine aktive Rötelnschutzimpfung soll während der Schwangerschaft nicht vorgenommen werden.

- Zu c): Aus dem Blut der Schwangeren ist ein immunochemischer Antikörpertest vorzunehmen, für welchen die benötigten Reagenzien staatlich zugelassen sind (Zulassung der Reagenzien durch das Bundesamt für Sera und Impfstoffe: Paul-Ehrlich-Institut, Frankfurt). Ist diese Untersuchung positiv, so muss das Ergebnis mittels Immuno-Blot aus derselben Blutprobe gesichert werden. Alle notwendigen weiterführenden Untersuchungen sind Bestandteil der kurativen Versorgung.

Die AIDS-Beratung und die sich gegebenenfalls daran anschließende HIV-Untersuchung werden im Mutterpass nicht dokumentiert.

- Zu d): Die Untersuchung des Rh-Merkmals D erfolgt mit mindestens zwei verschiedenen Testreagenzien. Für die Untersuchung wird die Anwendung zweier monoklonaler Antikörper (IgM-Typ), die die Kategorie D^{VI} nicht erfassen, empfohlen. Bei negativem Ergebnis beider Testansätze gilt die Schwangere als Rh negativ (D negativ). Bei übereinstimmend positivem Ergebnis der beiden Testansätze ist die Schwangere Rh positiv. Bei Diskrepanzen oder schwach positiven Ergebnissen der Testansätze ist eine Klärung z. B. im indirekten Antiglobulintest mit geeigneten Testreagenzien notwendig. Fällt dieser Test positiv aus, so ist die Schwangere Rh positiv (D^{weak} positiv).

Die Bestimmung der Blutgruppe und des Rh-Faktors entfällt, wenn entsprechende Untersuchungsergenisse bereits vorliegen und von einem Arzt bescheinigt wurden.

- Zu e): Der Antikörpersuchtest wird mittels des indirekten Antiglobulintests gegen zwei Test-Blutmuster mit den Antigenen D, C, c, E, e, Kell, Fy und S durchgeführt. Bei Nachweis von Antikörpern sollen möglichst aus derselben Blutprobe deren Spezifität und Titerhöhe bestimmt werden.

Gegebenenfalls müssen in solchen Fällen auch das Blut des Kindesvaters und die Bestimmung weiterer Blutgruppen-Antigene der Mutter in die Untersuchung einbezogen werden. Eine schriftliche Erläuterung der Befunde an den überweisenden Arzt kann sich dabei als notwendig erweisen.

Auch nicht zum Morbus haemolyticus neonatorum führende Antikörper (IgM und/oder Kälte-Antikörper) sind in den Mutterpass einzutragen, da sie gegebenenfalls bei einer Bluttransfusion für die Schwangere wichtig sein können.

2. Ein weiterer Antikörper-Suchtest ist bei allen Schwangeren (Rh-positiven und Rh-negativen) in der 24.–27. SSW durchzuführen. Sind bei Rh-negativen Schwangeren keine Anti-D-Antikörper nachweisbar, so soll in der 28.–30. Schwangerschaftswoche eine Standarddosis (um 300 μg) Anti-D-Immunglobulin injiziert werden, um möglichst bis zur Geburt eine Sensibilisierung der Schwangeren zu verhindern. Das Datum der präpartalen Anti-D-Prophylaxe ist im Mutterpass zu vermerken.

3. Bei allen Schwangeren ist nach der 32. SSW, möglichst nahe am Geburtstermin, das Blut auf HBsAg (= Hepatitis B surface antigen) zu untersuchen. Dabei ist eine immunchemische Untersuchungsmethode zu verwenden, die mindestens 5 ng/ml HBsAg nachzuweisen in der Lage ist. Ist das Ergebnis positiv, soll das Neugeborene unmittelbar post partum gegen Hepatitis B aktiv/passiv immunisiert werden.

Die Untersuchung auf HBsAg entfällt, wenn Immunität (z. B. nach Schutzimpfung) nachgewiesen ist.

D. Blutgruppenserologische Untersuchungen nach Geburt oder Fehlgeburt und Anti-D-Immunglobulin-Prophylaxe

1. Bei jedem Kind einer Rh-negativen Mutter ist unmittelbar nach der Geburt der Rh-Faktor D unter Beachtung der Ergebnisse des direkten Coombstests zu bestimmen. Ist dieser Rh-Faktor positiv (D^+) oder liegt D^{weak} vor, so ist aus derselben Blutprobe auch die Blutgruppe des Kindes zu bestimmen. Bei Rh-positivem Kind ist bei der Rh-negativen Mutter eine weitere Standarddosis Anti-D-Immunglobulin (um 300 μg) innerhalb von 72 Stunden post partum zu applizieren, selbst wenn nach der Geburt schwach reagierende Rh-Antikörper bei der Mutter gefunden worden sind und/oder der direkte Coombstest beim Kind schwach positiv ist. Hierdurch soll ein schneller Abbau der insbesondere während der Geburt in den mütterlichen Kreislauf übergetretenen Rh-positiven Erythrozyten bewirkt werden, um die Bildung von Rh-Antikörpern bei der Mutter zu verhindern.

2. Rh-negativen Frauen mit Fehlgeburt bzw. Schwangerschaftsabbruch sollte so bald wie möglich, jedoch innerhalb 72 Stunden post abortum bzw. nach Schwangerschaftsabbruch, Anti-D-Immunglobulin injiziert werden. Entsprechende blutgruppenserologische Untersuchungen sind erforderlichenfalls durchzuführen.

E. Voraussetzungen für die Durchführung serologischer Untersuchungen

Die serologischen Untersuchungen nach den Abschnitten C. und D. sollen nur von solchen Ärzten durchgeführt werden, die über die entsprechenden Kenntnisse und Einrichtungen verfügen. Dieselben Voraussetzungen gelten für Untersuchungen in Instituten.

F. Untersuchungen und Beratungen der Wöchnerin

1. Eine Untersuchung soll innerhalb der ersten Woche nach der Entbindung vorgenommen werden. Dabei soll das Hämoglobin bestimmt werden.

2. Eine weitere Untersuchung soll etwa sechs Wochen, spätestens jedoch acht Wochen nach der Entbindung durchgeführt werden. Die Untersuchung umfasst:

- Allgemeinuntersuchung (falls erforderlich einschließlich Hb-Bestimmung),
- Feststellung des gynäkologischen Befundes,
- Blutdruckmessung,
- Untersuchung des Mittelstrahlurins auf Eiweiß, Zucker und Sediment,
- gegebenenfalls bakteriologische Untersuchungen (z. B. bei auffälliger Anamnese, Blutdruckerhöhung, Sedimentbefund)
- sowie Beratung der Mutter.

G. Medikamentöse Maßnahmen und Verordnung von Verband- und Heilmitteln

Medikamentöse Maßnahmen sowie die Verordnung von Verband- und Heilmitteln sind im Rahmen der Mutterschaftsvorsorge nur zulässig zur Behandlung von Beschwerden, die

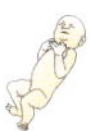

schwangerschaftsbedingt sind, aber noch keinen Krankheitswert haben. Bei Verordnungen wegen Schwangerschaftsbeschwerden und im Zusammenhang mit der Entbindung ist die Versicherte von der Entrichtung der Verordnungsblattgebühr befreit.

H. Aufzeichnungen und Bescheinigungen

1. Nach Feststellung der Schwangerschaft stellt der Arzt der Schwangeren einen Mutterpass (Anlage 3; auf einen Abdruck wurde verzichtet) aus, sofern sie nicht bereits einen Pass dieses Musters besitzt.

2. Nach diesem Mutterpass richten sich auch die vom Arzt vorzunehmenden Eintragungen der Ergebnisse der Untersuchungen im Rahmen der ärztlichen Betreuung während der Schwangerschaft und nach der Entbindung. Darüber hinausgehende für die Schwangerschaft relevante Untersuchungsergebnisse sollen in den Mutterpass eingetragen werden, soweit die Eintragung durch die Richtlinien nicht ausgeschlossen ist (Lues-Suchreaktion, AIDS-Beratung sowie HIV-Untersuchung).

3. Die Befunde der ärztlichen Betreuung und der blutgruppenserologischen Untersuchungen hält der Arzt für seine Patientenkartei fest und stellt sie bei eventuellem Arztwechsel dem anderen Arzt auf dessen Anforderung zur Verfügung, sofern die Schwangere zustimmt.

4. Beim Anlegen eines weiteren Mutterpasses sind die Blutgruppenbefunde zu übertragen. Die Richtigkeit der Übertragung ist ärztlich zu bescheinigen.

5. Der Arbeitsausschuss „Mutterschafts-Richtlinien" des Bundesausschusses der Ärzte und Krankenkassen ist berechtigt, Änderungen am Mutterpass vorzunehmen, deren Notwendigkeit sich aus der praktischen Anwendung ergibt, soweit dadurch der Mutterpass nicht in seinem Aufbau und in seinem wesentlichen Inhalt verändert wird.

I. Inkrafttreten

Die Richtlinien treten am 28. März 1986 in Kraft.

Köln, den 10. Dezember 1985

Bundesausschuss der Ärzte und Krankenkassen

Der Vorsitzende

Anlage 1 (a–d) (zu den Abschnitten A. Nr. 5 und B. Nr. 4 der Mutterschafts-Richtlinien)

Ultraschall-Untersuchungen in der Schwangerschaft (Sonographie)

Es gilt die Anlage 1 der Mutterschafts-Richtlinien in der Fassung vom 22. November 1994 zuzüglich der Änderungen vom 8. Mai 1995 und 17. Dezember 1996.

Anlage 1 a

(zu Abschnitt A. Nr. 5 der Mutterschafts-Richtlinien)

Ultraschall-Screening in der Schwangerschaft

Die nachfolgend aufgeführten Befunde sind mittels B-Mode-Verfahren im jeweiligen Zeitraum zu erheben. Dabei ist die jeweilige Bilddokumentation durchzuführen.

1. Untersuchung von Beginn der 9. bis zum Ende der 12. SSW

- Intrauteriner Sitz: ja/nein
- Embryo darstellbar: ja/nein
- V.a. Mehrlingsschwangerschaft: ja/nein
- Herzaktion: ja/nein

Biometrie I (ein Maß):

- Scheitelsteißlänge (SSL) oder: Biparietaler Durchmesser (BPD)
- Zeitgerechte Entwicklung: ja/nein/kontrollbedürftig
- Auffälligkeiten: ja/nein/kontrollbedürftig
- Weiterführende Untersuchung veranlasst: ja/nein

Bilddokumentation der Biometrie und gegebenenfalls kontrollbedürftiger Befunde

2. Untersuchung von Beginn der 19. bis zum Ende der 22. SSW

- Einlingsschwangerschaft: ja/nein
- Lebenszeichen: ja/nein

Biometrie II (4 Maße):

- Biparietaler Durchmesser (BPD)
- Frontookzipitaler Durchmesser (FOD) oder: Kopfumfang (KU)
- Abdomen/Thorax-quer-Durchmesser (ATD) oder: Abdomen/Thorax-a.p.-Durchmesser (APD) oder: Abdomen/Thorax-Umfang (AU)
- Femurlänge (FL) oder: Humeruslänge (HL)
- Zeitgerechte Entwicklung: ja/nein/kontrollbedürftig

Hinweiszeichen für Entwicklungsstörungen hinsichtlich:

- Fruchtwassermenge ja/nein/kontrollbedürftig
- körperlicher Entwicklung ja/nein/kontrollbedürftig
- Körperumriss ja/nein/kontrollbedürftig
- fetaler Strukturen ja/nein/kontrollbedürftig
- Herzaktion ja/nein/kontrollbedürftig
- Bewegungen ja/nein/kontrollbedürftig
- Plazentalokalisation und -struktur: normal/kontrollbedürftig
- Weiterführende Untersuchung veranlasst: ja/nein

Bilddokumentation je eines Kopf-, Rumpf- und Extremitätenmaßes sowie gegebenenfalls kontrollbedürftiger Befunde

3. Untersuchung von Beginn der 29. bis zum Ende der 32. SSW

- Einlingsschwangerschaft: ja/nein
- Lebenszeichen: ja/nein

Kindslage:

Biometrie III (4 Maße):

- Biparietaler Durchmesser (BPD)
- Frontookzipitaler Durchmesser (FOD) oder: Kopfumfang (KU)
- Abdomen/Thorax-quer-Durchmesser (ATD) oder: Abdomen/Thorax-a.p.-Durchmesser (APD) oder: Abdomen/Thorax-Umfang (AU)
- Femurlänge (FL) oder: Humeruslänge (HL)
- Zeitgerechte Entwicklung: ja/nein/kontrollbedürftig

Kontrolle der Hinweiszeichen für Entwicklungsstörungen gemäß dem 2. Screening

- Plazentalokalisation und -struktur: normal/kontrollbedürftig
- Weiterführende Untersuchung veranlasst: ja/nein

Bilddokumentation je eines Kopf-, Rumpf- und Extremitätenmaßes sowie gegebenenfalls kontrollbedürftiger Befunde

Anlage 1 b

(zu den Abschnitten A. Nr. 5 und B. Nr. 4 der Mutterschafts-Richtlinien)

Über die in Anlage 1 a genannten Screening-Untersuchungen hinaus können bei Vorliegen einer der nachfolgend angeführten Indikationen weitere sonographische Untersuchungen zur Überwachung der Schwangerschaft angezeigt sein, die als Kontrolluntersuchungen Bestandteil des Screening sind.

1. Sicherung des Schwangerschaftsalters bei

- unklarer Regelanamnese
- Diskrepanz zwischen Uterusgröße und berechnetem Gestationsalter aufgrund des klinischen oder sonographischen Befundes
- fehlenden Untersuchungsergebnissen aus dem Ultraschall-Screening bei Übernahme der Mutterschaftsvorsorge durch einen anderen Arzt

2. Kontrolle des fetalen Wachstums bei

- Schwangeren mit einer Erkrankung, die zu Entwicklungsstörungen des Feten führen kann,
- Verdacht auf Entwicklungsstörung des Feten aufgrund vorausgegangener Untersuchungen

3. Überwachung einer Mehrlingsschwangerschaft

4. Neu- oder Nachbeurteilung des Schwangerschaftsalters bei auffälligen Ergebnissen der in der Mutterschaftsvorsorge notwendigen serologischen Untersuchungen der Mutter

5. Diagnostik und Kontrolle des Plazentasitzes bei vermuteter oder nachgewiesener Plazenta praevia

6. Erstmaliges Auftreten einer uterinen Blutung

7. Verdacht auf intrauterinen Fruchttod

8. Verdacht auf Lageanomalie ab Beginn der 36. SSW.

Anlage 1 c

(zu Abschnitt B. Nr. 4 der Mutterschafts-Richtlinien)

Über die in Anlage 1 a und 1 b genannten Untersuchungen hinaus können weitere Ultraschall-Untersuchungen mittels B-Mode oder auch mit anderen sonographischen Verfahren angezeigt sein, wenn sie der Abklärung und/oder Überwachung von pathologischen Befunden dienen und eine der nachfolgend aufgeführten Indikationen vorliegt. Diese Untersuchungen gehören zwar zum Programm der Mutterschaftsvorsorge, sind aber nicht mehr Bestandteil des Screening.

I.

(Für die Durchführung der unter I. angeführten Ultraschalluntersuchungen ist die Erfüllung der Anforderungen gemäß Abschnitt 11.1 der Ultraschall-Vereinbarung Voraussetzung, für die unter II. angeführten Ultraschalluntersuchungen sind die Anforderungen nach Ab-

schnitt 11.2 der Ultraschall-Vereinbarung zu erfüllen.)

1. Rezidivierende oder persistierende uterine Blutung
2. Gestörte intrauterine Frühschwangerschaft
3. Frühschwangerschaft bei liegendem IUP, Uterus myomatosus, Adnextumor
4. Nachkontrolle intrauteriner Eingriffe
5. Cervixmessung mittels Ultraschall bei Cervixinsuffizienz oder Verdacht
6. Bestätigter vorzeitiger Blasensprung und/oder vorzeitige Wehentätigkeit
7. Kontrolle und gegebenenfalls Verlaufsbeobachtung nach Bestätigung einer bestehenden Anomalie oder Erkrankung des Fetus
8. Verdacht auf vorzeitige Plazentalösung
9. Ultraschall-Kontrollen bei gestörtem Geburtsverlauf z. B. vor, während und nach äußerer Wendung aus Beckenend- oder Querlage in Schädellage.

II.

(Für die Durchführung der unter I. angeführten Ultraschalluntersuchungen ist die Erfüllung der Anforderungen gemäß Abschnitt 11.1 der Ultraschall-Vereinbarung Voraussetzung, für die unter II. angeführten Ultraschalluntersuchungen sind die Anforderungen nach Abschnitt 11.2 der Ultraschall-Vereinbarung zu erfüllen.)

1. Durchführung intrauteriner Eingriffe wie Amniocentese, Chorionzottenbiopsie, Fetalblutgewinnung, Körperhöhlen- oder Gefäßpunktionen, Fruchtwasserersatz-Auffüllungen, Transfusionen, Anlegen von Shunts, Fetoskopie
2. Gezielte Ausschlussdiagnostik bei erhöhtem Risiko für Fehlbildungen oder Erkrankungen des Fetus aufgrund von
a) ultraschalldiagnostischen Hinweisen
b) laborchemischen Befunden
c) genetisch bedingten oder familiär gehäuften Erkrankungen oder Fehlbildungen in der Familienanamnese
d) teratogenen Noxen oder als Alternative zur invasiven pränatalen Diagnostik.

Anlage 1 d

(zu Abschnitt B. Nr. 4 der Mutterschafts-Richtlinien)

Dopplersonographische Untersuchungen

Die Anwendung der Dopplersonographie als Maßnahme der Mutterschaftsvorsorge ist nur bei einer oder mehreren der nachfolgend aufgeführten Indikationen und – mit Ausnahme der Fehlbildungsdiagnostik – nur in der zweiten Schwangerschaftshälfte zulässig.

1. Verdacht auf intrauterine Wachstumsretardierung
2. Schwangerschaftsinduzierte Hypertonie/Präeklampsie/Eklampsie
3. Zustand nach Mangelgeburt/intrauterinem Fruchttod
4. Zustand nach Präeklampsie/Eklampsie
5. Auffälligkeiten der fetalen Herzfrequenzregistrierung
6. Begründeter Verdacht auf Fehlbildung/fetale Erkrankung
7. Mehrlingsschwangerschaft bei diskordantem Wachstum
8. Abklärung bei Verdacht auf Herzfehler/Herzerkrankungen.

Anlage 2

(zu Abschnitt B. Nr. 4 c der Mutterschafts-Richtlinien)

Indikationen zur Kardiotokographie (CTG) während der Schwangerschaft

Die Kardiotokographie ist im Rahmen der Schwangerenvorsorge nur angezeigt, wenn eine der nachfolgend aufgeführten Indikationen vorliegt:

A. Indikationen zur erstmaligen CTG

- in der 26. und 27. Schwangerschaftswoche drohende Frühgeburt
- ab der 28. Schwangerschaftswoche

a) Auskultatorisch festgestellte Herztonalterationen
b) Verdacht auf vorzeitige Wehentätigkeit.

B. Indikationen zur CTG-Wiederholung

CTG-Alterationen
a) Anhaltende Tachykardie (160/Minute)
b) Bradykardie (100/Minute)
c) Dezeleration(en) (auch wiederholter Dip null)
d) Hypooszillation, Anoszillation
e) Unklarer Kardiotokogramm-Befund bei Verdacht auf vorzeitige Wehentätigkeit
f) Mehrlinge
g) Intrauteriner Fruchttod bei früherer Schwangerschaft
h) Verdacht auf Placenta-Insuffizienz nach klinischem oder biochemischem Befund
i) Verdacht auf Übertragung
j) Uterine Blutung
Medikamentöse Wehenhemmung

Auszug aus dem Strafgesetzbuch:

§ 218 Schwangerschaftsabbruch

(1) Wer eine Schwangerschaft abbricht, wird mit Freiheitsstrafe bis zu drei Jahren oder mit Geldstrafe bestraft. Handlungen, deren Wirkung vor Abschluss der Einnistung des befruchteten Eies in der Gebärmutter eintritt, gelten nicht als Schwangerschaftsabbruch im Sinne dieses Gesetzes.

(2) In besonders schweren Fällen ist die Strafe Freiheitsstrafe von sechs Monaten bis zu fünf Jahren. Ein besonders schwerer Fall liegt in der Regel vor, wenn der Täter

- 1. gegen den Willen der Schwangeren handelt oder
- 2. leichtfertig die Gefahr des Todes oder einer schweren Gesundheitsschädigung der Schwangeren verursacht.

(3) Begeht die Schwangere die Tat, so ist die Strafe Freiheitsstrafe bis zu einem Jahr oder Geldstrafe.

(4) Der Versuch ist strafbar. Die Schwangere wird nicht wegen Versuchs bestraft.

§ 218a Straflosigkeit des Schwangerschaftsabbruchs

(1) Der Tatbestand des § 218 ist nicht verwirklicht, wenn

- 1. die Schwangere den Schwangerschaftsabbruch verlangt und dem Arzt durch eine Bescheinigung nach § 219 Abs. 2 Satz 2 nachgewiesen hat, dass sie sich mindestens drei Tage vor dem Eingriff hat beraten lassen,
- 2. der Schwangerschaftsabbruch von einem Arzt vorgenommen wird und
- 3. seit der Empfängnis nicht mehr als zwölf Wochen vergangen sind.

(2) Der mit Einwilligung der Schwangeren von einem Arzt vorgenommene Schwangerschaftsabbruch ist nicht rechtswidrig, wenn der Abbruch der Schwangerschaft unter Berücksichtigung der gegenwärtigen und zukünftigen Lebensverhältnisse der Schwangeren nach ärztlicher Erkenntnis angezeigt ist, um eine Gefahr für das Leben oder die Gefahr einer schwerwiegenden Beeinträchtigung des körperlichen oder seelischen Gesundheitszustandes der Schwangeren abzuwenden, und die Gefahr nicht auf eine andere für sie zumutbare Weise abgewendet werden kann.

(3) Die Voraussetzungen des Absatzes 2 gelten bei einem Schwangerschaftsabbruch, der mit Einwilligung der Schwangeren von einem Arzt vorgenommen wird, auch als erfüllt, wenn ärztlicher Erkenntnis an der Schwangeren eine rechtswidrige Tat nach den §§ 176–179 des Strafgesetzbuches begangen worden ist, dringende Gründe für die Annahme sprechen, dass die Schwangerschaft auf der Tat beruht, und seit der Empfängnis nicht mehr als zwölf Wochen vergangen sind.

(4) Die Schwangere ist nicht nach § 218 strafbar, wenn der Schwangerschaftsabbruch nach Beratung (§ 219) von einem Arzt vorgenommen worden ist und seit der Empfängnis nicht mehr als zweiundzwanzig Wochen verstrichen sind. Das Gericht kann von Strafe nach § 218 absehen, wenn die Schwangere sich zur Zeit des Eingriffs in besonderer Bedrängnis befunden hat.

§ 218b Schwangerschaftsabbruch ohne ärztliche Feststellung, unrichtige ärztliche Feststellung

(1) Wer in den Fällen des § 218a Abs. 2 oder 3 eine Schwangerschaft abbricht, ohne dass ihm die schriftliche Feststellung eines Arztes, der nicht selbst den Schwangerschaftsabbruch vornimmt, darüber vorgelegen hat, ob die Voraussetzungen des § 218a Abs. 2 oder 3 gegeben sind, wird mit Freiheitsstrafe bis zu einem Jahr oder mit Geldstrafe bestraft, wenn die Tat nicht in § 218 mit Strafe bedroht ist. Wer als Arzt wider besseres Wissen eine unrichtige Feststellung über die Voraussetzungen des § 218a Abs. 2 oder 3 zur Vorlage nach Satz 1 trifft, wird mit Freiheitsstrafe bis zu zwei Jahren oder mit Geldstrafe bestraft, wenn die Tat nicht in § 218 mit Strafe bedroht ist. Die Schwangere ist nicht nach Satz 1 oder 2 strafbar.

(2) Ein Arzt darf Feststellungen nach § 218a Abs. 2 oder 3 nicht treffen, wenn ihm die zuständige Stelle dies untersagt hat, weil er wegen einer rechtswidrigen Tat nach Absatz 1, den §§ 218, 219a oder 219b oder wegen einer anderen rechtswidrigen Tat, die er im Zusammenhang mit einem Schwangerschaftsabbruch begangen hat, rechtskräftig verurteilt worden ist. Die zuständige Stelle kann einem Arzt vorläufig untersagen, Feststellungen nach § 218a Abs. 2 und 3 zu treffen, wenn gegen ihn wegen des Verdachts einer der in Satz 1 bezeichneten rechtswidrigen Taten das Hauptverfahren eröffnet worden ist.

§ 218c Ärztliche Pflichtverletzung bei einem Schwangerschaftsabbruch

(1) Wer eine Schwangerschaft abbricht,

- 1. ohne der Frau Gelegenheit gegeben zu haben, ihm die Gründe für ihr Verlangen nach Abbruch der Schwangerschaft darzulegen,
- 2. ohne die Schwangere über die Bedeutung des Eingriffs, insbesondere über Ablauf, Folgen, Risiken, mögliche physische und psychische Auswirkungen ärztlich beraten zu haben,
- 3. ohne sich zuvor in den Fällen des § 218a Abs. 1 und 3 aufgrund ärztlicher Untersuchung von der Dauer der Schwangerschaft überzeugt zu haben oder
- 4. obwohl er die Frau in einem Fall des § 218a Abs. 1 nach § 219 beraten hat,

wird mit Freiheitsstrafe bis zu einem Jahr oder mit Geldstrafe bestraft, wenn die Tat nicht in § 218 mit Strafe bedroht ist.

(2) Die Schwangere ist nicht nach Absatz 1 strafbar.

§ 219 Beratung der Schwangeren in einer Not- und Konfliktlage

(1) Die Beratung dient dem Schutz des ungeborenen Lebens. Sie hat sich von dem Bemühen leiten zu lassen, die Frau zur Fortsetzung der Schwangerschaft zu ermutigen und ihr Perspektiven für ein Leben mit dem Kind zu eröffnen; sie soll ihr helfen, eine verantwortliche und gewissenhafte Entscheidung zu treffen. Dabei muss der Frau bewusst sein, dass das Ungeborene in jedem Stadium der Schwangerschaft auch ihr gegenüber ein eigenes Recht auf Leben hat und dass deshalb nach der Rechtsordnung ein Schwangerschaftsabbruch nur in Ausnahmesituationen in Betracht kommen kann, wenn der Frau durch das Austragen des Kindes eine Belastung erwächst, die so schwer und außergewöhnlich ist, dass sie die zumutbare Opfergrenze übersteigt. Die Beratung soll durch Rat und Hilfe dazu beitragen, die in Zusammenhang mit der Schwangerschaft bestehende Konfliktlage zu bewältigen und einer Notlage abzuhelfen. Das Nähere regelt das Schwangerschaftskonfliktgesetz.

(2) Die Beratung hat nach dem Schwangerschaftskonfliktgesetz durch eine anerkannte Schwangerschaftskonfliktberatungsstelle zu erfolgen. Die Beratungsstelle hat der Schwangeren nach Abschluss der Beratung hierüber eine mit dem Datum des letzten Beratungsgesprächs und dem Namen der Schwangeren versehene Bescheinigung nach Maßgabe des Schwangerschaftskonfliktgesetzes auszustellen. Der Arzt, der den Abbruch der Schwangerschaft vornimmt, ist als Berater ausgeschlossen.

§ 219a Werbung für den Abbruch der Schwangerschaft

(1) Wer öffentlich, in einer Versammlung oder durch Verbreiten von Schriften (§ 11 Abs. 3) seines Vermögensvorteils wegen oder in grob anstößiger Weise

- 1. eigene oder fremde Dienste zur Vornahme oder Förderung eines Schwangerschaftsabbruchs oder
- 2. Mittel, Gegenstände oder Verfahren, die zum Abbruch der Schwangerschaft geeignet sind, unter Hinweis auf diese Eignung anbietet, ankündigt, anpreist oder Erklärungen solchen Inhalts bekanntgibt, wird mit Freiheitsstrafe bis zu zwei Jahren oder mit Geldstrafe bestraft.

(2) Absatz 1 Nr. 1 gilt nicht, wenn Ärzte oder aufgrund Gesetzes anerkannte Beratungsstellen darüber unterrichtet werden, welche Ärzte, Krankenhäuser oder Einrichtungen bereit sind, einen Schwangerschaftsabbruch unter den Voraussetzungen des § 218a Abs. 1–3 vorzunehmen.

(3) Absatz 1 Nr. 2 gilt nicht, wenn die Tat gegenüber Ärzten oder Personen, die zum Handel mit den in Absatz 1 Nr. 2 erwähnten Mitteln oder Gegenständen befugt sind, oder durch eine Veröffentlichung in ärztlichen oder pharmazeutischen Fachblättern begangen wird.

§ 219b Inverkehrbringen von Mitteln zum Abbruch der Schwangerschaft

(1) Wer in der Absicht, rechtswidrige Taten nach § 218 zu fördern, Mittel oder Gegenstände, die zum Schwangerschaftsabbruch geeignet sind, in den Verkehr bringt, wird mit Freiheitsstrafe bis zu zwei Jahren oder mit Geldstrafe bestraft.

(2) Die Teilnahme der Frau, die den Abbruch ihrer Schwangerschaft vorbereitet, ist nicht nach Absatz 1 strafbar.

(3) Mittel oder Gegenstände, auf die sich die Tat bezieht, können eingezogen werden.

Mutterschutzgesetz

In der Fassung der Bekanntmachung vom 17. Januar 1997 (BGBl. I 1997 S. 22, berichtigt S. 293).

Erster Abschnitt: Allgemeine Vorschriften

§ 1 Geltungsbereich

Dieses Gesetz gilt

- 1. für Frauen, die in einem Arbeitsverhältnis stehen,
- 2. für weibliche in Heimarbeit Beschäftigte und ihnen Gleichgestellte (§ 1 Abs. 1 und 2 des Heimarbeitsgesetzes vom 14. März 1951 – Bundesgesetzbl. I, S. 191), soweit sie am Stück mitarbeiten.

§ 2 Gestaltung des Arbeitsplatzes

(1) Wer eine werdende oder stillende Mutter beschäftigt, hat bei der Einrichtung und der Unterhaltung des Arbeitsplatzes einschließlich der Maschinen, Werkzeuge und Geräte und bei der Regelung der Beschäftigung die erforderlichen Vorkehrungen und Maßnahmen zum Schutz von Leben und Gesundheit der werdenden oder stillenden Mutter zu treffen.

(2) Wer eine werdende oder stillende Mutter mit Arbeiten beschäftigt, bei denen sie ständig stehen oder gehen muss, hat für sie eine Sitzgelegenheit zum kurzen Ausruhen bereitzustellen.

(3) Wer eine werdende oder stillende Mutter mit Arbeiten beschäftigt, bei denen sie ständig sitzen muss, hat ihr Gelegenheit zu kurzen Unterbrechungen ihrer Arbeit zu geben.

(4) Die Bundesregierung wird ermächtigt, durch Rechtsverordnung mit Zustimmung des Bundesrates

- 1. den Arbeitgeber zu verpflichten, zur Vermeidung von Gesundheitsgefährdungen der werdenden oder stillenden Mütter oder ihrer Kinder Liegeräume für diese Frauen einzurichten und sonstige Maßnahmen zur Durchführung des in Absatz 1 enthaltenen Grundsatzes zu treffen,
- 2. nähere Einzelheiten zu regeln wegen der Verpflichtung des Arbeitgebers zur Beurteilung einer Gefährdung für die werdenden oder stillenden Mütter, zur Durchführung der notwendigen Schutzmaßnahmen und zur Unterrichtung der betroffenen Arbeitnehmerinnen nach Maßgabe der insoweit umzusetzenden Artikel 4–6 der Richtlinie 92/85/EWG des Rates vom 19. Oktober 1992 über die Durchführung von Maßnahmen zur Verbesserung der Sicherheit und des Gesundheitsschutzes von schwangeren Arbeitnehmerinnen, Wöchnerinnen und stillenden Arbeitnehmerinnen am Arbeitsplatz (ABl. EG Nr. L 348, S. 1).

(5) Unabhängig von den aufgrund des Absatzes 4 erlassenen Vorschriften kann die Aufsichtsbehörde in Einzelfällen anordnen, welche Vorkehrungen und Maßnahmen zur Durchführung des Absatzes 1 zu treffen sind.

Zweiter Abschnitt: Beschäftigungsverbote

§ 3 Beschäftigungsverbote für werdende Mütter

(1) Werdende Mütter dürfen nicht beschäftigt werden, soweit nach ärztlichem Zeugnis Leben oder Gesundheit von Mutter oder Kind bei Fortdauer der Beschäftigung gefährdet ist.

(2) Werdende Mütter dürfen in den letzten sechs Wochen vor der Entbindung nicht beschäftigt werden, es sei denn, dass sie sich zur Arbeitsleistung ausdrücklich bereit erklären; die Erklärung kann jederzeit widerrufen werden.

§ 4 Weitere Beschäftigungsverbote

(1) Werdende Mütter dürfen nicht mit schweren körperlichen Arbeiten und nicht mit Arbeiten beschäftigt werden, bei denen sie schädlichen Einwirkungen von gesundheitsgefährdenden Stoffen oder Strahlen, von Staub, Gasen oder Dämpfen, von Hitze, Kälte oder Nässe, von Erschütterungen oder Lärm ausgesetzt sind.

(2) Werdende Mütter dürfen insbesondere nicht beschäftigt werden

- 1. mit Arbeiten, bei denen regelmäßig Lasten von mehr als 5 kg Gewicht oder gelegentlich Lasten von mehr als 10 kg Gewicht ohne mechanische Hilfsmittel von Hand gehoben, bewegt oder befördert werden. Sollen größere Lasten mit mechanischen Hilfsmitteln von Hand gehoben, bewegt oder befördert werden, so darf die körperliche Beanspruchung der werdenden Mutter nicht größer sein als bei Arbeiten nach Satz 1,
- 2. nach Ablauf des fünften Monats der Schwangerschaft mit Arbeiten, bei denen sie ständig stehen müssen, soweit diese Be-

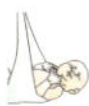

schäftigung täglich vier Stunden überschreitet,
- 3. mit Arbeiten, bei denen sie sich häufig erheblich strecken oder beugen oder bei denen sie dauernd hocken oder sich gebückt halten müssen,
- 4. mit der Bedienung von Geräten und Maschinen aller Art mit hoher Fußbeanspruchung, insbesondere von solchen mit Fußantrieb,
- 5. mit dem Schälen von Holz,
- 6. mit Arbeiten, bei denen sie infolge ihrer Schwangerschaft in besonderem Maße der Gefahr, an einer Berufskrankheit zu erkranken, ausgesetzt sind oder bei denen durch das Risiko der Entstehung einer Berufskrankheit eine erhöhte Gefährdung für die werdende Mutter oder eine Gefahr für die Leibesfrucht besteht,
- 7. nach Ablauf des dritten Monats der Schwangerschaft auf Beförderungsmitteln,
- 8. mit Arbeiten, bei denen sie erhöhten Unfallgefahren, insbesondere der Gefahr auszugleiten, zu fallen oder abzustürzen, ausgesetzt sind.

(3) Die Beschäftigung von werdenden Müttern mit
- 1. Akkordarbeit und sonstigen Arbeiten, bei denen durch ein gesteigertes Arbeitstempo ein höheres Entgelt erzielt werden kann,
- 2. Fließarbeit mit vorgeschriebenem Arbeitstempo ist verboten. Die Aufsichtsbehörde kann Ausnahmen bewilligen, wenn die Art der Arbeit und das Arbeitstempo eine Beeinträchtigung der Gesundheit von Mutter oder Kind nicht befürchten lassen. Die Aufsichtsbehörde kann die Beschäftigung für alle werdenden Mütter eines Betriebes oder einer Betriebsabteilung bewilligen, wenn die Voraussetzungen des Satzes 2 für alle im Betrieb oder in der Betriebsabteilung beschäftigten Frauen gegeben sind.

(4) Die Bundesregierung wird ermächtigt, zur Vermeidung von Gesundheitsgefährdungen der werdenden oder stillenden Mütter und ihrer Kinder durch Rechtsverordnung mit Zustimmung des Bundesrates
- 1. Arbeiten zu bestimmen, die unter die Beschäftigungsverbote der Absätze 1 und 2 fallen,
- 2. weitere Beschäftigungsverbote für werdende und stillende Mütter vor und nach der Entbindung zu erlassen.

(5) Die Aufsichtsbehörde kann in Einzelfällen bestimmen, ob eine Arbeit unter die Beschäftigungsverbote der Absätze 1–3 oder einer von der Bundesregierung gemäß Absatz 4 erlassenen Verordnung fällt. Sie kann in Einzelfällen die Beschäftigung mit bestimmten anderen Arbeiten verbieten.

§ 5 Mitteilungspflicht, ärztliches Zeugnis

(1) Werdende Mütter sollen dem Arbeitgeber ihre Schwangerschaft und den mutmaßlichen Tag der Entbindung mitteilen, sobald ihnen ihr Zustand bekannt ist. Auf Verlangen des Arbeitgebers sollen sie das Zeugnis eines Arztes oder einer Hebamme vorlegen. Der Arbeitgeber hat die Aufsichtsbehörde unverzüglich von der Mitteilung der werdenden Mutter zu benachrichtigen. Er darf die Mitteilung der werdenden Mutter Dritten nicht unbefugt bekanntgeben.

(2) Für die Berechnung der in § 3 Abs. 2 bezeichneten Zeiträume vor der Entbindung ist das Zeugnis eines Arztes oder einer Hebamme maßgebend; das Zeugnis soll den mutmaßlichen Tag der Entbindung angeben. Irrt sich der Arzt oder die Hebamme über den Zeitpunkt der Entbindung, so verkürzt oder verlängert sich diese Frist entsprechend.

(3) Die Kosten für die Zeugnisse nach den Absätzen 1 und 2 trägt der Arbeitgeber.

§ 6 Beschäftigungsverbote nach der Entbindung

(1) Wöchnerinnen dürfen bis zum Ablauf von acht Wochen nach der Entbindung nicht beschäftigt werden. Für Mütter nach Früh- und Mehrlingsgeburten verlängert sich diese Frist auf zwölf Wochen, bei Frühgeburten zusätzlich um den Zeitraum, der nach § 3 Abs. 2 nicht in Anspruch genommen werden konnte. Beim Tod ihres Kindes kann die Mutter auf ihr ausdrückliches Verlangen schon vor Ablauf dieser Fristen wieder beschäftigt werden, wenn nach ärztlichem Zeugnis nichts dagegen spricht. Sie kann ihre Erklärung jederzeit widerrufen.

(2) Frauen, die in den ersten Monaten nach der Entbindung nach ärztlichem Zeugnis nicht voll leistungsfähig sind, dürfen nicht zu einer ihre Leistungsfähigkeit übersteigenden Arbeit herangezogen werden.

(3) Stillende Mütter dürfen mit den in § 4 Abs. 1, 2 Nr. 1, 3, 4, 5, 6 und 8 sowie Abs. 3 Satz 1 genannten Arbeiten nicht beschäftigt werden. Die Vorschriften des § 4 Abs. 3 Satz 2 und 3 sowie Abs. 5 gelten entsprechend.

§ 7 Stillzeit

(1) Stillenden Müttern ist auf ihr Verlangen die zum Stillen erforderliche Zeit, mindestens aber zweimal täglich eine halbe Stunde oder einmal täglich eine Stunde freizugeben. Bei einer zusammenhängenden Arbeitszeit von mehr als acht Stunden soll auf Verlangen zweimal eine Stillzeit von mindestens fünfundvierzig Minuten oder, wenn in der Nähe der Arbeitsstätte keine Stillgelegenheit vorhanden ist, einmal eine Stillzeit von mindestens neunzig Minuten gewährt werden. Die Arbeitszeit gilt als zusammenhängend, soweit sie nicht durch eine Ruhepause von mindestens zwei Stunden unterbrochen wird.
(2) Durch die Gewährung der Stillzeit darf ein Verdienstausfall nicht eintreten. Die Stillzeit darf von stillenden Müttern nicht vor- oder nachgearbeitet und nicht auf die im Arbeitszeitgesetz oder in anderen Vorschriften festgesetzten Ruhepausen angerechnet werden.
(3) Die Aufsichtsbehörde kann in Einzelfällen nähere Bestimmungen über Zahl, Lage und Dauer der Stillzeiten treffen; sie kann die Einrichtung von Stillräumen vorschreiben.
(4) Der Auftraggeber oder Zwischenmeister hat den in Heimarbeit Beschäftigten und den ihnen Gleichgestellten für die Stillzeit ein Entgelt von 75 vom Hundert eines durchschnittlichen Stundenverdienstes, mindestens aber 0,75 Deutsche Mark für jeden Werktag zu zahlen. Ist die Frau für mehrere Auftraggeber oder Zwischenmeister tätig, so haben diese das Entgelt für die Stillzeit zu gleichen Teilen zu gewähren. Auf das Entgelt finden die Vorschriften der §§ 23–25 des Heimarbeitsgesetzes vom 14. März 1951 (Bundesgesetzbl. I, S. 191) über den Entgeltschutz Anwendung.

§ 8 Mehrarbeit, Nacht- und Sonntagsarbeit

(1) Werdende und stillende Mütter dürfen nicht mit Mehrarbeit, nicht in der Nacht zwischen 20 und 6 Uhr und nicht an Sonn- und Feiertagen beschäftigt werden.
(2) Mehrarbeit im Sinne des Absatzes 1 ist jede Arbeit, die

- 1. von Frauen unter 18 Jahren über 8 Stunden täglich oder 80 Stunden in der Doppelwoche,
- 2. von sonstigen Frauen über 8,5 Stunden täglich oder 90 Stunden in der Doppelwoche hinaus geleistet wird. In die Doppelwoche werden die Sonntage eingerechnet.

(3) Abweichend vom Nachtarbeitsverbot des Absatzes 1 dürfen werdende Mütter in den ersten vier Monaten der Schwangerschaft und stillende Mütter beschäftigt werden

- 1. in Gast- und Schankwirtschaften und im übrigen Beherbergungswesen bis 22 Uhr,
- 2. in der Landwirtschaft mit dem Melken von Vieh ab 5 Uhr,
- 3. als Künstlerinnen bei Musikaufführungen, Theatervorstellungen und ähnlichen Aufführungen bis 23 Uhr.

(4) Im Verkehrswesen, in Gast- und Schankwirtschaften und im übrigen Beherbergungswesen, im Familienhaushalt, in Krankenpflege- und in Badeanstalten, bei Musikaufführungen, Theatervorstellungen, anderen Schaustellungen, Darbietungen oder Lustbarkeiten dürfen werdende oder stillende Mütter, abweichend von Absatz 1, an Sonn- und Feiertagen beschäftigt werden, wenn ihnen in jeder Woche einmal eine ununterbrochene Ruhezeit von mindestens 24 Stunden im Anschluss an eine Nachtruhe gewährt wird.
(5) An in Heimarbeit Beschäftigte und ihnen Gleichgestellte, die werdende oder stillende Mütter sind, darf Heimarbeit nur in solchem Umfang und mit solchen Fertigungsfristen ausgegeben werden, dass sie von der werdenden Mutter voraussichtlich während einer achtstündigen Tagesarbeitszelt, von der stillenden Mutter voraussichtlich während einer 7,25 -stündigen Tagesarbeitszeit an Werktagen ausgeführt werden kann. Die Aufsichtsbehörde kann in Einzelfällen nähere Bestimmungen über die Arbeitsmenge treffen; falls ein Heimarbeitsausschuss besteht, hat sie diesen vorher zu hören.
(6) Die Aufsichtsbehörde kann in begründeten Einzelfällen Ausnahmen von den vorstehenden Vorschriften zulassen.

Dritter Abschnitt: Kündigung

§ 9 Kündigungsverbot

(1) Die Kündigung gegenüber einer Frau während der Schwangerschaft und bis zum Ablauf von vier Monaten nach der Entbindung ist unzulässig, wenn dem Arbeitgeber zur Zeit der Kündigung die Schwangerschaft oder Entbindung bekannt war oder innerhalb zweier Wochen nach Zugang der Kündigung mitgeteilt wird; das Überschreiten dieser Frist ist unschädlich, wenn es auf einem von der Frau nicht zu vertretenden Grund beruht und die

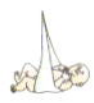

Mitteilung unverzüglich nachgeholt wird. Die Vorschrift des Satzes 1 gilt für Frauen, die den in Heimarbeit Beschäftigten gleichgestellt sind, nur wenn sich die Gleichstellung auch auf den Neunten Abschnitt – Kündigung – des Heimarbeitsgesetzes vom 14. März 1951 (BGBl. I, S. 191) erstreckt.

(2) Kündigt eine schwangere Frau, gilt § 5 Abs. 1 Satz 3 entsprechend.

(3) Die für den Arbeitsschutz zuständige oberste Landesbehörde oder die von ihr bestimmte Stelle kann in besonderen Fällen, die nicht mit dem Zustand einer Frau während der Schwangerschaft oder ihrer Lage bis zum Ablauf von vier Monaten nach der Entbindung in Zusammenhang stehen, ausnahmsweise die Kündigung für zulässig erklären. Die Kündigung bedarf der schriftlichen Form, und sie muss den zulässigen Kündigungsgrund angeben.

(4) In Heimarbeit Beschäftigte und ihnen Gleichgestellte dürfen während der Schwangerschaft und bis zum Ablauf von vier Monaten nach der Entbindung nicht gegen ihren Willen bei der Ausgabe von Heimarbeit ausgeschlossen werden; die Vorschriften der §§ 3, 4, 6 und 8 Abs. 5 bleiben unberührt.

§ 10 Erhaltung von Rechten

(1) Eine Frau kann während der Schwangerschaft und während der Schutzfrist nach der Entbindung (§ 6 Abs. 1) das Arbeitsverhältnis ohne Einhaltung einer Frist zum Ende der Schutzfrist nach der Entbindung kündigen.

(2) Wird das Arbeitsverhältnis nach Absatz 1 aufgelöst und wird die Frau innerhalb eines Jahres nach der Entbindung in ihrem bisherigen Betrieb wieder eingestellt, so gilt, soweit Rechte aus dem Arbeitsverhältnis von der Dauer der Betriebs- oder Berufszugehörigkeit oder von der Dauer der Beschäftigungs- oder Dienstzeit abhängen, das Arbeitsverhältnis als nicht unterbrochen. Dies gilt nicht, wenn die Frau in der Zeit von der Auflösung des Arbeitsverhältnisses bis zur Wiedereinstellung bei einem anderen Arbeitgeber beschäftigt war.

Vierter Abschnitt: Leistungen

§ 11 Arbeitsentgelt bei Beschäftigungsverboten

(1) Den unter den Geltungsbereich des § 1 fallenden Frauen ist, soweit sie nicht Mutterschaftsgeld nach den Vorschriften der Reichsversicherungsordnung beziehen können, vom Arbeitgeber mindestens der Durchschnittsverdienst der letzten dreizehn Wochen oder der letzten drei Monate vor Beginn des Monats, in dem die Schwangerschaft eingetreten ist, weiter zu gewähren, wenn sie wegen eines Beschäftigungsverbots nach § 3 Abs. 1, §§ 4, 6 Abs. 2 oder 3 oder wegen des Mehr-, Nacht- oder Sonntagsarbeitsverbots nach § 8 Abs. 1, 3 oder 5 teilweise oder völlig mit der Arbeit aussetzen. Dies gilt auch, wenn wegen dieser Verbote die Beschäftigung oder die Entlohnungsart wechselt. Wird das Arbeitsverhältnis erst nach Eintritt der Schwangerschaft begonnen, so ist der Durchschnittsverdienst aus dem Arbeitsentgelt der ersten dreizehn Wochen oder drei Monate der Beschäftigung zu berechnen. Hat das Arbeitsverhältnis nach Satz 1 oder 3 kürzer gedauert, so ist der kürzere Zeitraum der Berechnung zugrunde zu legen. Zeiten, in denen kein Arbeitsentgelt erzielt wurde, bleiben außer Betracht.

(2) Bei Verdiensterhöhungen nicht nur vorübergehender Natur, die während oder nach Ablauf des Berechnungszeitraums eintreten, ist von dem erhöhten Verdienst auszugehen. Verdienstkürzungen, die im Berechnungszeitraum infolge von Kurzarbeit, Arbeitsausfällen oder unverschuldeter Arbeitsversäumnis eintreten, bleiben für die Berechnung des Durchschnittsverdienstes außer Betracht.

(3) Die Bundesregierung wird ermächtigt, durch Rechtsverordnung mit Zustimmung des Bundesrates Vorschriften über die Berechnung des Durchschnittsverdienstes im Sinne der Absätze 1 und 2 zu erlassen.

§ 12 (weggefallen) (BGBl. I 1996, Seite 2111)

§ 13 Mutterschaftsgeld

(1) Frauen, die Mitglied einer Krankenkasse sind, erhalten für die Zeit der Schutzfristen des § 3 Abs. 2 und des § 6 Abs. 1 sowie für den Entbindungstag Mutterschaftsgeld nach den Vorschriften der Reichsversicherungsordnung oder des Gesetzes über die Krankenversicherung der Landwirte über das Mutterschaftsgeld.

(2) Frauen, die nicht Mitglied einer Krankenkasse sind, erhalten, wenn sie bei Beginn der Schutzfrist nach § 3 Abs. 2 in einem Arbeitsverhältnis stehen oder in Heimarbeit beschäftigt sind oder ihr Arbeitsverhältnis während ihrer

Schwangerschaft vom Arbeitgeber zulässig aufgelöst worden ist, für die Zeit der Schutzfristen des § 3 Abs. 2 und des § 6 Abs. 1 sowie für den Entbindungstag Mutterschaftsgeld zu Lasten des Bundes in entsprechender Anwendung der Vorschriften der Reichsversicherungsordnung über das Mutterschaftsgeld, höchstens jedoch insgesamt vierhundert Deutsche Mark. Das Mutterschaftsgeld wird diesen Frauen vom Bundesversicherungsamt gezahlt.

§ 14 Zuschuss zum Mutterschaftsgeld

(1) Frauen, die Anspruch auf Mutterschaftsgeld nach § 200 Abs. 1, 2 Satz 1–4 und Abs. 3 der Reichsversicherungsordnung, § 29 Abs. 1, 2 und 4 des Gesetzes über die Krankenversicherung der Landwirte oder § 13 Abs. 2 haben, erhalten für die Zeit der Schutzfristen des § 3 Abs. 2 und § 6 Abs. 1 sowie für den Entbindungstag von ihrem Arbeitgeber einen Zuschuss in Höhe des Unterschiedsbetrages zwischen 25 Deutsche Mark und dem um die gesetzlichen Abzüge verminderten durchschnittlichen kalendertäglichen Arbeitsentgelt. Das durchschnittliche kalendertägliche Arbeitsentgelt ist aus den letzten drei abgerechneten Kalendermonaten, bei wöchentlicher Abrechnung aus den letzten dreizehn abgerechneten Wochen vor Beginn der Schutzfrist nach § 3 Abs. 2 zu berechnen. Nicht nur vorübergehende Erhöhungen des Arbeitsentgeltes, die während der Schutzfristen des § 3 Abs. 2 und § 6 Abs. 1 wirksam werden, sind ab diesem Zeitpunkt in die Berechnung einzubeziehen. Einmalig gezahltes Arbeitsentgelt (§ 23 a des Vierten Buches Sozialgesetzbuch) sowie Tage, an denen infolge von Kurzarbeit, Arbeitsausfällen oder unverschuldeter Arbeitsversäumnis kein oder ein vermindertes Arbeitsentgelt erzielt wurde, bleiben außer Betracht. Ist danach eine Berechnung nicht möglich, so ist das durchschnittliche kalendertägliche Arbeitsentgelt einer gleichartig Beschäftigten zugrunde zu legen.

(2) Frauen, deren Arbeitsverhältnis während ihrer Schwangerschaft oder während der Schutzfrist des § 6 Abs. 1 vom Arbeitgeber zulässig aufgelöst worden ist, erhalten den Zuschuss nach Absatz 1 zu Lasten des Bundes von der für die Zahlung des Mutterschaftsgeldes zuständigen Stelle.

(3) Kann der Arbeitgeber seine Verpflichtung zur Zahlung des Zuschusses nach Absatz 1 für die Zeit nach Eröffnung des Konkursverfahrens oder nach rechtskräftiger Abweisung des Konkurseröffnungsantrages mangels Masse bis zur zulässigen Auflösung des Arbeitsverhältnisses wegen Zahlungsunfähigkeit nicht erfüllen, erhalten die Frauen den Zuschuss zu Lasten des Bundes von der für die Zahlung des Mutterschaftsgeldes zuständigen Stelle.

(4) Der Zuschuss nach den Absätzen 1–3 entfällt für die Zeit, in der Frauen den Erziehungsurlaub nach dem Bundeserziehungsgeldgesetz in Anspruch nehmen oder in Anspruch genommen hätten, wenn deren Arbeitsverhältnis nicht während ihrer Schwangerschaft oder während der Schutzfrist des § 6 Abs. 1 vom Arbeitgeber zulässig aufgelöst worden wäre. Dies gilt nicht, soweit sie eine zulässige Teilzeitarbeit leisten.

§ 15 Sonstige Leistungen bei Schwangerschaft und Mutterschaft

Frauen, die in der gesetzlichen Krankenversicherung versichert sind, erhalten auch die folgenden Leistungen bei Schwangerschaft und Mutterschaft nach den Vorschriften der Reichsversicherungsordnung oder des Gesetzes über die Krankenversicherung der Landwirte:

- 1. ärztliche Betreuung und Hilfe sowie Hebammenhilfe,
- 2. Versorgung mit Arznei-, Verband- und Heilmitteln,
- 3. stationäre Entbindung,
- 4. häusliche Pflege,
- 5. Haushaltshilfe,
- 6. Entbindungsgeld.

§ 16 Freizeit für Untersuchungen

Der Arbeitgeber hat der Frau die Freizeit zu gewähren, die zur Durchführung der Untersuchungen im Rahmen der Leistungen der gesetzlichen Krankenversicherung bei Schwangerschaft und Mutterschaft erforderlich ist. Entsprechendes gilt zugunsten der Frau, die nicht in der gesetzlichen Krankenversicherung versichert ist. Ein Entgeltsausfall darf hierdurch nicht eintreten.

Fünfter Abschnitt: Durchführung des Gesetzes

§ 17 (weggefallen)

§ 18 Auslage des Gesetzes

(1) In Betrieben und Verwaltungen, in denen regelmäßig mehr als drei Frauen beschäftigt werden, ist ein Abdruck dieses Gesetzes an geeigneter Stelle zur Einsicht auszulegen oder auszuhängen.
(2) Wer Heimarbeit ausgibt oder abnimmt, hat in den Räumen der Ausgabe und Abnahme einen Abdruck dieses Gesetzes an geeigneter Stelle zur Einsicht auszulegen oder auszuhängen.

§ 19 Auskunft

(1) Der Arbeitgeber ist verpflichtet, der Aufsichtsbehörde auf Verlangen

- 1. die zur Erfüllung der Aufgaben dieser Behörde erforderlichen Angaben wahrheitsgemäß und vollständig zu machen,
- 2. die Unterlagen, aus denen Namen, Beschäftigungsart und -zeiten der werdenden und stillenden Mütter sowie Lohn- und Gehaltszahlungen ersichtlich sind, und alle sonstigen Unterlagen, die sich auf die zu Nummer 1 zu machenden Angaben beziehen, zur Einsicht vorzulegen oder einzusenden.

(2) Die Unterlagen sind mindestens bis zum Ablauf von zwei Jahren nach der letzten Eintragung aufzubewahren.

§ 20 Aufsichtsbehörden

(1) Die Aufsicht über die Ausführung der Vorschriften dieses Gesetzes und der aufgrund dieses Gesetzes erlassenen Vorschriften obliegt den nach Landesrecht zuständigen Behörden (Aufsichtsbehörden).
(2) Die Aufsichtsbehörden haben dieselben Befugnisse und Obliegenheiten wie nach § 139 b der Gewerbeordnung die dort genannten besonderen Beamten. Das Grundrecht der Unverletzlichkeit der Wohnung (Artikel 13 des Grundgesetzes) wird insoweit eingeschränkt.

Sechster Abschnitt: Straftaten und Ordnungswidrigkeiten

§ 21 Straftaten und Ordnungswidrigkeiten

(1) Ordnungswidrig handelt der Arbeitgeber, der vorsätzlich oder fahrlässig

- 1. den Vorschriften der §§ 3, 4 Abs. 1–3 Satz 1 oder § 6 Abs. 1–3 Satz 1 über die Beschäftigungsverbote vor und nach der Entbindung,
- 2. den Vorschriften des § 7 Abs. 1 Satz 1 oder Abs. 2 Satz 2 über die Stillzeit,
- 3. den Vorschriften des § 8 Abs. 1 oder 3–5 Satz 1 über Mehr-, Nacht- oder Sonntagsarbeit,
- 4. den aufgrund des § 4 Abs. 4 erlassenen Vorschriften, soweit sie für einen bestimmten Tatbestand auf diese Bußgeldvorschrift verweisen,
- 5. einer vollziehbaren Verfügung der Aufsichtsbehörde nach § 2 Abs. 5, § 4 Abs. 5, § 6 Abs. 3 Satz 2, § 7 Abs. 3 oder § 8 Abs. 5 Satz 2 Halbsatz 1,
- 6. den Vorschriften des § 5 Abs. 1 Satz 3 über die Benachrichtigung,
- 7. der Vorschrift des § 16 Satz 1, auch in Verbindung mit Satz 2, über die Freizeit für Untersuchungen oder
- 8. den Vorschriften des § 18 über die Auslage des Gesetzes oder des § 19 über die Einsicht, Aufbewahrung und Vorlage der Unterlagen und über die Auskunft zuwiderhandelt.

(2) Die Ordnungswidrigkeit nach Absatz 1 Nr. 1–5 kann mit einer Geldbuße bis zu dreißigtausend Deutsche Mark, die Ordnungswidrigkeit nach Absatz 1 Nr. 6–8 mit einer Geldbuße bis zu fünftausend Deutsche Mark geahndet werden.
(3) Wer vorsätzlich eine der in Absatz 1 Nr. 1–5 bezeichneten Handlungen begeht und dadurch die Frau in ihrer Arbeitskraft oder Gesundheit gefährdet, wird mit Freiheitsstrafe bis zu einem Jahr oder mit Geldstrafe bestraft.
(4) Wer in den Fällen des Absatzes 3 die Gefahr fahrlässig verursacht, wird mit Freiheitsstrafe bis zu sechs Monaten oder mit Geldstrafe bis zu einhundertachtzig Tagessätzen bestraft.

§ 22 (weggefallen)

§ 23 (weggefallen)

Siebter Abschnitt: Schlussvorschriften

§ 24 In Heimarbeit Beschäftigte

Für die in Heimarbeit Beschäftigten und die ihnen Gleichgestellten gelten

- 1. die §§ 3, 4 und 6 mit der Maßgabe, dass an die Stelle der Beschäftigungsverbote das Verbot der Ausgabe von Heimarbeit tritt,
- 2. § 2 Abs. 4, § 5 Abs. 1 und 3, § 9 Abs. 1, § 11 Abs. 1, § 13 Abs. 2, die §§ 14, 16, 19 Abs. 1 und § 21 Abs. 1 mit der Maßgabe, dass an die Stelle des Arbeitgebers der Auftraggeber oder Zwischenmeister tritt.

Standardmedikamente in der Geburtshilfe nach

Anwendung in der Gravidität	keine Anwendungsbeschränkung	Gr 1	Gr 2	Gr 3	Gr 4
Orasthin Partusisten	Bepanthen Cytobion Ferrlecit Folsan Kalinor Kalium duriles Kendural-Fol Mercuchrom Movicol Vagiflor Venofer (KI I. Trimenon)	Amoxicillin Ampicillin Calcium Brause Dihydergot (II./III. Trimenon) Erythromycin Euthyrox Fenistil oral/lok. Gelo-Myrthol Jodid Presinol	Paracetamol Liquemin Mg-sulfat Vomex	Celestan Peremesin	ACC Bifiteral Bromelain Buscopan Cefuroxim Claforan Clexane Dipidolor Dolantin Elobact Fenistil i.v. Fragmin P HAES Meptid Mucosolvan Perenterol Rulid Sobelin Unacid Voltaren
		Bei umfangreicher Anwendung am Menschen hat sich kein V.a. eine embryotoxische /teratogene Wirkung ergeben. Auch der Tierversuch erbrachte keine Hinweise	Bei umfangreicher Anwendung am Menschen hat sich kein V.a. eine embryotox. /teratogene Wirkung ergeben.	Bei umfangreicher Anwendung am Menschen hat sich kein V.a. eine embryotoxische /teratogene Wirkung ergeben. Der Tierversuch erbrachte jedoch Hinweise auf embryotoxische /teratogene Wirkung. Diese scheinen für den Menschen ohne Bedeutung zu sein.	Ausreichende Erfahrungen über die Anwendung beim Menschen liegen nicht vor. Der Tierversuch erbrachte keine Hinweise auf embryotoxische /teratogene Wirkung.

Risikobewertung der „Roten Liste 2001“

Gr 5	Gr 6	Gr 7	Gr 8	Gr 9	Gr 11
Gyno-Pevaryl Maalox Ortiven Rivanol Vagihex Valdispert	Canesten Effortil Nepresol	ASS Dihydergot (I. Trimenon) Luminaletten Methergin Multibionta (>10.000E Vit.A)	Celestan	ASS Beloc Diazepam Dipidolor Dolantin Luminaletten Voltaren	Clont oral/lokal Clont i.v.
Ausreichende Erfahrungen über die Anwendung beim Menschen liegen nicht vor.	Ausreichende Erfahrungen über die Anwendung beim Menschen liegen nicht vor. Der Tierversuch erbrachte Hinweise auf embryotoxische /teratogene Wirkungen.	Es besteht ein embryotoxi-sches /teratogenes Risiko beim Menschen (I. Trimenon)	Es besteht ein fetotoxisches Risiko beim Menschen (I. und III. Trimenon)	Es besteht ein Risiko perinataler Komplikationen oder Schädigungen beim Menschen	Es besteht das Risiko mutagener /karzinogener Wirkung

Reservemedikamente in der Geburtshilfe nach

Gr 1	Gr 2	Gr 3	Gr 4	Gr 5
Berotec Betaisodonna vaginal (keine großflächige Anwendung) Moronal	Utrogest	Volon A	Zienam Orelox Vancomycin	
Bei umfangreicher Anwendung am Menschen hat sich kein V.a. eine embryotoxische /teratogene Wirkung ergeben. Auch der Tierversuch erbrachte keine Hinweise	Bei umfangreicher Anwendung am Menschen hat sich kein V.a. eine embryotoxische /teratogene Wirkung ergeben.	Bei umfangreicher Anwendung am Menschen hat sich kein V.a. eine embryotoxische /teratogene Wirkung ergeben. Der Tierversuch erbrachte jedoch Hinweise auf embryotoxische /teratogene Wirkung. Diese scheinen für den Menschen ohne Bedeutung zu sein.	Ausreichende Erfahrungen über die Anwendung beim Menschen liegen nicht vor. Der Tierversuch erbrachte keine Hinweise auf embryotoxische /teratogene Wirkung.	Ausreichende Erfahrungen über die Anwendung beim Menschen liegen nicht vor.

Risikobewertung der „Roten Liste 2001“

Aciclovir Lasix Rifampicin	Tegretal Gentamycin	Lasix L-Polamidon Volon A	Cotrim Rifampicin	Zidovudin
Gr 6	**Gr 7**	**Gr 8**	**Gr 9**	**Gr 11**
Ausreichende Erfahrungen über die Anwendung beim Menschen liegen nicht vor. Der Tierversuch erbrachte Hinweise auf embryotoxische /teratogene Wirkungen.	Es besteht ein embryotoxisches /teratogenes Risiko beim Menschen (I. Trimenon)	Es besteht ein fetotoxisches Risiko beim Menschen (II. und III. Trimenon)	Es besteht ein Risiko perinataler Komplikationen oder Schädigungen beim Menschen	Es besteht das Risiko mutagener /karzinogener Wirkung

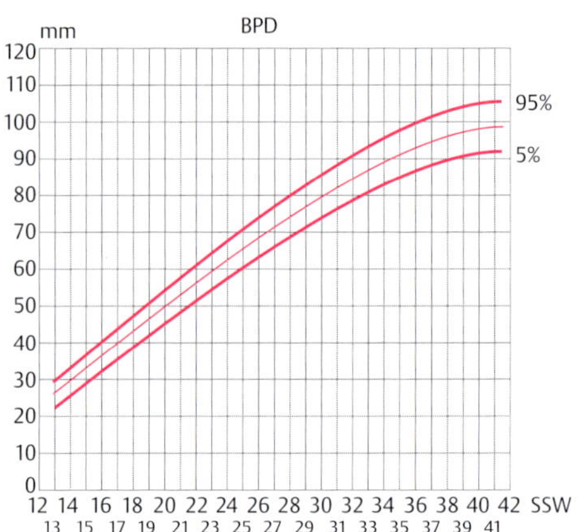

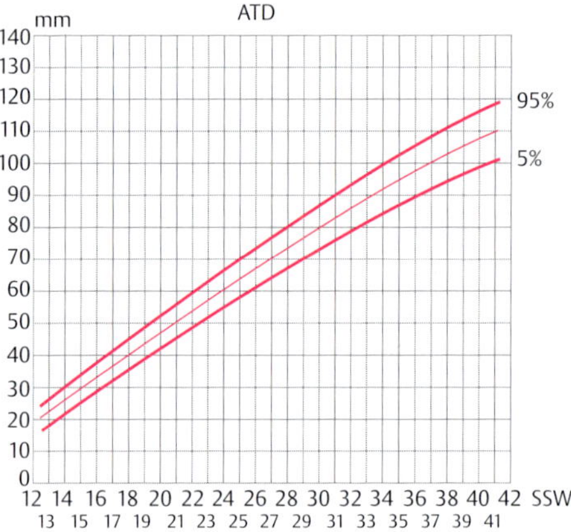

Normkurven für den **biparietalen Kopfdurchmesser** und den **abdominalen Transversaldurchmesser** (SSW = abgeschlossene Schwangerschaftswochen), Untergrenze: 5. Perzentile, Obergrenze: 95. Perzentile.

Tabellen auf S. 288 bis 290 nach Merz, E., Wellek, S.: Das normale fetale Wachstumsprofil – ein einheitliches Modell zur Berechnung von Normkurven für die gängigen Kopf- und Abdomenparameter sowie die großen Extremitätenknochen. Ultraschall in Med. 17 (1996) 153–162.

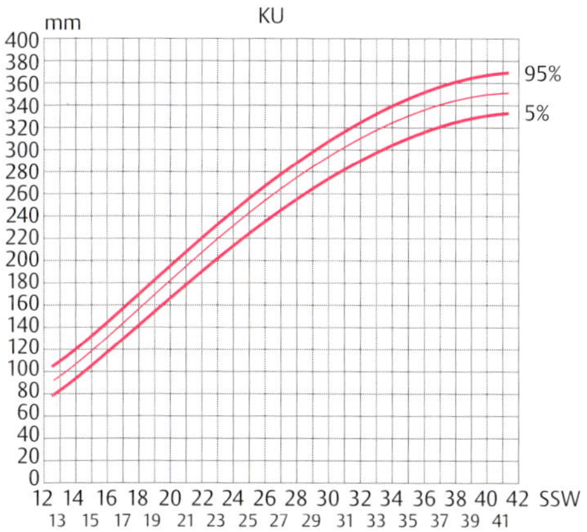

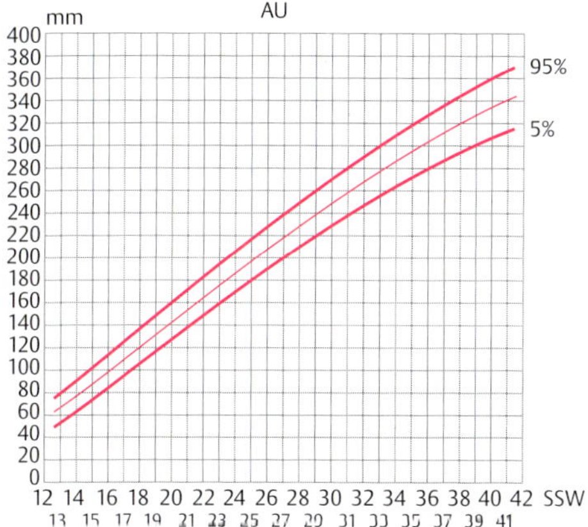

Normkurven für den **Kopfumfang** und den **Abdomenumfang** (SSW = abgeschlossene Schwangerschaftswochen), Untergrenze: 5. Perzentile, Obergrenze: 95. Perzentile.

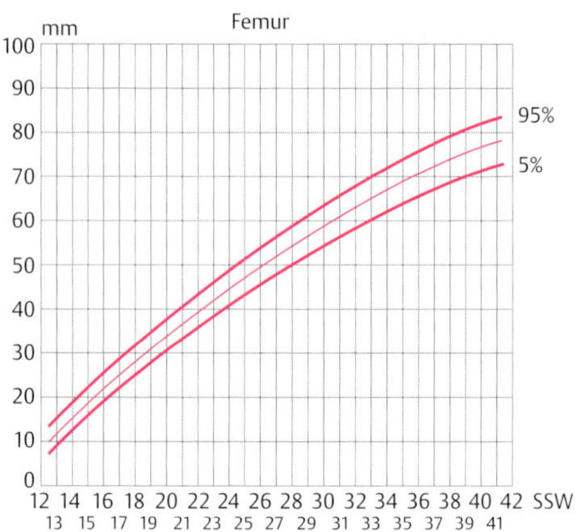

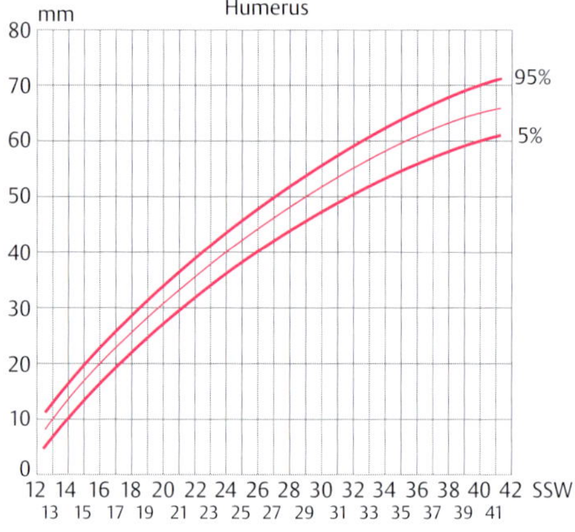

Normkurven für die **Femur-** und **Humeruslänge**. SSW = abgeschlossene Schwangerschaftswochen. Untergrenze: 5. Perzentile, Obergrenze: 95. Perzentile.

Bildnachweis

Alle Fotos von Dr. Kay Goerke, außer:

Seite 53B., 55C., 97A.3, 241C.2–4
Okapia-Bildarchiv, Frankfurt/Main

Seite 149A., 229B.
Corbis Stock Market, Düsseldorf

Seite 111B.4
Marlies Grieb, Düsseldorf

Seite 59A., 179A.1+2, 251A.
Jürgen Wirth, Dreieich

Seite 59A.
Abbildung des Gravidariums mit freundlicher Genehmigung der Fa. Boehringer/Ingelheim

Seite 9A.3.e)
aus: Lüllmann H, Mohr K, Ziegler A. Taschenatlas der Pharmakologie, Stuttgart: Georg Thieme Verlag; 1990. S. 15

Seite 25C.
aus: Drews U. Taschenatlas der Embryologie, Stuttgart: Georg Thieme Verlag; 1993. S. 123

Seite 41B.
aus: Drews U. Taschenatlas der Embryologie, Stuttgart: Georg Thieme Verlag; 1993. S. 55

Sachverzeichnis

Die *kursiv* gedruckten Ziffern verweisen auf die Farbtafeln.

F

G

Sachverzeichnis

H

I

J

K

N

O

P

Q

R

S

T

U